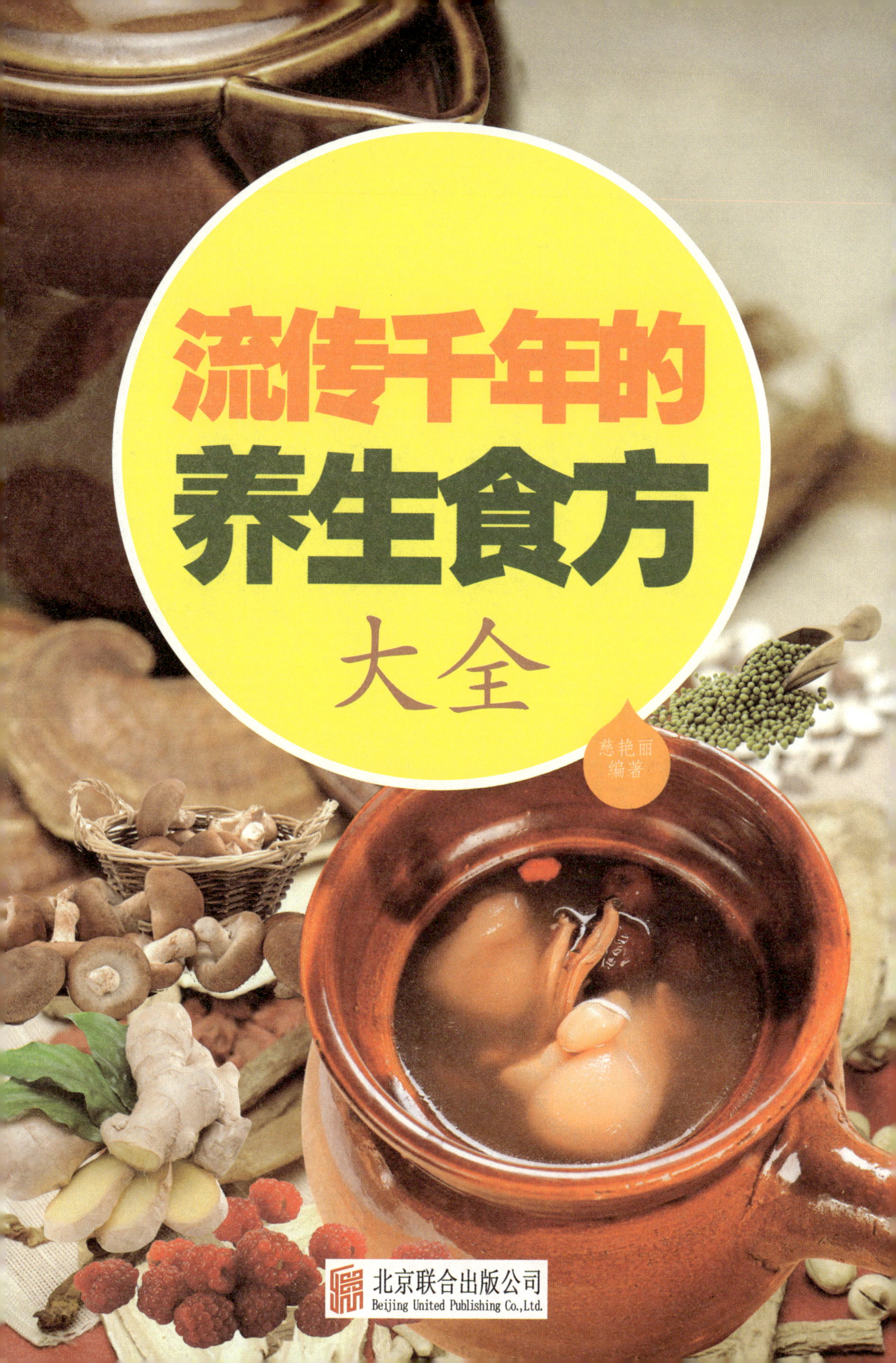
流传千年的
养生食方
大全
慈艳丽
编著
北京联合出版公司
Beijing United Publishing Co.,Ltd.

图书在版编目（CIP）数据

流传千年的养生食方大全 / 慈艳丽编著 . -- 北京 : 北京联合出版公司， 2015.11（2022.9 重印）

ISBN 978-7-5502-6216-4

Ⅰ . ①流… Ⅱ . ①慈… Ⅲ . ①养生（中医）- 基本知识 Ⅳ . ① R212

中国版本图书馆 CIP 数据核字（2015）第 221849 号

流传千年的养生食方大全

编　　著：慈艳丽
责任编辑：张　萌
封面设计：韩　立
内文排版：盛小云

北京联合出版公司出版
（北京市西城区德外大街 83 号楼 9 层　100088）
德富泰（唐山）印务有限公司印刷　新华书店经销
字数 530 千字　720 毫米 ×1020 毫米　1/16　28 印张
2015 年 11 月第 1 版　2022 年 9 月第 2 次印刷
ISBN 978-7-5502-6216-4
定价：78.00 元

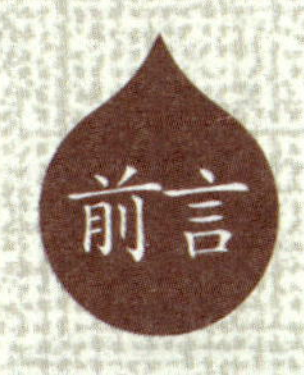

前言

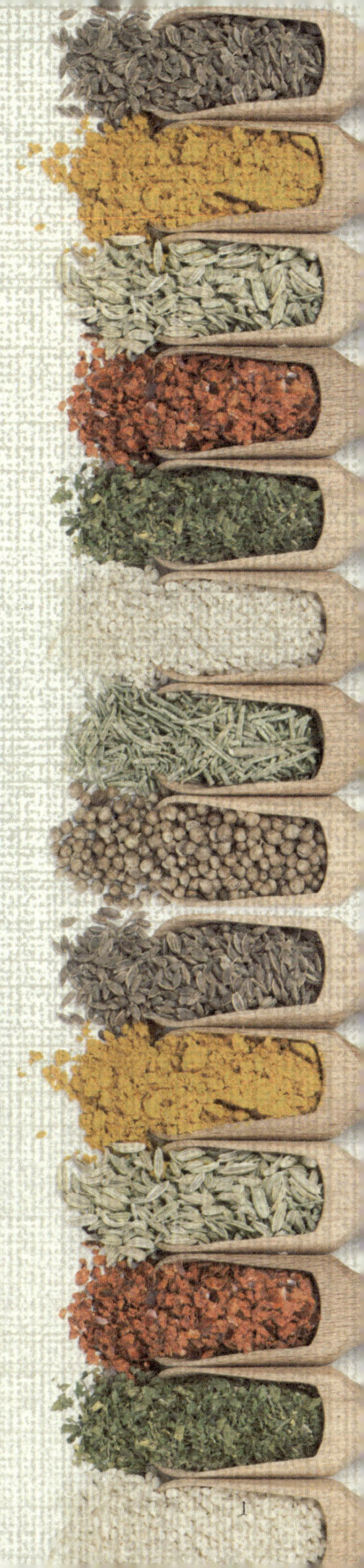

食补食疗在我国已有数千年的历史，积累了非常丰富的经验，也是中医药学重要的组成部分，是伴随着人类社会的发展而逐渐成长起来的一种疗法，具有很高的医疗和保健价值。“药食同源”“食药兼用”自古为我国的医家、养生学家、儒家、道家、佛家以及广大人民群众所重视。食疗养生，实际上就是为各种疾病设计的合理膳食，它的科学性在于对症选食。比如说：用生姜捣汁加少量开水饮服可用来驱除胃寒呕吐；用枇杷叶熬粥，能调理慢性支气管炎；黄花菜瘦肉汤止血有疗效……厨房里的食材、调味品、水果等都可用来治病，食方也是家庭随手可得的药方。以食代药，无病能预防，有病可控制、缓解，轻病则痊愈，重病则改善症状、减轻痛苦，对慢性病、老年病、身体虚弱及病后补虚调理尤为适用，可达到防治疾病、调和气血、平衡阴阳、养生延年的目的。

本书精选四百余道世代流传的原生态食方，融汇了千百年流传的中医食疗智慧，从日常保健食方讲起，食之让你容颜美丽，青春焕发，调养脏腑，气血旺盛；接以时令节气养生食方，阐释春生、夏长、秋收、冬藏的养生哲理，随着四季的变化，结合人体的代谢规律，顺时调养；还叙有常见病调理

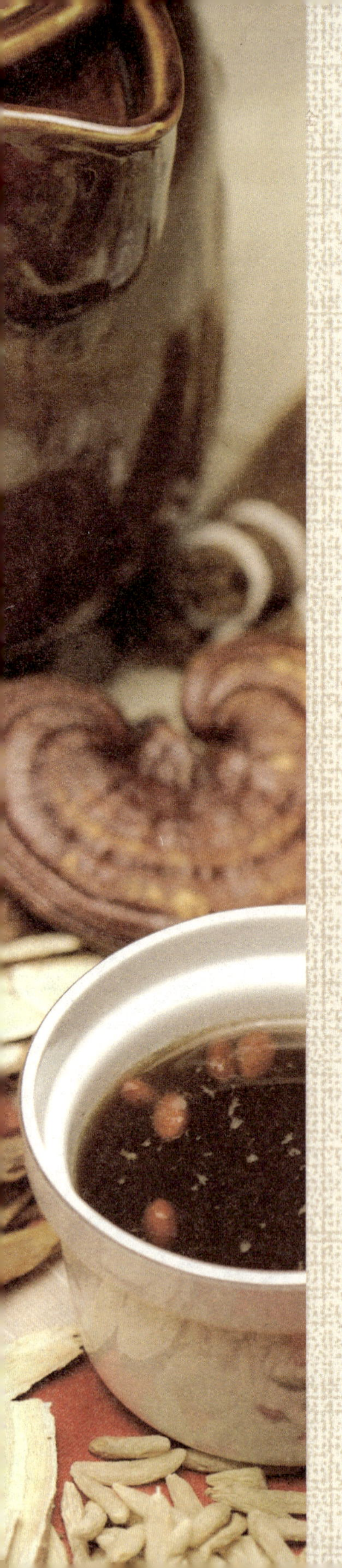

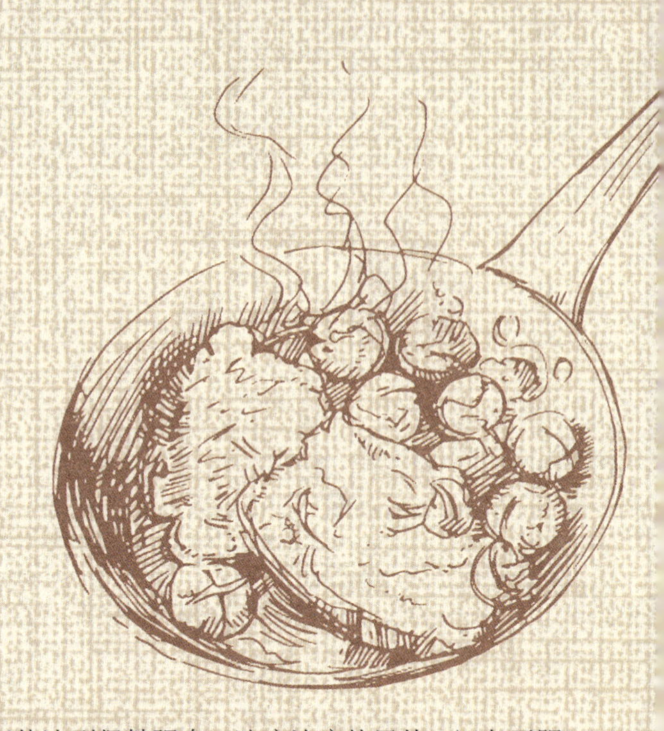

药膳，不仅能达到保健强身、防病治病的目的，还免于服药苦口的感受，结合自身体质、疾病性质，合理选择，科学搭配。并且这些食疗方的效果早已为人们长期实践所证明，而且在制作上简便易行，变“良药苦口”为“良药可口”，为身体健康保驾护航。

需要指出的是，食疗并不能完全取代药物。如果已经生病或者病重，食疗只能起到辅助性的治疗作用。只能是通过科学饮食，防治未病，让您尽量少去医院，减少医药带来的各种副作用，省钱省力，尽量减轻各种病痛。如果已经患病，还是要在医生的指导下，按时服药，以免耽误治疗。正在服用某些药物或者属于过敏体质的人群，需要听取医生的建议，斟酌选用。

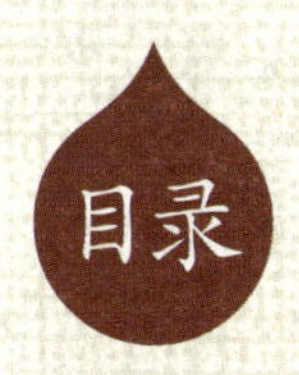

目录

第一章 日常保健食疗方，吃好每天三顿饭健康一辈子

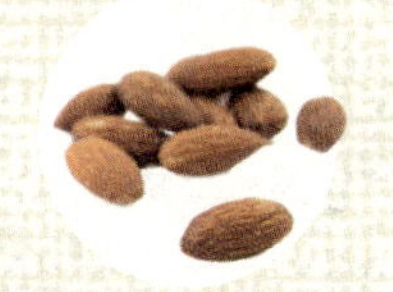

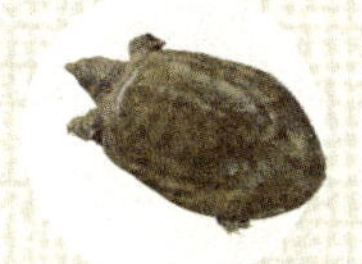

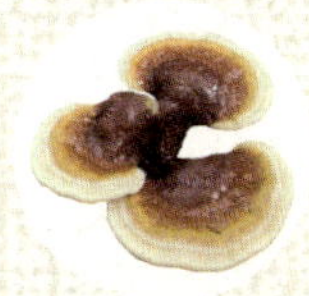

第二章

选对食材不生病，绝不能扔掉的宝贝食材

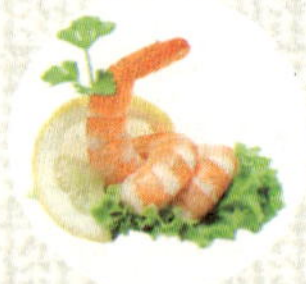

第三章

民谣谚语中的食疗方，老祖宗的话才是食补的根本

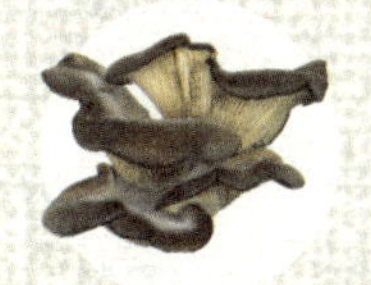

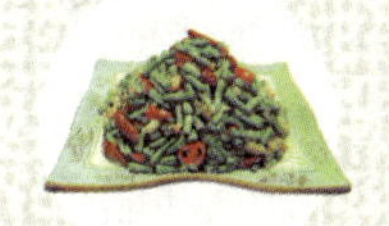

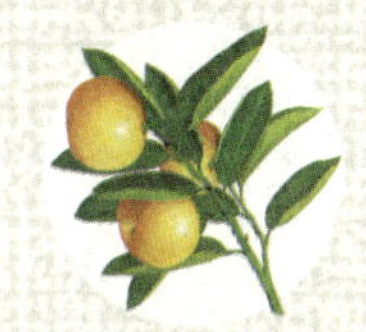

第四章
滋阴补阳食疗方，食物是调理阴虚阳虚最好的“药”

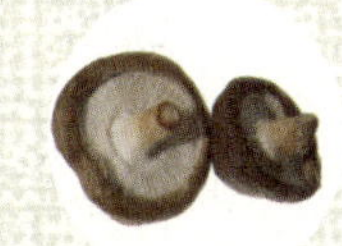

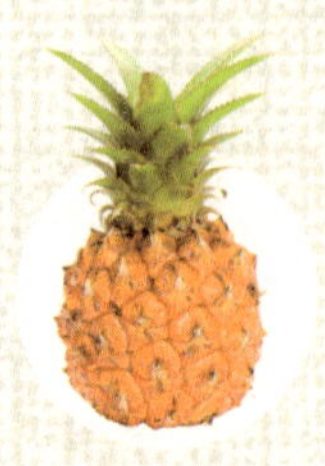

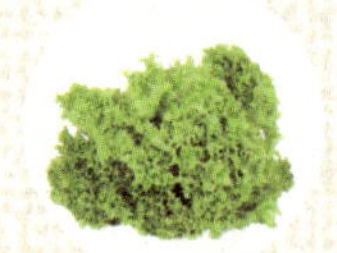

第五章

补虚祛寒食疗方，吃出周身暖洋洋

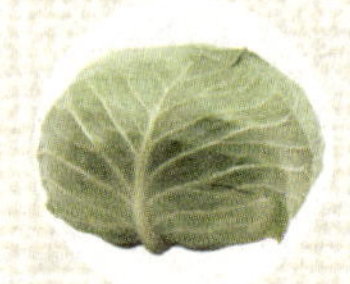

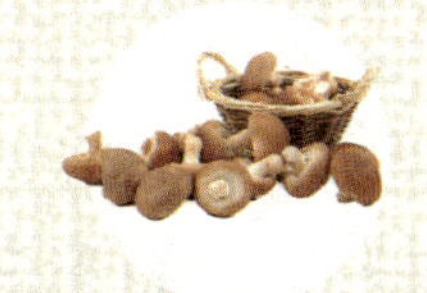

第六章

补气血食疗方，用食物来滋养胜过灵药仙草

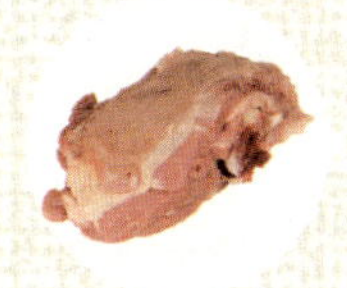

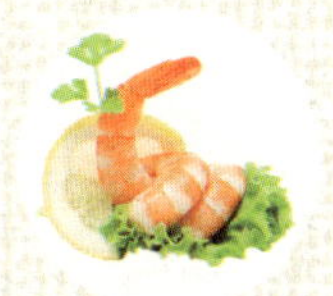

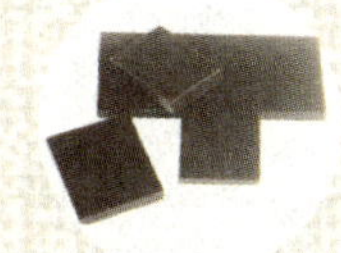

第七章

抗衰老食疗方，吃得好活到一百不显老

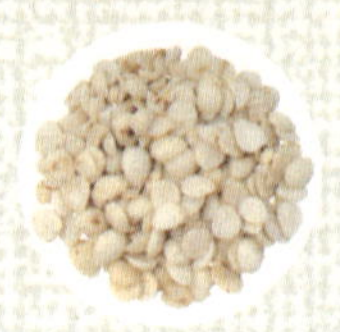

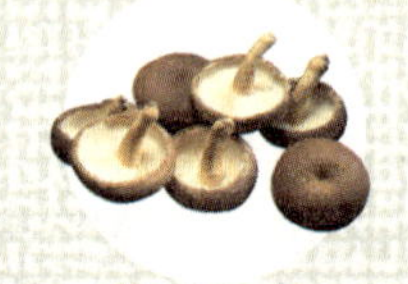

第八章

皮肤护理食疗方，食物是最好的美容师

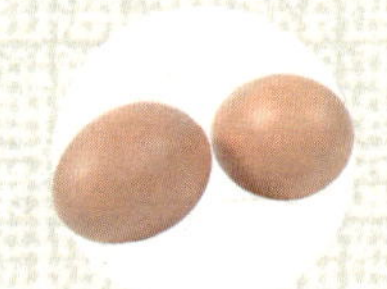

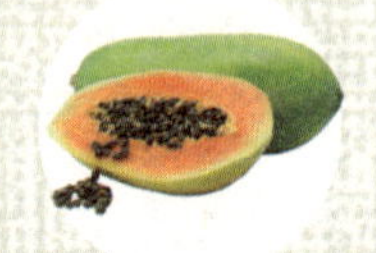

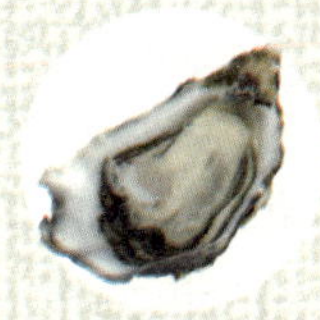

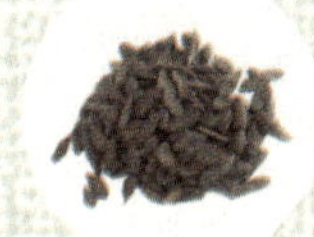

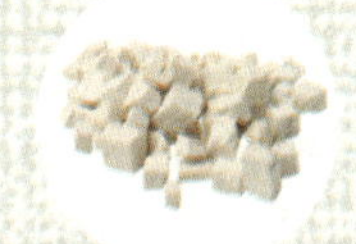

第九章

瘦身食疗方，好身材也是吃出来的

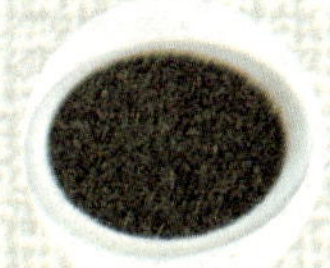

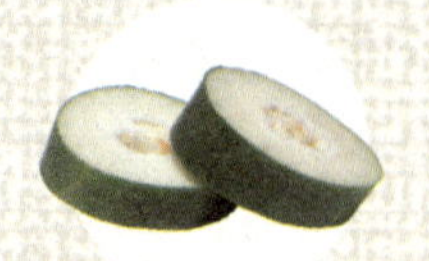

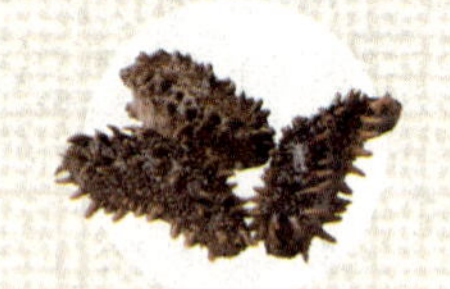

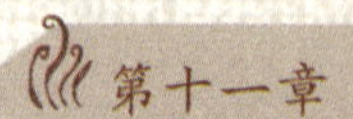

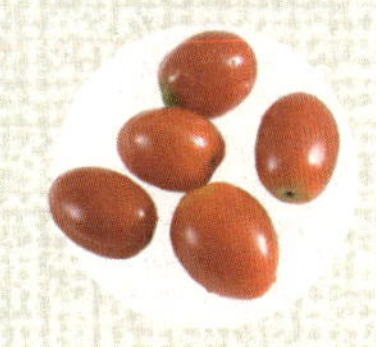

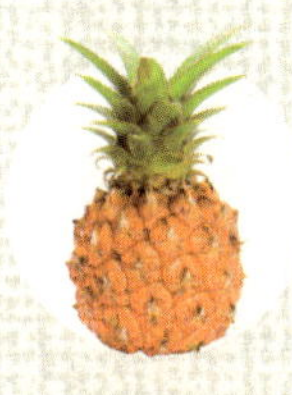

第十二章

肝胆调理食疗方，吃得好肝脏就不受牵连

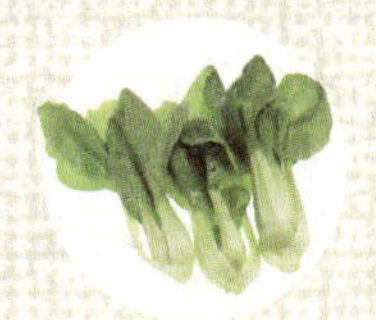

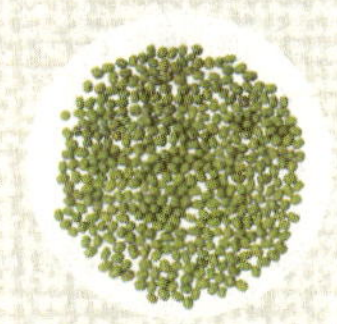

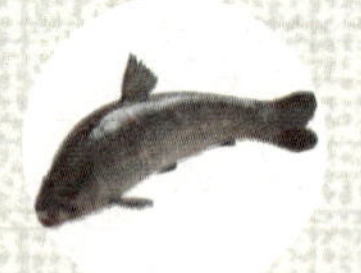

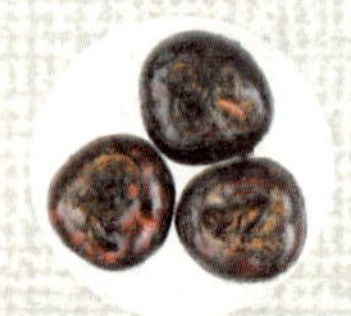

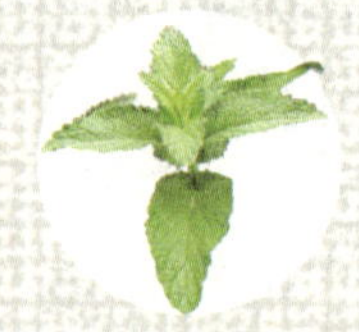

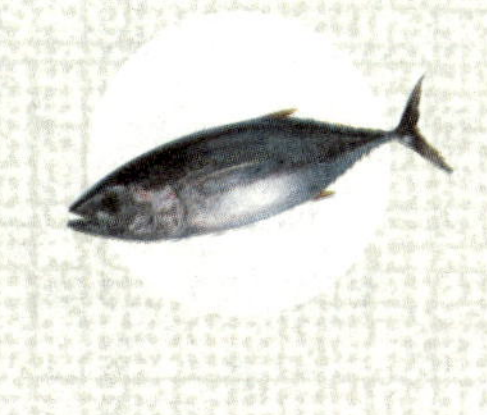

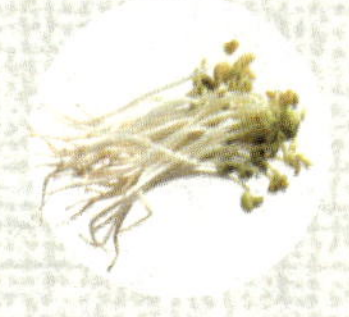

第十五章 妇科调理食疗方，健康女人“品”“调”出来

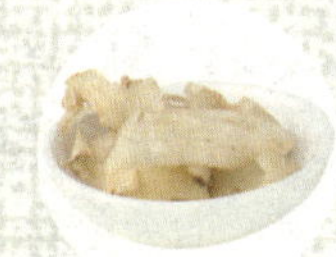

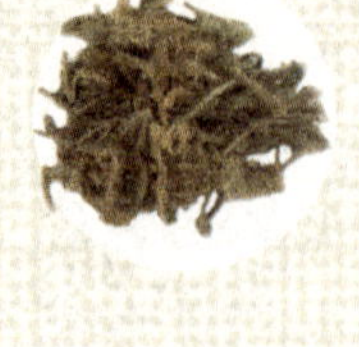

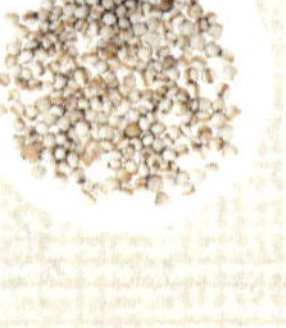

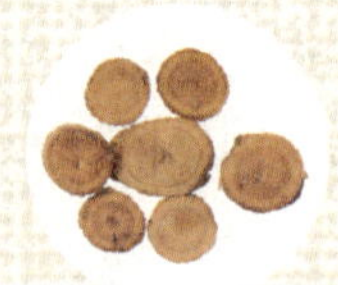

第十六章

儿科调理食疗方，饮食决定孩子一生的健康

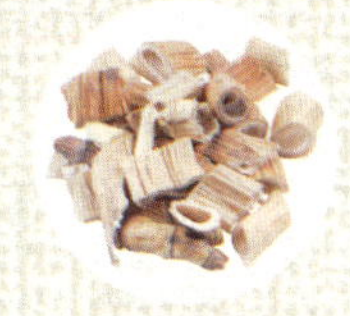

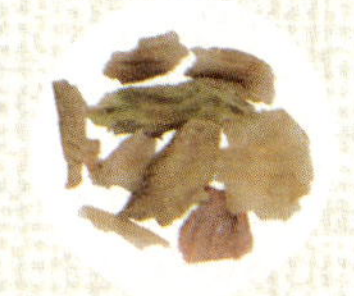

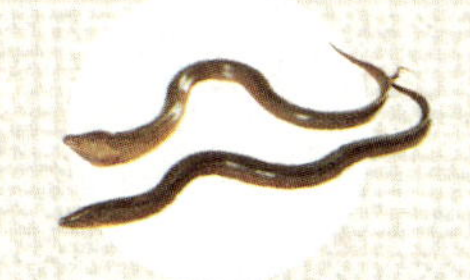

第十七章 中老年人食疗方，还老人一个幸福晚年

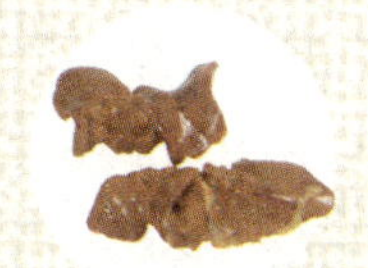

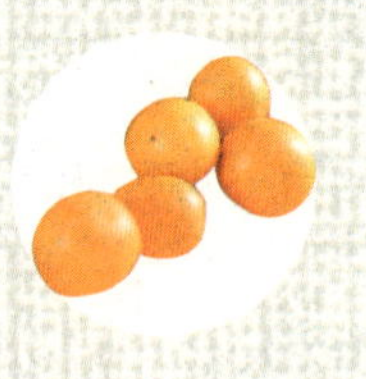

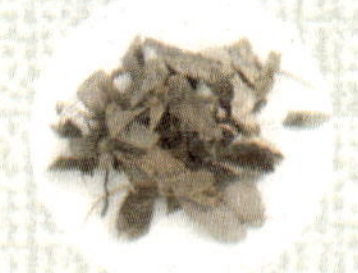

第十八章 男科调理食疗方，会吃的男人才没有“难言之隐”

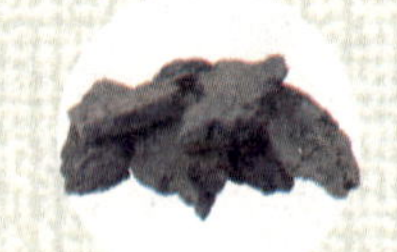

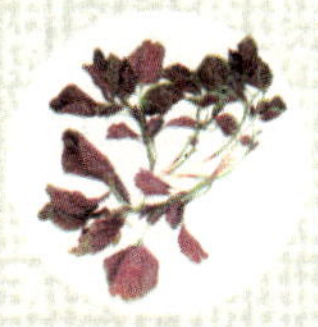

第十九章
内科调理食疗方，吃出体内好环境

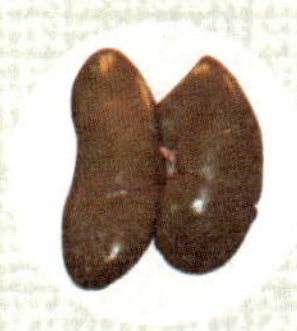

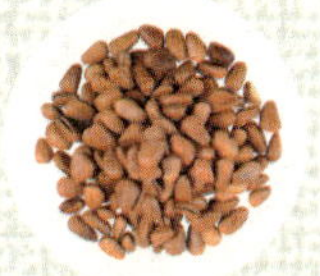

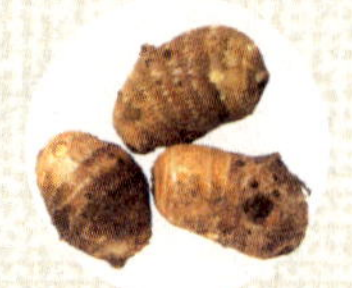

第二十章

外科调理食疗方，美味食物轻松治小病，防大病

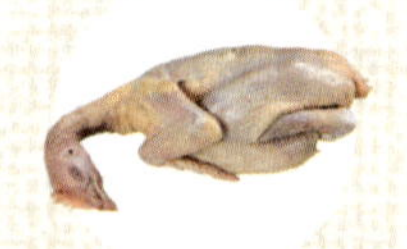

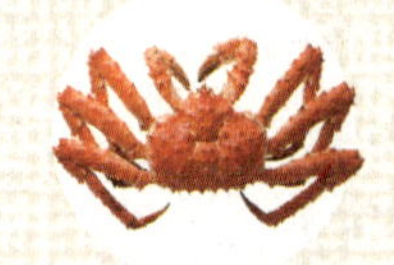

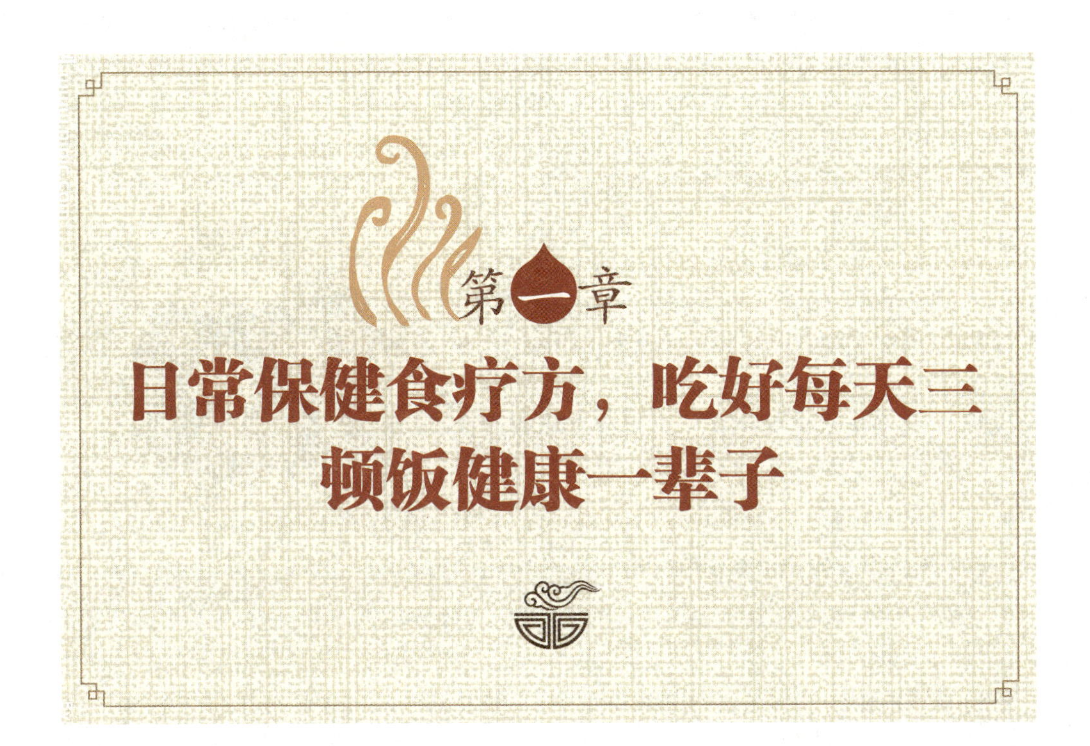

第一章 日常保健食疗方，吃好每天三顿饭健康一辈子

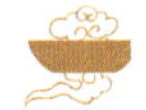

食疗，就是为自己的饮食开方

食疗是中国人的传统习惯，通过饮食达到调理身体、强壮体魄的目的。食疗文化源远流长，食疗是一种长远的养生行为。人们通过食疗调理身体，通过食疗减肥、护肤、护发。食疗是一种健康之道。

食疗是有讲究的，吃什么、怎么吃、吃多少、什么时候吃，都有说头。吃对了，身体舒服，百病不生;吃不对，各种毛病都会找上门来。

中国营养学会根据调查,在《中国居民膳食指南》一书中给出了营养食疗的原则，具体如下：

1. 食物多样，谷类为主

除母乳外，任何一种天然食物都不能提供人体所需的全部营养素，平衡膳食必须由多种食物组成，才能满足人体各种营养需要，达到合理营养、促进健康的目的。因而要提倡人们广泛食用多种食物。

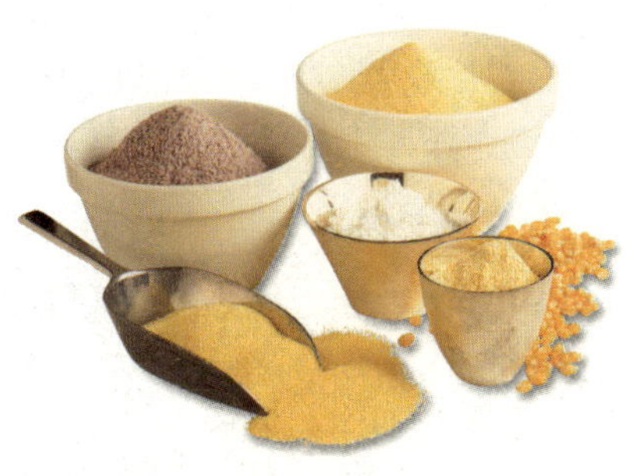

五谷杂粮

谷类食物是中国传统膳食的主体。提出以谷类为主，既是提醒人们保持我国膳食的良好传统，也避免了发达国家那种以高能量食物为主的饮食习惯的弊端。另外，要注意粗细搭配，经常吃一些粗粮、杂粮等。稻米、小麦不要太精，否则谷麦粒表层所含的维生素、矿物质等营养素和膳食纤维大部分流失到糠麸之中。

2. 多吃蔬菜、水果和薯类

蔬菜和水果是胡萝卜素、维生素 B_1、维生素 C 和叶酸、矿物质（包括钙、磷、钾、镁、铁）、膳食纤维和天然抗氧化物的主要或重要来源。薯类含有丰富的淀粉、膳食纤维，以及多种维生素和矿物质。我国居民近些年来吃薯类较少，应当鼓励多吃些薯类。进食较多的蔬菜、水果和薯类，对保护心血管健康，增强抗病能力，减少儿童发生眼病的危险，以及预防某些癌症等方面起着十分重要的作用。

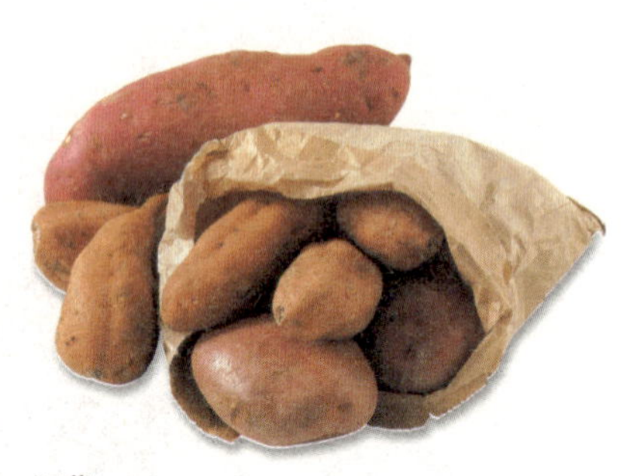

红薯

3. 每天吃奶类、豆类或其制品

奶类除含丰富的优质蛋白质和维生素外，含钙量较高，而且进食后钙的利用率也很高，是天然钙质的极好来源。我国居民膳食提供的钙普遍偏少，平均只达到推荐供给量的一半左右。我国婴幼儿患佝偻病的也较多，这和膳食钙不足可能有一定的联系。

大量的研究工作表明，给儿童、青少年补钙可以提高其骨密度，从而使其将来发生骨质疏松的年龄延后。给老年人补钙也可能减缓其骨质丢失的速度，降低骨折的发生率。因此，应大力发展奶类的生产和消费。豆类是我国的传统食品，含丰富的优质蛋白质、不饱和脂肪酸、钙及维生素 B_1 和烟酸等。为提高农村人口的蛋白质摄入量，同时防止城市人口消费肉类食品过多带来的不利影响，应大力提倡豆类，特别是大豆及制品的生产和消费。

4. 经常吃适量鱼、禽、蛋、瘦肉，少吃肥肉和荤油

鱼、禽、蛋、瘦肉等动物性食物是优质蛋白质、脂溶性维生素和矿物质的良好来源。动物性蛋白质的氨基酸组成更适合人体需要，且赖氨酸含量较高，有利于补充植物性蛋白质中赖氨酸的不足。此外，肉类中铁的利用较好，动物肝脏含维生素 A 极为丰富，还富含维生素 B_1、维生素 B_2 和叶酸等。但值得注意的是，肥肉和荤油为高能量和高脂肪食物，摄入过多往往引起肥胖，并是某些慢性病的危险因素，应当少吃。

5. 食量与体力活动要平衡，保持适宜体重

进食量与体力活动是控制体重的两个主要因素。食物为人体提供能量，体力活动消耗能量。如果进食量过多而活动量不足，多余的能量就会在体内以脂肪的形式积存，即增加体重，久而久之则引

鸡蛋

起发胖。反之，若食量不足，劳动或运动量过大，则可由于能量不足引起消瘦，造成劳动能力下降。所以人们需要保持食量与能量消耗之间的平衡。清淡膳食有利于身体健康，即不要太油腻，不要太咸，不要过多地食用动物性食物和油炸、烟熏食物。我国居民食盐摄入量过多，平均值是世界卫生组织建议的2倍以上。流行病学调查表明，钠的摄入量与高血压发病呈正相关，因而食盐不宜过多。若饮酒，应限量。在节假日、喜庆和交际场合，人们往往饮酒，有些人则喜欢天天饮酒。无节制地饮酒，这会使食欲下降，食物摄入减少，以致发生各种营养素缺乏，严重时还会造成酒精性肝硬化。过量饮酒会增加患高血压、中风等危险。饮酒过多还可导致暴力事件的增加，对个人健康和社会安定都是有害的。所以应严禁酗酒，若饮酒可少量饮用低度酒，青少年不应饮酒。

6. 吃清洁卫生、不变质的食物

在选购食物时应当选择外观好，没有污染、杂质、变色、变味，并符合卫生标准的食物，严把饮食卫生关，谨防“病从口入”。进餐时也要注意卫生条件，包括进餐环境、餐具和供餐者的健康卫生状况。集体用餐要提倡分餐制，减少疾病传染的机会。

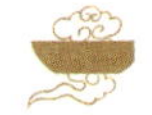

五谷饭，延年益寿的老偏方

糙米可以调节不饱和脂肪，加强肠道蠕动，预防便秘和肠癌。糙米富含膳食纤维，膳食纤维能与胆固醇结合，促进胆固醇的排出，从而帮助降低血脂。糙米是天然的利尿剂，能促进新陈代谢，排出体内过剩的养分及毒素。

“女大十八变，越变越好看”，但是现在许多女性抱怨自己越长越丑。因为内分泌失调，很多人发现自己的脸色没有以前红润了，痘痘、斑点也越来越频繁地来“串门”，口臭、牙疼也时有发生。

那么，现代人为什么容易上火、内分泌失调呢？一个重要原因就是吃五谷太少而吃精制品太多。

五谷可以去火气，补正气，养护人体阴精，专治内分泌失调。朱丹溪说人常阳有余而阴不足，所以他告诫人们一定要节制饮食，多吃“自然冲和之味”，不贪食“厚味”以养阴敛阳。

五谷饭

具体方法：将大米、小米、红豆、麦子和大豆混合淘洗，加水煮熟即可。五谷饭可作为日常饮食经常食用。

此款食方可减肥修身，延年益寿，有助控制血糖，增强老人营养供给。

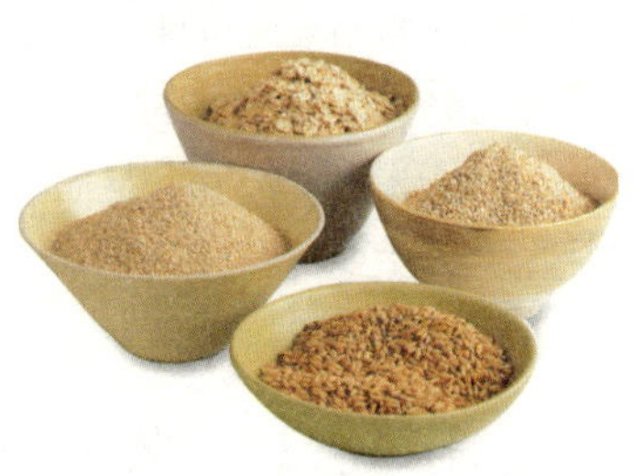

燕麦、小米、玉米面、小麦

朱丹溪所说的“自然冲和之味”就是五谷杂粮，也就是我们平时所说的素食。他在《茹淡论》一书中写道：“凡人饥则必食，彼粳米甘而淡者，土之德也，物之属阴而最补者也，惟可与菜同进。径以菜为充者，恐于饥时顿食，或虑过多因致胃损，故以菜助其充足，取其流通而易化，此天地生化之仁也。”

生活中，很多人把素食和蔬菜联系起来，认为吃素食就是吃蔬菜，所以“少吃饭，多吃菜”的饮食观念也风行起来。其实种子类的素食才是最健康的，比如大米、玉米、高粱、地瓜、胡萝卜、土豆等。

为什么这么说呢？我们知道蔬菜要做得可口需要大量的油，现在这不是什么问题。但过去的时候，人们缺衣少食，能吃饱就已经是最大的幸福了，想吃点有油水的东西那简直是难于上青天。所以蔬菜类的制作一般都是用水煮加点盐就算完了，根本谈不上可口，而土豆、地瓜等种子类的食物，不需要加油，煮熟后就香喷喷的，引人食欲，还容易饱腹，所以几千年来，我们的祖辈们都是用种子类的食物作为口粮的，蔬菜只是辅助。

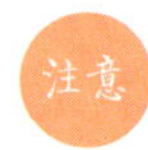
注意

糖尿病患者在食用五谷饭时要注意对量的控制，且宜多选杂粮、粗粮。

 每日喝粥，性命无忧

粥能健胃养颜，如果女性按照《本草纲目》中所说的“每日起食粥一大碗”，就可滋养脾胃、滋补气血，有益容颜。

《本草纲目》中说：“每日起食粥一大碗，空腹虚，谷气便作，所补不细，又极柔腻，与肠胃相得，最为饮食之妙也。”

在现在看来，粥养胃是有理论依据的。大块的、硬的食物进入人体后，要先转化成糊状才能通过消化道的黏膜上皮细胞进入血液循环来滋养人体。而喝粥就省去了这一步，进入人体后粥可以快速地化生为气血。所以，喂养婴儿或者大病初愈、久病体弱的成年人或老年人或需要补养肠胃的人时，都应该给予细碎的食物，这样才能加快气血的生成，促进身体的健康。而粥恰好符合这些特点，它对老人、儿童、脾胃虚弱者都是适宜的。不仅如此，健康的女性经常喝粥，更可以滋养脾胃、滋补气血，有益容颜。

粥能健脾胃、补虚损、宜养颜。这里给大家介绍几款养生粥：

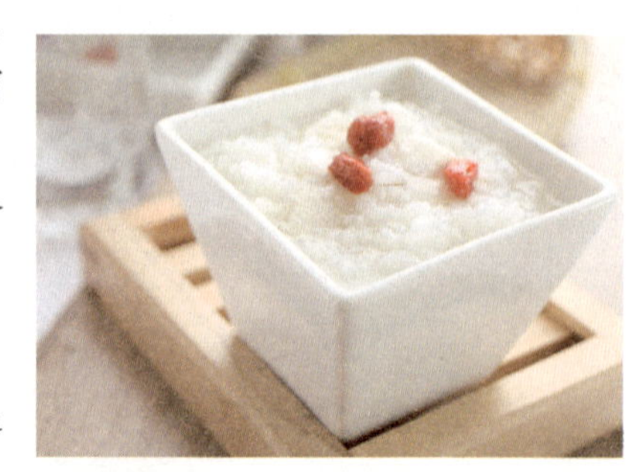
山药枸杞粥

1. 山药枸杞粥

李时珍在《本草纲目》中这样赞美山药：“益肾气，健脾胃，止泻痢，化痰涎，润皮毛。”与枸杞、

白米一起熬制的粥营养丰富，非常适合体弱、容易疲劳的人食用。

具体做法：首先将白米和枸杞洗净沥干，山药去皮洗净并切成小块。置锅于火上，将500克的水倒入锅内煮开，然后放入白米、山药以及枸杞续煮至滚时稍搅拌，再改中小火熬煮30分钟，一道山药枸杞粥就做好了。

2. 蜜枣桂圆粥

《本草纲目》中提到枣时，说它有助于治疗“脾虚弱、食少便溏、气血亏虚”，而蜂蜜能清热、补中、解毒止痛。二者一起熬成的粥具有补气健脾、养血安神的作用，还可使脸色红润、增强体力，并可预防贫血及失眠。

具体做法：首先将红枣、桂圆洗净；姜去皮，磨成姜汁备用。然后将米洗净，放入锅中，加入4杯水煮开，加入所有材料和姜汁煮至软烂，再加入蜂蜜即可。

3. 莲子粳米粥

《本草纲目》认为，莲子性平，味甘、涩，具有养心安神、健脾补肾、固精止遗、涩肠止泻的功效，有助于治疗脾虚泄泻、肾亏遗精、妇女崩漏与白带过多、心肾不交之心悸失眠、虚烦消渴及尿血等症。现代研究证明，莲子除含有多种维生素、微量元素外，还含有荷叶碱、金丝草苷等物质，对神经衰弱、慢性胃炎、消化不良、高血压等病症有预防作用。而莲子粳米粥能健脾补肾，适用于脾虚食少、便溏、乏力、肾虚带下、尿频、遗精、心虚失眠、健忘、心悸等症。

具体做法：首先将嫩莲子泡水待其发胀后，在水中用刷子擦去表层，抽去莲心，冲洗干净后放入锅中，加清水煮烂熟，备用。然后将粳米淘洗干净，放入锅中加清水煮成薄粥，粥热后掺入莲子，搅匀，趁热食用。

4. 百合粥

百合在《本草纲目》里被记载有“润肺止咳、补中益气、清心安神”的作用。百合粥非常适用于虚烦不眠、口干、干咳者食用。

具体做法：将粳米和小米洗净加水大火熬制，水开用文火熬一小时后加入百合，将熟之时再放少许冰糖，稍煮片刻即可。

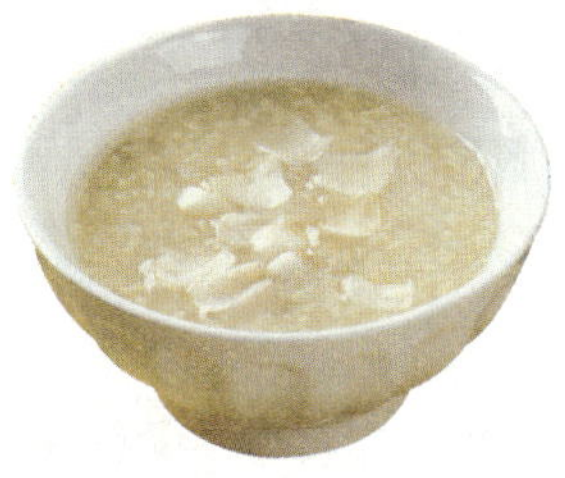

百合粥

5. 燕窝莲子粥

具体做法：将燕窝洗净，放入碗内，加适量水和莲子。待熬至黏稠状时，美味的燕窝莲子粥就做成了。

燕窝莲子粥能辅助治疗高血压、失眠等症。如果觉得燕窝太贵，也可以用银耳代替。《本草纲目》中说银耳可以益气强肾、轻身强志。银耳有润燥的作用，具有补脾开胃、益气清肠、安眠健胃、补脑、养阴清热、润燥之功，对阴虚火旺者而言是一种良好的补品。

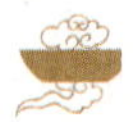

蘑菇和黄豆是纯天然味精

过量味精会伤阴，鸡精跟味精本质上是一回事。它的主要成分还是味精，再加上一些助鲜剂、盐和糖。所以过食鸡精和味精是不利于身体健康的。

蘑菇是抗癌食品，每天吃一点，保健的效果好。平时我们不一定天天都能吃到蘑菇做的菜。但可以把它做成调料，就可以随时给自己补充蘑菇的营养了。黄豆是抗衰老食品，但是多吃不好消化，容易胀气。做菜的时候加一点黄豆味精调味，吃的量不多不少，正合适。

蘑菇味精

具体做法：把晒干的蘑菇（什么蘑菇都行，比如松茸、香菇等）用粉碎机打成粉末，装在调料瓶里。做菜的时候，撒一点蘑菇粉，跟用味精一样方便。

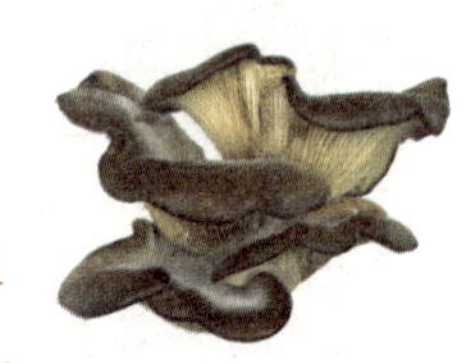

平菇

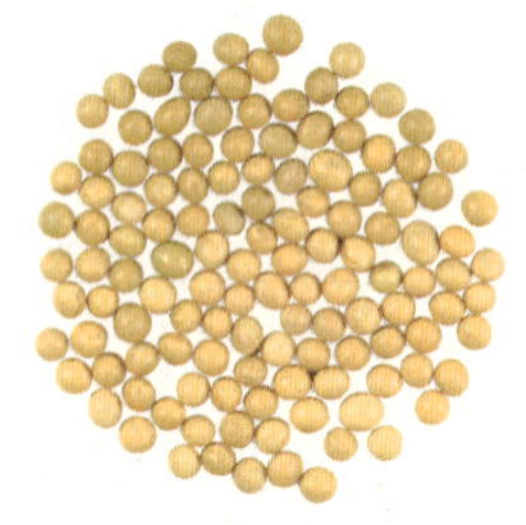

黄豆

黄豆味精

具体做法：干黄豆用水泡几小时直到泡发，沥干水分。锅里放油，放黄豆，用大火炸到起泡，再改小火炸到金黄色酥脆起锅。用瓶子装好，保存在冰箱里。用的时候，放十几粒到菜里一起煮就行了，也可以直接做凉拌菜的调料。

如果是做汤，这两种调味料可以在一开始就放。如果是炒菜或者炖菜，在菜下锅之后随时可以放。要注意的是别在菜还没下锅之前放，锅里的热油会把它们炸煳。

这两样东西都很鲜，一般的菜不管放哪一种都可以。如果一定要找出区别，那么蘑菇“味精”更适合放在菜里，黄豆“味精”则更适合米粉、面条、凉粉等淀粉类食物。如果是做青菜或者炖汤，它们俩的味道则各有千秋，可以自己去试一试哪一样更符合你的口味。

洋姜和螺丝菜是泡菜二宝

泡菜古称菹，是指为了利于长时间存放而经过发酵的蔬菜。一般来说，只要是纤维丰富的蔬菜或水果，都可以被制成泡菜。泡菜中含有丰富的活性乳酸菌，还含有丰富的维生素、钙、磷等无机物和矿物质以及人体所需的十余种氨基酸。

各种应季的蔬菜，如白菜、甘蓝、萝卜、辣椒、芹菜、黄瓜、菜豆、莴笋等质地坚硬的根、茎、叶、果均可作为制作泡菜的原料，中国泡菜一般都是泡在罐装的花椒盐水里，不掺过多调味品，完全是单纯蔬菜口味。当然也可根据个人喜好，添加其他佐料，这是中国泡菜比韩国泡菜更有伸缩余地和想象空间的地方，制作工序也比韩国泡菜简单许多。

在泡菜食材的选择中，洋姜和螺丝菜是非常好的两种选择，不但美味而且营养。就似这两种食物天生就是为了让人们做泡菜而生的。

1. 洋姜泡菜

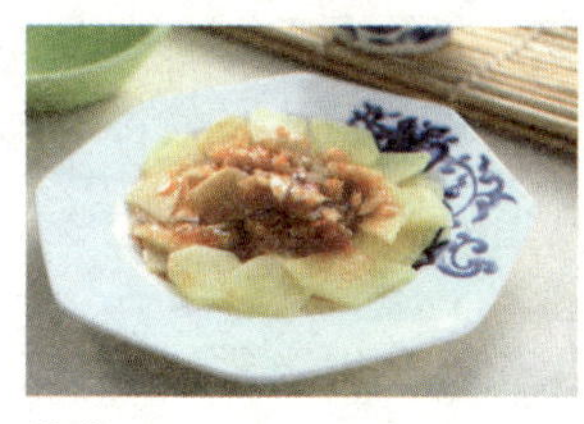
洋姜

洋姜有清热祛湿的作用，尤其善于祛除脾经的湿热。当人体内蕴结了多余的湿热，影响到脾，就会打乱人体的消化功能，特别是对水液的代谢功能。人体内的水液不能被输送到该去的地方，而是在不该停留的地方泛滥成灾，比如小便短少发黄而大便却稀溏不成形。严重的还会出现水肿或是湿疹。

洋姜做成泡菜之后，祛湿利水的效果更好，因为泡菜的盐水能引洋姜的药性到膀胱经，促使湿热之邪通过小便排出去。因此吃泡洋姜有消除水肿的作用，还可以调理消渴病。早上起来眼泡水肿的人，还有久坐之后下肢水肿的人，可以常吃些泡洋姜。

具体做法：洋姜洗净晾干，水煮沸晾凉，水中放入花椒、八角、盐，然后将洋姜放入水中密封，二周之后即可食用。盐和调料的用量依个人口味而定。

2. 螺丝菜

螺丝菜更是专做泡菜和凉菜食材。它和洋姜口感有些相似，但个头要小得多，样子有点像螺丝钻，所以得名。螺丝菜跟洋姜吃起来差不多，作用却不尽相同。

螺丝菜以祛风为主，可以调理风热感冒和风湿性关节炎。螺丝菜还能消血肿，比如牙龈肿痛、咽喉肿痛。

具体做法：螺丝菜洗净晾干，水中放入适量盐、花椒、八角煮沸凉凉，将螺丝菜放入汤汁中，密封一周后即可佐餐食用。

洋姜是糖尿病病人的保健菜，而螺丝菜是肺结核病人的药食。

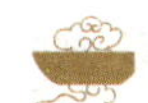 酸豇豆，下饭又补肾

酸豇豆补肾不是大补，而是清补，补中有泻，既能补肾气，又能清湿浊。它的作用特别平和，男女老少皆宜，是慢性病和亚健康状态人群的日常保健饮食。

现在，越来越多的人因压力过大和不良的生活习惯，健康过早亮起了“红灯”，但他们总以忙为由很少运动。久坐而缺乏全身运动，会使胃肠蠕动减弱，消化液分泌减少，

日久就会出现食欲缺乏、消化不良以及脘腹饱胀等症状。

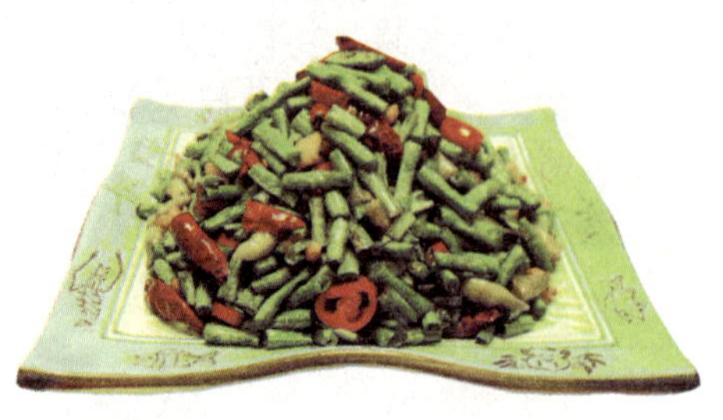
豇豆泡菜

所谓的“食欲”,是一种想要进食的生理需求。一旦这种需求低落,甚至消失,即称为食欲缺乏。简单地说,就是没有想吃东西的欲望。但“人是铁,饭是钢”,不吃饭不利于身体健康。而有些食方能提高人的食欲,豇豆泡菜就是其中一种。

豇豆泡菜

具体做法是:把豇豆洗净、沥干水分,放入盆中撒上盐拌匀,腌约 30 分钟;取一锅,加入水、花椒煮滚,再加入所有调味料调匀待凉,备用;把腌好的豇豆放入罐中,再倒入之前调好的腌汁,密封盖子放约 15 天即可。

泡豇豆一定要用嫩豇豆,也叫线豇豆,越细越好,籽鼓出来的就不好吃了。夏天出豇豆的时候,把新鲜的豇豆买回来洗干净就可以直接泡;也可以稍晾两天,有点干了再泡。泡得比较多的时候,可以把豇豆一捆一捆地编成辫子,放太阳下晒,稍微有点打蔫再泡。如果泡菜坛子大,散的豇豆得一根一根去捞不方便,编成辫子就方便多了,一抓就是一把,切的时候也好切。

酸菜、泡姜、泡椒等都是散寒、祛湿的,而酸豇豆却是补的,可以补肾。所以想要补充肾气就常吃酸豇豆吧。

艾蒿,专祛湿热两邪

艾蒿祛湿热。热盛为毒,艾蒿不仅仅是去除一般的热,而是可以解热毒。而且它既能入里,又能出表,不论热毒是蕴积在皮肤,还是已经深入血脉骨髓,艾蒿都可以将之逐出。

有句古话说:“千寒易除,一湿难去。湿性黏浊,如油入面。”湿与寒在一起是湿寒,与热在一起是湿热,与风在一起是风湿,与暑在一起是暑湿。如果体内有湿邪,湿邪不除,则百病生。

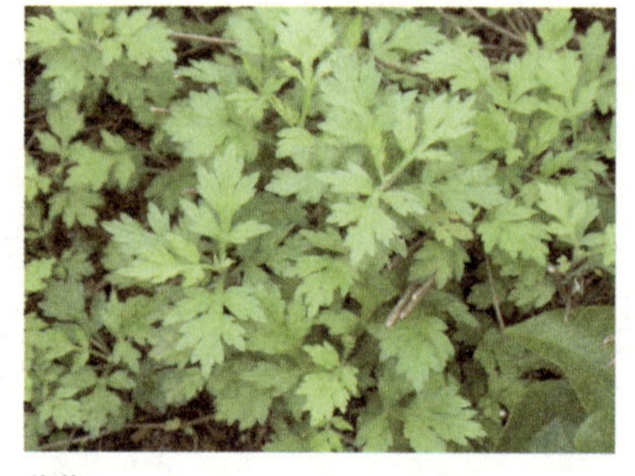
艾蒿

热为阳邪,热的致病特点是往上走。所以热邪为病,常见面红,目赤,发烧,舌边、舌尖红肿或口舌生疮,牙龈肿痛,咽红肿痛等症状;热邪耗气伤津,消灼阴液,常见口渴喜冷饮,咽干舌燥,小便短赤,大便秘结等症状;热入血分,可使血流加速，甚至灼伤脉络，迫血妄行，从而出现各种出血，如吐血、衄血、便血、尿血、崩漏等症状；如果热邪侵入血分，并且在此郁结，使局部脉络气血不通，可发痈肿疮疡。故《灵枢·痈疽》说："火热不止，热胜则肉腐，肉腐则为脓……"

所以，身体出现湿热症状的时候，一定要进行适当调理。

艾蒿阿胶汤

具体做法：用陈艾叶一两，阿胶六钱。先把艾叶加水煮，水开后再煮 10 分钟左右，滗出药汁。然后把阿胶捣碎，放入药汁里煮化，起锅后加一点红糖就可以喝了。这是一天的量，可以分两三次喝完。

艾蒿别名：艾草、艾叶、家艾。为菊科艾属，是热性的，可以散寒除湿。艾叶用于治病已有 2000 多年的历史。我国现存第一部方书，战国时期的《五十二病方》中就记载有艾叶的疗效与用法，以后在历代本草中均有记载。在我国盛产优质艾叶的湖北蕲州等地，至今还流传着"家有三年艾，郎中不用来"的谚语。更有不少地方户户种植，家家收藏艾叶。孟子曰："七年之病，求三年之艾"，可见艾草的药用价值。在我国南方，有些地方，端午节习惯用艾蒿来泡澡，可防止夏天长痱和疹子。

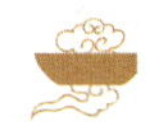

枣仁莲子粥，上班不疲劳

枣仁莲子粥对心脾两虚型阳痿有预防和辅助治疗的作用，经常服用此粥，能够有效地缓解疲劳。

现实生活中一些人明明感觉很困乏，睡觉时却睡不踏实；还有一些人感觉不舒服很疲劳，到医院却查不出毛病，各项指标都很正常。其实，这很可能就是疲劳综合征在作怪。

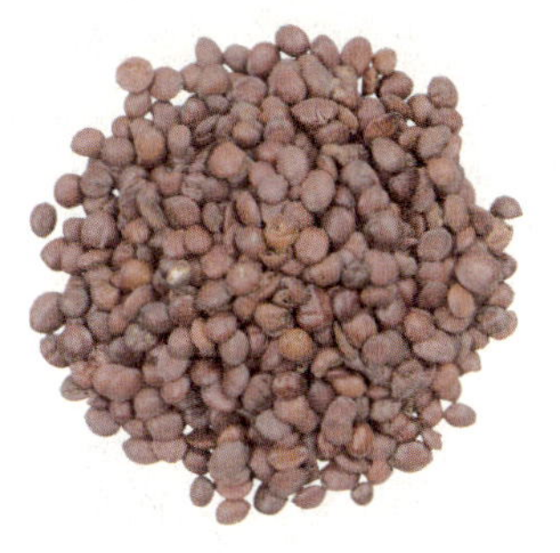

酸枣仁

专家介绍，如果一个人毫无理由地持续 6 个月以上或反复出现疲劳，影响了学习或工作等正常活动，而且不能通过休息消除，这种症状便是慢性疲劳综合征。会出现抑郁、焦虑、易怒、思维困难、注意力不集中、睡眠障碍、头痛、肌肉关节痛、记忆力下降等神经症状，最后引起器官性病变，发生癌症、高血压等疾病。

酸枣仁莲子粥

具体做法：酸枣仁 10 克，莲子 20 克，枸杞 20 克，粳米和大米共 100 克。洗净加水共同煮粥，可适量加糖。

《本草经疏》中记载酸枣仁，实酸平，仁则兼甘，专补肝胆，亦复醒脾。熟则芳香，香气入脾，故能归脾，能补胆气，故可温胆。母子之气相通，故亦主虚烦、烦心不得眠。

其主心腹寒热，邪结气聚，及四肢酸疼湿痹者，皆脾虚受邪之病，脾主四肢故也。胆为诸脏之首，十一脏皆取决于胆，五脏之精气，皆禀于脾，故久服之，功能安五脏。

中医认为莲子性平味甘、涩，入心、肺、肾经，具有补脾、益肺、养心、益肾和固肠等作用，适用于心悸、失眠、体虚、遗精、白带过多、慢性腹症等症。莲子中间青绿色的胚芽，叫莲子心，味很苦，却是一味良药。中医认为它有清热、固精、安神、强心、降压之效，可治高烧引起的烦躁不安、神志不清和梦遗滑精等症。

因而，枣仁莲子粥可健脾、养心、安神，可以缓解疲劳，适用于失眠兼有脾胃虚弱者。

腌菜与黄豆同吃，大有胡桃的滋味

腌菜中的钙，是乳酸钙，比普通的钙更容易被人体吸收。吃钙片补钙很难被人体吸收，还可能形成结石，不如吃点腌菜炒黄豆，连钙带维生素一块都补了。

腌菜虽然经过长期的晾晒腌制，没有新鲜蔬菜看起来颜色鲜亮，但矿物质含量比新鲜蔬菜要高，比如钙、铁、钾等。腌菜还有一个很好的功能就是能够开胃，吃起来能增进食欲，吃了觉得舒服，意味着肠胃愿意受纳，纳而化之，使食物顺利进入人体正常新陈代谢轨道，其结果是“清气上升，浊气下降，渣进大肠，水归膀胱”，带来精力充沛，体魄健壮的最佳效益。

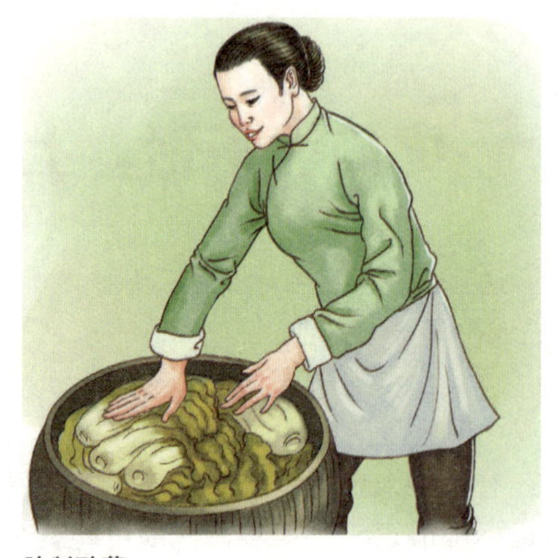

腌制酸菜

腌菜种类很多，辣椒，茄子，蒜头，荞头，萝卜，豆角，豆豉，黄瓜，生姜……几乎地里长的，都可以入坛做成腌菜。食用最多要数雪里蕻，大江南北都盛行。

雪里蕻腌菜肉末

具体做法：准备雪里蕻、猪肉馅、干红辣椒、葱、黄豆、食用油、酱油、盐、生粉、鸡精。将雪里蕻切小粒，猪肉馅加生粉，少许盐，少许清水拌匀；事先将生黄豆泡发好，备用；炒锅放油烧热，下入猪肉馅炒至变色；接着放入葱花炒香，倒入黄豆和干红辣椒继续翻炒；接着把雪里蕻倒入锅中一同翻炒，加少许酱油；最后，出锅前加少量鸡精，即可。

腌菜还可以和黄豆一起炒着吃，口感非常好，如果尝上一口，还会有一些鲜胡桃的味道，特别的诱人。

做肉食加上腌菜，能杀菌、去腥、解油腻，促进营养吸收。豆子营养好，可是难消化，吃多了还会胀气，配上腌菜一起吃就好消化了。而且豆子加上腌菜，特别美味。

海带炖瘦肉，美味的“长寿菜”

海带又名江白菜，是一种生长在海底岩石的藻类，多在沿海地区养殖。海带含有丰富的钾、碘等矿物质，这种物质对人体有很大的益处。海带含有大量的碘，具有“碱性食物之冠的美称”。

海带含碘丰富，有促进骨骼生长的功效。同时，由于海带还含有一种结构特殊的氨基酸，故具有降血压的功效。此外，海带中的褐藻胶有治疗动脉硬化、阻止人体吸收铅、铜等重金属和排出体内的放射性元素的作用。

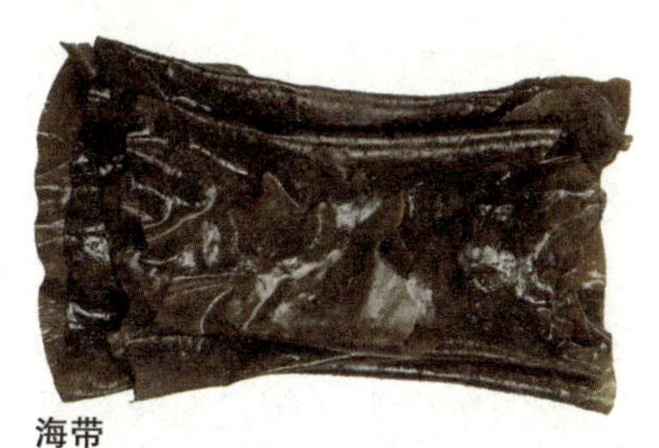
海带

褐藻胶因含水率高，在肠内能形成凝胶状的物质，有助于排泄，所以可防止便秘和肠癌的发生。据此，国内外有人把海带誉为健康或健美食品以及碱性食品之王等。另外，科学家们还发现，海带还是人类摄取钙、铁的宝库。每100克海带中，含钙高达1177毫克，含铁高达150毫克，真是高得惊人。所以海带对儿童、妇女和老年人的保健均有重要的作用。海带所含蛋白质和碳水化合物是菠菜的几倍到几十倍，胡萝卜素、核黄素、硫胺素以及烟酸等重要维生素的含量也很多。海带中的褐藻酸钠盐，有预防白血病与骨痛病的作用，对动脉出血症也有止血效能；海带和海带根提取液有镇咳平喘及抗癌的功效；海带中所含的甘露醇，对治疗急性肾衰竭、乙型脑炎、急性青光眼等，均有疗效。根据科学家研究，经常吃海带的人，其机体可以预防多种疾病。经调查一些长寿村的村民们，也都经常食用海带。所以海带获得了“长寿菜”的美誉。

沿海地区的人群或生活中爱吃海产品的人群中其长寿人数比较多，对沿海地区老年人进行身体检查，发现大多数人各项指标均良好，身体非常健壮，这与他们经常食用海带及其它海产品有关，海带炖猪肉也是他们经常食用的美味保健菜。

海带炖猪肉

具体做法：准备瘦猪肉400克，水发海带30克，酱油30克，料酒5克，精盐4克，白糖7克，大料2瓣，葱段15克，姜片7克，香油8克。将肉洗净，切成1.5厘米见方、0.5厘米厚的块；葱择洗干净，切成段；姜切片；海带择洗干净，用开水煮10分钟，切成小块待用。将香油放入锅内，下入白糖炒成糖色，投入肉块、大料、葱段、姜片煸炒，根据肉面上色，加入酱油、精盐、料酒，略炒一下，加入水（以漫过肉为度），用大火烧开后，转微火炖至八成烂，投入海带，再一同炖10分钟左右，海带入味即成。

本款佳肴营养丰富，瘦猪肉和海带富含碘、钙、磷、铁，能促进骨骼、牙齿生长，也是儿童良好的食疗保健食物，它可防治小儿缺铁性贫血。海带炖肉，营养价值高，且营养易被人体吸收，是名副其实的养生长寿菜。

苜蓿蛏子，补充能量的“食物之父”

苜蓿英文的意思是“所有食物之父”。它的营养价值很高，赖氨酸含量比玉米高4～5倍。其中，紫花苜蓿是具有最高营养价值的植物，与其他植物相比含有更多的矿物质。

苜蓿苗，在西方的沙拉盆里经常可以看到。外国人喜欢把它们鲜活地拌在沙拉里，和紫叶生菜、樱桃萝卜相映衬，格外诱人食欲。

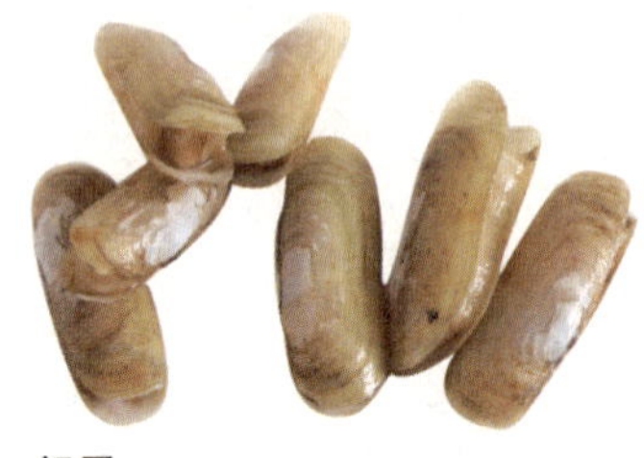
蛏子

苜蓿的嫩叶是理想的蔬菜，极富营养。在绿叶蔬菜中，它的维生素K含量最高，特别是维生素A含量和胡萝卜相差极微；维生素C超过白萝卜两三倍以上；而这些营养成分，都超过春天被人们大力追捧的菠菜。

苜蓿中的酚型酸，有抗氧化作用，可防止血液凝结成块而降低心脏血管疾病的发生。

苜蓿，含有丰富的矿物质，例如钙、镁、钾、铁、锌等碱性矿物质，是少有的、口感好的强碱性食物，苜蓿还可以改善体内酸性环境，让人们从疲劳中迅速恢复过来。因此，我们说它虽然不起眼，但能量和本事真不小！

苜蓿蛏子

具体做法：选取蛏子、苜蓿；鸡蛋、木耳、黄瓜调料；盐、葱、蒜、鸡精、食用油。将蛏子用热水煮两分钟，捞出洗净去壳，斜刀切成块待用。黄瓜洗净切成片，木耳洗净撕成小块；鸡蛋打入器皿内放入木耳、黄瓜、盐、少量水，搅拌均匀；坐锅点火倒油，油热放入蒜、葱煸炒出香味，倒入苜蓿、蛏子、上述鸡蛋，加入盐、鸡精翻炒即可。阳光明媚的春天一周食用一次。

春天的苜蓿，还可以清内热，消除内火。难怪，在春季的南方，几乎家家户户都把它捧上餐桌，而在唐代，苜蓿还被列为宫廷菜肴。

夏季滋阴润燥，多食猪瘦肉

夏季高温炎热，对许多人来说“苦夏”的结果就是只吃蔬菜水果的完全清淡饮食。其实，夏季高温使营养素和水分大量流失，因此，夏季饮食更要注重营养。猪瘦肉含有丰富的蛋白质、脂肪、碳水化合物、钙、磷、铁等成分，可以作为夏季进补的主要食物。

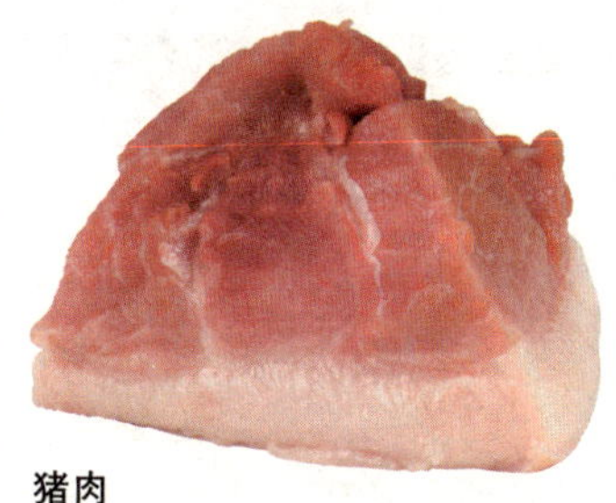
猪肉

猪瘦肉的营养非常全面，不仅为人类提供优质蛋白质和必需的脂肪酸，还提供钙、磷、铁、硫胺素、核黄素和烟酸等营养元素。相对牛羊肉来说，猪瘦肉的营养优势在于含有丰富的B族维生素，能调节新陈代谢，维持皮肤和肌肉的健康，增强免疫系统和神经系统的功能，促进细胞生长和分裂，预防贫血发生，而且猪瘦肉中的血红蛋白比植物中的更好吸收，因此，吃瘦肉补铁的效果要比吃蔬菜好。

经过烹调加工后的猪瘦肉味道特别鲜美，因为猪瘦肉纤维较为细软，结缔组织较少，肌肉组织中含有较多的肌间脂肪。猪肉如果调煮得当，它也被称为“长寿之药”。猪肉经长时间炖煮后，脂肪会减少30%～50%，不饱和脂肪酸增加，而胆固醇含量会大大降低。

中医认为，猪肉性平、味甘，具有润肠胃、生津液、补肾气、解热毒、补虚强身，滋阴润燥、丰肌泽肤的功效。可作为病后体弱、产后血虚、面黄羸瘦者的营养滋补品。猪肉煮汤饮下可急补由于津液不足引起的烦躁、干咳、便秘和难产，具有很好的滋阴润燥的功效。

关于猪瘦肉的烹饪方法，相信不管是饭店大厨，还是家庭主妇，都能说出许多种做法，可谓花样繁多。但是爆炒猪瘦肉最营养，因为猪肉中的B族维生素属于水溶性维生素，红烧或者清炖营养素比较容易在汤中流失，而且烧、炖的烹饪时间较长，对营养素是更大的损失。爆炒的时候尽量搭配一些纤维素含量高的蔬菜，这样更容易增加肠蠕动，减少脂肪的吸收。比如芹菜、春笋、冬笋，都是炒肉丝的好搭配。

猪瘦肉与香菇一起烹饪较好，香菇中含有的丰富的食物纤维会抑制猪肉中的胆固醇被人体吸收。

香菇肉片

具体做法：选取猪瘦肉、鲜香菇各适量，猪油、盐、味精、料酒、大葱、淀粉、姜、花椒粉、胡椒粉各适量。将猪瘦肉和香菇分别切片；肉用盐、料酒、淀粉拌匀；用料酒、味精、葱、姜、汤、花椒面、胡椒面、淀粉、水对成汁；炒锅烧热注油，油热后即下肉片，边下边用勺推动，待肉片散开。炒出味后加香菇炒几下，再倒入兑好的汁，待起泡时翻匀即可出锅。

香菇具有高蛋白、低脂肪、多糖、多种氨基酸和多种维生素的营养特点；猪肉含有丰富的优质蛋白质和必需的脂肪酸，具有补肾养血，滋阴润燥的功效。这道香菇肉片很适合在秋季食用，有滋阴润燥的作用。

> **注意**
>
> 切猪肉的刀法要斜切，因其肉质比较细、筋少，如横切，炒熟后会变得凌乱散碎，如斜切，即可使其不破碎，吃起来又不塞牙。另外，猪肉烹调前莫用热水清洗，因猪肉中含有一种叫肌溶蛋白的物质，在15℃以上的水中易溶解，若用热水浸泡会散失很多营养，同时口味也欠佳。身上容易生痱子的人应尽量避免吃猪肉，尤其是吃猪肉时喝酒，更不利。猪肉中引起痱子的组胺含量高于其他肉类，而边吃猪肉边喝酒，会使人体分解组胺的能力下降。

火腿冬笋汤，增强机体免疫力

免疫系统各组分布全身，具有高度的辨别力，能精确识别自己和非己物质，以维持机体的相对稳定性；同时还能接受、传递、扩大、储存和记忆有关免疫的信息，针对免疫信息发生正和负的应答并不断调整其应答性。所以说，免疫系统在功能上与神经系统和内分泌系统有许多相似之处。然而，免疫系统功能的失调也会对人体极为不利：人体的识别能力异常容易会导致过敏现象的发生（食用某种食物、注射药物时出现过敏反应，甚至导致休克），反之则会引起反复感染；人体的自我稳定能力异常，会使免疫系统对自身的细胞作出反应，引发自身免疫疾病，诸如风湿性关节炎、风湿性心脏病等；人体的免疫监视功能降低，如同失去了一位“警卫员”，使肿瘤有了可乘之机。

人体免疫系统对人类的健康起着举足轻重的作用，如果它的功能不稳定，人类就可能会被病毒、细菌等病原体侵害、折磨。

人们经常说“小毛病扛一扛就过去了”，其实这是有道理的，身体出现不适时，不要着急吃药打针，先让免疫力显显身手，特别是感冒、头疼、咳嗽、口腔溃疡之类的小毛病，一般通过饮食调节再加上自身免疫调节就能恢复健康。

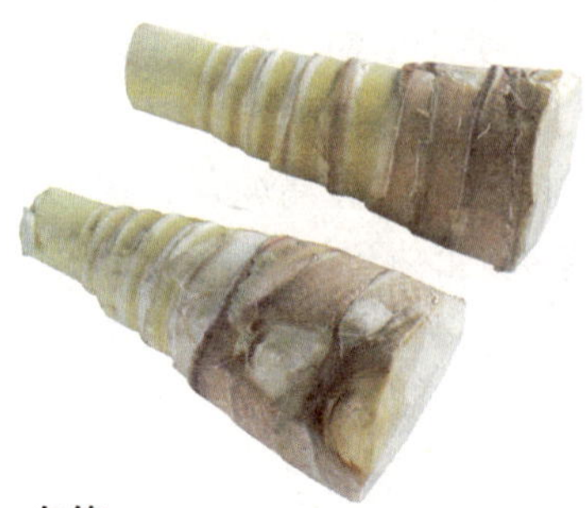

冬笋

火腿冬笋汤

具体做法：猪肉（瘦）200克、鸡肉26克、火腿26克、冬笋200克、豆腐（南）5克、盐3克、味精2克、料酒5克。将鸡肉煮熟，汤备用；将猪肉、鸡肉、火腿、冬笋均切成6厘米长的细丝待用；炒锅放在火上，倒入鸡汤加入盐、味精，先下肉丝、笋丝，用勺子搅散，待烧沸；撇去浮沫，加入料酒，汤滚翻后，再撇去浮沫；放入鸡丝、火腿丝、豆腐，出锅倒在汤碗中即成。

猪肉味甘咸、性平，入脾、胃、肾经；具有补肾养血，滋阴润燥之功效；主治热病伤津、消渴羸瘦、肾虚体弱、产后血虚、燥咳、便秘、补虚、滋阴、润燥、滋肝阴，润肌肤，利二便和止消渴。

竹笋味甘、性微寒，归胃、肺经；具有滋阴凉血、和中润肠、清热化痰、解渴除烦、清热益气、利膈爽胃、利尿通便、解毒透疹、养肝明目、消食的功效，还可开胃健脾，宽肠利膈，通肠排便，开膈豁痰，消油腻，解酒毒；主治食欲缺乏、胃口不开、脘痞胸闷、大便秘结、痰涎壅滞、形体肥胖、酒醉恶心等病症。竹笋中植物蛋白、维生素及微量元素的含量均很高，有助于增强机体的免疫功能，提高防病抗病能力。

这款佳肴中将猪肉、火腿和冬笋合在一起吃，具有增强免疫力的功效。

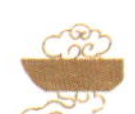

常食南瓜糯米糊消除疲劳

南瓜俗名倭瓜、番瓜、北瓜。原产于南美洲，后传入我国，并得到广泛栽种、食用，因此有“中国南瓜”之说。南瓜不但可以充饥，而且有一定的食疗价值。

白领长期坐在办公室里面对电脑工作，很容易出现疲劳状态，而这种疲劳的状态会影响到工作的进度和质量。

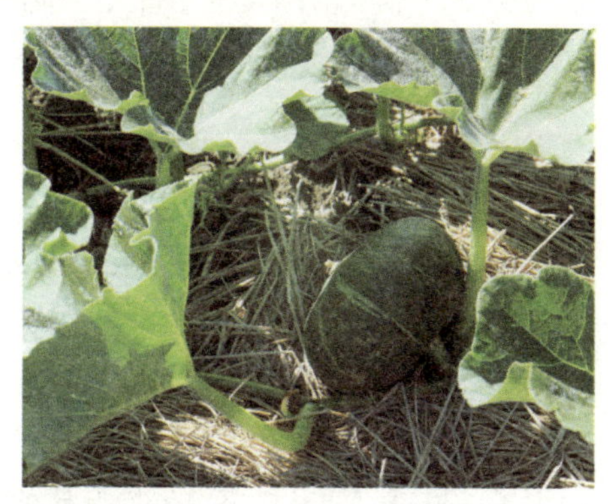

南瓜

南瓜糯米糊

具体做法：准备南瓜 300 克、糯米粉 100 克、糖 50 克。南瓜去皮、去瓤切大片放入微波炉中高火加热 10 ~ 12 分钟（上锅蒸也是可以的）。用勺子压成泥。糯米粉用水调成糊。将南瓜泥放入砂锅，加水煮开。慢慢倒入糯米糊，搅拌，煮熟，加糖调味即可。

中医认为，南瓜性温，味甘。具有补中益气、开胃健脾、消除疲劳的功效。食用南瓜还能促使人体功能平衡协调，强壮心脏，促进血凝预防出血。运动员常食用南瓜，可增强体力和耐力。老年人常食用南瓜，可预防老年性疾病，改善皮肤细胞功能，延缓衰老。

南瓜还能消除致癌物质亚硝酸胺的突变作用，其中的果胶还可以中和清除体内重金属和部分农药，所以南瓜有防癌、防中毒的作用，并能帮助肝、肾功能衰退患者增强肝肾细胞的再生能力。

灵芝银耳，可有效防治神经衰弱

神经衰弱是一组神经系统虚弱而无器质性损害的功能性症状。它的主要临床表现是情绪症状、肌肉紧张性疼痛及睡眠障碍三个方面。由于社会竞争加剧导致生活、工作、经济、交友等多方面的压力，患者多为青少年学生、年轻白领及打工群体。

现代医学将神经衰弱归入情绪问题，之所以这样归类，是因为神经本身并没有出现生理病变，处于神经衰弱状态的人，大多是心理和情绪因素所致。解决了其情绪困扰，神经衰弱的状况自然会好转。

神经衰弱的人一般表现为容易疲劳、烦恼，容易发脾气，很敏感，对光和声音有不适感，经常向别人倾诉，感受到自己摆脱不了，出现睡眠障碍，头部有不适感，肠胃不舒服等。

神经衰弱的主要特点是大脑高级神经中枢和自主神经的功能失调，所以神经衰弱的危害最先表现出来的是头痛、头晕、失眠以及记忆力减退等大脑功能紊乱的症状。随着病情的发展，神经衰弱的危害逐渐扩散到循环、消化、内分泌、代谢及生殖等多个系统功能失调的症状。

所以，得了精神衰弱不能不当回事，更不能置之不理，这样做可能会给自己的健康带来更大更严重的威胁。

灵芝银耳羹

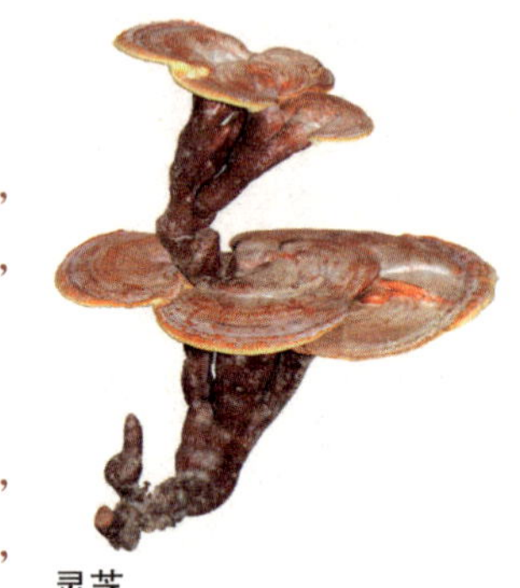
灵芝

具体做法：准备灵芝10克，银耳20克，冰糖100克，樱桃20粒，水蜜桃2个，鸡蛋清1个。先将灵芝洗净，切成薄片，放入锅内，加清水，小火慢蒸，取汁两次，滤净杂质。银耳放入温热水中浸泡30分钟，折去根脚等杂质，再放入温热水中泡涨后捞起。樱桃削去内核，水蜜桃去皮核后，将果肉切成片。将锅置于火上，加清水400克，待冰糖溶化，将搅散的鸡蛋清倒入冰糖汁中搅匀，待糖水之泡浮出水面时，用漏勺撇尽。将糖盛于蒸碗内，加入灵芝汁、银耳、樱桃、蜜桃片，用湿棉纸封住碗口，上笼蒸约2小时取出，盛入盘内即成。

这个方子之所以能防治神经衰弱，是因为灵芝、银耳、樱桃等均系补肾、益肺胃、健脑之良药，最适宜用于神经衰弱症。而且，灵芝自古以来就被认为是“仙草”“瑞草”，具有滋补强壮、固本扶正的明显功效。灵芝对治疗心悸怔忡、头晕、精神等症都有疗效，常食有益身体健康，助于提高身体免疫力。

香菇玉米粥促进新陈代谢

玉米中含有大量的植物纤维素能加速排除体内毒素，其中天然维生素E则有促进细胞分裂、延缓衰老、降低血清胆固醇、防止皮肤病变的功能。故多吃玉米可以促进人体的新陈代谢。

许多人随着年龄的增大，体重也慢慢增加，这通常是因为他们缺乏运动，或比以前更少时间运动，每天消耗的热量更少。其结果是，损失了肌肉质量，导致新陈代谢速度慢，从而使体重增加、发胖。

香菇玉米粥

香菇

具体做法：准备大米300克，玉米粒200克，胡萝卜100克，香菇50克，火腿50克。把大米洗净泡1个小时以上，胡萝卜洗净切成小粒，香菇、火腿也切成小粒。将大米中放些色拉油，同时放入香菇粒然后开始煮至开锅后，放入胡萝卜、玉米粒，边煮边搅拌，感觉快熬好的时候（大概20分钟），放入火腿丁，再次开锅后，撒入葱花，用盐调味即可。

玉米富含维生素C有长寿、美容的作用。玉米胚尖所含的营养物质有增强人体新陈代谢、调整神经系统功能，能起到使皮肤细嫩光滑，抑制和延缓皱纹产生的作用，对痘痘肌肤有一定的调节作用。开胃、利胆、通便、利尿、软化血管、延缓细胞朽迈、防癌抗癌等。

另外，玉米适合用于高血压、高血脂、动脉硬化、老年人习惯性便秘、慢性胆囊炎、小便晦涩等疾患的食疗保健。

 枸杞桑葚粥，熬夜族的必备饮品

枸杞桑葚粥，适用于经常熬夜的人们食用。因为此方具有提神之功效。晚饭之时，食用此粥，对加班熬夜者有益。

当今社会，竞争日益激烈，不少上班族不得不经常熬夜奋战。时间一长，不仅身体疲乏，神经也长期处于紧绷状态，并且有神经衰弱的趋势。所以熬夜族除了加强营养注意休息外，还应该注意舒缓神经，减轻压力，放松心情。

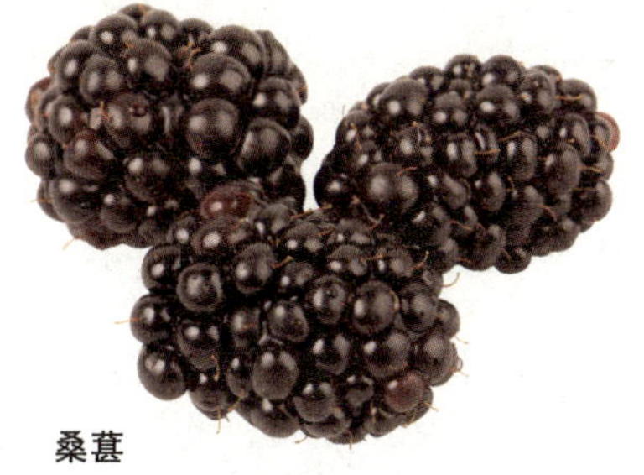
桑葚

桑葚具有免疫促进作用。桑葚对脾脏有增重作用，它可以促进血红细胞的生长，防止白细胞减少。桑葚还具有改善皮肤(包括头皮)血液供应，营养肌肤，使皮肤白嫩及乌发等作用，并能延缓衰老。常食桑椹还可以明目，缓解眼睛疲劳干涩的症状。

枸杞还具有降低血压、血脂和血糖的作用，能防止动脉粥样硬化，保护肝脏，抵制脂肪肝、促进肝细胞再生。

枸杞桑葚粥

具体做法：准备枸杞子5克，桑葚5克，红枣5个，粳米100克。将枸杞子、桑葚、红枣洗净，与粳米一起放入锅中煮，熟后用糖调味即可。

此方可以补肝肾，健脾胃，消除眼部疲劳，增强体质，提神补肾，适于熬夜族长期饮用。枸杞子含有丰富的胡萝卜素、维生素A_1、维生素B_1、维生素B_2、维生素C、钙、铁等眼睛保健的必需营养，所以俗称“明眼子”。历代医家治疗肝血不足、肾阴亏虚引起的视物昏花和夜盲症，常常使用枸杞子。枸杞还有提高机体免疫力的作用，可以补气强精，滋补肝肾、抗衰老、止消渴、暖身体、抗肿瘤，经常熬夜的朋友，应该时常服用枸杞子。

荷花粥清心安神又去火

荷花甘温滋补，可以入心、脾两经，具有安神的作用，对治疗失眠、心悸、健忘、神经衰弱、记忆力减退十分有效，是清心、安神、去火的佳品。

上火是指人体阴阳失衡，内火旺盛。所谓的“火”是形容身体内某些热性的症状。而上火也就是人体阴阳失衡后出现的内热证。一般认为“火”可以分为“实火”和“虚火”两大类，而常见的上火症状还分为“心火”和“肝火”。加班熬夜会造成阴虚火旺，如果你有上床后难以入睡、早醒或中间间断多醒，或多梦、噩梦、似睡非睡，或通宵难眠等症状，同时兼有心烦、心悸、手足心发热、盗汗、口渴、咽干、口舌糜烂、舌质红、少苔、脉象细数等症状。毋庸置疑，你就是上“火”了。出现这样的症状大多属于阴虚火旺型失眠。此时，熬夜族单纯喝点凉茶什么的清热是不能治“虚火”的。当然，为了避免火上加油，熬夜族在饮食上一定要以清淡为主，同时还要加以食疗。

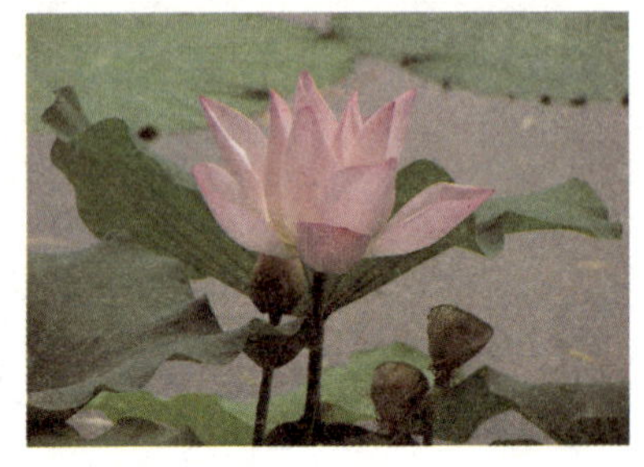

荷花

荷花粥

具体做法：准备大米 150 克，荷花 100 克，白糖适量。将荷花瓣放入沸水中略烫捞出备用。大米淘洗干净，加清水，煮至大米将熟时，放入荷花和白糖煮至粥成。

此方能清暑、散瘀血，减肥，宁心益气，提神去火。适合经常熬夜的朋友食用。荷花不仅可用于观赏，而且有一定的药用价值。早在秦汉时期，先民就开始将荷花作为滋补药用。荷花性温味苦甘，具有生津止渴、活血化瘀、止血止痛、消风祛湿、清心凉血、补脾涩肠、解热解毒等功效。将荷花做成食物，不仅味道鲜美，而且可预防失眠多梦。

熬夜族的工作压力大，作息不规律，极容易出现气血不足的情况，尤其是女性上班族，常常会面色苍白或萎黄，倦怠乏力，心悸气短等。

用荷花和大米制成的荷花粥具有荷花的清香，是上火族不可多得的一款美味食品。更重要的是，荷花粥能有效缓解上火族的疲劳，起到安神的作用。

香菇炖鸡，提升身体内的正气

《黄帝内经》说“正气内存，邪不可干”。当人体处于平和状态的时候，是可以和某些细菌、病毒和平共处的。而如果身体状况变差，那么细菌、病毒这些邪气就有了可乘之机，会压过身体里的正气。正气不如邪气，那人就会得病。

《黄帝内经》中说："正气者，所受于天，与谷气并而充身者也。"正气是由父母之精所化生，由后天水谷精气和自然清气结合而成的阴气与阳气。

父母之精气是先天之本，正气的强弱首先由先天之本所决定。父母身体好所生育的孩子，先天正气就比较充足，身体的抗病能力也会比较强。

正气虽来自父母之精气，但这些先天带来的精气只够维持七天的生命，一个人要想活下去，就要吃东西、呼吸自然之气。因此，人体正气在很大程度上还是要受到后天之本，即水谷精气和自然清气的影响。有的人父母身体不是很好，先天正气没有那么充足，这样的人虽然从小体弱多病，如果他知道自己先天条件不好，注意养生、存正气，也能够健康长寿。

香菇炖鸡

具体做法：准备肥嫩母鸡 1 只，水发香菇 3 朵，料酒 50 克，鸡汤 750 克，丁香 5 粒。将香菇泡发，洗净撕成小块；鸡洗净，从背部剖开，再横切 3 刀，鸡腹向上放入炖钵，铺上香菇，加入调料、鸡汤；钵内放入盛有料酒、丁香的小杯，加盖封严，蒸 2 小时后取出钵内小杯即成。

鸡肉含有维生素 C、维生素 E 等，蛋白质的含量也较高，而且易被人体吸收利用。鸡肉有增强体力、强壮身体的作用，另外鸡肉中还含有对人体生长发育有重要作用的磷脂类，是中国人膳食结构中脂肪和磷脂的重要来源之一。

中医认为，香菇性平，味甘，有益气补虚、健体益智、降脂防癌、利肝益胃、提高身体免疫力的功效。

天麻猪脑汤，让睡眠处于最佳状态

天麻有平肝熄风、行气活血、明目、增强记忆力的功效，并且对人的大脑神经系统具有保护和调节作用，增强视神经的分辨能力。天麻猪脑汤适用于脑力劳动者，对神经性偏头痛、眩晕、耳鸣等症有疗效。

人一生中大约有三分之一的时间在睡觉中度过，在这漫长的时间里我们不能草率地应付人类的这一生理欲望，更何况睡眠与衰老有着十分密切的联系。在有关衰老的研究中，大脑中枢神经功能衰退是衰老的一个重要方面。如果中枢神经一直得不到修整，处于兴奋状态，人就会从亢奋到萎靡不振，注意力不集中，记忆力下降，情绪不稳定，暴躁易怒；再发展则变成反应迟钝，思维混乱，最后甚至导致出现神志错乱、幻觉、妄

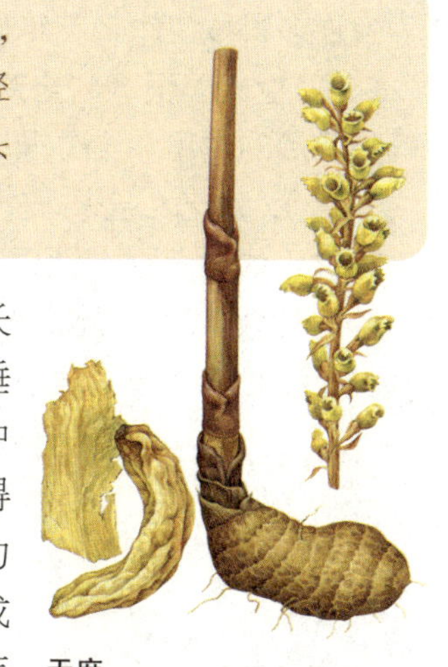
天麻

想等严重精神疾病。而睡眠好有利于保护大脑，调节中枢神经系统，并且熟睡时，各器官都得到休息，气血运行缓和，新陈代谢减缓，脏器、皮肤等的衰老速度也缓慢下来。

天麻猪脑汤

具体做法：猪脑1个，天麻10克，石决明15克。先将上三物放锅中，加水，用文火炖1小时，炖成羹汤，去天麻、石决明。吃猪脑，喝汤。分3次吃完，可常服。

天麻有平肝熄风、行气活血、明目、增强记忆力的功效，并且对人的大脑神经系统具有保护和调节作用，还能增强视神经的分辨能力。猪脑益肾补脑，能治头风、眩晕，头痛。天麻猪脑汤具有平肝潜阳，对肝阳头痛、头晕胀痛、心烦易怒，睡眠不宁有疗效，适用于脑力劳动者。

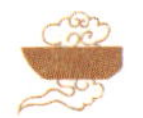

萱草合欢莲子汤，安神益智

作为家常菜的黄花菜竟然有如此文雅的名字——萱草，而且一直是文人雅士情感的寄托，如有诗云；“杜康能解闷，萱草能忘忧。”黄花菜有很好的药用价值，宋代著名文学家苏轼这样描写黄花菜；“莫道农家无宝玉，遍地黄花是金针。”

中医认为“脑为元神之府”，也就是说，脑是精髓和神经高度会聚之处，是人体极其重要的器官，也是生命要害之所在。所以，无论年老年少，科学用脑对工作、对健康，都非常重要。

调查表明，在大城市中大约有半数的人在过量使用“智力”，给身体健康造成潜在威胁。例如，某权威机构抽样调查显示，59.6%的脑力工作者每天用脑时间长达10小时；40.2%的学生每天伏案学习至深夜。脑疲劳已严重危害人类健康，成为影响许多人健康，导致许多科技工作者英年早逝的重要因素。

《养生论》记载“合欢解忿，萱草忘忧”，指的是食用这两味药能够起到让人欢乐、解除忧烦的作用。合欢，即合欢皮(花)，为合欢的树皮(花或花蕾)，别名：合昏皮、夜合皮、合欢木皮。合欢是一味常用的中药材，性平、味甘，具有安神解郁、活血消肿的功效。《神农本草经》中记载合欢皮（花）“主安五脏，和心志，令人欢乐无忧”。

萱草合欢莲子汤

具体做法：取萱草30克，合欢花10克，莲子10克，蜂蜜适量，红枣10枚。将萱草洗净，与合欢花共入锅中，水煎去渣取汁；再入莲子、红枣炖熟，调入蜂蜜即可。

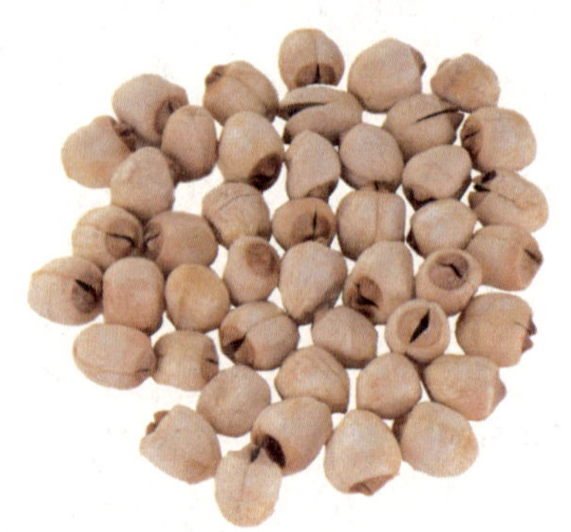

莲子

每日 1 剂，15 日为 1 个疗程。

萱草，又名金针菜、黄花菜，古名忘忧草，性凉、味甘，是日常生活中经常食用的一种菜，味鲜质嫩，营养丰富，含有糖、蛋白质、维生素 C、钙、脂肪、胡萝卜素、氨基酸等人体所必需的养分，具有安神助眠的功效。现代研究证实，萱草具有较佳的健脑、抗衰老功能。

中医学认为，利用以上两种材料配合其他食物煲食疗汤，具有宁心安神、解郁忘忧的功效。

茉莉花粉丝豆腐汤，生津降浊

茉莉花所含的挥发油性物质，具有行气止痛，解郁散结的作用，可缓解胸腹胀痛，下痢里急后重等病状，为止痛之食疗佳品。

茉莉，木樨科，茉莉属，常绿灌木或藤本植物。原产印度、伊朗、阿拉伯诸国，希腊首都雅典有茉莉花城之称。茉莉早在汉代已由西亚传入我国。宋代王梅溪有诗云："茉莉名佳花亦佳，远从佛国到中华。"我国是茉莉的主要生产国，茉莉花茶更是畅销欧美，誉满全球。茉莉的花、根、叶等皆能入药，具有珍贵的医疗价值。茉莉花粉丝豆腐汤，是一款清热、润燥、生津、解毒、补中、宽肠、降浊的上好佳肴。

茉莉花粉丝豆腐汤

具体做法：取茉莉花 20 朵，豆腐 150 克，水发细粉丝 50 克，油菜 50 克。将豆腐洗净，切块；油菜洗净，在开水中焯一下捞出，切段；茉莉花去蒂，洗净、沥干。汤锅置火上，注入适量清水，将诸料一起放入汤锅内。待汤开后，加入茉莉花、味精、精盐，勾水淀粉芡，烧开淋入香油，起锅盛入汤碗内即成。

此方能清热解表，常用以辅助治疗外感发热、腹胀、腹泻等症；豆腐性味甘、凉。有益气和中、生津润燥、清热解毒、宽肠降浊的功效。本款汤宜用于调治纳呆、腹胀、恶心呕吐、胃脘隐痛等症；女性在行经期间亦宜食用，尤其对有痛经者更为适宜。

荷叶粥，健脾祛湿度长夏

荷叶有清热解毒、凉血、止血的作用。现代研究表明，荷叶也有降血脂的作用，所以很多减肥、降脂、祛痘产品中都含有荷叶成分。

在我们现实生活中，许多食物都可以解暑，但大半性偏寒凉，易伤脾胃。而荷叶的可贵之处在于，它既可解暑，却并不寒凉，不仅不伤脾胃，反而能够提升脾胃之阳气，健脾祛湿。

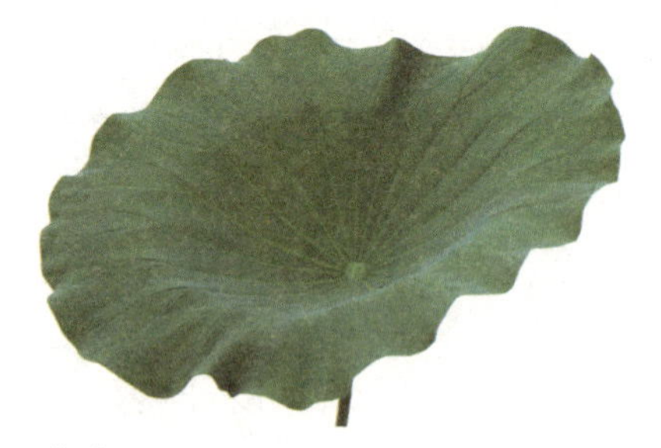
荷叶

中医认为，荷叶性平，味苦涩。有解暑热、清头目、止血之功效。现代营养学也证明，荷叶含有荷叶碱、莲碱等成分，具有清泻解热、降脂减肥及良好的降压作用。因此，荷叶粥或荷叶饭是夏天极佳的解暑食物。特别是中老年人常喝荷叶粥，对高血脂、高血压及肥胖症有一定的疗效。

荷叶是药中之淑女，润物细无声，不勉强从正面着力，故无伤身之虑。它祛暑热不靠寒凉，而是以苦味入心，平息心火。心为血之府，心火一平，血热自消。它健脾胃也不靠补益，而是以涩味入肝，升发清阳，祛除水湿。

荷叶粥

具体做法：准备新鲜荷叶 1 张，粳米 100 克，冰糖适量。取粳米煮粥，待粥熟后加适量冰糖搅匀。趁热将荷叶撕碎覆盖粥面上，待粥呈淡绿色取出荷叶即可。此方可作夏季清凉解暑饮料，或作点心供早晚餐温热食用，也可凉饮。

此外，茯苓香菇土鸡汤的健脾祛湿效果也非常不错。茯苓具有渗湿利水的作用；香菇可以健脾开胃；土鸡能够增补身体。三者搭配熬成的汤，可以补益气血，消肿利水。

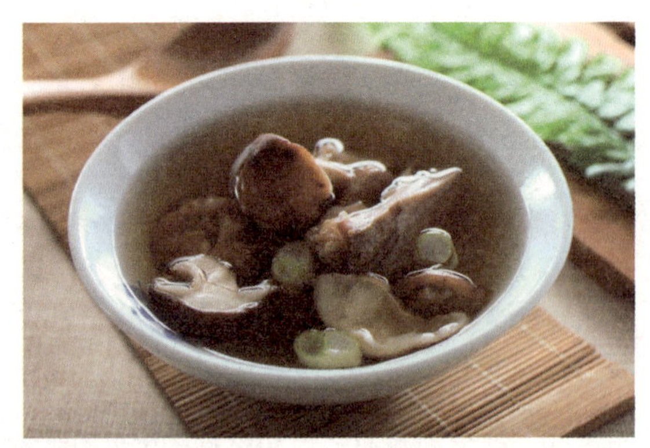
茯苓香菇土鸡汤

茯苓香菇土鸡汤

具体做法：准备土鸡 1 只，香菇 5 朵，茯苓 10 克，葱 10 克，精盐 2 克，味精适量。土鸡去毛，去除内脏，清洗干净后切块，放入沸水锅中汆烫，捞出备用。香菇在清水中充分泡发，各切成两半；葱清洗干净，斜切成段备用。适量清水倒入锅中，大火烧开后，放入备好的土鸡、香菇、葱，煮沸。转为中小火，继续炖煮 2 小时左右，加入适量味精、盐调味即可。

每年农历六月是长夏，这是一年之中湿气最盛的时候。人体的脾喜燥恶湿，湿气重的时候，最需要养脾。荷叶既解暑热，又祛湿气。在长夏，经常喝一点荷叶粥，既可消暑利湿，又能升发脾阳，健胃和中，预防腹泻，几乎人人皆宜。

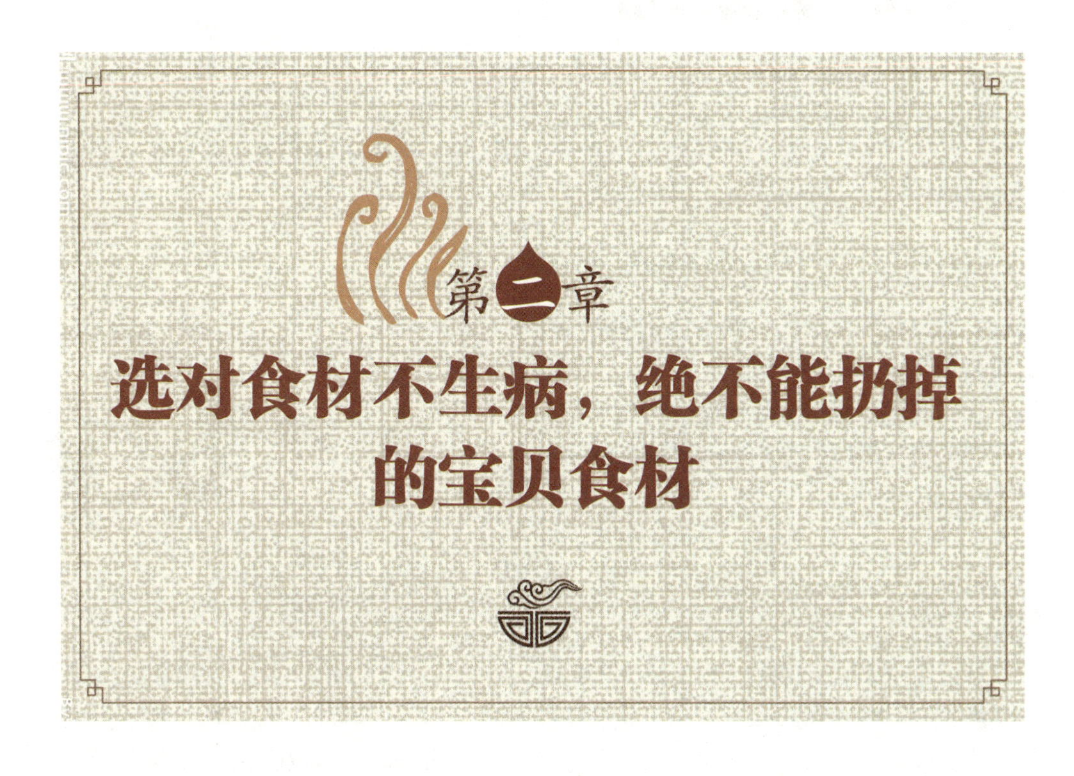
第二章
选对食材不生病，绝不能扔掉的宝贝食材

连着橘络吃橘子才不会上火

橘子是人们生活中最常见的水果之一。除了滋味鲜美外，其果皮还可以入药。

橘子色彩鲜艳、酸甜可口，是秋冬季常见的美味佳果。橘子富含维生素C和柠檬酸，前者具有美容作用，后者则具有消除疲劳的作用。如果把橘子内侧的薄皮一起吃下去，除维生素C外，还可摄取膳食纤维——果胶，它可以通便，并且可以降低胆固醇。

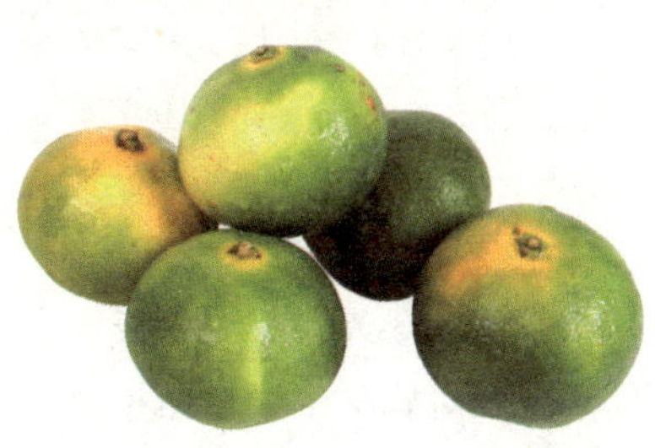
橘子

橘子有这么多的好处，可让人发愁的是，很多人吃了橘子总会上火。其实，很有可能是错在了吃法上，而不是橘子的问题。

食物的各个部分是有阴阳之分的，像食物的皮与肉是一对阴阳，它们之间有互补的作用。你就看这橘子，实际上，橘皮和橘络对人体健康的好处远胜于橘子肉，可除了中医把橘皮当药材，一般人只吃橘子肉，就把皮和络给扔了，这样吃导致的结果就是上火。因为橘络为阴，橘肉为阳，如果只吃橘子肉就会阴阳失衡，吃多了橘子自然上火。

痛风，就喝丝瓜络茶

络脉，就是遍布人体全身的细小经络。丝瓜络和橘络一样，也能通络脉。病邪躲入人体的某些细微之处，就像藏在角落的灰尘，使人无从下手。而橘络和丝瓜络就擅长钻进这些细小的地方，进行清扫工作。

“数日雨晴秋草长，丝瓜沿上瓦墙生。”在瓜类中，丝瓜是最适合庭院栽种的。南瓜、冬瓜都比较硕大，没有丝瓜那么秀气可爱，挂在藤上，像葫芦一样，赏心悦目。丝瓜不仅可观赏，更是美味佳肴，防病治病的有情之物。

丝瓜络有很好的通经络祛除风湿的功效。

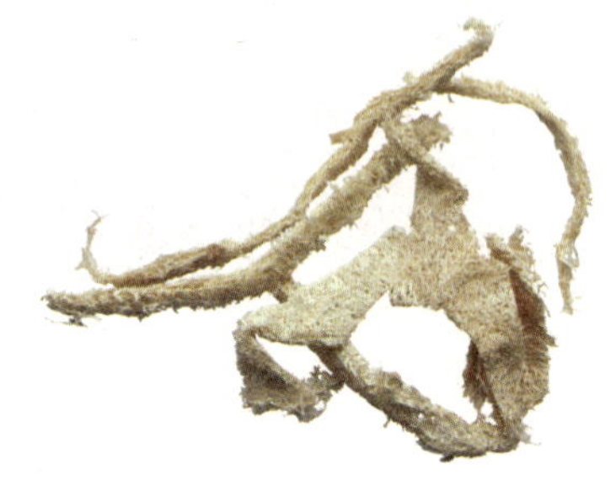

丝瓜络

丝瓜络茶

具体做法：要用当年新收的丝瓜络，洗干净，冷水下锅煮 1 个小时，用煮好的水当茶饮。

丝瓜络别名：丝瓜筋、丝瓜布、天萝筋、丝瓜网、丝瓜壳、瓜络、絮瓜瓤、天罗线、丝瓜瓤、千层楼。性凉，味甘。丝瓜始载于《本草纲目》，列入菜部、瓜菜类。李时珍说：“此瓜老则筋丝罗织，故有丝络之名”。“丝瓜老者，筋络贯串，房隔联属，故能通入脉络脏腑，而去见毒，消肿化痰，祛痛杀虫及治诸血病也。”

芹菜根最护肾，可帮助肾脏排湿毒

芹菜性凉味甘，具有清热除烦、平肝、健胃、利水消肿的作用，对高血压、神经衰弱、水肿、妇女月经不调等症有辅助治疗的作用。人们在吃芹菜时，大都喜欢去掉根，留下顶端鲜嫩的部分，殊不知这种吃法浪费了芹菜的营养和药用价值。

中医学认为，肾为先天之本，是我们身体的“老本”。肾足则人体健康、延年益寿；肾虚，则百病丛生、短命早衰。也就是说，养肾是我们身体健康的根本。

养肾的食物有很多，比如“黑五类”、坚果、动物肾脏，等等。但是，还有一样排肾脏湿毒的“宝物”，大家见过可未必知道它的功效。这件“宝物”就是芹菜根。

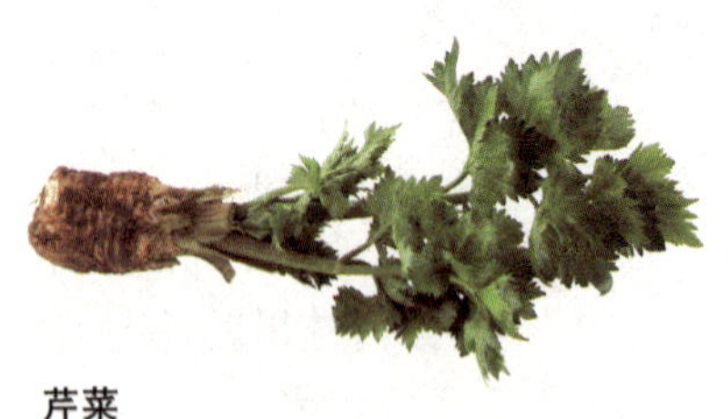

芹菜

根是植物生命力的来源，所以也是精华集中的地方，人参就是一个典型的例子。可惜，我们只关注了那些名贵的补品，却忽略了寻常蔬菜的根，往往一刀切下就扔掉了。芹菜根很少有人吃，其实它是可以护肾、帮助肾脏排出湿毒的。

腌芹菜根

具体做法：把芹菜根洗干净，先用盐腌十分钟，然后拌点酱油、醋、糖、辣椒油，就可以吃了。

生活中还有一些人，一到冬季就会咳嗽，嗓子里有痰，也不会太严重，也不容易好。像这种情况多数是跟肾脏有关系。这个病症也可以用芹菜根的小偏方来预防：选取几段芹菜根加上陈皮煮水，每天当茶喝。最好是用香芹根，效果会比较好。

除此之外，芹菜根还有一些其他的功效：用芹菜根 90 克，加酸枣 9 克熬汤，睡前饮服，可改善睡眠；芹菜根适量洗净切碎，炒鸡蛋吃，可缓解头痛；芹菜根切碎放入粳米中熬成芹菜粥，加一点冰糖，对中老年人高血压、血管硬化、神经衰弱等有辅助治疗作用。

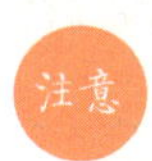

现在土壤污染比较严重，芹菜根一定要用热水加上面粉多泡几遍，再用开水烫一下，尽量洗得干净些再用。

香菜的根药性最强，可祛除心肺之邪

香菜是人们最熟悉不过的提味蔬菜，北方人称其“芫荽”。其味郁香，是汤饮中的佳佐。

在日常饮食中，人们很少把香菜作为主菜来吃，都是拿它作调料，做汤、做凉拌菜的时候撒一点点。其实，香菜对我们的心肺有很好的保健功效的。香菜既能帮助心肺抵抗病毒，又能补心胸的阳气，还能宽心阳。对于调理胸闷、心阳不振，以及预防感冒后遗症、肺心病特别有帮助。“活捉芫荽”，就是生拌香菜，能去掉心肺系统的积液和积痰，解除心胸的憋闷感觉。

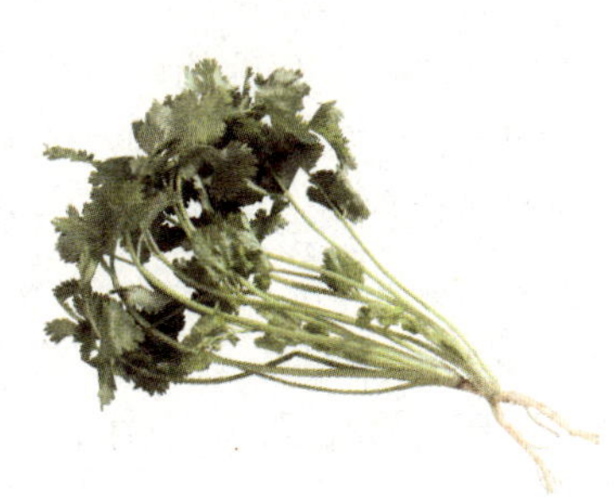
香菜

鲜吃香菜

具体方法：选三四寸长的嫩香菜（不要去根，这种鲜嫩的香菜可以连根一起吃），洗净沥干水分，装到盘子里；另用一个碗，放入酱油、香油、辣椒油、花椒油或花椒粉、少许糖，再放一些凉开水，这样可以冲淡调料的咸味；准备好后，把香菜和盛放调料的碗一起上桌。吃时用筷子夹起香菜，在调料碗里蘸一下再吃。

香菜因其茎叶中含有一种特殊的芳香味，所以民间俗称香菜。香菜是以茎和叶为菜肴调料的栽培种，为一年生草本植物，原产地为地中海沿岸及中亚地区，中国在汉代由张骞于公元前 119 年引入，在《齐民要术》中已有栽培技术和腌制方法的记载。中医认为，阴阳五行与人体有很大的关系,即人体有五脏六腑,五脏代表的就是五行。五脏是“心、肝、脾、胃、肾”，五脏其神“喜、悲、怒、思、惊”，五脏掌握着人体的生与死，香菜可调整人体五行，对人体有莫大的好处。《食疗本草》言其“利五脏，补筋脉，主消谷能食，治肠风”。

很多人把香菜根当做厨余垃圾来看。其实它们只要利用得当都是不错的“厨室法宝”。中医认为，香菜的药性都在根部，香菜连根生吃，有祛除心肺之邪的作用。

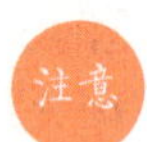

注意 香菜沾盐就“死”。意思是香菜沾盐后,汁水出来了,叶子就蔫了,不好吃。所以，这道菜的调料不能事先拌到香菜里，必须现蘸现吃，这样才能保持香菜鲜嫩的口感和香气。更重要的是，不会损失香菜的汁液和营养。

夏天喝香椿叶茶，能预防肠炎

香椿是一种阳气很足的植物，它自身的生长能力特别强，只要有阳光，就能长得飞快。香椿芽的生长也是很快的。嫩芽发出来采摘后，过几天又发出新芽了。摘了长，长了摘，一个春天下来，可以吃很多茬。

香椿最大的特点就是特别的辛香，喜欢它的人特别喜欢，不喜欢它的人是定不会品尝的。其实，如果你了解香椿，可能就会觉得它的香味真是非常地可心。

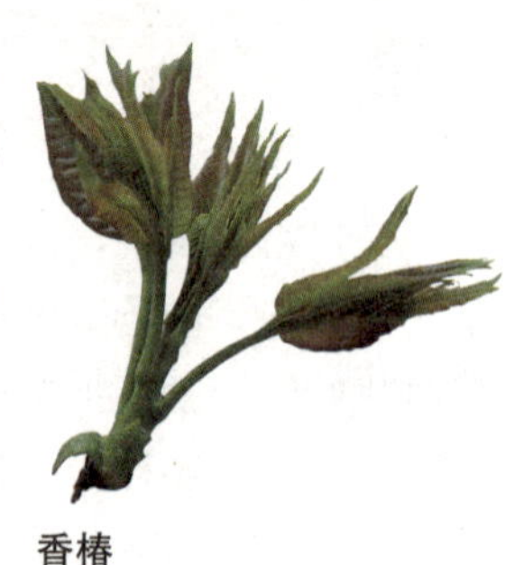

香椿

香椿是有药性的，它可祛风利湿，可防治风湿病。吃法也很简单，在香椿初春刚发的头茬芽很嫩，用盐腌一下，切碎了拌嫩豆腐，淋上点香油，味道特别的好。长大一点的香椿芽，就拿鸡蛋来炒，很香。

香椿全身是宝，吃过了嫩芽，香椿树上长出来的香椿叶老了，对治肠炎很有帮助。其中香椿茶对预防肠炎也非常有效。

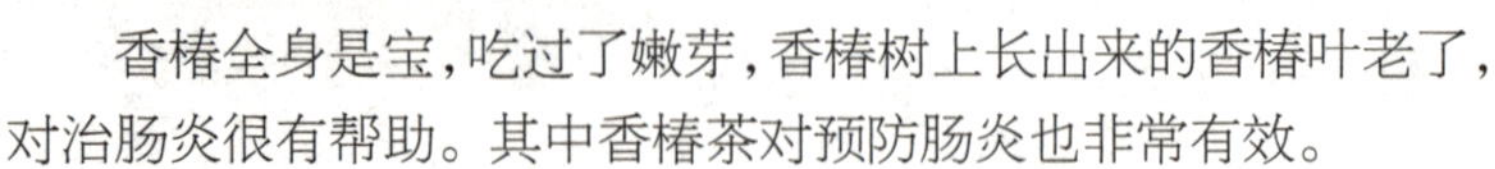

香椿叶茶

具体方法：把香椿叶摘下来晒干，用来泡茶，每天 2 ～ 3 杯。

其实，我们一年四季都可以用香椿来保健身体。春天，吃嫩芽；夏天，喝叶茶。同时，香椿的根皮也是可入药的。有一味常用的中药，椿白皮，它其实就是香椿树根剥下来的根皮。椿根皮是凉性的，它能去湿热，还有收涩的作用，对于有长期慢性出血症、慢性腹泻的人很有用。如果是肠道湿热导致的腹泻，而且一两个月都不好，那么可以用椿白皮煮水来喝。

茄蒂，预防口腔溃疡的美味小菜

茄蒂是茄子头上一个头下面带着四个瓣儿，长得也很不起眼的部分，人们一般会把它给扔掉。其实，茄蒂炒着吃，嚼起来有香菇的口感。如果配上一点尖尖的长青椒一起炒更香，是一道很开胃的下饭小菜。

口腔溃疡又称为“口疮”，是发生在口腔黏膜上的浅表性溃疡，大小可从米粒至黄豆不等、呈圆形或卵圆形，溃疡面为白色的凹陷、周围充血，患处有烧灼痛感。溃疡具有周期性、复发性及自限性等特点，好发于唇、颊、舌缘等。病因及致病机制仍不明确。诱因可能是局部创伤、精神紧张、食物、药物、激素水平改变及维生素或微量元素缺乏。

很多人把口腔溃疡当作小病，但是如果溃疡反反复复，那种“吃一口饭疼一下”的痛苦，又让人烦躁不已。炒茄蒂可以有效预防口腔溃疡。

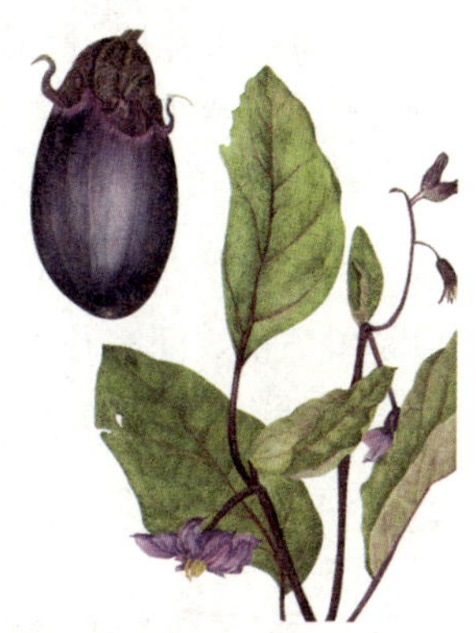

茄子

蒜香茄蒂

具体做法：准备 6 个茄蒂，7 瓣大蒜，把茄蒂一切两半，去掉中间的硬梗，把头部厚的地方切薄一点，大蒜切成滚刀块。把茄蒂和大蒜分别用两个盘子盛放；炒锅里放点油，先放茄蒂下锅煸炒。煸熟了以后，盛到盘子里。锅里再下油，放大蒜瓣微炒，撒少许盐，盛出；然后，再次倒入茄蒂，一起炒一下，起锅。

茄蒂为什么能够治愈口腔溃疡呢？原因是“茄蒂”有收敛创口的作用。比如口舌生疮，吃茄蒂可以帮助溃疡面尽快收口。人体内湿毒多了，排不出去，往上走的时候，就容易从嘴里发出来，在口腔和舌头长疮。茄蒂能祛湿解毒的，常吃它不但可以预防口疮还能避免湿毒郁积。

空心菜老茎炒黄豆，祛湿效果“贼”好

夏天是吃空心菜的季节，空心菜大量上市，卖得很便宜，这是一种家家户户常吃的普通蔬菜。好多人天天吃它，但未必知道空心菜的作用可不普通，它能够解毒，还能够排水湿。

空心菜是司空见惯的蔬菜，大家都不陌生，平时烹制时，大家也都只选择上部的嫩尖和叶子，下面的老茎儿掐掉不要。其实，老茎儿的口感脆脆的，嚼起来口感很好。并且空心菜的老茎还有很好的祛湿解毒功效，能清血毒。人的皮肤长痘、长疮，体内长肿瘤，都是血毒郁积的结果，常吃空心菜的老茎就能帮助我们排毒。其中空心菜炒黄豆祛湿效果好且制作简单。

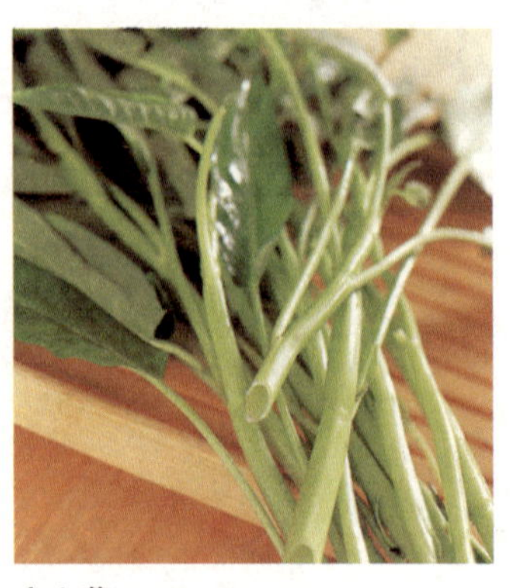
空心菜

空心菜炒黄豆

具体做法：空心菜的粗茎儿切成一两寸长，干黄豆下油锅，用小火炸酥；把空心菜的茎倒下去，跟黄豆一起翻炒。炒着炒着，黄豆就一粒粒都钻进去空心菜茎里去了；放点盐炒两下，起锅。

空心菜有泄的作用，黄豆有补的作用，它们俩是很好的搭配，夏天吃特别适合。黄豆是补气的，而空心菜是利湿的。夏天天气湿热，湿热伤脾又伤气，这时既需要祛湿热，又需要补气，这个菜清淡微补，祛湿效果很好，夏天的时候吃正得其时。

香蕉皮煮水，可以降血压

香蕉皮真的是好东西，它有很多用处。香蕉皮和香蕉是一阴一阳相互补，香蕉是滑肠的，有通便的作用；香蕉皮是涩肠的，有止泻的作用。一滑一涩，作用是互补的。

香蕉是深受人们喜爱的水果之一，起源于马来西亚，传说佛祖释迦牟尼因为吃了香蕉而获得智慧，所以香蕉被称为“智慧之果”。现盛产于热带、亚热带地区，欧洲人因它能解除忧郁而称其为“快乐水果”。

香蕉被称为水果中的粮食，吃一根香蕉相当于一碗米饭。出门在外，如果特别忙，没有时间吃饭，吃一两根香蕉来补充体能，可以迅速给大脑补充能量。如果有重要的活动，也可以事先吃一根香蕉。因为香蕉对于人体的神经系统也有双向调节的作用，它既能提神，使人注意力更集中，又能减压，缓解紧张的情绪。

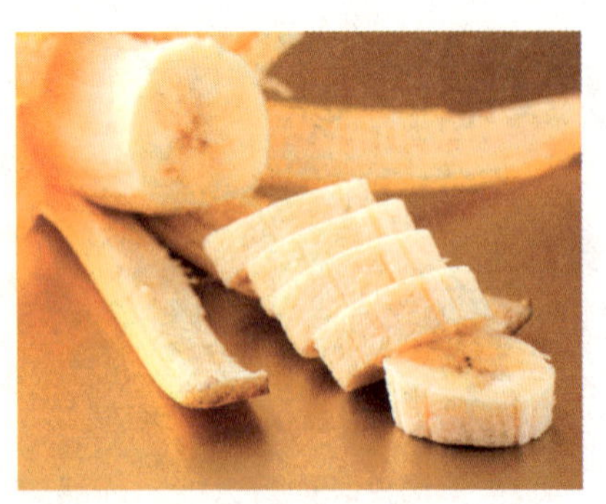
香蕉

吃香蕉时，很多人都会把香蕉皮剥下来扔掉，这其实是一种浪费。香蕉皮是高血压患者的“好朋友”，中医认为，高血压病位在脑，发病与脾、肝、肾有关。根据具体表现不同，可分为肝肾阴虚型、肝阳上亢型、痰浊中阻型、气血亏虚型和肾精不足型，以肝肾阴虚、肝阳上亢型多见。香蕉皮具有滋阴止渴、润肺清肠、通利血脉、增精益髓等功效。香蕉皮煮水对于肝肾阴虚、肝阳上亢型高血压病有一定疗效。

香蕉茶

具体做法：取香蕉皮30克，晒干水煎饮用，每日3次。

因热引起的咳嗽、鼻炎，用丝瓜花、蒂、籽防治最给力

丝瓜这种植物，从头到脚，从皮到籽，每个部分都有药效，所以丝瓜还可以入药，并且不止一味药，而是九味。其中丝瓜的瓜肉、瓜皮、瓜蒂、瓜籽和丝瓜络都有清热消肿的作用。丝瓜的花、叶、藤、根也都是消炎的药；丝瓜花治肺热咳嗽，丝瓜叶治皮炎，丝瓜藤治慢性支气管炎，丝瓜根治鼻窦炎。

平时人们做丝瓜，总是先把丝瓜皮刮掉，再把丝瓜的两头一切扔掉，剩下的丝瓜肉用来做菜。其实，丝瓜皮是清热解毒的，可解暑湿、祛除痱子和青春痘。如果脸上很容易长痱子，可以直接用丝瓜皮煮水来喝或者烹制一道独特的丝瓜佳肴——丝瓜皮炒酸豆角。

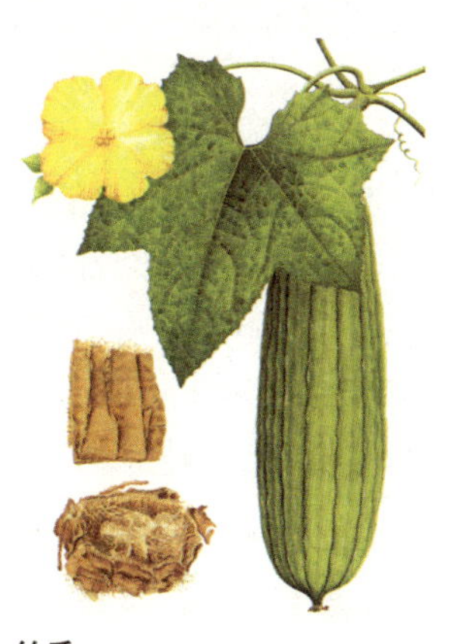
丝瓜

丝瓜皮炒酸豆角

具体做法：丝瓜用淘米水或面粉水泡洗干净，然后把皮削下来，切成碎末，青椒或者酸豆角也切成末；油锅烧热，先放姜蒜末炸一下，然后放丝瓜皮、青椒或酸豆角一起翻炒，加点盐，快炒一下就可以起锅了。

其实，丝瓜全身是宝，不但丝瓜皮、丝瓜肉能保健身体，丝瓜花、丝瓜蒂、丝瓜籽皆可。懂行的人必定能给你做成一席丝瓜宴。

丝瓜花是清热的，清的是肺热。有肺热咳嗽或鼻子发炎的人，都可以用它来调理。特别是夏天的肺热咳嗽，如果夏天家人有久咳不止，痰黏稠的，就可以给他吃一些丝瓜花。丝瓜花切碎跟鸡蛋一起炒了，不但美味还能治病。

丝瓜带着丝瓜蒂，晒干了以后，煮水，能调理咽喉肿痛。

还有，我们平时吃的丝瓜，里边的籽还没有长大。留种的老丝瓜，籽成熟了以后是黑色的。这种黑色的丝瓜子也是中药，对治疗咳嗽也有一定功效。

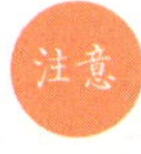

丝瓜子很苦，吃了容易使人腹泻、呕吐，给小孩用的时候最好咨询医生，孕妇也不要使用。

常吃红薯藤，血糖可降低

红薯藤是蔬菜皇后，含有非常丰富的维生素，是营养价值很高的蔬菜，经常食用能增强人体的免疫能力。过去多弃置不用，或用做喂猪的饲料。近年来因其诱人的保健功能而日益受到世人的青睐。香港人誉称其为“蔬菜皇后”，日本人则推崇其为令人长寿的新型蔬菜，其中是有原因的。

红薯是很多人都喜欢吃的食物，烤着吃、蒸着吃、煮粥、火锅均可，特别是女孩子和小孩儿特别喜欢红薯甜甜的味道。但是很少有人喜欢吃红薯皮，嫌弃红薯皮脏，总是削掉。其实，可以好好地清洗一番，先把外面的一层泥土拿刷子刷掉，再抓一小把面粉放在水里，把红薯泡在盆里来回搅动，这样红薯皮就干净了，皮就可以吃了。需要注意的是，在外面大街上买的烤红薯的皮，不一定会清洗得那么干净，大家还是不要吃。

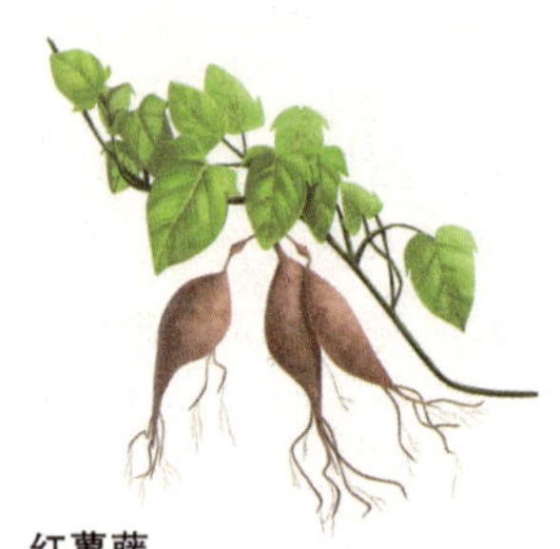

红薯藤

说了那么多，为什么劝大家吃红薯皮呢。因为植物的皮和肉分别属阴阳，红薯也不例外。红薯肉是“补”的，而红薯皮是“泄”的，也就是排毒的。红薯肉补脾胃，红薯皮助消化；红薯肉补气，红薯皮通气；红薯肉偏酸性，而红薯皮偏碱性。吃红薯容易使人胀气，还会让人感觉胃灼热，如果带着皮吃，就能解决这些问题。吃红薯皮还有助于降低血糖。

除了红薯皮有降低血糖的功效，还有就是红薯藤。红薯藤可以做成很多佳肴。

吃法一：新嫩的红薯藤撕去外皮，取适量洗净切段，青红椒半个切丝。锅内放油烧热，下番薯藤，青红椒丝大火快炒至断生，加入适量盐，鸡精起锅。

吃法二：红薯藤嫩头 200 克，红辣椒碎 15 克，蒜蓉 5 克，黄灯笼酱、糖、盐、味精各适量。热油下红薯藤嫩头，红辣椒碎和蒜蓉 5 克，大火翻炒几下，放糖、黄灯笼酱、盐、味精调味即可。

吃法三：红薯藤一把，精瘦肉 100 克，仔姜一块，青红尖椒、大蒜、盐、淀粉、酱油、鸡精、食用油各少许。将红薯藤剥皮洗净折成段；仔姜、青红尖椒切丝备用，肉切丝加淀粉和酱油、盐搅拌均匀腌制 15 分钟；锅内放油烧至七成热，放入腌好的肉丝炒至变色；放入仔姜、大蒜炒出香味，加入青红尖椒炒出辣味；倒入红薯藤，加入少许盐，翻炒 2 分钟，加入鸡精拌匀即可。

炒红薯藤一定要大火热油旺炒，时间最好不要超过 2 分钟，这样炒出来的红薯藤色彩会漂亮些，千万不要炒到变色再出锅。

此外，红薯藤还有助于祛热毒，可以调理肠炎和皮肤红肿、毒疮。如果夏天吃了不干净的东西，肚子不太舒服，那么可以用红薯藤老茎煮水喝。皮肤长疮，可以用红薯叶捣碎了外敷来消肿排脓。

西瓜皮、籽全是宝，都是养生好选择

中医称西瓜皮为“西瓜翠衣”，是清热解暑、生津止渴的良药。把西瓜皮焙干，研末外用可治口疮。西瓜皮解暑清热、开胃生津，其含糖不多，适于各类人群食用。

西瓜籽含有丰富蛋白质、脂肪酸、B 族维生素、维生素 E、钾、铁、硒等营养元素，有清 肺化痰的作用，对咳嗽痰多和咯血等症有辅助疗效；西瓜籽富含油脂，有健胃、通便的作用，没有食欲或便秘时不妨食用一些西瓜籽；西瓜籽含有不饱和脂肪酸，有降低血压的功效，并有助于预防动脉硬化，是适合高血压病人的小吃，此外，西瓜籽还有止血的功能。

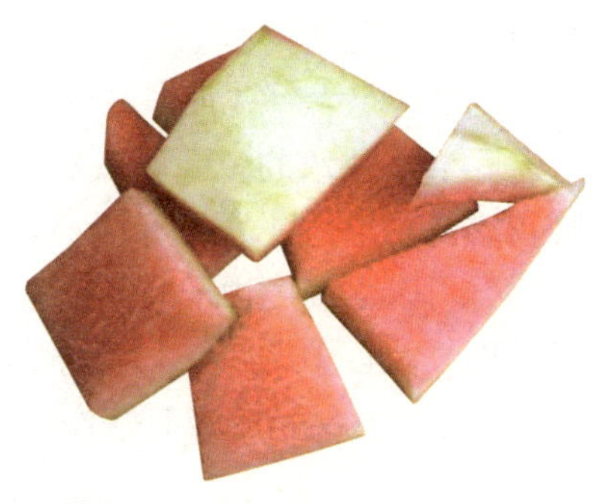

西瓜皮

人们吃完西瓜后，总是扔一堆西瓜皮、西瓜籽。看着一个大西瓜，只吃里面那点瓤，真是可惜了。其实，西瓜从里到外都是好东西。我们看，一个西瓜从里到外有很多层，也有很多的颜色，翠绿色的外皮，青白嫩的内皮、血红色的瓜瓤、漆黑色的瓜子、乳白色的瓜子仁。瞧着这让人眼花的颜色，我们就应该知道西瓜的各个部位功效是有区别的。

西瓜瓤与西瓜籽，一红一黑，颜色相反，性格也相反。西瓜瓤是寒性的，西瓜籽却是温性的。西瓜瓤是去心肺热火的，西瓜籽是去心肺积水的。

西瓜籽壳与西瓜籽仁，一黑一白，黑色的壳是止血的，而白色的仁是化痰的。

西瓜外皮与内皮，一青一白，外皮是清热止渴的。内皮是利水消肿的。夏天，人容易上心火，有的人舌尖会长疱，红红的，挺疼。经常用晒干的西瓜外皮泡茶喝，有去心火的作用。西瓜内皮里面白色的部分，可以用来做菜吃。对高血压、肾炎的人也有食补作用。如果是家常吃呢，用西瓜皮来烧肉味道很鲜美。最有功效的一道菜应该属——瓜皮五花肉。

瓜皮五花肉

具体做法：把西瓜皮去掉青皮，刮掉里边残余的红瓤部分，切成方块。五花肉也切成方块；油锅烧热，先下姜片爆一下，然后放肉翻炒，倒入黄酒，量要多一点，要能淹没肉块，再放酱油，少许糖、盐，西瓜皮；烧开后，转小火炖熟，然后开大火把汁收一下就起锅。

这个菜很适合糖尿病人吃，西瓜皮和猪肉对糖尿病人都有食疗的作用。西瓜皮生津止渴，猪肉养胃养肝。

常吃西瓜籽，润肺又润肠

有的人身体脾胃寒湿较重，吃了西瓜后，可能会感觉胸闷胃胀，还会嗳气。碰到这种情况，在吃西瓜时吃点西瓜籽，有预防的作用。怎么吃呢？可以吃晒干的西瓜籽。而正在吃的西瓜里的新鲜瓜子最好挑出来，洗净晒干，留着下次再吃。

在我们小的时候吃一些带籽儿类的水果，不小心把籽儿吃到肚子里，大人们都会笑着说，明年肚子里就长出水果来了。大人虽然知道这是一句玩笑话，可是在孩子单纯幼小的心灵世界，还是免不了担心明年会不会真的长出水果来。

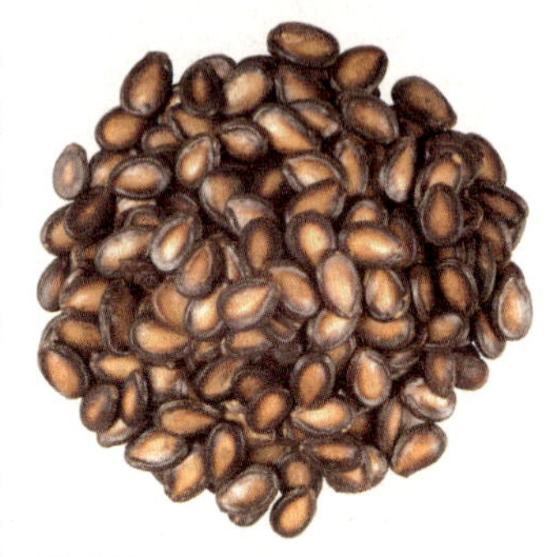

西瓜籽

西瓜也是含籽儿很多的水果，西瓜籽也有很好的保健功效。西瓜是补水的，而西瓜籽是排水的。如果西瓜吃多了，脾胃容易积寒湿，西瓜籽能清除这种积水，有润肠的作用。平时，可以直接把晒干的西瓜籽剥着吃。如果你觉得这样吃不够味儿，也可以加些甘草煮西瓜籽吃，既预防咳喘又润肠。老人、小孩儿经常吃点有好处。

吃法一：选取0.5千克西瓜籽，准备25盐，6克甘草。用一点食用的碱面，加清水把西瓜籽先泡半天到一天，捞出来冲洗干净；把西瓜籽、甘草、盐放在锅里，加适量水，搅拌一下让盐溶解，泡2个小时；然后，把锅放在火上，大火煮开以后，转小火煮2个小时以上，一直到水煮干为止；把煮好的西瓜籽摊开晾干，看到表面结出盐霜就可以收起来了。

由于西瓜籽具有润肺作用，对辅助治疗慢性支气管炎还有很好的疗效。

吃法二：把西瓜籽打碎，冷水下锅；煮开以后，加冰糖，用小火煮1个小时，煮得浓浓的，然后趁热喝。每天喝3次，对干咳、咽痒、延缓疼痛有良效。

吃西瓜籽剥下来的西瓜籽壳，你要是有心，也可以留下来。这也是一味药。西瓜籽壳对调理大便出血有好处。但是，直接吃它没法消化，要煮水喝才可以。

桃仁、李子仁，可缓解大便干燥

李子仁是活血的，桃仁比它更进一步，是破血的。桃仁也是一味很重要的中药，尤其是用于妇科，中医常用桃仁来治疗闭经、半身不遂，可见它破血、活血的作用有多强。

所谓的桃仁、李仁就是我们吃水果时经常扔掉的桃或李核里面的仁。新鲜的生果仁不要直接食用，因为它有微毒，要加工过以后才可以吃。

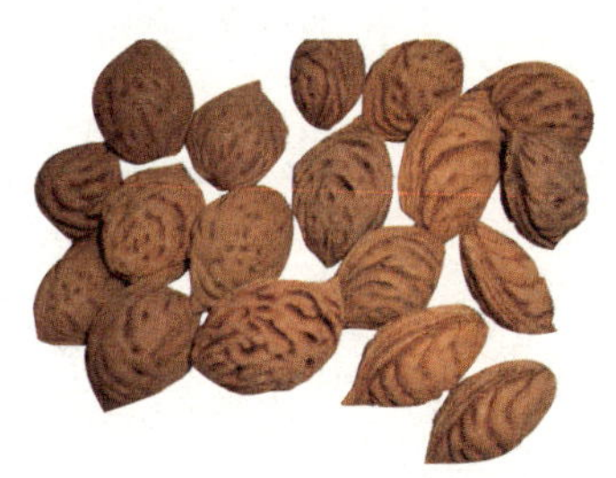
桃核

果仁外面包裹着一层果皮，这层皮的药效很强。如果要连皮用，建议先咨询医生。最好把果仁去掉皮，炒一下，这样比较温和，不会太伤身。果仁的一头扁，一头比较尖，这个尖头也要去掉。

桃李仁粥

具体做法：把桃核或李核砸开，取出果仁，放开水锅里煮一下；煮到果仁外皮有点发皱了，捞出来，放冷水里泡凉，然后剥掉外皮，去掉尖，用铁锅干炒到微微发黄，晾干保存。用加工过的桃仁和李仁来煮粥，对大便干燥型的便秘很有效。每次取十几个果仁，和大米一起煮粥就可以了。

注意 桃仁和李仁对于大便特别干结、口干舌燥的人比较合适。其中，口干舌燥总喝水的人，可以用李仁。如果只是口干，却又不太想喝水，食欲不好，感觉情绪烦躁的人，可以用桃仁。用桃仁煮粥的话，还可以加一点陈皮，效果更好。

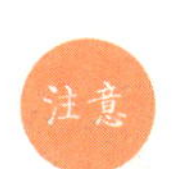

冬瓜瓤、籽、皮不可抛，全能保健身体

冬瓜瓤、皮、籽在日常做菜的时候，都是被人们扔掉的。其实，这些都是保健身体的宝贝。冬瓜籽走肾脏，但不是补肾，而是帮助肾脏排出浊水；冬瓜皮可以解暑、去心火，还能瘦身；冬瓜瓤可以去除水肿、美白皮肤。

冬瓜名为“冬”瓜，不太了解农作的人误以为它成熟于冬天，其实这是种夏季的蔬菜。冬瓜比较容易保存，夏天摘下以后能一直保存到第二年的春天都不会坏，所以，名为冬瓜。

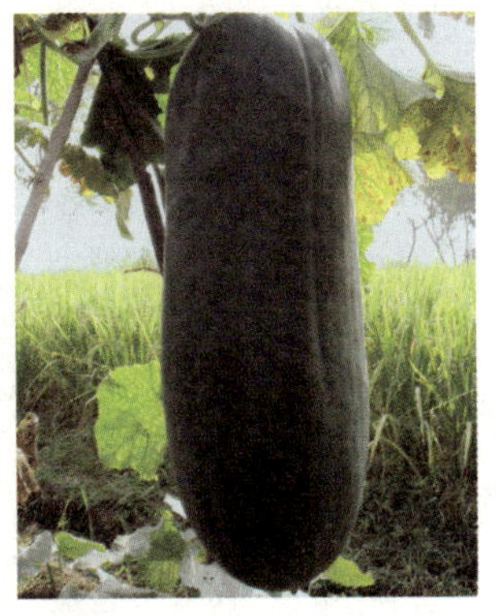
冬瓜

冬瓜全身都是宝。皮、籽、瓤都是保健身体的宝贝，吃法更是各具特色。

冬瓜籽有很好的利尿功效，女人到了一定年龄总是被各种妇科问题困扰，比如说黄痰、小便黄、女性白带发黄。这些浊水，发展下去就是脓。再有，就是感冒咳嗽总是不好，导致肺部感染，严重的就会有脓；肠道发炎时的脓肿等，祛除这脓肿除了吃药，在饮食上就可以用冬瓜籽来辅助治疗。

冬瓜籽汤

具体做法：取一把冬瓜籽，捣碎了，用水煮20分钟，直接饮用。

再说这冬瓜瓤。冬瓜瓤性温和，用新鲜的冬瓜瓤煮水，可以美白皮肤。减肥人士，如果想去除体内多余的水分，也可以用晒干的冬瓜瓤水来煮茶喝。冬瓜皮和冬瓜瓤有着差不多的功效。

 苦瓜，补益心肾的灵丹

很多人买苦瓜不愿意买老的。其实，老苦瓜的保健功效更好。嫩苦瓜是去心火的，一味苦寒。而老苦瓜则不然，老苦瓜没有那么寒凉，还有养心的作用。尤其是老苦瓜籽外面的那层红色的薄膜。

苦瓜营养丰富，具有除邪热，解劳乏，清心明目的功效，经常食用可以去心火，增强人体免疫力。《随息居饮食谱》载："苦瓜青则苦寒，涤热、明目、清心，可酱可腌；熟则色赤，味甘性平，养血滋肝，润脾补肾。"

苦瓜

苦瓜可烹调成多种风味菜肴，可以切丝，切片，切块，做作料或单独入肴，一经炒、炖、蒸、煮，就成了风味各异的佳肴。如把苦瓜横切成圈，酿以肉糜，用蒜头、豆豉同煮，鲜脆清香。我国各地的苦瓜名菜不少，如青椒炒苦瓜、酱烧苦瓜、干煸苦瓜、苦瓜烧肉、泡酸苦瓜、苦瓜炖牛肉、苦瓜炖黄鱼等，都色美味鲜，有生津醒脑、祛除心火的作用。

吃苦瓜时，人们总喜欢嫩嫩的细苦瓜，很少有人买老的吃，其实老嫩各有风味。嫩的苦瓜可以生吃，也可以用热水稍微焯一下然后凉拌，老的苦瓜可以酱烧，味道也很不错。

酱烧苦瓜

具体做法：把苦瓜切成段，把甜面酱下油锅炒一下，放苦瓜翻炒，加酱油，盐煮熟。这样做出来的苦瓜，就不会一味的苦，而是甜甜的，孩子也爱吃。

老的苦瓜除了酱烧吃，还有一个很好的用法，吃苦瓜籽，这也是有的人选老苦瓜的原因。老了以后的苦瓜，里面是红红的瓤，包着苦瓜籽，苦瓜籽上红红的外膜可以给孩子吃，孩子也非常喜欢吃。这层外膜有很好的补益心脏的功效。但是里面的白籽不能让孩子吃，只吃外面那层红膜。

苦瓜籽是温性的，能够补心阳，也能调理尿频和小孩遗尿。

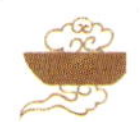

桂圆壳煮茶，解毒去风邪

桂圆壳很轻，作用于人体的上半部分，可祛风解毒，能祛风邪。尤其是头部的风邪，所以常用桂圆壳泡茶喝，来调理受风引起的头晕。

桂圆的美味很多人都知道，但是桂圆外面的桂圆壳是一味大家不熟悉的药材。桂圆壳味甜，性温，无毒，有祛风散邪、聪耳明目之功效，可预防头晕、耳鸣。

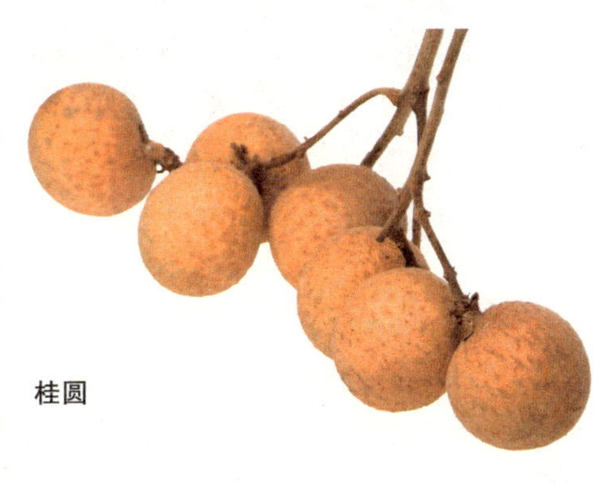

桂圆

小孩子玩得太撒欢儿了就会出很多汗，被风一吹就容易被风邪所侵而头晕。这时候就可以用桂圆壳也可以用整个桂圆给孩子煮茶喝，美美的喝上一碗，再让孩子睡一觉，醒了，头晕的症状就消失了。

桂圆壳茶

具体做法：桂圆要整个的，不要剥掉壳，用冷水下锅，煮了 20 多分钟，煮得浓浓的，让孩子喝下去。

整个桂圆煮的茶甜甜的，很好喝。所以，不用担心孩子会不喜欢喝。

桂圆壳是温性的，具有去毒解风邪的作用。还有一些人，睡觉特别“轻”，有一点动静就容易醒，有的醒了还不容易再睡着。这是由于体内血虚，不能营养心脏，由此造成了心神不宁。这时，你可以吃桂圆肉，能补益心血，同时也可以用桂圆壳来煮茶喝。

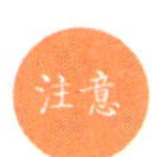

注意

桂圆壳表面有些小小的纹路，人们可能总会觉得脏，洗不干净。在冲洗的时候我们可以在盆里撒一些面粉，将桂圆壳放进盆里，泡 10 分钟左右，桂圆就很干净了。

桂圆核打成粉，止血又止痛

桂圆核的药用价值很高，它主要作用于人体的下半部分，可以行气，散结，散肿块，能祛下焦湿气，治疗疝气，湿疹。研成细末后，还可以调理长期不愈合的伤口溃疡。

秋天桂圆成熟的季节，可以鲜吃，到了冬季能吃到的多数是桂圆干。无论是新鲜的桂圆还是晒干的桂圆，吃到里面都有一个颗黑晶晶的桂圆核。没有人会在意这个核，都会弃掉。其实，把这个核打成粉可是养身体的宝贝。

桂圆核味涩、有理气止痛、止血、收湿等功效，可用于疝气疼痛、外伤出血、疥癣、湿疮等。所以说，桂圆核粉能止血，对促进伤口愈合很有帮助。谁要是不小心磕了头，在头皮上有小伤口，把桂圆核粉敷在伤口上，好了以后不容易留疤，还能长出新头发来。

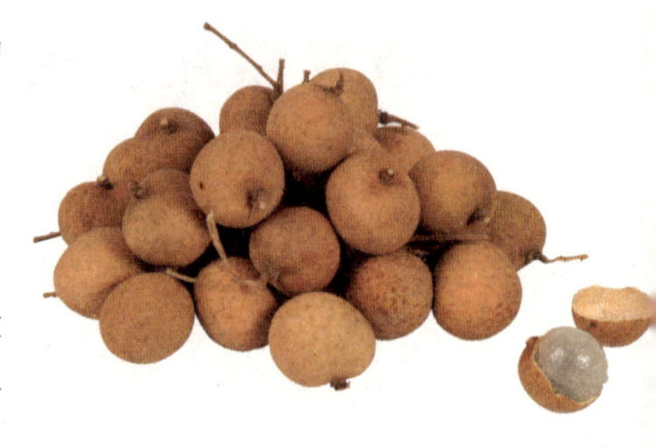
桂圆核

黄酒送服桂圆核粉

具体做法：每次取 10 ～ 15 克桂圆核粉，用温黄酒送服。

一定要选黄酒，不是温开水。用黄酒的原因是它能通身体的脉络，中医说："不通则痛。"那么，桂圆核调理的是什么样的"不通"呢？是受寒引起的气滞不通。所以，我们要用温热的黄酒来加强它"通"的作用。桂圆核也是因为起到这个作用才能辅助伤口愈合的。

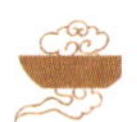 白白的葱涕，是保护鼻黏膜最好的东西

新鲜的葱里有黏黏的汁液，有的朋友不知道这是什么东西，洗葱的时候就用清水给它洗掉了。其实，这个汁液叫作葱涕，也是一样好药。它有很好的止血作用。对鼻黏膜也能起到保护作用。

葱是厨房里日常的必备之物，它不仅可作调味之品，而且能防治疫病，可谓佳蔬良药。大葱多用于煎炒烹炸，南方多产小葱，是一种常用调料，又叫香葱，一般都是生食或拌凉菜用。这两种葱中，北方的大葱中含有一种液汁，医学上称之为"葱涕"。

很多时候，我们在洗葱的时候，觉得葱涕看着不是很舒服，经常会给清洗掉。其实，黏稠的葱涕能很好地保护我们的鼻黏膜。他既能湿润鼻腔又能防止病菌入侵。葱涕对鼻黏膜也有同样的保护作用，而且很能有效地止鼻血。

此外，对于有鼻炎的人来说，平时也可以经常用葱涕来滴鼻子，有消炎的作用。

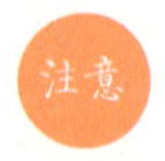

葱保存一段时间后，如果能取到的葱涕比较少，那么可以把葱捣烂，加一点点白酒，用干净的纱布绞出汁液来用，也是可以的。

不要一刀抛掉葱须连白，它能够散风祛寒

平时人们做饭用到葱，往往一刀就把葱的根须给切掉了。实际上，这样做是很可惜的。因为葱须是可以治病的，它是中药的一种。葱须连同少量葱白切下来的这一段，中医叫它葱白连须，能够散风寒。

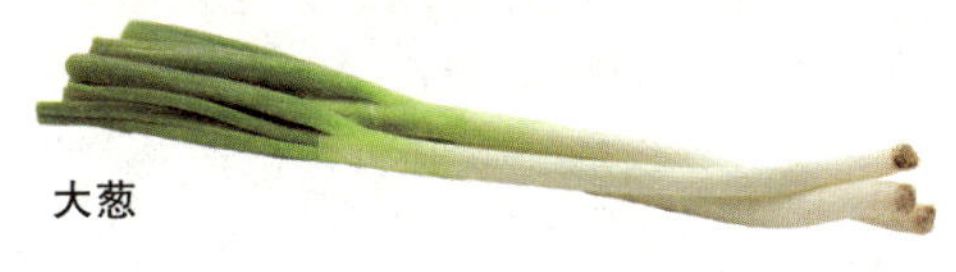
大葱

葱须连白，就是葱须连同少量葱白的一小段，中医称为“葱白连须”，是很好的一味中药，具有散风寒的作用。

很多人平时得了风寒感冒或者着凉了，都知道要喝姜糖水。但是，如果感冒时鼻塞或流鼻涕，那么往往你在喝完姜糖水以后，不能很快缓解。因为姜主要起到散寒的作用，而通气还要靠葱，这时用葱白连须才管用。如果感冒头特别痛，也要用葱白连须效果才好。

1. 葱白汤

具体做法：把洗干净的葱白连须放到冷水里煮；水开了以后，最多 3 分钟，就立即关火，趁热喝掉。如果小孩不愿意吃葱须，让他闻一下葱须的味道，也有一点通鼻塞的作用。

葱须不但可以煮水喝，还可以凉拌成菜，也是一道很不错的开胃小菜。

2. 凉拌葱须

具体做法：把葱须切下来洗干净，用盐腌一下，这样它就没有那么辣了，腌 10 分钟左右；根据自己的口味，拌上喜欢的调料。如果嫌弃葱辣，可以放一点糖来中和味道。

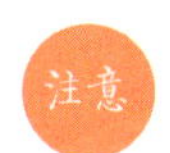

有的人觉得葱须上有泥沙比较脏，其实，只要撒上面粉，好好泡洗，就可以把葱须洗干净。洗的时候，先不要把葱须切下来，要整根葱一起洗。

常吃花椒叶，温胃散寒、顺胃气

除了香椿芽，很多树的芽都可以吃。比如柳树芽、杨树芽这些芽都略带些涩味，不过有些人就爱好这一口。还有一种可以吃的就是花椒芽，就是花椒树春天发的嫩芽叶，具有很好的辛香味，也不像花椒那么麻口。

现在的花椒是普通家庭的常用调料，而在古代它曾经是珍贵的香料，古人用它做酒来祭祀神灵。后来逢年过节的时候，也要喝花椒酒。宋人有诗自怜：“椒酒难医百病身。”

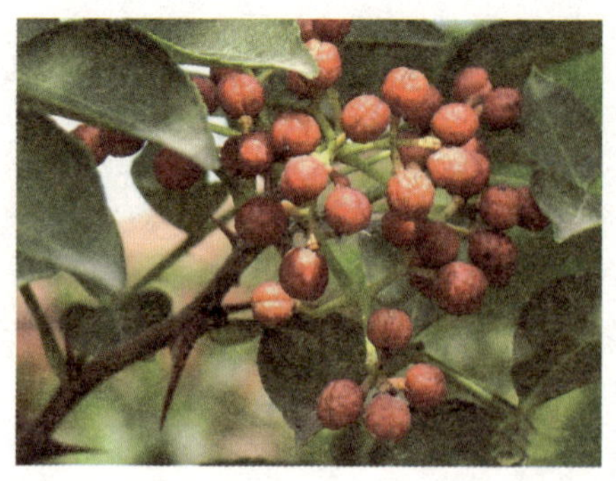
花椒

那时候的人喜欢用花椒酒来避邪祛病，如果是病到连花椒酒都不能医的地步，就只能叹息自己无药可救了。

其实花椒叶也是很不错的调料品，在某些功效上还优花椒一成。一些中药膳中推荐用花椒叶来做调料，花椒叶炖鸡肉的味道很好。

花椒叶是温胃散寒的，它能顺胃气。有的人受寒以后会胃痛，或胃里有胀气的感觉，有的人还会嗳气、打嗝，这时就可以吃些花椒叶来缓解。下面来为大家介绍两款温胃散寒的花椒叶美食。

1. 清炸花椒叶

具体做法：往油锅里放一点儿盐，把花椒叶直接放入油锅，用小火炸一下，马上起锅，放在大漏勺里把油控干净，再盛到盘子里上桌。这样炸出来的花椒叶脆脆的，不油腻，特别好吃。

2. 凉拌花椒芽

具体方法：锅里烧开水，把花椒芽放进去，马上关火；把花椒芽捞出来过一下凉水，拌上盐、醋、糖、香油就可以吃了。

花椒叶和花椒的功效是相似的，都能祛湿、顺气，只不过花椒叶偏走心肺，暖胃气、化痰湿的作用较强。

 橘子叶，可疏解肝气、化痰散结

橘子叶都晒得很干了，一碰就碎，可颜色还是那么青绿。江南有丹橘，经冬犹绿林。可见橘子叶具有常青的特质，不管是历经霜冻，还是日晒，都不改其颜色。以之入药，一定也能促进人体的生命之气。

生长在南方的人，对橘子林并不陌生。橘树不高，有点像灌木，叶片绿油油的，好像打过蜡一样，橘花是白色的，绿白相间，看起来十分淡雅，而香味却很浓烈。一般植物开白花的都香，橘树不仅花香，连叶子也是香的，真是难得。

很多人爱吃橘子，也知道橘子皮能入药，却很少人知道橘子叶也是很好的药材。橘子叶入肝经，能够疏解肝气、化痰散结，主要调节由于肝气郁结造成的跟肝经、胃经和肺经有关的病，比如慢性胃炎、胃溃疡、肺脓肿和肺热咳嗽。

橘子叶炖猪肺

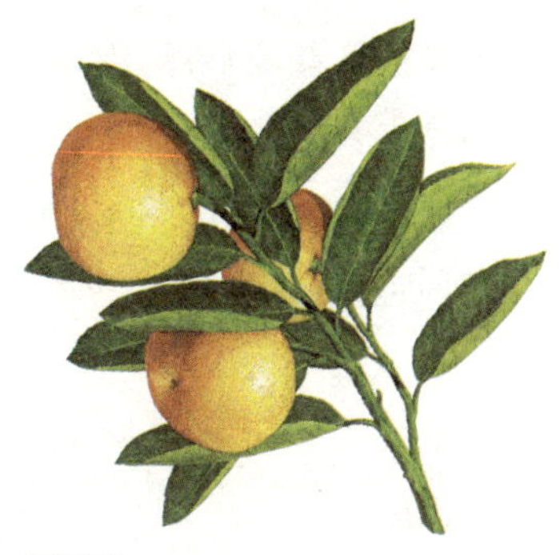
橘子叶

具体做法：新鲜的动物肺，猪肺或牛肺都可以，不要用羊肺，太热性。用清水冲洗肺，直到洗成白色。然后切成小块，再清洗几遍，沥干。放入锅中，加凉水，大火烧开后，转小火炖到七八分熟的时候，放入橘叶一把，炖熟。然后喝汤吃肺，橘叶不用吃。可以放少许盐调味，不放盐更好。

做熟之后，让病人分三顿吃完。一般到第三天，症状就会明显减轻。

这道菜的医学原理就是橘子叶可以清肺热，调理肺热咳嗽，对吐黄色脓痰的症状有特效。动物肺脏也是具有补肺虚、止咳的作用，入肺经，可起到药引的作用。可引导橘子的药性充分发挥。

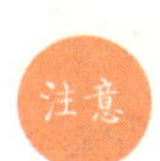

动物肺脏一定要彻底清洗干净，彻底洗白，否则会有腥味。这个药方只有两者搭配才能起到绝佳的药效，千万不要怕麻烦，只拿橘子叶来煮水喝，那效果是不一样的。

枇杷叶粥，可调理慢性支气管炎

凡肺热痰嗽者，可用枇杷叶与桑白皮、杏仁、竹沥、大黄等配伍，以清肺泻热，化痰止咳；凡老幼暴吐服药水止者，可用枇杷叶与半夏、生姜同用，以加强止呕之功。

福州某镇上有一位靠传统手艺谋生的工匠，他叫杨风，在当地是个手艺出众的锻造师傅。工作环境和辛苦程度影响了他的身体健康，今年已经50岁的他依旧坚持在自己喜爱的岗位上。但是秋天一到他难免会休息一阵，这都是慢性支气管炎惹的祸。一到秋天，稍有不慎，杨风的干咳、咽痒、咽喉疼痛症就会随之而来，有时还会有出现鼻唇干燥，鼻塞寒热等症状。每当这时，杨风年过七旬的老母亲就会从外地赶过来给他煮枇杷粥吃，还生怕儿子会忘记那配方和做法，每次都会把制作方法找人帮忙详细写下来。因为杨风的妻子早年病逝了，所以老母亲对儿子更加心疼。虽然路途辛苦，但是每次喝过母亲做的粥之后没几天，杨风身体就好多了。

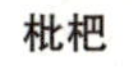
枇杷

枇杷叶粥

具体做法：枇杷叶10～15克（视症状轻重而定），粳米50克，冰糖适量。先用布将枇杷叶包起来水煎，然后去渣取浓汁，再加入粳米和水煮粥，粥将成时加入冰糖稍煮，每天当早餐和晚餐吃。

枇杷叶味微苦，性微寒。归肺、胃经。清肺止咳，降逆止呕。主要用于肺热咳嗽、气逆喘急、胃热呕逆、烦热口渴等。

注意　这个方子已经得到民间诸多患者的证实，但是对于患有支气管扩张、肺脓肿、肺心病、肺结核，以及糖尿病的患者还是应在医师指导下服用此偏方。若服用一周后病症仍无改善，应停止服用，并去医院确诊。

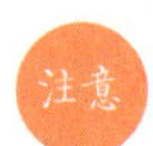

妙吃菠萝皮、叶，可解不洁肉食之毒

菠萝皮有助消化的作用。俗话说，鱼生火，肉生痰。有的人吃多了肉食，消化不了，会引起咳嗽，或是拉肚子。在炖肉的时候，放几片菠萝皮一起煮，对身体非常好。

菠萝是清香的水果，很多人都喜欢吃，但是很少有人知道它的皮和叶子都是很好的食材。

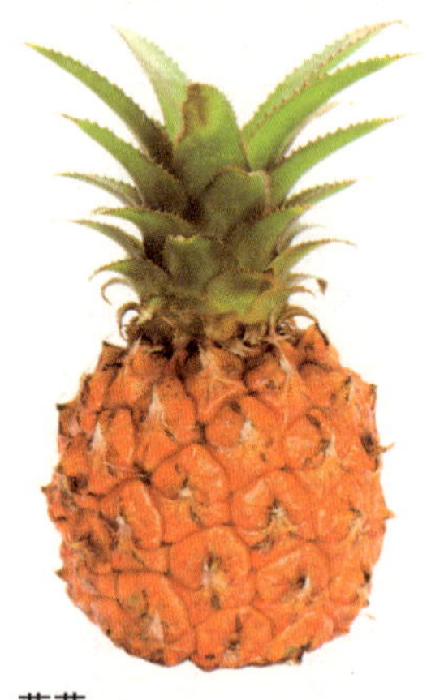

菠萝

夏天天热，鱼肉类的食物很快就会变质。如果不小心吃了这些不洁的食物，就会肚子疼，腹泻。这种时候，如果家里有现成的菠萝叶，就可以马上取一小把煮水来喝。因为，菠萝皮、菠萝叶都有解肉毒、帮助肉食消化吸收的作用。

俗话说，鱼生火，肉生痰。吃多了肉食会不好消化，万一吃了没储存好，不洁净的肉，更是了不得。对于因为过量食肉或吃了不新鲜洁净的肉而引起的食物中毒，医生为大家推荐一个偏方：用菠萝叶子煮水喝，能调理因吃了不新鲜的肉食引起的消化不良和夏季肠炎。

家里买菠萝的时候，先把上面的绿色葱绿叶子剪下来，晾干了。防着以后家里有人吃了不洁肉食时，来救急。

除了菠萝叶，菠萝皮也有助消化的作用。在炖肉的时候，放几片菠萝皮一起炖，对身体非常好。同时，菠萝皮还可以去除肉膻味。

菠萝皮祛除羊肉膻味的作用，比葱姜要强。如果炖羊肉放了葱姜和料酒之后，感觉还是有点膻，那就加几片晒干的菠萝片，就会好很多。

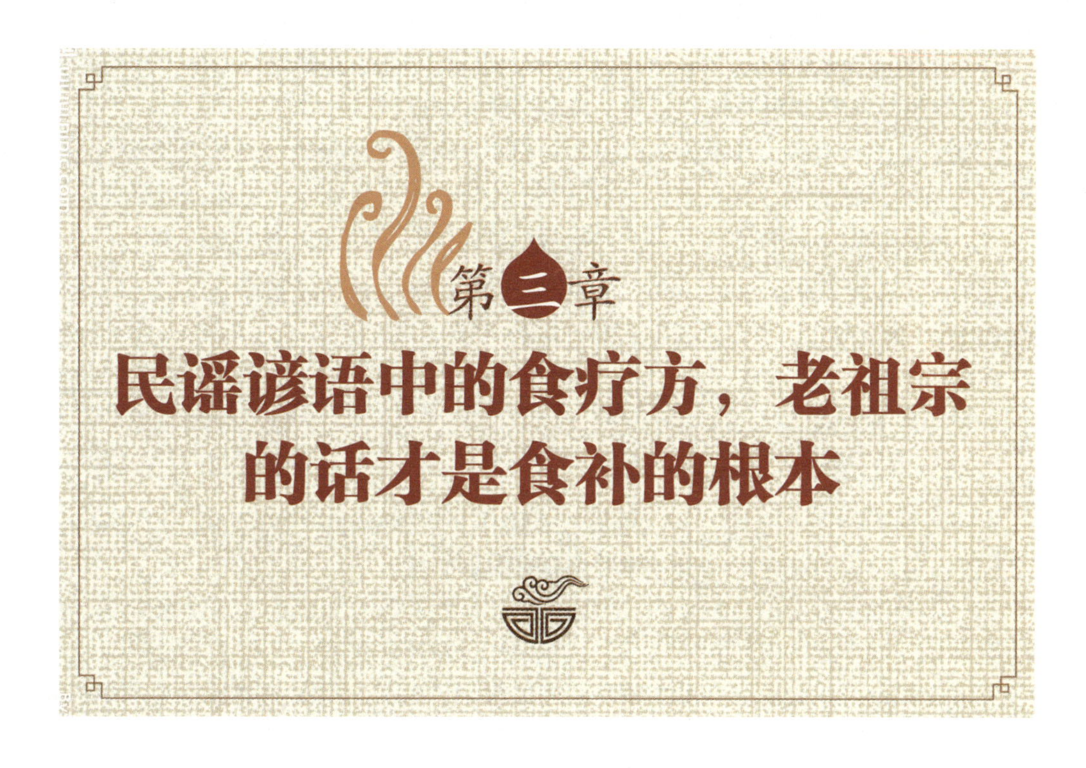

第二章

民谣谚语中的食疗方，老祖宗的话才是食补的根本

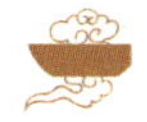

白菜吃半年，医生享清闲

人们常说，“白菜吃半年，医生享清闲”。每到冬天，一大锅热腾腾的白菜炖豆腐，能让人从里到外、从心到骨头暖和起来。从健康角度来讲，白菜不但常见、容易保存，也具有很高的营养价值，在民间，有着“荤也有，素也有”的美名。

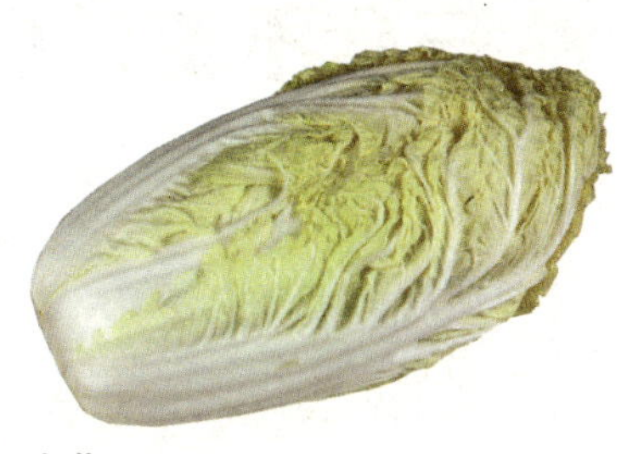

白菜

大白菜的营养价值非常高，含蛋白质、脂肪、膳食纤维、水分、钾、钠、钙、镁、铁、锰、锌、铜、磷、硒、胡萝卜素、烟酸、维生素 B_1、维生素 B_2、维生素 C，还有微量元素钼。质地脆嫩，其口感极佳。现在高科技培育出的大白菜，其胡萝卜素含量更是比普通大白菜要高出约 5 倍，维生素 C 含量比普通大白菜高出六成。在人们越来越注意健康、养生的今天，大白菜也越来越受到大家的欢迎。

相比大白菜的营养价值，它的药用价值就鲜为人知了。《本草纲目拾遗》中提到白菜的时候，用了“甘渴无毒，利肠胃”这几个字。中医认为，大白菜味甘，性平，有养胃利水、解热除烦之功效，可用于治感冒、发烧口渴、支气管炎、咳嗽、食积、便秘、小便不利、冻疮、溃疡出血、酒毒、热疮。除此之外，大白菜的热量很低，对减肥的女性或者是患有糖尿病的患者也是很好的食材；大白菜中含有的微量元素钼，能阻断亚硝胺等致癌物质在人体内的生成，是不可多得的防癌佳品。

白菜的做法有很多，像是白菜炖粉条，白菜炖豆腐，蒜蓉炒白菜，甚至直接生拌沙拉都非常好吃，味道爽，又能起到食疗保健的作用。《千金要方》记载，白菜可以“通利肠胃，除胸中烦，解消渴”，常吃白菜还有消食解酒、清热止咳的功能。

吃法一：如果用带根白菜 120 克，佐以生姜、葱白各 10 克，煨汤服之，可防治感冒与咳嗽。

吃法二：白菜心沸水焯一下切碎，加适量精盐、香醋、白糖、浇以麻油凉拌食之，对醒酒疗效颇为显著。

吃法三：取白菜 250 克与 20 克虾仁炒食，对肾虚阳痿有一定效果。

对爱美的女性朋友来说，将白菜碾压成网状，敷在脸部，经常更换，可去除粉刺，清洁皮肤；将白菜贴在太阳穴上，还对头痛有缓解作用。

我们之前提到过白菜是很好的抗癌佳品。美国纽约激素研究所的科学家发现，亚洲妇女乳腺癌发病率比西方妇女低得多，这与她们经常吃白菜有一定关系。白菜中的一些微量元素能帮助人体分解同乳腺癌相联系的雌激素。因此，对女性朋友来说，大白菜可是养生又养眼的一种食材。

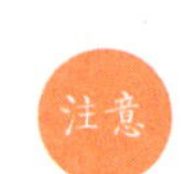

白菜烹调时不宜煮焯、浸烫后挤汁，因为这样会导致大白菜内部的营养大量流失。大白菜在沸水中的焯烫时间保持在 20 ~ 30 秒为佳，烫得太久不仅营养流失，也会影响大白菜的口感和味道。另外，白菜在腐烂的过程中会产生亚硝酸盐，亚硝酸盐会使血液中的血红蛋白丧失携氧能力，使人体发生缺氧，严重的还有生命危险，所以腐烂的大白菜一定不能食用。

三伏不离绿豆汤，头顶火盆身无恙

骄阳似火的夏天，总是让人感到口干舌燥，汗流浃背。三伏天里，谁不喜欢冷饮呢。冰镇的绿豆汤——清凉爽口，糯软香滑，喝下去之后，身体的每一个细胞都是透心凉，既解渴消暑，又保健提神，真是居家旅行、夏日必备之特饮。

绿豆是一种常见的谷物，其性甘凉，有清热解毒之功效。夏天的高温导致人大量出汗失水，体内的电解质平衡遭到破坏，这时候用绿豆煮汤来补充体内流失的水分是最理想的方法。绿豆汤不仅能够清暑益气、止渴利尿，还能补充水分和无机盐，维持人体内电解质平衡。此外，绿豆还有解毒的功效，像是有机磷农药中毒、铅中毒、酒精中毒等情况，在送医院之前，先用绿豆汤洗洗胃，可以减缓和降低有害物质进入体内的速度和量。因此，对于经常处在有毒环境的工作人员，经常食用绿豆既可以帮助补充营养，又可以强健体魄。

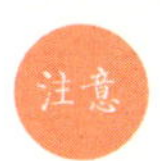

体质虚寒的人不适过于频繁饮用，因为这样很有可能导致腹泻，甚至降低消化系统的免疫力。

三伏天通常都是高温，太阳晒得人汗流浃背，喘不过气来。尤其是对于那些在户外工作的人来说，很容易出现中暑症状。为了消除三伏天的暑气，人们在炎热的天气里都会选择多喝水、吹空调等方法来给身体降温补水。实际上，绿豆汤因为其能清热解暑，补水平衡电解质，比水在夏天更能快速地帮人体补充失去的营养和水分。身体大量出汗的时候，喝一碗绿豆汤，可以帮助你的身体更快地补充水分以及无机盐，以保持细胞内水电解质的平衡，维持体内各个器官的正常作用。三伏天里，很多人都发现自己没什么胃口吃饭，这就是因为器官燥热缺水导致的，经常饮用绿豆汤就可以改善你的胃口，让你在三伏天里，也能清爽快乐地悠然度过。

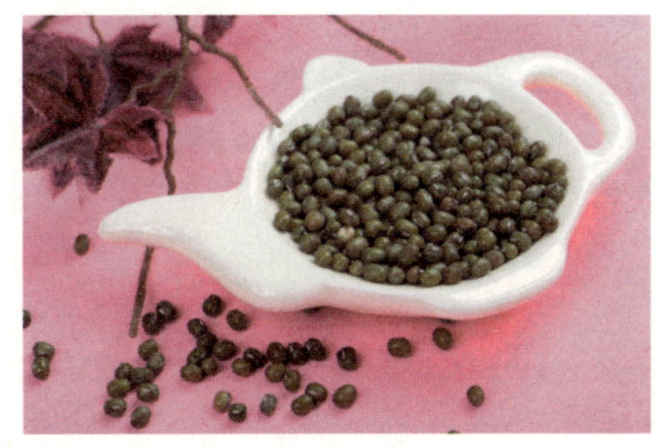

绿豆

1. 百合绿豆汤

具体做法：绿豆洗净，百合剥开洗净，绿豆放入锅中，加入清水烧开，转用小火煮至绿豆开花，放入百合，继续煮到绿豆、百合熟烂时，加入白糖，煮至化开，盛汤入碗即可。

2. 薄荷绿豆汤

具体做法：绿豆放入清水煮好，薄荷干用水冲洗，加水浸泡半小时，然后用大火煮沸冷却，过滤，再与冷却的绿豆汤混合搅匀。

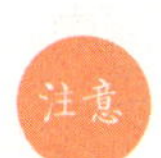

首先，制作绿豆汤时煮沸时间不宜过长，煮沸 3 ~ 5 分钟，以清澈绿豆汤为准；其次，为了减少氧化，煮的时候，最好盖上锅盖；避免用铁锅煮，因为绿豆中的类黄酮与金属离子会发生反应，这会破坏绿豆的抗氧化能力及食疗功效，也会影响整体的美观；绿豆皮不要丢掉，煮绿豆汤时，很多人会把脱落的绿豆皮挑出来扔掉，这样就太可惜了，绿豆皮性寒味甘，能解热毒，它的清热解毒功效可比绿豆仁强多了，所以千万不要浪费。

夏日一碗绿豆汤，清凉爽口赛空调，其实，不管是夏天，还是冬天，经常喝绿豆汤都可以降火去热，提神醒脑。对于女性朋友来说，绿豆汤更是具有美容祛痘、美容护肤的良好功效。绿豆物美价廉，烹饪简单，也非常适合现在的白领上班族，每天只要花上十几分钟的时间，就能给自己提供又美味又保健的自制饮品了。

正月二月三月间，荠菜可以当灵丹

荠菜，也叫护生草、菱角菜，是一年生或两年生的小草，属十字花科，高不过三四十厘米，所以也名“鸡脚菜”。通常在清明前后的早春采集，也有人把荠菜叫作“清明草”。荠菜的药用价值很高，全株均可入药，具有明目、清凉、解热、利尿、治痢等药效。其花与籽可以止血，对治疗血尿、肾炎、高血压、咯血、痢疾、麻疹、头昏目痛等症有辅助功效。荠菜的名字特别多，由此可见这种不起眼的小草有多少种功效，这也难怪人们把它比作“灵丹”了。

荠菜的嫩叶可以食用，不但营养价值颇高，烹饪方法也多种多样，炒食、凉拌、做菜馅、菜羹，不管怎么做，都是一道风味特殊的健康小菜。荠菜原产我国，现在遍布世界。自古以来，我国人民就采集野生荠菜食用，最早的记载可能要追溯到公元前 300 年了。荠菜可不仅仅是一种可以食用的野菜，更有着丰富的营养价值和药用价值。对于想要保健养生的人来说，早春的时候可千万不要错过这道天然美味。

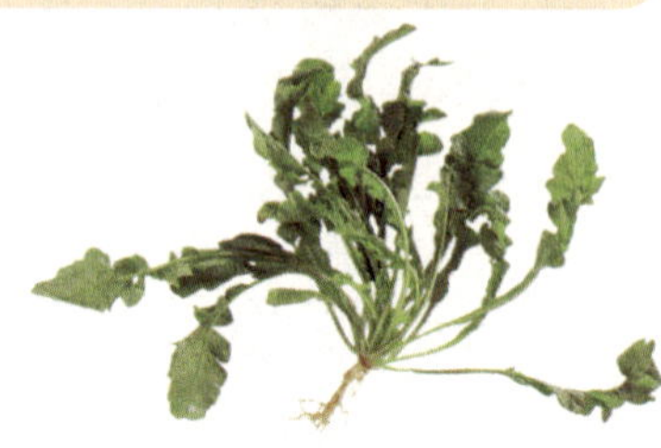
荠菜

荠菜营养价值可谓百蔬之冠，它含有非常高的维生素 C 和核黄素、蛋白质、胡萝卜素、脂肪、多种矿物质和十几种氨基酸。在民间，荠菜的吃法很多，凉拌、炒肉、做汤、煮粥、笼蒸，做馅包水饺。早春的时候，一碗荠菜馄饨可算得上十里飘香，新鲜味美，老少皆宜，更有凉拌荠菜、荠菜肉卷、冬笋荠菜、荠菜拌豆腐等美味小菜，都是人们喜闻乐见的菜肴，总之，吃了这正月二月三月的荠菜，真是通体舒畅，快乐赛神仙啊。

从养生的角度来说，荠菜也有很高的药用价值。中医书上说：“荠菜甘温无毒，和脾利水，止血明目。”荠菜可以养脾，健胃；明目、止血、强骨、和肝，消炎，解毒、利尿。荠菜中的荠菜酸可以有效地止血，因此荠菜对预防咯血、便血、子宫出血也有一定功效；荠菜还有降低血压的功能，经常食用可以预防高血压和中风。用荠菜汤加米面做成的“百岁羹”，是老年人延年益寿、预防中风的一道佳品。

正月二月三月正是早春的时候，乍暖还寒。由于昼夜温差比较大，人们经常会患上季节性感冒。本来就是花粉纷飞的季节，再加上感冒鼻塞，别提多难受了。比起吃药打针，食疗的方法更易被人们接受。荠菜入药，最大的功效就是祛寒，其药性又十分平和。三月三吃荠菜，就是为了祛除冬天积存在体内的寒气，防治感冒和时疫。

荠菜馄饨

具体做法：将荠菜洗净放入沸水中烫一下，捞出用冷水冲凉后挤干水分，剁成末；猪肉剁碎，拌入姜葱末，调入盐、料酒、鸡精、少许糖和香油，加一个鸡蛋拌匀，朝一个方向搅拌上劲后，加荠菜末调和成馄饨馅；馄饨皮正中放入适量馅，对折，再折，两头捏在一起呈元宝状；锅内放清水烧开，将馄饨下锅，用勺背轻轻推动，以防馄饨粘锅底；水再开时，加些冷水待馄饨浮起后，再煮片刻即可捞起盛入碗内。一碗鲜香的荠菜混沌，吃得你保证是食欲大开，大汗淋漓，感冒肯定会离你远远的。

暮春三月，草长莺飞，鸟语花香。这种时候是最适合踏春出游的了，带上家人孩子，爬爬山，逛逛郊外，顺便采些荠菜回来入菜，一举数得。老人们都知道，三月三吃荠菜，这一天上巳节，以前每到这一天人们都会去水边洗浴、春游，吃上巳菜，也就是荠菜。

冬天常喝羊肉汤，不找医生开药方

羊肉味甘而不腻，性温而不燥，具有补肾壮阳、暖中祛寒、温补气血、开胃健脾的功效。所以冬天把羊肉炖汤，加点儿作料，一大碗喝下去既能抵御风寒，又能滋补身体，绝对是件一举两得的美事。

羊肉本身的吃法就很多，爆、炒、烤、烧、酱、涮等都可以。羊肉汤更是这几种烹调手段里，人们在冬天最常见的一种吃法。炖汤的时候，不但能完整地保持羊肉本身的营养成分，还可以加入适量的料酒和生姜，以去除羊肉的膻味，使得汤味浓郁，肉质鲜美。不过，羊肉也不是人人皆宜的。像是发热、腹泻的病人或是体内有积热的人就最好不要食用，以免导致内火攻心，有损健康。

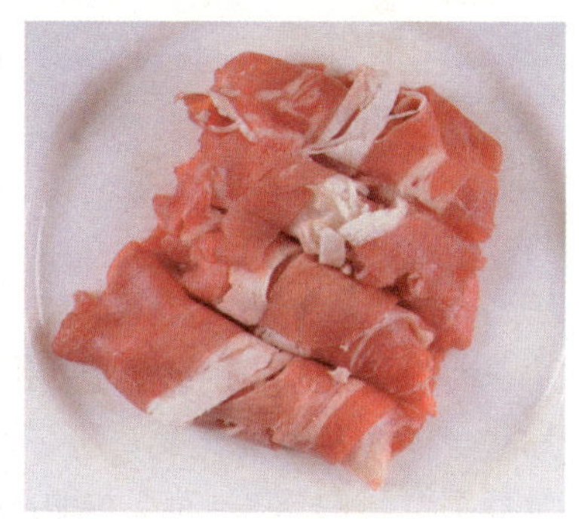

羊肉

先将羊骨头投入大锅里熬汤，再将切成块的新鲜羊肉与洗得干干净净的羊杂一起投入汤锅中炖煮。煮熟后，把肉捞起来沥干，然后切成薄片放入开水中一汆，放汤碗中，再浇上滚烫雪白的羊汤，喝的时候，撒上点儿葱花。想象一下，冬天里来上这么一碗热气腾腾、香气四溢的羊肉汤，那该有多美啊。

炖羊肉汤的时候，可以适当加点儿作料，使其更加美味，营养价值也更加丰富，比如加上当归、生姜或者红枣。比如当归羊肉汤就有着温中补血、调经散寒的功效。当归生姜羊肉汤在《千金要方》内记载，有着“主暖中止痛，利产妇”的功能。因为当归羊肉汤含有丰富的蛋白质，尤其是女性朋友喝，可以补血调经、活血行滞，加上当归，更可以增强羊肉补虚温肝之力，使羊肉汤既补血活血，又能止痛。

羊肉汤

具体做法：取当归 20 克，生姜 30 克，羊肉 500 克，黄酒、食盐等调味品各适量。当归洗净，用清水浸软，切片备用。生姜洗净，切片备用。羊肉剔去筋膜，放入开水锅中略烫，除去血水后捞出，切片备用。当归、生姜、羊肉放入砂锅中，加入清水、黄酒，旺火烧沸后撇去浮沫，再改用小火炖至羊肉熟烂即可加入食盐等调味品食用。

冬季多喝羊肉汤滋补，有助于改善女性朋友常见的手脚冰凉的情况。中医说得好，“人参补气、羊肉补形”，羊肉中的脂肪含量仅为猪肉的 1/2，所以爱美的女性不必担心发胖。如果在羊肉汤中加入大枣，便可以利用大枣补中益气、养血安神的作用，促进气血的流通，改善血液循环，使手脚在冬天也热热乎乎的。

俗话说：“药补不如食补。”羊肉汤绝对是冬天补品中的一大美味，冬天经常喝羊肉汤，对人的身体健康是大有益处的。自古以来，喝羊肉汤已经成为中原一些地区的习俗，有些地方的人长年不断坚持饮用，甚至喝淡汤连盐都不加，据说这样滋补效果更强。虽然羊肉的烹调方法很多，但是炖汤绝对比烤羊肉，红烧羊肉之类的营养更为丰富，更为健康。

四季不离蒜，不用去医院

大蒜是我们日常生活中常见的食材，几乎每道菜里都会见到它的身影。尤其是在北方地区，像是山东、河南，蒜几乎算得上是一种食品，可以生吃，可以调味，可以入菜。也许你不喜欢大蒜的气味，但不可否认的是，大蒜对人的健康可是相当有好处的。

大蒜在我国的种植史至少有 2000 年以上的历史。大蒜富含多种人体生长发育所必需的元素，每 100 克新鲜大蒜中含蛋白质 4.4 克、脂肪 0.2 克、糖类 23 克、钙 5 毫克、磷 44 毫克、铁 0.4 毫克、硫胺素 0.24 毫克、维生素 $B_2$0.03 毫克、烟酸 0.9 毫克、维生素 C 3 毫克。据《中药大辞典》记录，大蒜的功能被概括为“暖脾胃、消疮积、解毒、杀虫，以治饮食积滞、脘腹冷痛、水肿胀满、泄泻、痢疾、疟疾、百日咳、痈疽肿毒、白秃疮癣、蛇虫咬伤”。

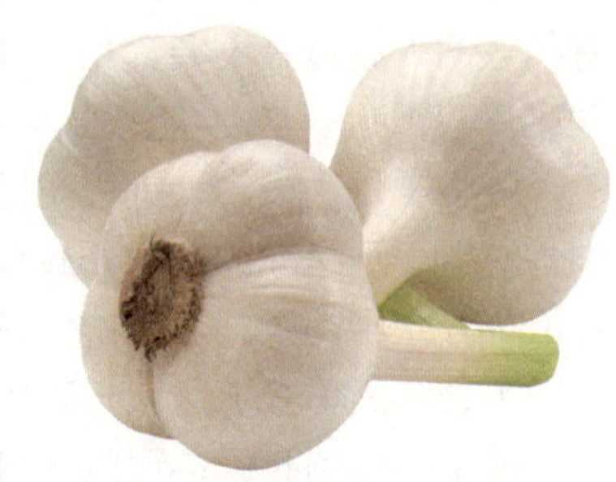

大蒜

目前发现的天然植物中抗菌作用最强、抗菌谱最广的，就是大蒜。因此，大蒜有着“天然广谱植物抗生素”的名称。大蒜中含有一种叫“硫化丙烯”的辣素，这种辣素有奇强的抗菌消炎作用，对多种致病细菌都有抑制和杀灭的作用。细菌对大蒜不易产生抗药性，因此在抗生素滥用的时代，大蒜仍然具有其独特的临床价值。老话说“只要三瓣蒜，痢疾好一半”“大蒜不值钱，能防脑膜炎”。除了抗菌还能抗病毒，经常吃大蒜还可以预防感冒，减轻发烧、咳嗽、喉痛及鼻塞等感冒症状。

大蒜虽然属于刺激型的食物，但是因为其具有杀菌的功效，所以常吃可以清除肠胃有毒物质，刺激胃肠黏膜，加速消化，增进食欲。大蒜能够降低胃内亚硝酸盐的含量，抑制致癌物亚硝胺的合成，大大降低了胃癌的发生率。大蒜还能阻止汞、镉等有害重金属被肠壁吸收，阻断大肠杆菌还原硝酸盐为亚硝酸盐的作用，因此，经常食用大蒜还可以降低患结肠癌的危险。在全世界最具抗癌潜力的植物中，大蒜位居榜首。

生活中有一些大蒜的使用小技巧，比如用糖醋腌制的大蒜，可治心腹冷痛；用大蒜在脚心摩擦起热，可治脚转筋；烧食或煮食大蒜，可治腹泻、痢疾。用大蒜切片放肚脐上再用艾灸，可治小儿脐风；用大蒜取汁对鼻呼吸，可治肺结核；大蒜捣泥涂足心，可治鼻出血不止。

相对于保健品来说，大蒜可能对身体的帮助更大，经常食用大蒜在某些方面甚至比吃人参都来得滋补。大蒜能促进血液循环，能较迅速解除疲劳和提高运动成绩，提高巨噬细胞的吞噬能力，具有提高免疫力和抗衰老功能。男性朋友经常食用大蒜可以有效滋补肾脏器官所需的营养物质，改善因肾气不足而引发的浑身无力，精子量少、活性低的问题。要知道“大蒜是个宝，常吃身体好”，“吃肉不加蒜，营养减一半”。如今，大蒜已经成为居家旅行必备良药。正所谓春食苗、夏食苔、常食根。

大蒜就是一种普普通通的蔬菜，却有着众多的治病功能以及保健效果，如今大蒜已经成为世界医院研究的热点材料，可想而知，经常吃些大蒜能给你的身体带来怎样的好处。大蒜，既是生活中不可或缺的调味品，又是可以治病的良药。正如《本草纲目》所云：“北方食肉面，（大蒜）尤不可无。”

常吃葱，人轻松

人们通常习惯于在炒菜前将葱和姜切碎一起下油锅中炒至金黄，爆香之后，再开始炒菜；吃面喝汤的时候，也会将葱花撒在上面，调味之余，又赏心悦目，实在是色香味俱全的必备配方。

葱内含有一种特殊的挥发油，其中有一种葱辣素，具有很强的杀菌效果，对预防春季呼吸道传染病、伤风感冒非常有效。因此，春季经常吃葱可以促进消化液分泌，消除胃肠积下的污垢浊气，提高食欲，健脾强身。对于“三高”人群，经常吃葱还能降低血压、血脂、血糖，提高人体免疫力。由于葱富含锗等微量元素，经常吃葱对心血管硬化、胆固醇上升、便秘、肥胖病患者的身体健康也颇有益处。

葱一年四季都能食用，葱的品种多样，营养价值各不相同。新鲜葱叶中含有大量胡萝卜素和维生素C，叶子嫩绿的小葱中的营养素含量比大葱高很多。小葱无论是维生素C还是胡萝卜素含量都比较丰富，可以算得上是一种高营养的蔬菜。我们吃葱的时候，注意不要只留下白嫩的葱白，把叶子随便丢掉，这样会使大葱的营养流失。

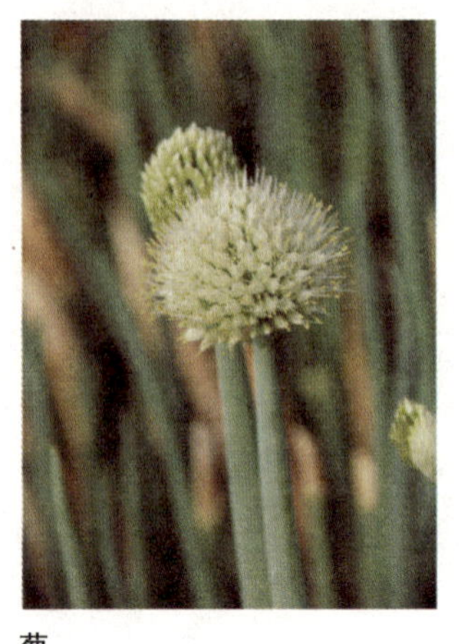
葱

葱与蒜一样，能够预防血胆固醇升高和动脉硬化，降低血压、保护血管，减少血栓的发生。因此，多吃葱，可以提高体力，消除大脑疲劳，降低心血管疾病的发病率。葱的保健价值也很突出。按中医的说法，“葱能够发汗解表”，民间常用大葱加姜和红糖煮汤来预防感冒。除此之外，经常食用葱，可以健胃，提高食欲，增强体质。多吃生葱，还能温暖身体，提高人体的抵抗力，预防呼吸道传染病。民间更是有利用葱来辅助治疗感冒的方法，比如用葱煎制午时茶。

午时茶

具体做法：红茶1000克，茅术、陈皮、柴胡、连翘、白芷、枳实、山楂肉、羌活、前胡、防风、藿香、甘草、神曲、川芎各30克，厚朴、桔梗、麦芽、苏叶各45克，生姜250克，面粉325克。生姜捣汁掺入其余药物研末中，加面粉拌浆制成小块，每块干重约15克。日服3次，每次1～2块，开水冲服。

端午的咸鸭蛋赛过蟹黄

端午节的时候，人们会吃粽子，赛龙舟，可能很少人有知道，端午节的咸鸭蛋也是非常美味的。咸咸的蛋清，流着油金灿灿的蛋黄，看着就让人口水直流。那么端午节为什么要吃咸鸭蛋呢？

农历五月初五就是中国传统的端午节，这一天除了纪念屈原之外，还要吃粽子，赛龙舟，除此之外，还有一个被很多人遗忘的传统就是要避五毒。传说中的五毒到了端午这天就会出来害人，五毒是指蛇、蜈蚣、蜘蛛、壁虎和蝎子。为了躲避五毒的危害，人们找了五种红色的菜象征五毒的血，通过吃这些红色的菜来意味着吓跑五毒。这些红色的菜就是烤鸭、苋菜、红油鸭蛋、龙虾、雄黄酒，也就是传说中的五红，吃了这个，辟邪又避暑，整个夏天人都会很清爽。

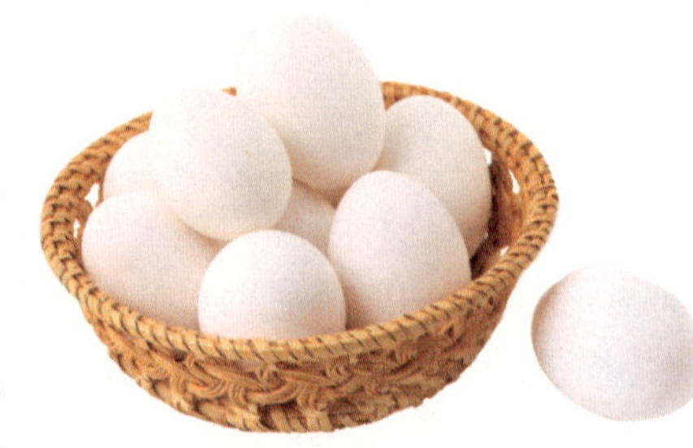
鸭蛋

咸鸭蛋味道咸，微寒，能滋阴、清肺，能够辅助治疗夏季膈热、咳嗽、喉痛、齿痛、泻痢等病。过去，每逢端午节这天，家庭主妇都要早早起来，然后用黄金山、金银花藤、艾草等 10 多味草药混合制成“草头汤”，然后用汤来煮鲜蛋和咸鸭蛋，给一家人当早餐食用。不过这种传统现在已经不多见了。

咸鸭蛋

具体方法：将鸭蛋洗净后晾干待用，再用盐 850 克，茶 250 克，生米 250 克，在大火上煮成浓汁约 200 毫升。最后将这种咸茶汁与黄酒 75 克一起倒入红泥中拌匀，均匀地裹满鸭蛋的周身，装入罐内密封。一个月后即可取出煮食。

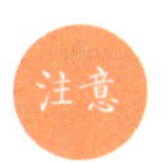

虽然咸鸭蛋的营养价值很高，也不能吃得太多，尤其是高血压患者要注意食用量。

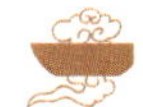

宁可一日无肉，不可一日无豆

豆类是一种常见的谷物，黄豆更被人称为“豆中之王”，除了黄豆本身极高的营养价值和养生功效之外，用黄豆做成的其他食品，如豆腐，豆浆等都是备受大家喜爱的食品和饮料。说到豆子，不得不承认“豆子浑身都是宝”啊！

大豆富含优质蛋白以及多种人体所需的维生素和矿物质，其营养价值超过许多补品，素有“植物肉”的美称。每天坚持食用豆类食品的人，身体会更强壮，精气神也更加好。不仅如此，大豆中还富含 B 族维生素、钙、铁、钾等成分，这些成分可以有效预防口角炎、唇炎、舌炎、脂溢性皮炎、贫血等疾病。像大豆这样集多种保健功能于一身的食材可是不多见。

大豆中含有异黄酮，具有抗氧化、调血脂、抑制肿瘤生长、扩张血管、抑制血小板凝聚等养生功效。对于女性朋友来说，每天都吃一些豆制品，比去打肉毒杆菌、玻尿酸可划算太多了。大豆中的天然成分可以有效地帮助皮肤抗氧化、延缓衰老，从养生的角度讲，还可以减肥，抗癌呢。

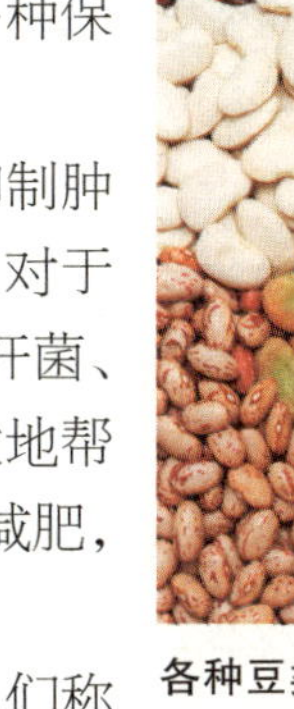
各种豆类

另外，大豆中含有大豆卵磷脂，这种物质被人们称为血管清道夫，它具有良好的乳化性，能清除血管壁的沉积物，从而起到降低血清胆固醇以及血液黏度，血管通了，血液循环自然就改善了，大脑也变得清醒了，每天吃豆类食品，还可以预防老年痴呆症哦。

正如我们所说，黄豆因其本身的营养价值极高，使得由黄豆制成的各色食品也颇具保健的功效。像是豆腐、豆浆，营养甚至比黄豆本身更胜一筹。豆腐和豆浆都是由大豆加工而成，不但完整地保存了大豆的营养价值，更因为改变了食物的形状变得更容易被人体吸收利用，可谓是“青出于蓝而胜于蓝”。

芝麻黑豆浆

具体方法：取黑芝麻、花生各10克，黑豆80克，水1200毫升，糖适量。先将花生与黑豆浸泡6～16小时备用；将黑芝麻与浸泡过的花生、黑豆一起放入豆浆机，加入适量水，打碎煮熟，再用豆浆滤网过滤后即可食用。

这样磨出来的黑豆浆能起到乌发养发，润肤美颜，补肺益气，滋补肝肾、润肠通便、养血增乳的效果，对于追求养生又爱美丽的女性朋友来说，可是难得的佳品。

“一杯鲜豆浆，天天保健康”。豆浆的营养非常丰富，热量又很低，对于体重偏高的人群非常有益，既保证了营养的供应，又不会增加额外的热量。每天都喝一杯豆浆，还可以帮助你预防各种现代人经常得的慢性疾病。豆浆性温良，老少皆宜，男女都可以喝。尤其是女性朋友和老年朋友，每天喝一杯豆浆，不仅能美容养颜，还能延年益寿。

枸杞兔肉汤，准妈妈补气的好食方

许多女性朋友在怀孕之后，经常会听到许多三姑六婆来提醒她各种怀孕的禁忌或者习俗。这些习俗有些有道理，有些不科学。就好比怀孕期间妈妈不能吃兔肉，否则宝宝就会变兔唇。这究竟是不是真的呢？

作为现代准妈妈，到底要不要相信这些民间说法呢？那些广为流传的禁忌、习俗，究竟哪些是有可靠根据的，哪些又是完全不可信的？这就需要你具体情况，具体分析了。

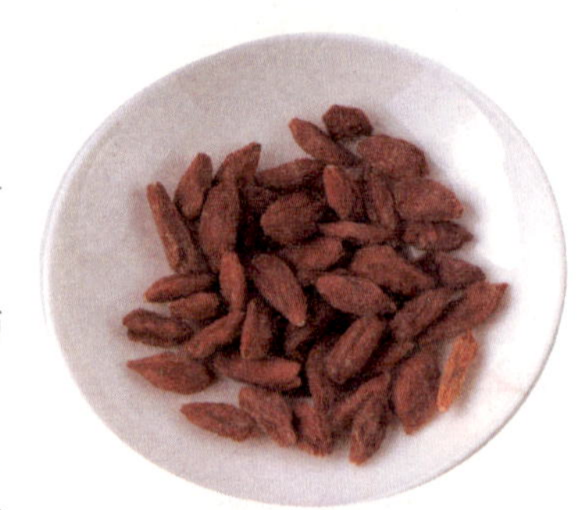
枸杞

兔肉含有丰富的卵磷脂，是儿童，少年，青年大脑和其他器官发育不可缺少的物质，有健脑益智的功效。兔肉热量极低，可以防止血栓形成，可以保护血管管壁，此外，兔肉比其他的肉类更容易被人体消化吸收，非常适合老年人使用。与此同时，吃兔肉还可以抗皮肤松弛衰老，又不会发胖，兔肉中的营养成分还能保护皮肤细胞活性，维护皮肤弹性，所以深受女性朋友的青睐，有“美容肉”之称。中医认为“兔肉性凉，有滋阴凉血，益气润肤，解毒祛热的功效”。

兔肉汤

具体方法：将兔肉洗净切成块，姜切片，山药切块，放上锅，点火倒入水，放入兔肉、姜片、桂圆、山药，加入料酒、鸡精调味，炖一小时；枸杞用温水泡好备用，一小时后开盖后，加入枸杞改小火再慢炖半小时，关火后加盐调味即可使用。

这样看来，其实孕妇是可以吃兔肉的。准妈妈经常吃一些兔肉甚至可以帮助宝宝的大脑发育，身体成长。当然兔肉和某些东西一起吃可能不利于身体健康，如《本草纲目》中说："鸡蛋同兔肉食成泻痢。"兔肉本身性味甘寒酸冷，鸡蛋甘平微寒，二者都含有一些生物活性物质，一起吃会发生反应，刺激肠道，导致腹泻，所以准妈妈们要注意不能把鸡蛋和兔肉一起吃下去。另外，由于兔肉性凉，如果准妈妈属于四肢怕冷，明显有阳虚症状的话，也是不适宜吃兔肉的。

所以说，为了宝宝能有一个健康的身体，妈妈们一定要注意平时的膳食，要合理科学，不能轻信一些传统禁忌。合理饮食，科学养胎才是对宝宝最有好处的。

冬有生姜，不怕风霜

葱姜蒜，是人们经常挂在嘴边的。在中国，每家每户的厨房都少不了这三样东西。我们已经跟大家介绍了葱和蒜，那么现在咱们就来聊聊生姜吧。煲汤，做菜，都少不了生姜。生活中随处可见生姜，也可以算得上是冬日祛寒的食疗佳品。

生姜，性味辛温，可以散寒发汗、化痰止咳，有着预防胃病、呕吐等多种功效。很多人都知道，喝生姜红糖水可以治感冒；生姜也有着"呕家圣药"之称；食用生姜，还可预防肠炎、痢疾等病；生姜外擦还可以辅助治疗白癜风、斑秃、手癣。自古以来，民间就有"早上三片姜，赛过喝参汤"；还有"十月生姜小人参"之说。冬天温度降低，雨雪风霜较多，使得人体内寒气较多，而生姜则是可以用来祛寒暖身的冬日最佳补品。

冬天因为气温很低，人们穿得很厚，身体内的热发散不出来，经络不畅，就很容易感冒。经常饮用姜茶，或者吃生姜片就可以让身体的热发出来，预防感冒，改善手脚冰冷、血液循环不畅的现象。当然，如果你以为生姜只有预防感冒的功能，那就太小看它了。冬天感冒会因为天气的原因，而很难痊愈，这时候如果用生姜入药，就可以缓解症状，加速痊愈。取生姜 9 克，用水煎后，加入适量的白萝卜、红糖，趁热饮用，可以达到发汗、祛风、散寒的功效，还可以预防感冒、头痛等病症。

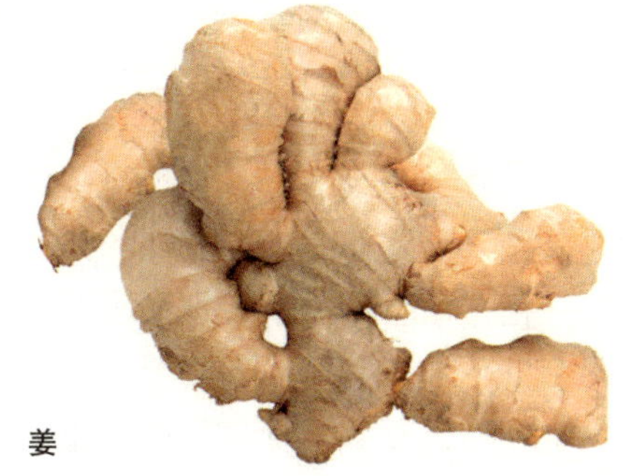
姜

严寒的冬日，究竟怎么吃生姜才能真的吃出“人参”的效果呢？首先，吃生姜的时候不要去皮，这样才能保持生姜完整的营养成分；俗话说“早上吃姜片，赛过吃人参；晚上吃姜，等于吃砒霜”，所以晚上不要吃；生姜红糖水只适用于风寒感冒或淋雨后有胃寒、发热的患者，不能用于夏天的暑热感冒或风热感冒，也不能用于治疗中暑；腐烂的生姜会产生一种毒性很强的物质，导致肝细胞变性坏死，诱发肝癌、食管癌等，所以不要相信坊间流传的所谓“烂姜不烂味”的说法。

总之，在天气比较寒冷的时候，一片普通的生姜就可以帮你驱走风霜，抵挡严寒，暖胃健体。“每天三片姜，医生不开方”，想要养生保健的朋友，一定要学会善用身边这些小的天然食材，不要看它们普通，只要吃得对，有时候它们才是不折不扣的最佳保养品。

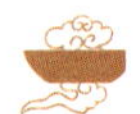

热天吃西瓜，强如把药抓

酷热的夏天，最常见也是大家最喜欢的水果，莫过于大西瓜了。深绿色的皮，一刀下去，鲜脆欲滴的红色就跳入眼中，光是看着就解渴消暑。若是大热天里，来一块冰镇的西瓜，那可真是人间极品的美味啊！

西瓜营养丰富，冰甜爽口，瓜瓤中还含人体所需的各种营养成分。科学鉴定；每100克西瓜含水分94.1克，蛋白质1.2克，糖4.2克，热量91千焦，钙6毫克，铁0.2毫克，胡萝卜素0.17毫克。除此之外，西瓜还有许多其他人体所需的营养成分。夏天由于高温炎热，导致很多人没有胃口，吃不下饭，只要多吃些西瓜，就能消暑健胃，提高食欲，强健身体。

西瓜不单单是一种解暑水果，还是一种能够入方的良药。西瓜清热解暑、止渴除烦、通利小便、利咽解酒。多吃西瓜，可以预防中暑发热、热病伤津、口渴咽干、头胀胸闷、小便短赤及口疮、咽喉炎、牙肿痛等病。常吃西瓜的人患慢性肾炎、心脏病水肿及高血压的概率也会大大减少。清黄宫绣《本草求真》提到西瓜时如是说：“西瓜内瓤，令人遇直三伏天燥，不论男妇大小，朝夕恣食，诚以燥渴至极，得此味甘色赤，能引心胞之热，下入小肠膀胱而出，令人心胸顿冷，烦渴冰消，故书载治太阳、阳明胃中喝及热病大渴等病宜投。”下面介绍一款用西瓜来预防夏季痤疮的食疗方——瓜皮绿豆汤。

具体做法：取绿豆100克，加水1500毫升，煮汤，沸后10分钟去绿豆，加入西瓜皮（不用削去外皮）500克，煮沸后冷却，饮汤，一日数次。

西瓜所含的糖、盐类和酶，对治疗肾炎和降低血压有着很好的效果，西瓜中的配糖体有降低血压的功效。夏天中暑的人，喝上一杯冰镇西瓜汁，中暑的现象便可以很快缓解。所以，夏天不管是工作，还是出行，尽量能吃些西瓜，不但可以解渴降温，还能起到保胃健体的功效，真是一举数得。

对于爱美的女性朋友来说，夏天吃西瓜可以算是一种福利。西瓜是天然的美容圣果。西瓜汁含有多种具有皮肤生理活性的氨基酸，西瓜内部的营养成分，非常容易被皮肤吸收，可以轻松达到滋润面部皮肤、防晒、增白的效果。

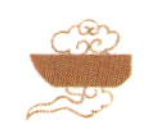

山莲葡萄粥，雨水时节防寒

雨水是一年的第二个节气，在每年的2月18日前后。从雨水这天开始，雨量会逐渐增加，湿邪之气也会随之而来。春寒料峭，湿气一般夹“寒”而来，因此雨水前后必须注意保暖，不要过早减少衣物以免受凉。

雨水时节，在养生方面最需要强调的是“调养脾胃”，《黄帝内经》认为，脾胃为“后天之本”“气血生化之源”，脾胃的强弱对于人体健康长寿来说至关重要。为什么说雨水节气时要注意调养脾胃呢？这还要从《黄帝内经》五行学说讲起。

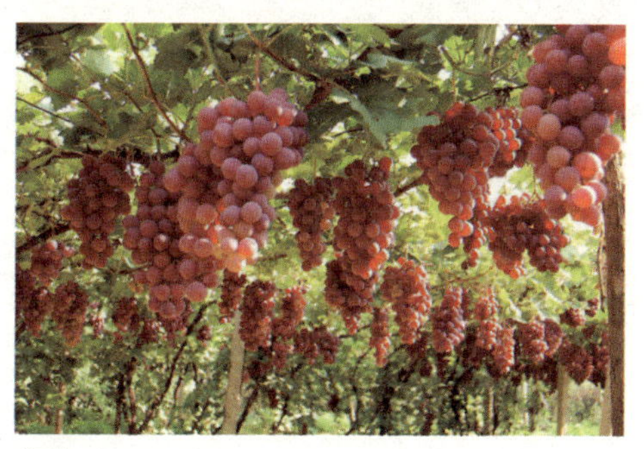
葡萄

在五行学说里面，肝属木，木性可曲可直，条顺畅达，有生发的特性，故肝喜条达而恶抑郁，有疏泄的功能。而脾（胃）属土，土性敦厚，有生化万物的特性，脾又有消化水谷，运送精微，营养五脏、六腑、四肢百骸之功效，为气血生化之源。五脏在病理上是相互联系相互影响的，按照五行的生克理论；木克土，即肝木过旺克伐脾土，也就是说，如果肝木疏泄太过，脾胃就会气虚；若肝气郁结太甚，脾胃则因之气滞。调养脾胃最重要的就是要从调整日常饮食做起；春季气候转暖，又多风干燥，应多吃蔬菜水果以补充人体水分。比较适合春天的食物包括韭菜、香椿、百合、豌豆苗、茼蒿、荠菜、春笋、山药、藕、芋头、萝卜、荸荠、甘蔗等。在起居方面，应该顺应自然，早睡早起，劳逸结合，保护生机遵循自然变化的规律，使生命过程的节奏，随着时间、空间和四时气候的改变而进行调整，以达到调养脾胃、延年益寿的目的。雨水时节最适合吃山莲葡萄粥。其制作方法如下。

具体做法：选取山药50克，莲子肉50克，葡萄干50克，粳米50克，白砂糖适量。将山药、莲肉、葡萄干洗干净，与粳米同入锅，加水适量，以文火煮粥，粥熟后即可放入白糖。

雨水时节代表了春季的正式登场。春季养生既要注意养护肝木的生发之机，又要注意不要生发太过而伤及脾胃。此粥正可益气健脾、补血养心。

惊蛰时节排毒，选首乌蜂蜜膏

惊蛰天气明显变暖，饮食应清温平淡，多食用一些新鲜蔬菜及蛋白质丰富的食物，如春笋、菠菜、芹菜、鸡、蛋、牛奶等，以增强体质抵御病菌的侵袭。

惊蛰，是一年中的第三个节气，在每年的3月6日左右。“蛰”在汉语里的解释就是藏的意思，此时天气回暖，春雷开始震响，惊蛰的意思就是，春雷响起，蛰伏的动物感受到了春天的温暖，就开始出来活动了，蛇虫鼠蚁、病菌等害人虫也会结束冬眠，所以这个时候我们要注意增强体质，以驱邪气。

惊蛰节气风邪最为猖狂，它会带动各种病菌到处肆虐。稍不注意，病菌就会侵犯人体。所以这时正是流行病的多发期，像流行性感冒、流行性出血热、流行性脑膜炎以及皮肤病，等等。这时候，大肠经在排毒上会起到关键的作用。

这个时段，要特别注意保护我们的大肠，可以在饮食上进行调理。最适合的食疗方是首乌蜂蜜膏。

首乌蜂蜜膏

具体方法：选取制首乌20克，丹参15克，蜂蜜15克。将制首乌、丹参洗干净，以清水文火慢煎，去渣取汁，调入蜂蜜搅匀即成。

此款饮品补血滋阴活血，适用于动脉硬化、高血压、慢性肝炎等属血虚兼有瘀血者，同时可以有效清理大肠，保证身体的正常排毒。

在饮食上还应该多吃一些清淡的食物，如糯米、芝麻、蜂蜜、乳品、豆腐、鱼、蔬菜、甘蔗等，提高人体的免疫功能，多吃调血补气、健脾补肾、养肺补脑、调养肠胃的补品。

玄参炖猪肝，清明时节一定要吃

每年的4月5日或6日为清明节气。清明，乃天清地明之意，此时我国大部分地区的日均气温已升到12℃以上。这个节气自古以来就是人们祭祖扫墓的日子，是中国人一个很重要的日子。

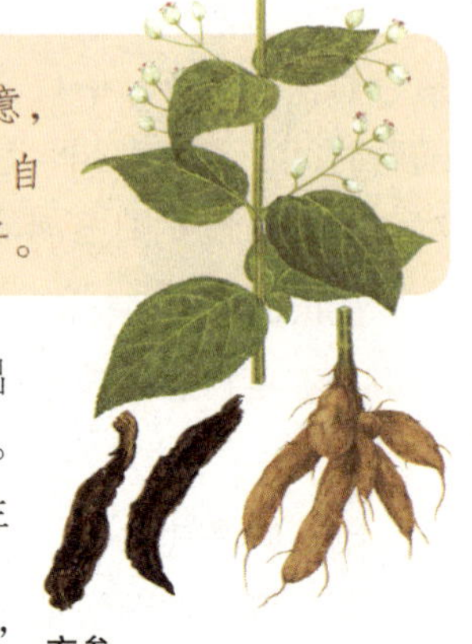
玄参

对于养生来说，清明时节基本上不会有寒流出现，即使出现也只会是几天的“倒春寒”现象，气温的大趋势是在升高的。清明前后，比较显著的气候特点是多雨，天气比较阴凉，养生重点应该放在补肾、调节阴阳虚亢等方面。

《内经》曰：“从阴阳则生，逆之则死，从之则治，逆之则乱。”

防治这些病症，应针对阴阳失调，本虚标实的病理，从调和阴阳、扶助正气着手，采用综合调养的方法，从饮食、起居、情志调摄等方面多下功夫。

玄参炖猪肝

具体做法：准备选取玄参15克，鲜猪肝500克，菜油、酱油、生姜、细葱、白砂糖、料酒、湿淀粉各适量。将猪肝洗干净，与玄参同时放入锅内，加水适量，炖煮约1小时后，捞出猪肝，切成小片备用，将炒锅内放入菜油，投入洗净切碎了的姜、葱，稍炒一下，再放入猪肝片中，将酱油、白砂糖、料酒混合，兑加原汤适量，以湿淀粉收取透明汤汁，倒入猪肝片中，搅拌均匀即成。

玄参为玄参科植物玄参的干燥根。味甘、苦，咸、性寒。归肺、胃、肾经。功效清热凉血、养阴生津、解毒散结、润肠通便。临床用名有玄参、蒸玄参。《本草经疏》：玄参正禀北方水气，而兼得春阳之和，故味苦而微寒无毒。《别录》兼咸，以其入肾也，为足少阴经君药。黑乃水色，苦能下气，寒能除热，咸能润下软坚，故主腹中寒热积聚，女子产乳余疾。补肾气，令人明目者，益阴除热，故补肾而明目也。而猪肝味甘、苦；性温；归肝经。补肝明目，养血。主要适应证是肝阴血亏虚所致的两目干涩、迎风流泪、头晕眼花、视力模糊、视力下降、夜盲、慢性肝炎是属肝阴血虚者。这道菜可以滋阴、养血、明目。

清明时节雨纷纷，这几天是比较凉爽的。在此种节气下，常食此方可以调和阴阳，保证身体抵抗力。

银花生地绿豆汤，春分时节泻实补虚

每年的3月21日左右就是二十四节气中的春分。春分日是春季90天的中分点，这一天南北半球昼夜相等。春分一到，雨水明显增多，全国平均地温已稳达0℃以上。此时，我国大部分地区的越冬作物已进入春季生长阶段，早稻也开始播种，正是春意融融的好季节。

由于春分节气平分了昼夜、寒暑，所以人们在这个节气的养生保健也要注意保持人体内部的阴阳平衡。

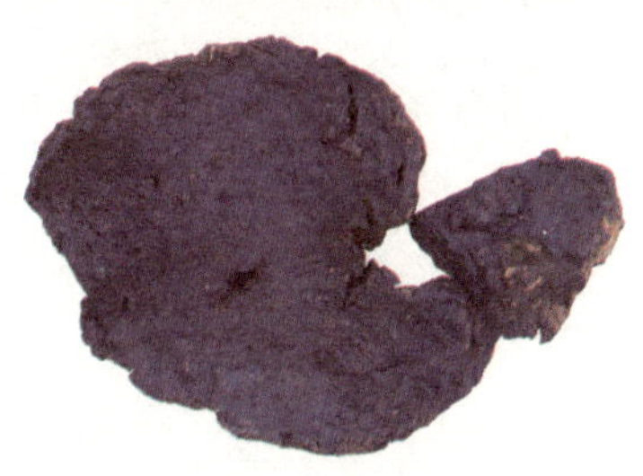
生地

关于保持人体阴阳平衡的方法，《素问》中谈道；“调其阴阳，不足则补，有余则泻。”也就是说：虚则补，实则泻。如益气、养血、滋阴、助阳、填精、生津为补虚；解表、清热、利水、泻下、祛寒、祛风、燥湿等则可视为泻实。总之，无论补或泻，都应坚持调整阴阳，获得机体平衡的原则，以科学方法进行养生保健，才能有效地强身健体，防止疾病。

春分之时，在饮食上要禁忌大热、大寒的饮食，保持寒热均衡。可根据个人的体质选择搭配饮食，如吃寒性食物鱼、虾佐以温热散寒的葱、姜、酒等，食用韭菜、大蒜等助阳之物时，配以滋阴之蛋类，以达阴阳平衡之目的。

银花生地绿豆汤

具体做法：准备银花、生地黄各20克，绿豆30克，白糖适量。将银花、生地加，水煎汤，去渣，再入洗净的绿豆煮汤，熟后调入白糖即成。每日1剂，2～3次分服。

此款药膳可滋阴清热、凉血解毒。

此方可用来预防口疮实症、头痛、口渴、小便赤、舌赤红、脉滑数。

栗肉淮山粥，小满时节清利湿热

每年的5月21日左右是小满，人们常说“小满小满，麦粒渐满”，也就是说，从小满开始，大麦、冬小麦等夏收作物已经结果，子粒渐见饱满，但尚未成熟，所以叫小满，而不是大满。

小满以后，气温明显升高，降雨量也有所增加，温高湿大，如起居不当很容易引发风疹、汗斑、风湿症、脚气等病症。防治这些病症在饮食方面应常吃具有清利湿热作用的食物，如赤小豆、薏苡仁、绿豆、冬瓜、黄瓜、黄花菜、水芹、黑木耳、胡萝卜、西红柿、西瓜、山药、鲫鱼、草鱼等；住处的房屋应保持清爽干燥，易患皮肤病的人应勤洗澡勤换衣服，保持皮肤的清洁干爽，有条件的可以经常进行药浴和花草浴；精神方面，应注意保守内敛，忌郁闷烦躁。饮食上可多选用具有清利祛湿作用的食材。

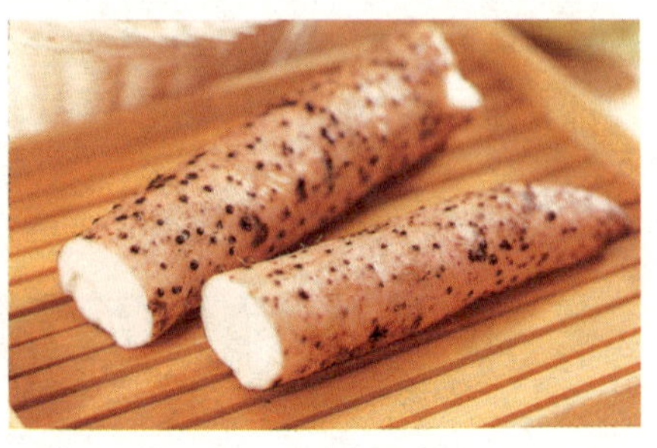

山药

栗肉淮山粥

具体做法：选取栗子肉30克，淮山药15～30克，茯苓12克，炒扁豆10克，莲子（去心）肉10克，大枣5枚，粳米100克，白砂糖适量。将栗子肉、淮山药、茯苓、扁豆、大枣用清水洗干净，与粳米同入砂锅，加水适量，以文火慢熬成粥，待粥将熟时，加入白糖，搅匀稍煮片刻即可。

中医认为，山药“主伤中补虚，除寒热邪气，补中益气力，长肌肉，久服耳目聪明”。许多古典医籍都对山药作了很高的评价。在民间，山药是人所共知的滋补佳品。它含有蛋白质、糖类、维生素、脂肪、胆碱、淀粉酶等成分，还含有碘、钙、铁、磷等人体不可缺少的无机盐和微量元素。茯苓，俗称云苓、松苓、茯灵，为寄生在松树根上的菌类植物，形状像甘薯，外皮黑褐色，里面白色或粉红色。古人称茯苓为“四时神药”，因为它功效非常广泛，不分四季，将它与各种药物配伍，不管寒、温、风、湿诸疾，都能发挥其独特功效。此款栗肉淮山粥粥膳可益气健脾、祛湿止泻、清利湿热。适用于脾胃气虚、水湿内停所致的食欲缺乏、神疲气短、腹胀水泻、小便不利、慢性水肿、白带量多、小儿疳积等。

荷叶荔枝鸭，立夏平抑心火

每年的5月6日是立夏，立夏表示即将告别春天，是夏天的开始。在天气炎热的时候，心里会有莫名的烦躁，人也会变得暴躁易怒，喜欢发脾气，这就是气温过高导致心火过旺所致，也是中医“心主神明”的表现。

立夏要养心，就要做到精神安静、喜怒平和，多做一些比较安静的事情，如绘画、书法、听音乐、下棋、种花、钓鱼等，以保持心情舒畅。

在饮食方面，立夏以后天气渐热，应多吃清淡、易消化、富含维生素的食物，少吃油腻和刺激性较大的食物，否则易造成身体内、外皆热，而出现上火的痤疮、口腔溃疡、便秘等病症。还应该多喝牛奶，多吃豆制品、肌肉、瘦肉等对“平抑心火”有好处的食品。立夏时节可多食用荷叶荔枝鸭。

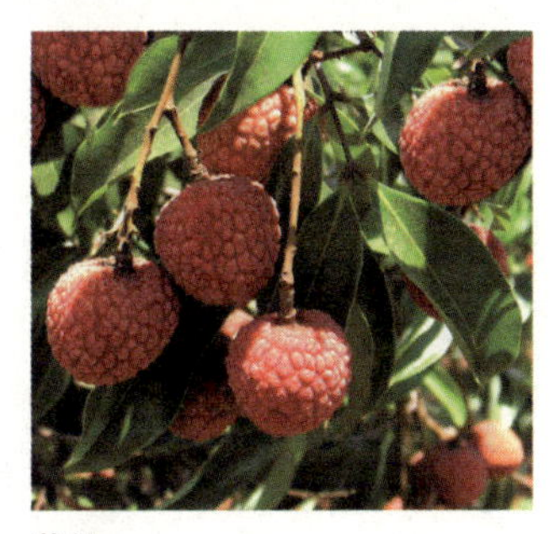

荔枝

荷叶荔枝鸭

具体做法：选取鸭子1只（约1000～1500克），荔枝250克，瘦猪肉100克，熟火腿25克，鲜荷叶适量，料酒、细葱、生姜、味精、精盐、清汤各适量。将鸭子宰杀后，除尽毛，剁去嘴、脚爪，从背部剖开，清除内脏，放入沸水锅中氽一下，捞出洗干净，荷叶洗净，剪成小块，放开水中氽一下捞出；荔枝切成两半，去掉壳和核；将火腿切成丁，猪肉洗净切成小块；生姜、细葱洗净后，姜切片，葱切节。取蒸盆一个，依次放入火腿、猪肉、鸭、葱、姜、精盐、料酒，再加入适量开水，上笼蒸至烂熟，去掉姜、葱，撇去汤中油泡沫，再加入荔枝肉、荷叶、清汤，稍蒸片刻即成。

中医认为，荷叶性味甘、寒，入脾、胃经，有清热解暑、平肝降脂之功，适用于暑热烦渴，口干引饮，小便短黄，头目眩晕，面色红赤，高血压、高脂血症。《本草纲目》言其“生发元气，散瘀血，消水肿”。《本草再新》言其“清凉解暑，止渴生津”。《本草通玄》言其“开胃消食，止血固精”。药理研究表明，本品含荷叶碱、莲碱、荷叶甙等，能降血压，降脂，减肥。荷叶入食味清香，可口宜人，入药可理脾活血，祛暑解热，辅助治疗暑天外感身痛及脾湿泻泄。荔枝性平，甘、微酸。可以生津止渴，补脾益血。此款药膳可滋阴养血、益气健脾、利水消肿、抑制心火。阴血亏虚、气阴两虚所致的神疲气短、形体消瘦、烦热口渴、骨蒸劳热、午后低烧、不思饮食、消化不良、干呕呃逆、干咳少痰、小便不利、肢体水肿、贫血等。

夏枯草炖猪肉，小暑时节最养生

夏枯草，又称铁色草、大头花、棒柱头花、羊肠菜、锣锤草、六月干、棒头柱等。夏枯草性寒，味甘、辛、微苦，具有清泄肝火、散结消肿、清热解毒、祛痰止咳、凉血止血的功效，适用于淋巴结核、甲状腺肿、乳痈、头目眩晕、口眼歪斜、筋骨疼痛、肺结核、血崩、带下、急性传染性黄疸型肝炎及细菌性痢疾等。

小暑以后，天气更加炎热，人常会感到心烦气躁，倦怠无力。所以这段时间的养生重点在于“心静”，以舒缓紧张情绪，保持心情舒畅。常言道“心静自然凉”就是这个道理。

在饮食方面，尤其要提醒大家注意的是：此时期是消化道疾病多发季节，在饮食上一定要讲究卫生，注意饮食有节，不过饱过饥，还要注意饮食丰富，以保证人体对各种营养成分的需求。

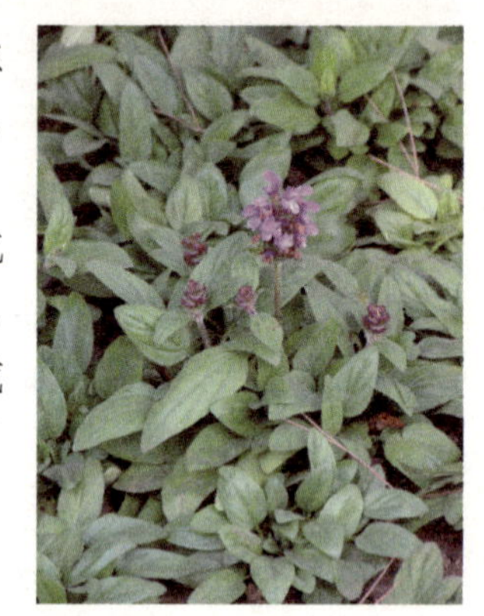
夏枯草

夏枯草炖猪肉

具体方法：准备夏枯草 20 克，瘦猪肉 100 克。将它们放入锅中加水炖熟，吃肉喝汤。

现代药理研究表明，夏枯草有降低血压的作用，并能扩张血管，其所含芦丁有抗炎作用，并能降低血管通透性，减少脆性，降低肝脂。夏枯草还有抵制癌细胞的作用。夏枯草营养较为丰富，嫩茎叶中含有蛋白质、脂肪、碳水化合物、胡萝卜素、维生素 B_2、烟酸和维生素 C 等成分。此外，还含有皂苷、芦丁、夏枯草甙、金丝桃甙及挥发油等。夏枯草炖猪肉可滋阴润燥、清火散结。

大暑时节防中暑，多喝绿茶

每年的 7 月 23 日左右是大暑，这是一年中最热的时候。大暑正值中伏前后，在我国很多地区，经常会出现 40℃左右的高温天气，这个节气里雨水也非常多，气候湿热难耐。

大暑时节养生，首先要强调预防中暑，当出现持续 6 天以上最高温度高于 37℃时，无论在家也好，外出活动也好，应尽量避开中午以及午后的最高气温时间段。此节气也是心血管疾病、肾脏及泌尿系统疾病患者的一大危险关头，因此这些病症患者更要格外小心。

不过，预防中暑也要讲究健康的方式。有很多人经常在大汗淋漓时就用凉水冲澡，有人会一口气喝下一瓶冷饮，还有人直接把凉席铺在冰凉的地上躺下，这些做法的确会很快感觉到凉快，但也有可能会引发“阴暑”。所谓“阴暑”其实也是中暑的一种，致病原因不单纯是暑邪，而是兼有寒和湿的入侵，症状不像常见的中暑那样明朗化和发病急骤，但对身体的影响会更为深远。所以，在消暑时切记太过贪凉，要预防阴暑的发生。

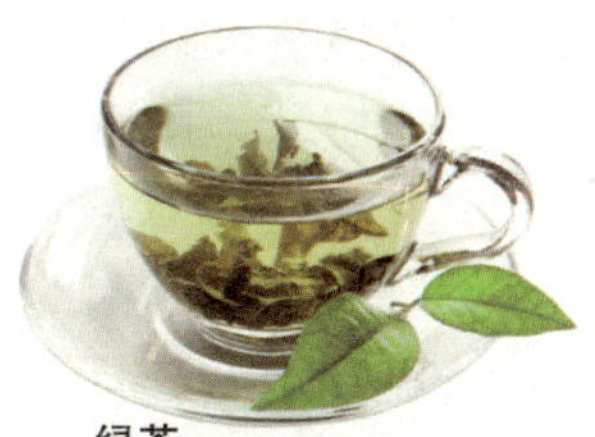
绿茶

天气炎热的季节，也是街头小吃、烧烤、快餐增多的时候，越是天气炎热，饮食就越要小心，不要吃那些卫生条件没保障的街头小吃，吃烧烤时最好喝些绿茶，而那些煎炸的快餐也最好少吃，不但热量高，还容易上火。特别是快餐中常见的煎炸食品加冰镇饮料的搭配，很容易导致消化不良，引发胃肠疾病。其实，炎炎夏日自己在家里煲汤喝是很适宜的，选择新鲜的原料，配以清淡的口味，就是盛夏美食。下面，为大家推荐一款“强心茶”，可作为大暑的祛暑食疗方。

具体方法：选取老茶树根 30 ~ 60 克，糯米酒 1 小杯。将老茶树根洗净切片，与糯米酒同放入砂锅内，加水煎汤，去渣。睡前 1 次服下，每晚 1 剂。可温阳利水、强心益肾。

适用于心肾阳虚、水湿泛滥型风湿性心脏病，症见心悸气喘、倚息不得卧、头晕胸闷、口渴不饮、小便短少、全身水肿、恶寒肢冷、面色无华等。

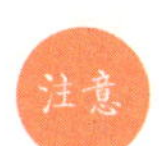
注意

大暑时节应该适当地进行运动，年轻人剧烈运动后的大汗淋漓会有种舒服的畅快感，中老年人则应选择一些平和的运动，如快走、爬山、游泳、打太极拳、打羽毛球、打乒乓球等。

秋分饮食养生，吃些山楂陈皮汤

每年的 9 月 23 日左右是秋分节气，秋分正好是秋季的中分点，如春分一样，秋分这天阳光几乎直射赤道，昼夜时间的长短再次相等，秋分过后，北半球开始昼短夜长。

在我国，秋分才是秋天的真正开始，这个时节，大部分地区已经进入凉爽的秋季，南下的冷空气与逐渐衰减的暖湿空气相遇，产生一次次的降水，气温也一次次地下降，所以有“一场秋雨一场寒”的说法。

关于秋分养生有与春分养生相似的地方，就是要顺应四时变化，保持体内阴阳平衡，具体方法就是保证良好睡眠，保持乐观的生活和精神状态，这样可以避让肃杀之气，适应秋天的平容之气。

在饮食方面，中医从阴阳平衡角度出发，将饮食分为宜与忌，不同的人有其不同的宜忌，如对于那些阴气不足，而阳气有余的老年人，则应忌食大热滋补之品；对发育中的儿童，如无特殊原因也不宜过分进补；对痰湿质人应忌食油腻；木火质人应忌食辛辣；

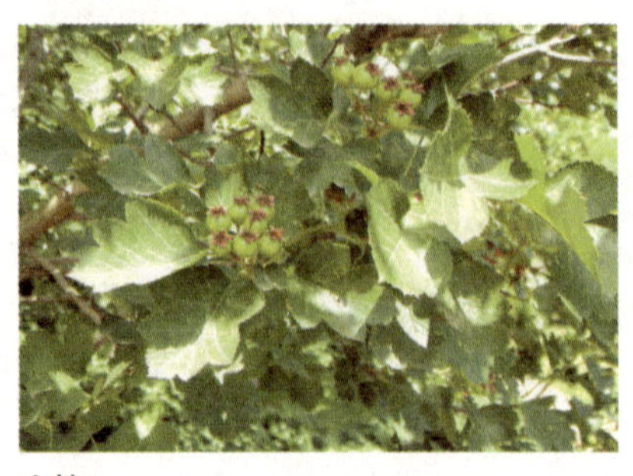
山楂

对患有皮肤病、哮喘的人应忌食虾、蟹等海产品；对胃寒的人应忌食生冷食物等。

这个时候，秋燥还没有结束，不过这时的“燥”，已经不是刚刚立秋时的温燥，而是凉燥，可以煮些健胃健脾，补肾强骨，而且软糯甜香，非常适口的栗子粥。润肺、清火、治燥咳、通便秘的百合粥、菊花粥，也是不错的选择，不仅可以温补身体，还可以缓解秋燥。

下面，为大家推荐一款“山楂陈皮汤”，对于秋分时的慢性喉炎很有效。

具体做法：选取山楂 30 克，陈皮 15 克，红糖适量。水煎服，每日 1 剂。

山楂，可食用果实，核果类水果，质硬，果肉薄，味微酸涩。山楂能开胃消食，特别对消肉食积滞作用更好，很多助消化的药中都选用了山楂；有防治心血管疾病，具有扩张血管、增加冠脉血流量、改善心脏活力、兴奋中枢神经系统、降低血压和胆固醇、软化血管及利尿和镇静作用；山楂酸还有强心作用，对老年性心脏病也有益处。陈皮，别名橘皮、贵老、红皮、黄橘皮、广橘皮、新会皮、柑皮、广陈皮。为芸香科植物橘及其栽培变种的成熟果皮。临床上，陈皮辛散通温，气味芳香，长于理气，能入脾肺，故既能行散肺气壅遏，又能行气宽中，用于肺气拥滞、胸膈痞满及脾胃气滞、脘腹胀满等症。常与木香、枳壳等配伍应用。该品燥湿而能健脾开胃，适用于脾胃虚弱、饮食减少、消化不良、大便泄泻等症，常与人参、白术、茯苓等配合应用。因其既能健脾，又能理气，故往往用作补气药之佐使，可达到补而不滞的目的，有防止壅遏作胀作用。

山楂陈皮汤适用于气滞血瘀型慢性喉炎，症见声音嘶哑，日久不愈，讲话费力，或有少量黏痰附着，不易咯出，声带色暗，有小结或息肉等。

 霜降时节饮食养生，巧吃萝卜

每年的 10 月 23 日左右是霜降，这是秋季的最后一个节气。霜降，顾名思义就是由于天气寒冷，露水已经凝结成霜了。这个时候在北方的清晨，我们时常可以看到包裹在干枯树枝上的雾，大自然在用这种方式告诉我们：冬天就要来了。

霜降是秋冬气候的转折点，也是阳气由收到藏的过渡，这个时节天气渐冷，很多人手脚易凉，后背易冷，但心里却有燥热的感觉，这是气血遇寒循环不畅所致，因此养生就要注意做到“外御寒、内清热”。要依气候变化及时增减衣物，以免被寒气所侵或者热伤风。对内则要清郁热、祛邪气，可以吃些生的白萝卜块。白萝卜性凉，甘、辛。主要有清热生津，凉血止血的作用。现代研究认为，白萝卜含芥子油、淀粉酶和粗纤维，

具有促进消化，增强食欲，加快胃肠蠕动和止咳化痰的作用。中医理论也认为该品味辛甘，性凉，入肺胃经，为食疗佳品，可以辅助治疗多种疾病，本草纲目称之为“蔬中最有利者”。所以，白萝卜在临床实践中有一定的药用价值。

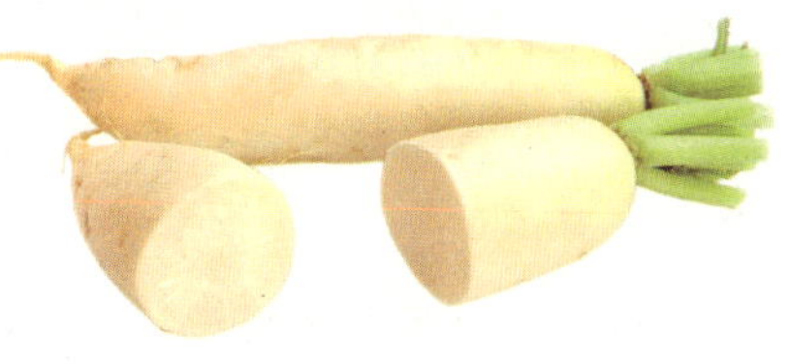
白萝卜

白萝卜皮白而不透者肉味偏辣，只能熟吃；皮色透明，肉不辣而甜者，可以生吃。生吃白萝卜一是下气，解腹胀；二是白萝卜入肺，肺应秋季，白萝卜可以加强肺的“肃降”功能，既止咳，又促大肠运动，“肺与大肠相表里”。可以吃甜食的人吃些白梨；老弱病者则吃些白木耳；对于小孩子和身体好的人，心里觉得燥热时可以吃些冷饮，但要少吃。

这里推荐一款霜降时节萝卜的最佳吃法——奶汤萝卜汤。

具体方法：准备白萝卜500克，姜20克，植物油10克，胡椒粉1克，盐3克，味精1克，牛奶15克，大葱20克。将萝卜去皮，洗净，切滚刀块；葱、姜切片；油烧热，放入萝卜稍炸，捞出；加入葱片、姜片，加入适量清水，再把萝卜、牛奶、盐、味精和胡椒粉下锅中；用小火炖透即可。

 立冬时节饮食养生，蘑菇豆腐汤

每年的11月8日前后是立冬，这是冬季的第一个节气。在民间，立冬是进补的好时节，认为只有这样才足够抵御严冬的寒冷。

《黄帝内经》认为，立冬到来时阳气潜藏，阴气盛极，草木凋零，蛰虫伏藏，万物活动趋向休止，以冬眠状态，养精蓄锐，为来春生机勃发做准备。人类虽然不冬眠，但到了冬季人体阳气潜藏，在养生方面也应注意补肾藏精，《内经》就有“冬不藏精，春必病温”之说，意思是冬天如果不好好养精蓄锐，来年春天就会疾病缠身。

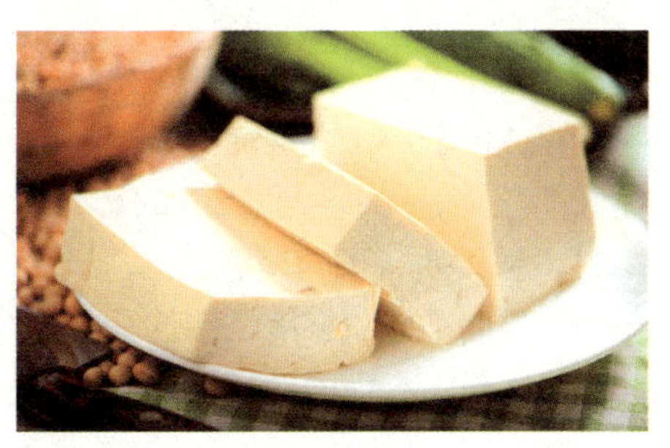
豆腐

进入立冬时节后，在起居方面应该做到“无扰乎阳，早卧晚起，必待日光”，也就是说，立冬到来以后，这就标志着冬季的到来；我们每天要早睡晚起，等太阳出来以后才起床，这样才能保证充足的睡眠。睡觉前，应养成用热水泡脚的习惯，然后用力揉搓足心，这样不仅能御寒保暖，还有补肾强身、解除疲劳、促进睡眠、延缓衰老，以及防治感冒、冠心病、高血压等多种疾病的作用。

传统中医养生还有“冬时天地气闭，血气伏藏，人不可作劳汗出，发泄阳气”之说，意思是立冬后天气闭藏，人体的气血也潜藏起来了，这时候人不可以过分劳作大汗淋漓，

发泄阳气。立冬以后，天气还不是太冷，在衣着方面也要注意，不能穿得过少过薄，这样会容易感冒损耗阳气，当然也不能穿得过多过厚，否则腠理开泄，阳气不得潜藏，寒邪也易于侵入。

在饮食方面，此时也是进补的最好季节，民间有“冬天进补，开春打虎”的谚语。冬季食补应注意营养的全面搭配和平衡吸收。元代忽思慧所著《饮膳正要》曰；“……冬气寒，宜食黍以热性治其寒。”意思是说，少食生冷，有的放矢地食用一些滋阴潜阳，热量较高的膳食为宜，同时也要多吃新鲜蔬菜以避免维生素的缺乏，例如；牛羊肉、乌鸡、鲫鱼，多饮豆浆、牛奶，多吃萝卜、青菜、豆腐、木耳等。冬季进补还应因人而异，因为食有谷肉果菜之分，人有男女老幼之别，体质有虚实寒热之辨，故“冬令进补”应根据实际情况有针对性地选择进补方案，万不可盲目进补。

蘑菇豆腐汤

具体做法：选取蘑菇 250 克，豆腐 200 克，调料适量。按常法煮汤服食。可清热润燥、益气解毒。

四物炖鸡，小雪时节补充热量

每年的 11 月 22 日或 23 日是二十四节气中的小雪节气。小雪表示降雪的起始时间和程度，是指初冬北方冷空气势力增强，气温降至 0℃或以下，开始出现降雪，但还不到大雪纷飞的程度。小雪过后是制作腊肉的最好时节。

小雪前后，天气经常是阴冷晦暗的，一些容易受天气影响的人就会觉得郁闷烦躁，特别是本身就患有抑郁症的人还可能会加重病情，所以在这个节气要着重调养心情，保持开朗豁达，尽量少受天气的影响。也可以多参与一些户外活动、在晴朗的时候多晒太阳以增强体质，预防疾病。

小雪时节天气寒冷，在饮食方面应适当多吃些热量较高的食物，提高碳水化合物及脂肪的摄入量。全麦面包、稀粥、糕点、苏打饼干等均属碳水化合物，这些食物的摄入既有助于御寒，其中所含的微量矿物质硒还可以振奋精神。要注意增加维生素的供给，多吃萝卜、胡萝卜、辣椒、土豆、菠菜等蔬菜；以及柑橘、苹果、香蕉等水果。动物肝、瘦肉、鲜鱼、蛋类、豆类等食品也可以保证身体对维生素 A、维生素 B_1、维生素 B_2 等的需要。

四物炖鸡

具体做法：选母鸡 1 只（约 1.5 千克），当归 10 克，熟地黄 10 克，白芍 10 克，川芎 8 克，料酒、胡椒粉、生姜、细葱、味精、精盐、清汤各适量。将母鸡宰杀后，除净毛，剁去脚爪，剖腹清除内脏，冲洗干净，入沸水锅中氽一下。将当归、熟地、白芍、川芎洗净，切成薄片，用纱布袋装好，扎紧口；生姜、细葱洗净，姜切片，葱切节，备用。将砂锅置武火上，掺入清汤，放入鸡，药袋烧开后，撇去浮沫，加料酒、姜、葱，改用文火炖至鸡肉烂熟，骨架松软，拣去药袋、姜、葱不用，加入精盐、味精、胡椒粉调好味即成。

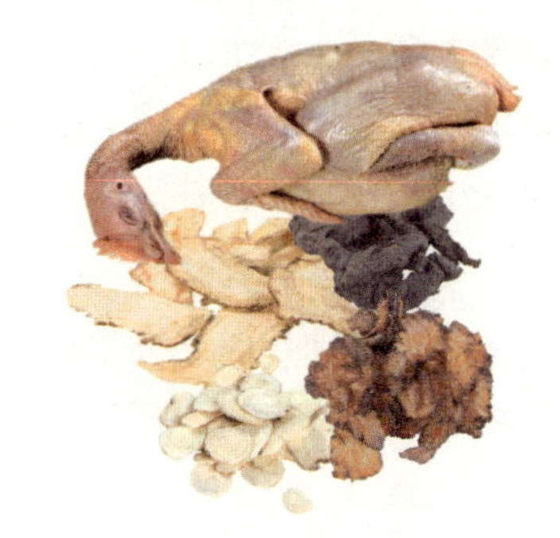
鸡肉、当归、熟地黄、白芍、川芎

本款佳肴可益血补虚，适用于心肝血虚所致的面色无华、头晕眼花、心悸失眠、多梦健忘、视物模糊、两目干涩、手足麻木、屈伸不利、月经推后、经少色淡、经后小腹空痛等。

参蛤蒸鸭，大雪时综合调养

每年的12月7日前后是二十四节气中的大雪。大雪，顾名思义，就是说此时已经到了雪花漫天飞舞的时节，民间有“瑞雪兆丰年”之说，可见大雪节气的到来，预示着来年能否丰收。

关于大雪节气的养生，从《内经》理论的角度来看，此时已到了“进补”的大好时节。这里的进补并不是一般狭义理解上的随便吃些营养价值高的食品，或者用点壮阳的补药，进补其实是养生学的一个分支内容，具体来说是要通过养精神、调饮食、练形体、慎房事、适温寒等综合调养达到强身健体益寿的目的。

但是进补要有讲究，首先要注意适度原则，不可太过，不可不及。如若稍有劳作则怕耗气伤神，稍有寒暑之异便闭门不出，食之唯恐肥甘厚腻而节食少餐，这样不仅无异于补养，甚至会损害健康。所以，即使是补养也要注意动静结合、劳逸结合、补泻结合、形神共养，不可失之偏颇。

在饮食方面，大雪尤其要注意两点：一是多喝水。冬天虽然人体排汗量较少，但人体各器官仍需要水分滋养，以保证正常的新陈代谢。特别是在寒冷干燥之时更应多饮水，一般来说，冬日每天进水量最少应在2000毫升以上。二是多喝粥。营养专家提倡，晨起服热粥，晚餐宜节食，以养胃气。特别是羊肉粥、糯米红枣百合粥、八宝粥、小米牛奶冰糖粥等最适宜。大雪时节最有益于进补的就是参蛤蒸鸭，其制作方法如下。

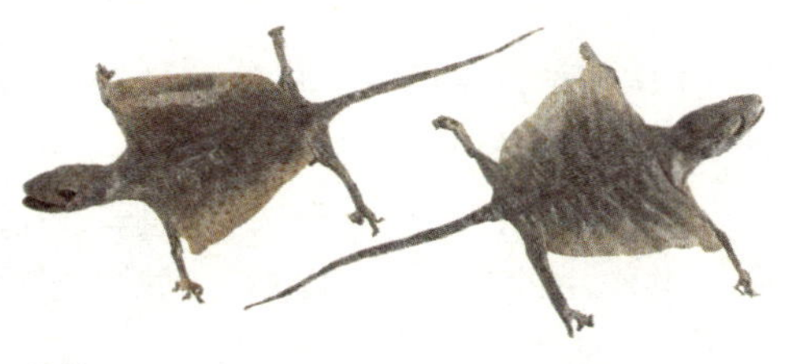
蛤蚧

具体做法：选取白鸭1只（约1～1.5克），人参10克，蛤蚧5克。料酒、细葱、生姜、味精、精盐、清汤各适量。将鸭子宰杀后，除净毛，剁去嘴、脚掌，在鸭的背面近尾部横开一刀，抠净内脏；冲洗干净；入沸水锅中氽一下捞出，装入蒸盆备用。将人参、蛤蚧烘脆研成细末；生姜、细葱洗净，姜切片，葱切节备用。将人参、蛤蚧粉末放入鸭的腹腔内，再加入姜片、葱节、料酒、清汤，上笼用武火蒸至鸭子熟烂，加味精、精盐调好味即成。

本款佳肴可补肺肾、定咳喘。适应于肺肾气虚、肺肾气阴两虚所致的神疲气短、久咳声低、动则喘促、气不接续、常自汗出、腰膝酸软、咳则小便出，以及老年慢性支气管炎、支气管哮喘、肺气肿等而属肺肾气虚者。

红烧龟肉，冬至时节保精生阳

每年的12月22日左右是二十四节气中的冬至，这是一个很重要的节气。冬至这一天的白天是一年中最短的一天，过了冬至后，白天的时间逐渐变长，夜晚逐渐变短，俗话说："吃了冬至饭，一天长一线。"

冬至的到来是阴气盛极而衰、阳气开始萌芽的时候。早在汉代曾把冬至作为公定节日，文武百官皆可放假一天。在我国台湾则有"冬至过大年"的说法，他们把这一天看得跟过年一样重要。冬至之受重视，由此可见一斑。

在养生学上，冬至是一个重要的节气，在《易经》中有"冬至阳生"的说法，冬至过后体内的阳气开始萌芽，这个时候人们应该顺应这一身体机能的变化，做好各方面的身体调养。

首先，要做到静神少虑、畅达乐观、讲究生活情趣，适当进行锻炼，防止过度劳累。精神调养不论在任何节气都是养生的重点，拥有一个好心态对于保持身体健康是很有益处的。

其次，是节欲保精。每个人都应根据自身实际情况节制房事，不可因房事过度，劳倦内伤，损伤肾气。因为肾为先天之本，肾精充足，五脏六腑皆旺，抗病能力强，身体健壮则人能长寿；反之，肾精匮乏，则五脏虚衰，多病早夭。孙思邈在《千金要方》中曾经提出："人年二十者，四日一泄；三十者，八日一泄；四十者，十六日一泄；五十者，二十日一泄；六十者闭精勿泄，若体力犹壮者，一月一泄。"这说明严格而有规律地节制性生活，是健康长寿的必要保证。

最后，是饮食调养。可分别从补气、补血、补阳、补阴四个角度来调配饮食：

补气食品，是指具有益气健脾功效，对气虚证有补益作用的食品，如糯米、党参、黄芪、大枣、山药、胡萝卜、豆浆、鸡肉等。

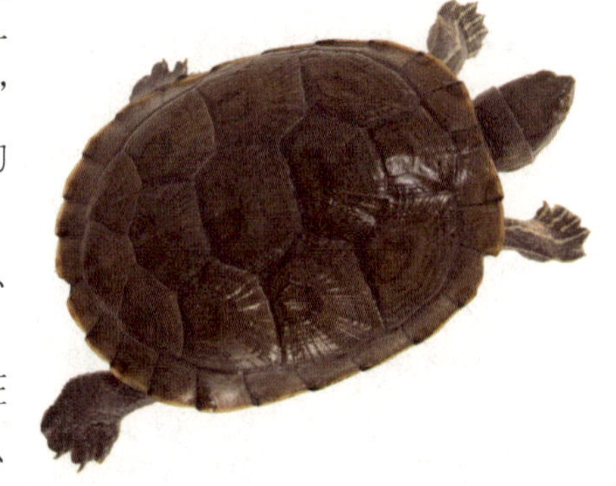
龟

补血食品，是指对血虚证者有补益作用的食品，如动物肝脏、动物血制品、红枣、花生、龙眼肉、荔枝肉、阿胶、桑葚、黑木耳、菠菜、胡萝卜、乌鸡、海参、鱼类等都有一定的补血作用。

补阳食品，是指具有补阳助火，增强性功能的功效，对阳虚证有补益作用的食品，如狗肉、羊肉、虾类、鹿肉等，核桃仁、韭菜、枸杞子、鸽蛋、鳝鱼、淡菜等也有补阳作用。

补阴食品，是指具有滋养阴液，生津润燥的功效，对阴虚证有补益作用的食品，如银耳、木耳、梨、牛奶、鸡蛋、葡萄菜等。冬至时节最补益的佳肴当属红烧龟肉，其制作方法如下。

具体做法：选取龟 1 只（750 ~ 1000 克），菜油、料酒、生姜、细葱、花椒、酱油、冰糖各适量。将龟放入盆中；加热水（约 40℃），使其排尿，宰去头、足，剖开去龟壳、内脏，将龟肉洗干净，切成块；姜、葱洗净切碎，备用。将锅中放入菜油烧热后，下入龟肉块，反复翻炒，再加入姜、葱、花椒、冰糖，烹以酱油、料酒，加适量清水，将锅置炉上，以文火煨烧至烂熟即成。

本款佳肴可滋阴补血，适用于阴血亏虚所致的头晕目眩、午后低烧、骨蒸劳热、形体消瘦、心悸心烦、久咳咯血、便血等。

总之，冬至是进补的好时节，日常饮食应对照上述分类，选择适合自己的，为来年打下一个好的身体基础。

小寒时节多食山药桂圆粥保温暖

对于中国而言，小寒标志着开始进入一年中最寒冷的日子。根据中国的气象资料，小寒是气温最低的节气，只有少数年份的大寒气温低于小寒的。

每年的 1 月 5 日前后是小寒节气。民间有句谚语："小寒大寒，冷成冰团。"小寒表示寒冷的程度，从字面上理解，大寒冷于小寒，但在气象记录中，小寒却比大寒冷，可以说是全年二十四节气中最冷的节气。

小寒时节饮食，要注意防寒保暖，多吃一些温暖的食物，也可多喝些防寒粥。

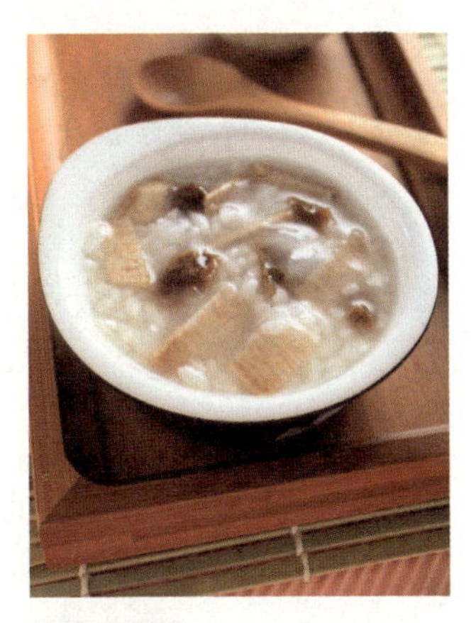

桂圆山药粥

山药桂圆粥

具体做法：取淮山药 50 克，桂圆肉 15 克，荔枝肉 15 ~ 20 克，五味子 3 ~ 5 克，粳米 350 克，白砂糖适量。先将五味子煎水，去渣取药汁与淮山、桂圆肉、荔枝肉、粳米同入砂锅，加水适量，以文火煮粥，待粥将熟时，加入白糖，搅匀稍煮片刻即可。

本品可滋补心肾、安神固涩，适应于心肾阴虚所致的腰膝酸软、潮热盗汗、手足心低热、心悸心烦、失眠多梦、消渴多尿、遗精早泄、头晕耳鸣等。

小寒也是个很适合锻炼身体的季节，俗话说“冬练三九”，小寒正处于三九天，是一年中天气最冷的时候，所以此时正是人们加强锻炼、提高身体素质的大好时节。但此时的锻炼也要讲究方式、方法。

大寒时节吃洋葱炒肉丝，温补防寒

每年的1月20日左右是大寒，是一年中最后一个节气，在气象记录中虽不像大雪到冬至、小寒期间那样酷冷，但仍处于寒冷时期。大寒过后，特别是在农村，人们便开始忙着除旧布新，腌制年肴，准备年货。

关于大寒节气的养生，依然要以温补为主，这是年尾调养身体的重要时刻，以养精蓄锐迎接新的一年。大寒虽然已经不像小寒那样酷寒，但天气还是比较寒冷，所以在衣着上还是要注意保暖，早晚天气较冷时尽量减少在户外的时间。

饮食仍然是温补的重要途径，不妨多吃红色蔬果及辛温食物，如红辣椒、红枣、胡萝卜、樱桃、红色甜椒、红苹果等。蔬果能为人体增加热能，使体温升高，多吃还能抵抗感冒病毒，加速康复，是冬季的首选食物。此外，一些辛温食物如紫苏叶、生姜、青葱、洋葱、花椒、桂皮等，也对风寒感冒具有显著的食疗功效。

一些根茎类食物，如芋头、番薯、山药、马铃薯、南瓜等具有丰富的淀粉及多种维生素、矿物质，也可快速提升人体的抗寒能力。

洋葱炒肉丝

具体做法：选取洋葱150克，瘦猪肉60克，调料适量。猪里脊肉切丝；肉丝用姜粉（姜磨碎）、料酒、盐腌渍10分钟；洋葱切丝；锅里倒油，烧热，下肉丝迅速划开，炒至变色；加入洋葱、盐、酱油、鸡精，炒匀，出锅。

本款佳肴可滋阴养血、扩张血管。适用于辅助治疗动脉硬化、高血压、糖尿病等症。

大寒是一年最后一个节气，却是一年“气”的开始，做好大寒时节的养生尤为重要。由于大寒中经常有春节这样的盛大节日，充满了喜悦与欢乐的气氛，我们应把大寒养生保健的重点放在食补上，但切忌暴饮暴食，起居不规律。同时要以固护脾肾，调养肝血为调理的首要原则。

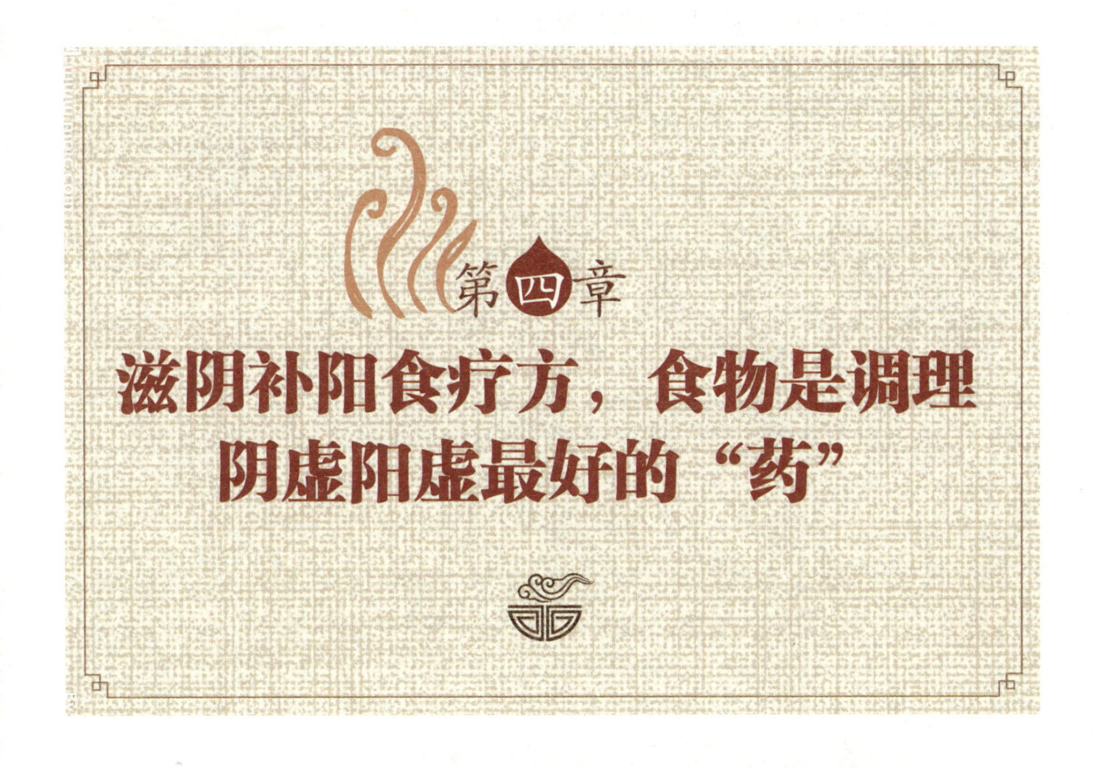

第四章
滋阴补阳食疗方，食物是调理
阴虚阳虚最好的“药”

山药薏米芡实粥，补好气血，阴阳自平

补气血，不妨喝点山药薏米芡实粥。此粥中的三种食材——山药、薏米、芡实都是补气补血的高手，三者合用，必定能将身体中的气血补足，进而达到平衡阴阳之功。

气为阳，有温煦功能；血为阴，有滋养周身的作用。若是气血不足，自然阴阳难平。因此，补足气血非常关键的是气血充足，阴阳自平。如果身体气血亏虚，人的整个身体系统都将会运行紊乱，导致脏腑功能减退，除了会影响人的容颜、孕育外，还会引发一系列病变，如月经不调、阳痿、肿瘤、贫血等。严重的还会导致调节系统趋于瘫痪，进而危及生命。所以，我们一定要重视身体中的气血，让自己有一个健康的身体。

《本草纲目》中记载，薏米的主要功效在于健脾祛湿，健脾可以补肺，祛湿可以化痰。因此，薏米可解决与体内浊水有关的问题。而芡实止腰膝疼痛，令耳聪目明，长期食用可延年益寿。芡实不但止精，还能生精，祛脾胃中的湿痰，生肾中的真水。

山药、薏米、芡实都有健脾益胃的神效。但用时也各有侧重，山药可补五脏，脾、肺、肾兼顾，益气养阴，又兼具涩敛之功。薏米，健脾而清肺，利水而益胃，补中有清，以祛湿浊见长。芡实，健脾补肾，止泻止遗，最具收敛固脱之能。将三药打粉熬粥再加入大枣，对预防和辅助治疗贫血疗效显著。

山药薏米芡实粥

具体方法：山药、薏米、芡实三种材料以 1 ∶ 1 ∶ 1 的比例搭配，打粉熬粥即可。粥里还可以放芝麻、核桃、松子、红枣或肉丸等来调味。对于平日有水肿、尿又少的人，可以用山药薏米粥；平日肾虚、尿频、口干舌燥、喜饮水的人，可选用山药芡实。对于老人，偏重补脾肺的，山药可以 2 份，薏米或芡实 1 份；偏重补肾阴的，芡实可为 2 份，山药 1 份；偏重祛湿热的，还可以单用薏米，里面可加绿豆。最起码的量是山药、薏米、芡实，每个人一次各吃 30 克，比如山药芡实粥，那就是共 60 克打粉熬粥。为了保证效果，一般不主张在粥里加米，尤其是不要加大米。

芡实

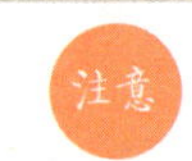

薏米性微凉，脾胃过于虚寒、四肢怕冷较重的人不宜食用，而孕妇要忌用。

莲藕是滋阴不可多得的食物

中医认为，生藕性寒，甘凉入胃，可消瘀凉血、清烦热、止呕渴。适用于烦渴、酒醉、咯血、吐血等症，是除秋燥的佳品。而且妇女产后忌食生冷，唯独不忌藕，就是因为藕有很好的消瘀作用，故民间有“新采嫩藕胜太医”之说。

传说中，南宋孝宗皇帝喜暴饮暴食，以至于胃肠出血，太医久治不愈。后来有人进献民间土方，以新鲜藕节捣汁用热酒送服，竟然有奇效，皇帝的病不日就痊愈了。藕自身为寒凉之物，加热后可以去掉其寒凉之性，能起到调养脾胃的功效。这也是孝宗皇帝服用藕汁的时候要用热酒送服的原因。

入秋后，天气干燥，人们多吃一些莲藕，可以降火、润燥，这是因为莲藕自身具有滋阴补血的食用功效。

下面介绍几种用莲藕制作的滋阴健脾的食疗方：

1. 鲜藕茶

具体做法：将鲜藕去皮，洗净，切成薄片，加水 650 毫升，慢煮 10 分钟后，加入白糖调匀。代茶饮，每日 1 次。

2. 藕丝羹

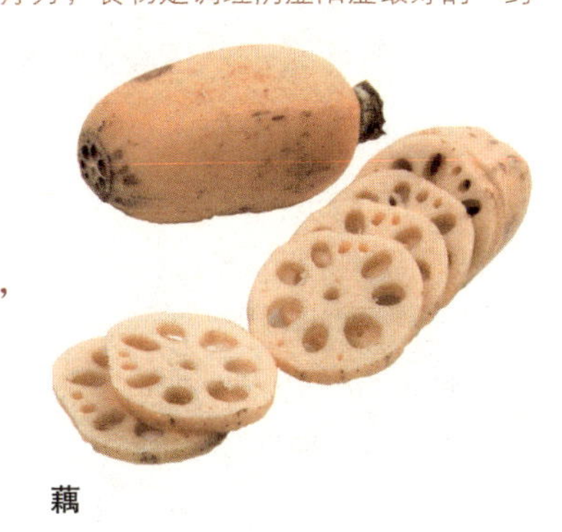
藕

具体做法：将嫩藕洗净削皮，切成丝，放入沸水内烫一下，捞出；蜜枣、云片糕、青梅均切成与藕一样的丝；用鸡蛋清加少量水搅匀，放入蒸笼中，猛火蒸片刻，用刀划成一块块的蛋羹，然后将各种丝放在蛋羹上，两头为藕，中间为糕、枣、梅丝。再在锅内放水半斤，倒入白糖，猛火烧开后加入湿淀粉，勾兑成白色甜汁，浇到蛋羹、藕丝之上即成。

3. 莲藕蟹肉粥

具体做法：先将米淘洗后用水泡 2 个小时，莲藕去皮，切成长的丝，泡在水中；鸡蛋分成蛋白、蛋黄放置备用；再把蟹洗净，去壳鳃、脚，取出蟹黄，与蛋黄拌匀，蟹身切成放射状的 8 等份。壳和足用力敲断。然后在锅中放 30 克油，加热，放入蟹壳、蟹脚、葱、姜翻炒，炒出香味后加水，加盖，用中火煮 45 分钟左右，然后把煮汤倒入另一锅内，并放入沥干的米、莲藕及浸汁，加盖煮沸，再改用小火煮 3 个小时。即将熟时，放入蟹块，用少量盐调味。多半锅粥与蛋白混合。盛入碗中，剩余的粥与蛋黄混合，盛入加蛋白的碗里，最后将蟹块置于粥面上，按个人喜好加入葱、姜、生菜等，即可食用。

红豆黑米粥，男女老少通补阴阳的靓粥

红豆和黑米两者合用可养心益肾，使心肾中的水火能够相交，平衡身体中的阴阳。心肾相交，心火得到肾水的滋养，肾水得到心火的温煦，两者势均力敌，则有助于身体中的阴阳平衡。

滋阴和补阳是同等重要的，在日常生活中，只有两者并重，保持身体中的阴阳平衡，使一身阳气充足，津液、血等阴液物质也不亏虚，各脏腑器官得到充分濡养，经络发挥统帅气血的功能，才能安享健康。如果体内阴阳不足，身体和心里多会受到破坏。

红豆黑米粥

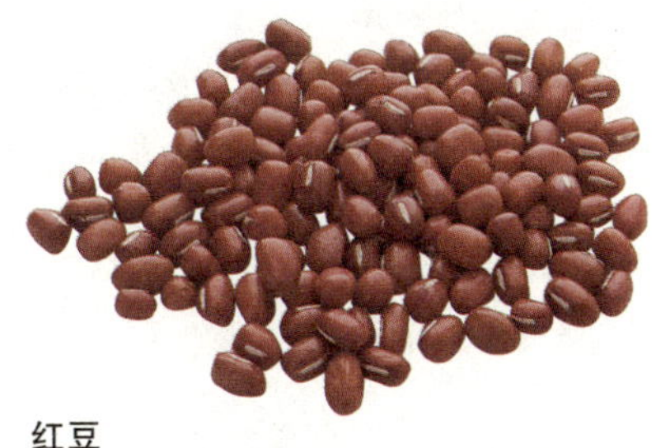
红豆

具体方法：在煮粥之前，先将红豆、黑米分别浸泡一夜。煮粥时，先把水（水最好用泡米水，以免营养流失）烧开，再放入黑米、红豆，水沸腾后转小火，熬制的时间要长一点，至粥熟烂黏稠即可。熬制 30 ~ 40 分钟，打开锅盖，改中火，用勺子不停地搅

拌。食用的时候可以适当加些红糖调味。

红豆黑米粥有补气补血之功，下面我们就来了解一下各食材的功效。

红豆，李时珍称之为“心之谷”，可健脾益胃、通气除烦、益气补血，还有很好的利尿作用。

黑米有滋阴补肾、健脾开胃、补中益气、活血化瘀等功效，长期食用可延年益寿。因此，人们称之为“药米”“长寿米”。因为黑米既可以补气，又可以活血，有气血兼补之功，男女老少皆可食用。

红豆和黑米两者合用可养心益肾，使心肾中的水火能够相交，平衡身体中的阴阳。心肾神相交，心火得到肾水的滋养，肾水得到心火的温煦，两者势均力敌，则有助于身体中的阴阳平衡。阴平阳秘，则健康无忧，一道看似不起眼的粥，其滋补之功是不能小视的。

百合，秋季滋阴去火最不可少的佳品

由于在夏季出汗过多，体液损耗较大，人在秋季就容易出现燥证，即我们常说的“秋燥”，所以我们需要滋阴润燥。在这方面，选用百合再合适不过了。

一到秋季，空气就变得异常干燥，于是人体产生一系列因干燥而引起的不适症状，如咳嗽、便秘、鼻子发痒不适、咽部干灼疼痛、皮肤干涩等，中医认为这些是“秋燥”的表现。

下面为大家介绍一款滋阴去火的甜品——蜜蒸百合。

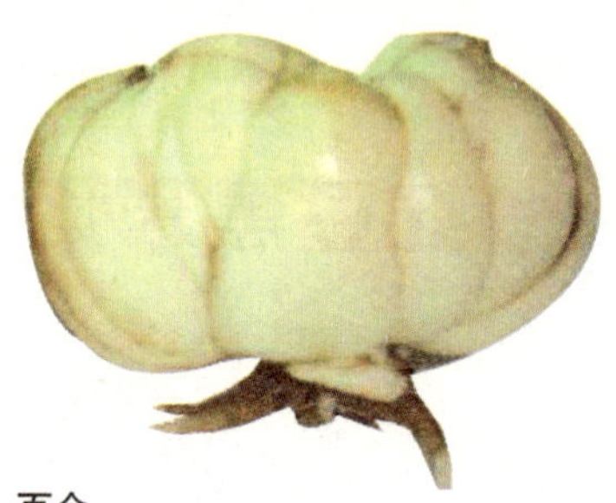
百合

具体做法：取百合 200 克，蜂蜜适量。用新百合加蜜蒸软，时时含一片吞津。

《本草纲目》里说百合入肺经，补肺阴，清肺热，润肺燥而止，对“肺脏热，烦闷咳嗽”有效。所以，要防止秋燥，用百合最适宜。

除此，用百合滋阴润燥的食用方法还有很多，这里再给大家推荐几款，以供品尝试用。

1. 百合雪梨羹

具体做法：准备百合 1.5 克，荸荠 30 克，雪梨 1 只，冰糖适量。将百合干品用温水泡开，切成米粒状小片；荸荠去皮，捣烂；雪梨去核，切碎。三者加水，煲至羹即成。

本款佳肴具有清润心肺，止咳安神。适用于预防和辅助治疗神经衰弱。

2. 百合山楂羹

具体做法：准备鲜百合 500 克，山楂糕 50 克，白糖适量。将百合掰成小块，山楂糕切丁，二者一起加水适量，煲至成羹，加白糖即成。

本款佳肴具有清凉解暑，安神养心。适用于预防和辅助治疗肺痨久咳、高血压等症。

3. 百合黄芪银耳羹

具体做法：准备百合50克，黄芪20克，银耳10克，冰糖50克，淀粉少许。准备百合浸泡；黄芪浸泡后煎汁；银耳泡发后去蒂。三者加冰糖加水煮熟，勾淀粉作芡即成。

本款佳肴具有平喘止咳，补中益气。

韭菜两个妙用，一个是补阳，一个是滋阴

春天食用韭菜有两个妙用，一个是补阳，另一个是助性。《本草纲目》记载，韭菜性温，味甘、辛，具有补肾壮阳、温中开胃、散瘀活血的功效。

韭菜又名起阳菜、壮阳菜，是我国传统蔬菜，它颜色碧绿、味道浓郁，自古就享有“春菜第一美食”的美称。这是因为，春天气候渐暖，人体内的阳气开始生发，需要保护阳气，而韭菜性温，可祛阴散寒，是养阳的佳蔬良药，所以春天一定要多吃韭菜。

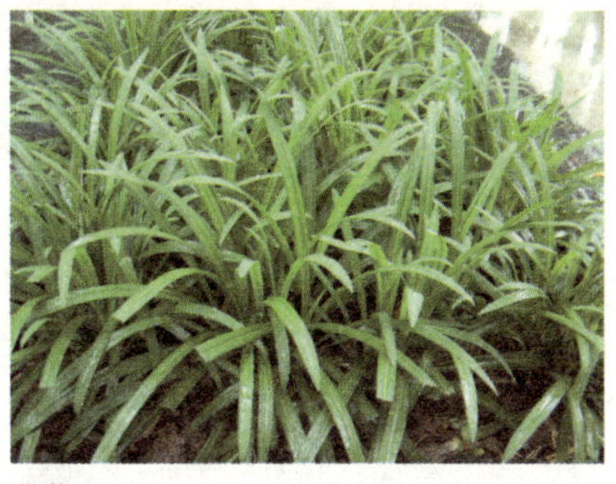

韭菜

春天食用韭菜有两个妙用，一个是补阳，另一个是助性。韭菜性温，味甘、辛，具有补肾壮阳、温中开胃、散瘀活血之功效。《食用本草》中说“韭菜性温，味辛、微甘；补肾益胃、散瘀行滞、止汗固涩”。

羊肉韭菜

具体做法：取羊肾1对，羊肉100克，韭菜150克，枸杞30克，粳米100克。将羊肾对半切开，切成丁；羊肉、韭菜洗净切碎。先将羊肾、羊肉、枸杞、粳米放锅内，加水适量，文火煮粥，待快煮熟时放入韭菜，再煮一会，可经常食用。

此粥中的羊肾和羊肉，不仅含有蛋白质、脂肪、各种矿物质和维生素等营养成分，而且还含有一定数量的性激素。中医也认为，羊肾能温补肾气，益髓填精，为肾虚劳损的常用动物脏器。羊肉历来被用作补阳佳品，且能温中祛寒，温补气血，开胃健脾，益肾气，补形衰。韭菜，有补肾益阳、健胃提神、调和脏腑等功效，现代药理研究认为，它含有蛋白质、脂肪、碳水化合物、钙、磷、铁、胡萝卜素、硫胺素、核黄素、烟酸、维生素C等营养成分，为壮阳食品。枸杞子为补气生精，壮阳益肾之佳品。粳米平和脏腑，补益气血，煮之为粥，容易吸收，故对肾虚引起的阳痿颇有效验。

羊肉，是男人最好的补阳食物

羊肉能助元阳、补精血、益劳损，是一种优良的温补强壮剂。适当食用羊肉不但能补阳气，温暖身体，还能增强身体的抗病能力。

冬天的时候，天气寒冷，因此也到了阳虚患者最难熬的日子。即使是穿得再厚，手脚还是冰凉，身体还是不停地打寒战，特别是一些形体消瘦的男人更是不耐严寒。一些中老年男人同样也容易为寒邪所害，这是因为人老之后，身体中的阳气已经处于一种比较虚衰的状态，阳气不足，身体的抵抗力下降，因此到了冬天的时候他们也易感觉到浑身发冷。

寒冷的冬季，人们的运动量相对也会减少，滋补阳气这个时候最适合的方法就是饮食调养，而羊肉则是最适宜于冬季食用。因为羊肉性温，味甘，入脾、肾经。其味甘而不腻，性温而不燥，具有补肾壮阳、暖中祛寒、温补气血、开胃健脾的功效。它既能抵御风寒，又可滋补身体，适宜肾虚腰疼、阳痿精衰、形瘦怕冷等症。

下面为大家介绍一款冬季补阳的有效食疗方——羊肉鲜虾豆腐汤。

具体做法：取羊肉150克，鲜虾100克，豆腐2块。将羊肉洗净、切片；鲜虾洗净；豆腐略洗，备用。将羊肉、鲜虾放入砂煲内，加清水适量，武火煮沸后，改用文火煲1小时，加入豆腐及姜丝适量，再煲半小时，调味供用。

羊肉肉质细嫩，容易消化吸收，并且高蛋白低脂肪，所以多吃羊肉有助于提高身体免疫力，俗语“要想长寿，常吃羊肉”的说法是有一定科学依据的。中医认为羊肉性温热，有补气滋阴、暖中补虚、开胃健力之功，在《本草纲目》中被称为补元阳益气血的温热补品。

虾肉的味甘、咸，性温，含高蛋白，助阳功效甚佳，肾虚者可常食，是补肾壮阳之妙品。

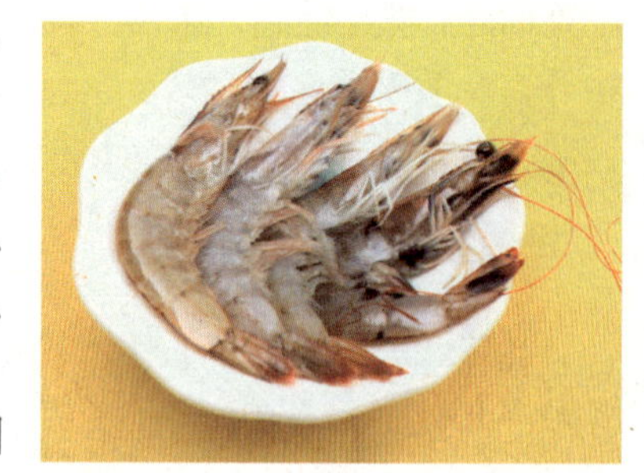

鲜虾

豆腐性味甘、微寒，能补脾益胃，清热润燥，利小便，解热毒，是补虚强身的美食。豆腐营养丰富，含有铁、钙、磷、镁等人体必需的多种微量元素，还含有糖类、植物油和丰富的优质蛋白，素有“植物肉”之美称。

将以上三种食物搭配起来具有补肾益阳、益精固摄的功效。适合肾阳虚衰、性欲减退、阳痿、早泄、滑精、遗尿、腰脚无力等人滋补。

需要注意的一点就是羊肉偏燥，经常吃的话很容易“上火”，所以如何进行食物搭配就显得非常重要了。如果选对了和羊肉相配的食材，二者相得益彰，可以发挥各自优势，若是配错了“鸳鸯”，不但羊肉的补益功效得不到发挥，还可能会对身体产生不利影响。

那么到底哪些搭配是可行的，哪些搭配是禁忌呢？我们先来举一些例子，比如说吃羊肉时最好不要喝茶，否则很容易出现腹泻；南瓜则与羊肉都是温热食物，一起食用，极易上火；羊肉大热，醋性甘温，两物同煮，易生火动血，因此羊肉汤中不宜加醋。吃羊肉时最好搭配如冬瓜、菠菜、白萝卜、莲藕等凉性和平性的蔬菜，可起到清凉、解毒、去火的作用。而最值得推崇的搭配就是羊肉与豆腐了，豆腐不仅能补充多种微量元素，其中的石膏还能起到清热泻火、除烦、止渴的作用，正好可以抑制羊肉的燥，这样，既可促进血液循环益气补虚，又可以免受“上火”之苦。

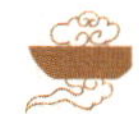

甲鱼，滋阴补阳之上上品

《本草纲目》中记载甲鱼“性平，味寒，滋补肝肾、益气补虚”。中医认为，甲鱼可滋阴补肾、清热凉血、益气健胃，对骨蒸劳热、子宫下垂、痢疾、脱肛等有很好的防治作用，它还有防癌的功效。

甲鱼又称鳖，俗称水鱼、团鱼、脚鱼、圆鱼，《养鱼经》中称“神守”。其味鲜，性平无毒，营养丰富，是滋补良品，现在越来越多的人食用它以滋补身体。

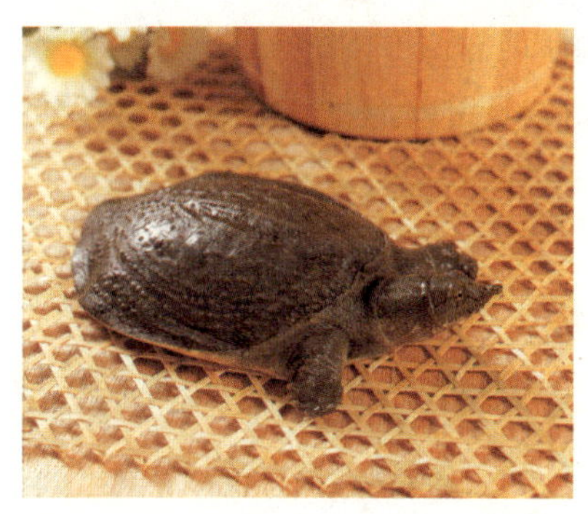

甲鱼

自古以来，甲鱼就是备受人们喜爱的滋补食品，战国时代的伟大爱国诗人屈原在《招魂》中写下了这样的诗句：“胹鳖炮羔，有拓浆些；酸鹄臇凫，煎鸿鸧些，露鸡臛蠵，历而不爽些。”大意是文炖甲鱼，烧烤羔羊，调味有甘蔗的甜浆；醋烹天鹅，红烧野鸭，鸿雁灰鹤煎得酥黄，蒸凤鸡，焖肥龟，香味浓烈而又吃不伤。

中医认为，甲鱼可滋阴补肾、清热凉血、益气健胃，对骨蒸劳热、子宫下垂、痢疾、脱肛等有很好的防治作用，还有防癌的功效。甲鱼的壳、血都有很大的药用价值，甲鱼背壳可散结消痞、滋阴壮阳，对骨蒸劳热、闭经等功效明显；其血可作为滋阴退热的良方。

甲鱼汤

具体做法：准备甲鱼1只，枸杞子60克。将甲鱼去内脏及头，洗净，放在砂锅里，加入枸杞子，添加足量清水，用小火慢慢煨熟，调味即可。食肉喝汤，每日吃2餐，连吃2日。每周1次。

甲鱼之所以有助于治疗早泄是因为它可“补劳伤，壮阳气，大补阴之不足”。甲鱼虽然是大补之物，但是在吃法上一定要注意与之搭配食物。

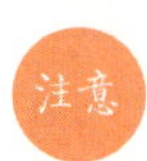

注意

凡脾胃虚弱、消化功能低下及便溏腹泻之人忌食甲鱼肉；孕妇及产后便秘的人也不宜食用。另外，食用甲鱼时不能同时吃苋菜、薄荷以及鸡蛋、鸭蛋、兔肉等。幼甲鱼有毒，不可食，严重者可致人死亡。

冰糖银耳羹，自古养阴圣品

银耳可以润肤祛斑，其养颜的效果堪比燕窝，其实它就是“平民的燕窝”。据说汉代的吕后就靠喝银耳羹养颜，在那个时代，银耳与燕窝的身价是一样的。古人把银耳视为名贵的滋补品，甚至有一两银耳等于一两白银之说。在以前，只有王公贵族、富贵人家才能享用。现代有了人工栽培法，银耳才变成了家常食物，这也是我们现代人的福气。

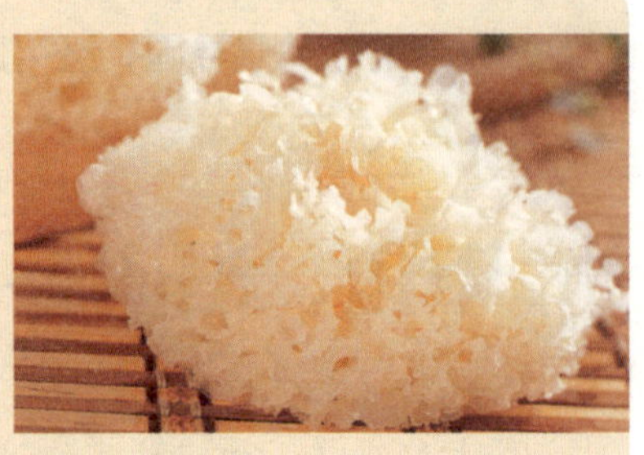

银耳

一入秋，天气就开始变得干燥。燥盛则干，耗伤人体津液，伤津就是伤阴。那怎么防秋燥呢？关键是润肺。因为肺很娇气，最怕燥。燥邪伤人，肺首当其冲，而肺又主皮毛，肺与大肠相表里，所以症状首先在呼吸系统、大肠与皮肤表现出来，例如口鼻咽喉发干、咳嗽、便秘或是皮肤长干纹。

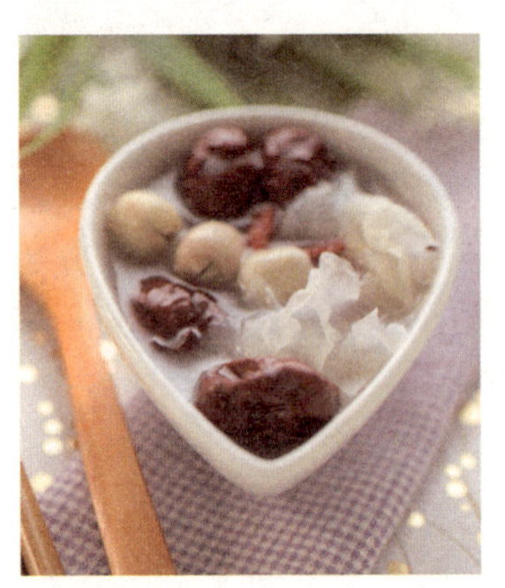

冰糖银耳羹

银耳属于甘味的食物，滋阴润燥，能入肺、胃、脾、大肠和肾经，是补肺阴虚的一味好药，调理肺热咳嗽，比如干咳、久咳、痰中带血，这些都是肺热咳嗽的症状。对由于血热造成的各种出血症有食补作用；还对于有胃火、口臭及胃病发作起来有烧心感觉的人可以经常喝点银耳羹来养胃。

冰糖银耳羹

具体做法：将银耳用冷水泡 15 分钟，待发后，去粗蒂，切小块备用。锅中要多放些水，因为要熬很久。先下莲子大火烧 10 分钟，如果莲子用的是干的话，最好提前泡半天，因为莲子很难泡开，如果不先把它泡软了再煮的话是不能煮面的，那就不好吃了。将红枣洗净后，连同处理过的银耳加入锅中，大火煮 5 分钟。然后转小火煮约 1 个小时，不时搅拌一下，否则银耳有可能会粘锅，最后加入冰糖调味即可。

银耳性平和，润而不寒，甘而不腻，补而不滞，不管男女老幼，都可以常常吃。尤其是阴虚体质的人，也就是平时常感到手心脚心发热，晚上睡觉出汗的人，更是适合长期服用。

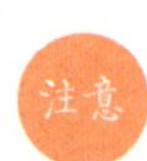

注意

如果喝银耳羹，不要同时吃人参或黄芪等补阳药，以免互相影响疗效。另外，煮好的银耳羹，一定要当天喝完，不能过夜。隔夜的银耳会产生大量亚硝酸盐，对人体有害。

童参乌梅甘草汤，滋阴养血

童参乌梅甘草汤，将甘草同太子参、乌梅同煮汤，可益气养阴，生津止渴。适用于气阴不足之口渴欲饮、自汗、体弱易倦，易感冒等。

爱美，是每个女人的天性。一个人的容貌，除了先天因素，后天的精心调理和保养也是非常重要的。由于女性承担着孕育生命的使命，所以容颜容易衰老。若及时进行滋阴，药食双补，使气血调和、阴阳平衡，面部自然红润光泽，如花般美丽。

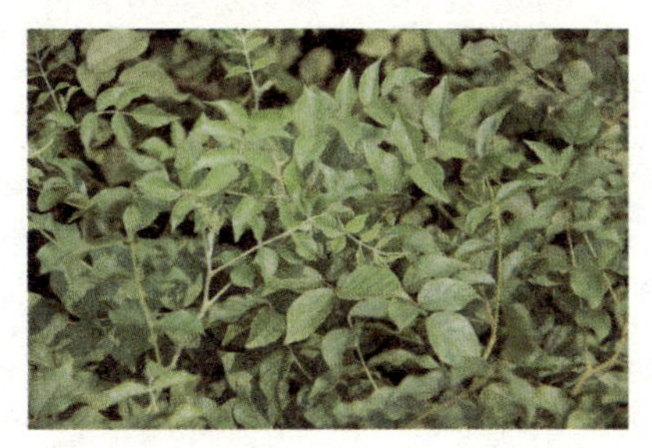

甘草

现代很多女人的面部问题都与阴气不足有关，例如女人长痘痘就不是阳气太盛而是阴气不足，阴不足以含阳，表现出来的就是火气。朱丹溪著名的“相火论”有“火与元气不两立，一胜则一负”之说，也就是说，如果火气占了上风，那么人的元气就会受损，从而表现出精神不佳、皮肤暗淡等症状，所以要滋阴，就要去除火气。

童参乌梅甘草汤

具体做法：准备太子参 15 克，乌梅 10 克，甘草 3 克，冰糖适量。将太子参、乌梅、甘草放入锅内，加清水浸泡半小时。先用武火煮沸，再以文火煎熬 60 分钟左右，去渣留汁。然后加入适量冰糖，边煮边搅，至其融化为止。

甘草，中草药之王，《本草纲目》将其列为百药之首。中医药的汤剂、冲剂、散济、丸剂等，十之八九有一味甘草，甘草能化解七十二毒，华夏中医界自古就有“十方九（甘）草”之说。

甘草性味甘、平。补脾益气，清热解毒，祛痰止咳，缓急止痛，调和药性。用于脾胃虚弱，倦怠乏力，心悸气短，咳嗽痰多，四肢挛急疼痛，痈肿疮毒，缓解药物毒性、烈性。

本款汤适合脾胃虚弱、进食少、大便稀薄、胃十二指肠溃疡者；心悸，神经衰弱者；女性脏躁，喜悲伤，欲哭者；血小板减少性紫癜者宜用。腹部胀满者忌用；忌与海藻、月遂、芫花、羊柄菜同时食用。

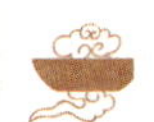

滋阴利湿靓容颜——薯蓣饮

薯蓣是山药的学名。山药之性，能滋阴又能利湿，能滑润又能收涩，能补肺、补肾兼补脾胃，且其含蛋白质多，在滋补药中诚为无上之品。

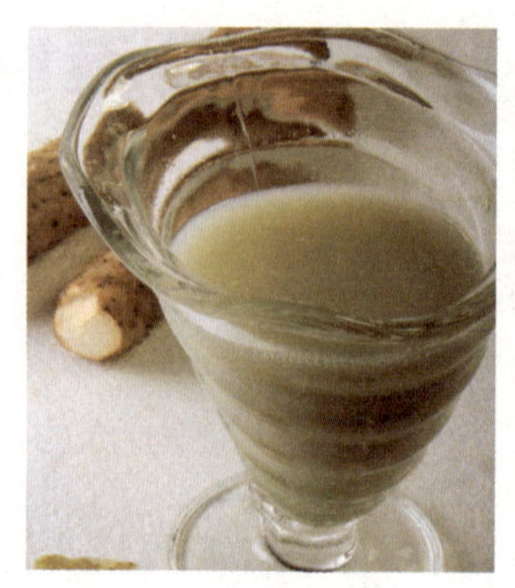
薯蓣饮

山药又称薯蓣、薯药、长薯，为薯蓣科多年生缠绕草本植物的块茎。山药是一种具有高营养价值的健康食品，外国人称其为“中国人参”。山药口味甘甜，性质滋润平和，归脾、肺、肾经。中医认为它能补益脾胃、生津益肺、补肾固精。对于平素脾胃虚弱、肺脾不足或脾肾两虚的体质，以及病后脾虚泄泻、虚劳咳嗽、遗精、带下、小便频数等非常适宜。

《本草纲目》对山药的记载是；“益肾气，健脾胃，止泻痢，化痰涎，润皮毛。”因为山药的作用温和，不寒不热，所以对于补养脾胃非常有好处，适合胃功能不强，脾虚食少、消化不良、腹泻的人食用。山药还可滋阴潜阳，美容皮肤。

下面为大家介绍一款滋阴利湿美容汤——薯蓣饮。

具体做法：将生山药洗净切片，加水煮汁。把煮烂的山药片倒掉，滤出煮好的山药汁，放温之后，作为水果汁饮用。还可以加点草莓、红枣等来改善口味。

为什么山药有如此大的功效呢？《黄帝内经》中说“夫精者，身之本也”，精以津液的形态藏于脏腑之中，也可简称为“津精”。如果人体的津精虚亏，那么，就会形成燥病，元精大耗、失去润泽。而山药具有滋润、补益的特性，而且还不会因为滋补津精而产生湿腻之病（实际上，大多数滋补药品都会产生湿腻弊端）。这样疗效卓著而且药性平和，可以长期服用的药膳，真是百里挑一，值得每个人珍惜。

 醋泡生姜，提升阳气的最好方法

男性阳气不足，其实都是属于肝阳不足，这时如果直接补肝阳，就会上火，根本补不进去。而姜是升阳的，醋又是收敛的，吃一点醋泡姜片，就可以把药劲一下补在肝上，既升阳气，又疏解肝气。

生姜味辛、性微温，入脾、胃、肺经，具有发汗解表，温中止呕，温肺止咳，解毒的功效。李时珍在《本草纲目》中也推崇姜的妙用：“姜，辛而不劳，可蔬，可果，可药。”生姜熬的汤还有一个别名叫“还魂汤”，是人在生死危急关头最重要的扶阳汤，可见其扶阳的药性非同小可。

医生推荐提升阳气的食疗方——醋泡生姜。

具体做法：选取适量生姜，将生姜洗净切片，放玻璃瓶里倒入醋，泡三天就可以吃了。每日早上吃早饭时，当作小菜食用一块儿。

此外，男性朋友食用醋泡生姜还不会把阳气过多地耗散在脾胃上。因为吃完姜后身体会微微出汗，多余的阳气会随着汗发出来，不会使身体产生上火症状。

花椒，补阳的一味好药

李时珍对花椒推崇备至，认为：“椒，纯阳之物，乃手足太阳，右肾命门气门之药……故能入肺散寒，治咳嗽；入脾除湿，治风寒湿痹，水肿泻痢；入右肾补火，治阳衰溲数，足弱久痢之证。”

花椒是我们日常生活中常见的一种调料，做菜煲汤更是不能少了它。正因为它的不可或缺性，所以，它位列调料“十三香”之首，而且它还是中国特有的一种香料。花椒除了可以调味之外，还具有药用价值。

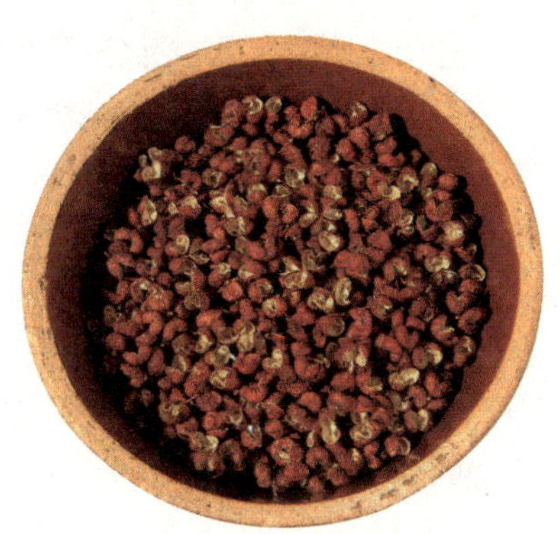

花椒

花椒的药用价值在春季更能得以体现，因为春节是阳气升发的季节，阳虚体质者春季的时候适度食用花椒，则有助于体内阳气的升发。再者，春季是流行病的多发季节，各种细菌、病毒开始繁衍，对人们的健康造成了很大的危害，而合理食用花椒，则可杀菌、杀虫、止痒，并且提高人体免疫力。

1. 花椒肉

具体方法：准备猪肉 400 克，干辣椒 200 克，花椒 10 克，白糖 20 克，绍酒 20 克，汤 100 克，酱油 30 克，菜油 300 克，葱、姜各 20 克，盐 2 克。把瘦猪肉洗净，切成 2 厘米的方丁，用盐、绍酒、葱段、姜、酱油与肉丁拌匀，腌渍 15 分钟。干辣椒去蒂去籽切成节。炒锅内放菜油烧至八成热，将肉丁放入炸约 4 分钟捞起。锅内留菜油少许，放入干辣椒、花椒、葱、姜爆香，把肉丁倒入，加少许白糖，煸炒添汤烧开入味，收干汁即可。

2. 花椒粥

具体做法：取花椒 5 克，粳米 50 克。先将花椒水煎后取浓汁，等到粳米熬煮至粥状时加入花椒汁煮 5 分钟就可以了。花椒粥可以温养脾胃、消食散寒、止泻去冷痛。

像我们在烹调绿豆芽、白萝卜、冬瓜、苦瓜、莴苣、竹笋、海带、螃蟹、菠菜等凉性或寒性蔬菜或肉类食物时，也可以放些花椒，既能调味，又能温阳祛寒，有事半功倍的效果。

花椒具有升阳的作用，是很好的扶阳调味品，日常生活中不妨多食用一些。花椒还可以调理妇科问题，不仅可以内用，还可以外用。用花椒煮水熏洗，不仅能祛湿寒，还有杀菌止痒的作用。可以把煮好的花椒水放在盆里，先利用水蒸气熏蒸一下，然后再泡洗。

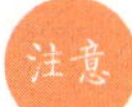

注意　哺乳期的妇女不能吃花椒，花椒有回奶的作用。孕妇也最好少吃花椒。

阳虚者，春天多吃荠菜

荠菜是春季市场上多见的蔬菜，它性温，味辛，归肺、肝、肾、胃经，具有温中散寒、通络止痛、利气豁痰、宣肺开膈、止咳化燥的药用价值。同时芥菜也是一种具有温通、补虚寒、行气、提神醒脑、解除疲劳等作用的养生食物。

为什么说春天要多吃荠菜呢？这与民谚“春捂秋冻”有关系。冬天结束，春季到来，天气转暖，但是春寒料峭，“春捂”就是要人们不要急于脱下厚重的冬衣，以免受风着凉。按照中医的观点，春季阳气生发，阳气是人的生命之本，“捂”就是要阳气不外露。春天多吃荠菜也是一样的道理，荠菜性平温补，能养阳气，又是在春季生长，春天吃荠菜也符合中医顺时养生的基本原则。

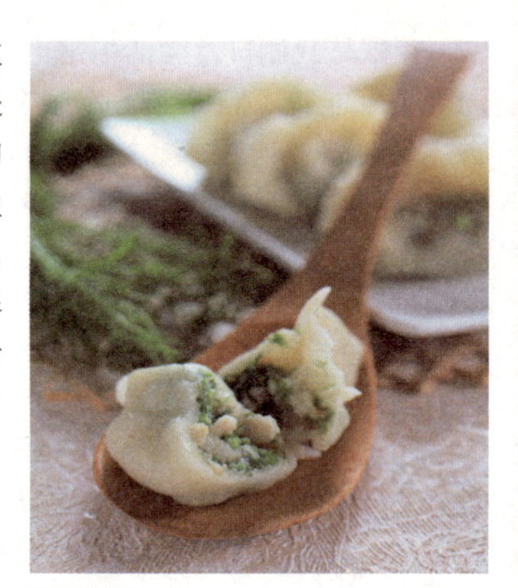

荠菜饺子

1. 荠菜粥

具体做法：取粳米150克，鲜荠菜250克（或干荠菜90克）。将粳米淘洗净，荠菜洗净切碎。锅内加水烧沸后同入锅煮成粥。

2. 荠菜饺子

具体做法：取面团适量、荠菜500克，猪肉馅400克，绍酒1大匙，葱末、姜末、盐、香油各适量。将荠菜择除老叶及根，洗净后放入加有少许盐的开水内氽烫，捞出后马上用冷水浸泡。猪肉馅剁细，拌入所有调味料后，放入加了油的热锅中煸炒至八分熟。沥干水分的荠菜切碎，放入晾凉的肉馅中拌匀，加入香油。饺子皮做好后包入适量的馅料并捏好形状。水开后下饺子，煮至浮起时，反复点水两次即可捞出食用。

这两款佳肴均可温补肾阳，改善肾阳不足，提升性功能。

荠菜的药用价值很高，《本草纲目》记载其“性平，味甘、淡；健脾利水、止血、解毒、降压、明目”。荠菜全株入药，具有明目、清凉、解热、利尿、治痢等药效。其花与子可以止血，对预防血尿、肾炎、头昏目痛等症有一定功效。

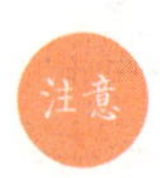

荠菜性平，一般人都可食用，比较适合冠心病、肥胖症、糖尿病、肠癌等患者食用。但荠菜有宽畅通便的作用，便溏泄泻者慎食。另因荠菜有止血作用，不宜与抗凝血药物一起食用，而且荠菜中含有草酸，所以吃的时候用热水焯一下对身体比较有益。

鲫鱼汤，温补身体护阳气

鲫鱼含有丰富的蛋白质，不仅质优，而且丰富，易于消化吸收，是肝肾疾病、心脑血管疾病患者的良好蛋白质来源，常食可增强抗病能力。同时还具有益气温阳、补虚祛寒的功效，阳虚羸弱者，可适当食用鲫鱼养阳保健。

鲫鱼又名鲋鱼，另称喜头，为鲤科动物，产于全国各地。《吕氏春秋》载："鱼火之美者，有洞庭之鲋。"可知鲫鱼自古为人崇尚。鲫鱼肉嫩味鲜，尤其适于做汤，具有较强的滋补作用。之所以冬季是吃鲫鱼的最佳季节，自然是看好其温补之功。明代著名的医学家李时珍赞美冬鲫曰："冬月肉厚子多，其味尤美。"民谚也有"冬鲫夏鲤"之说。

"鲫鱼性温，味甘；健脾利湿、和中开胃、活血通络、温中下气。"对脾胃虚弱、水肿、体虚形弱者，都很有益。

阳虚体质的人日常生活中可多吃鲫鱼。吃鲫鱼时，清蒸或煮汤营养效果最佳，若经煎炸则上述的功效会大打折扣。冬令时节食之最佳，清炖鲫鱼汤和鲫鱼砂蔻汤是提升阳气最好的佳肴。

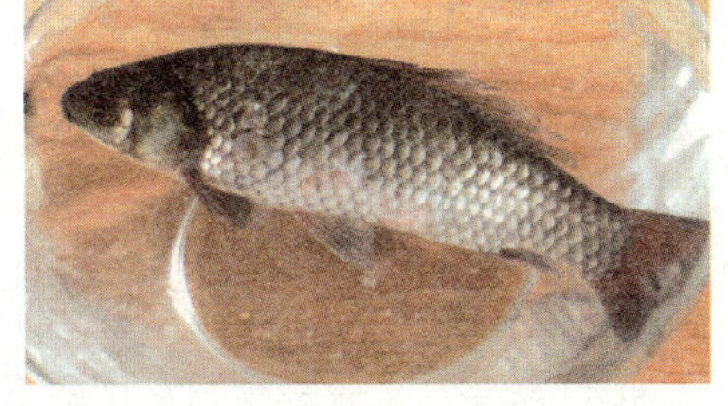

鲫鱼

1. 清炖鲫鱼汤

具体做法：取新鲜大鲫鱼一尾，生姜、香葱、花椒、蒜片各适量。将鲫鱼刮鳞、剖肚、去鳃，放入适量沸水中；加诸料慢慢地炖十几分钟，待汤汁白亮浓稠之后，加入适量精盐、陈醋；再稍炖片刻熄火，撒入香菜、味精，滴上少许香油便可食用。

2. 鲫鱼砂蔻汤

具体做法：取大鲫鱼 1 尾（约 200 克），紫豆蔻 6 克，砂仁、陈皮各 3 克，生姜 3 克，胡椒 1 克。将鲫鱼去鳞、鳃及内脏，洗净。将砂仁、紫豆蔻填入鱼腹中，下锅，加水适量，煮沸后改为小火。起锅前加入胡椒、陈皮、生姜煮 1 ~ 2 分钟即可。

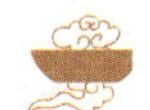

小茴香猪腰，温暖肾阳的不二之选

《中国药典》载有茴香制剂是常用的健胃、散寒、行气、止痛药，可以温肝肾、暖胃气、散郁结、散寒止痛、理气和胃，用于寒疝腹痛、睾丸偏坠、妇女痛经、小腹冷痛、脘腹胀痛、食少吐泻等症。

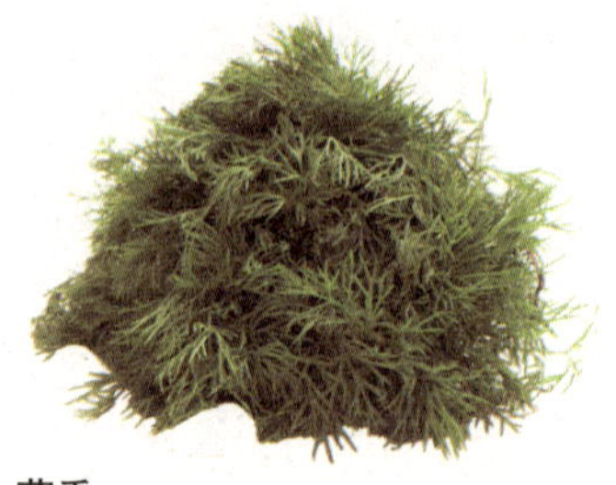
茴香

提起茴香，就想起茴香馅的饺子或馅饼，几乎家家户户都能够品尝到它味道的香醇。茴香为伞形科草本植物小茴香的果实，也称谷茴香、香子，我国各地普遍栽培。茴香和其他植物一样，老了也会结子，称为“小茴香”。

小茴香主要入肾经，直接温补肾的阳气。阳虚的人，也就是体质虚寒，平时比较怕冷的人，最适合多吃小茴香，可以补肾助阳。小茴香不仅能调虚寒，同时也能调实寒。外感寒邪的时候，吃小茴香可以发散风寒。可以说小茴香对于所有的寒证都有保健调理作用，凡是身体局部或是整体有寒冷症状的人，比如手脚发凉、胃寒爱吃热食或是小腹冷痛等，吃小茴香对身体都有好处。

小茴香猪腰

具体做法：取猪肾1个，小茴香6～9克，卤汁适量。将小茴香放热锅内略炒片刻，脆后压成粉末。将猪肾剖开，撕去猪肾的筋膜，塞入茴香末，用线绳缠紧开口处。将锅置火上，倒入卤汁并加适量水，放入猪肾，沸后30分钟即可起锅取出，去线绳，剖成两瓣，切片装盘。佐餐食用，食肾，喝汤。”

这款佳肴可温肾壮腰，适用于肾阳虚证，表现为腰酸膝软、畏寒肢冷、头目眩晕、精神萎靡，或男子阳痿、妇女宫寒不孕，或大便久泄不止、五更泄泻，或水肿、全身胀满等。

小茴香大补肾阳，所以能温暖下焦，又能理气，因此历代医家特别推崇它治疗疝气的功效。实际上，凡是下焦有寒湿、气滞、疼痛诸证，比如肾虚腰痛、肠痉挛、痛经、遗尿等，它都能调理。如果突然下腹疼痛，又怕冷喜暖的，可马上抓一把小茴香煮水，再加一点盐，将水喝下去，症状即可缓解。

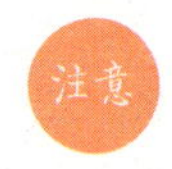

小茴香是助阳的，所以阴虚阳亢，平时特别怕热的人不适合吃茴香。小茴香有轻微的发汗作用，特别爱出汗的人也不要多吃。

鸭肉粥清凉滋阴好选择

鸭肉，可滋阴养胃。《本草汇》说鸭肉“滋阴除蒸”，而《随息居饮食谱》中则称它能够“滋五脏之阴，清虚劳之热，养胃生津”。

鸭肉性寒，味甘、咸，归脾、胃、肺、肾经，具有大补虚劳、滋五脏之阴、清虚劳之热、补血行水、养胃生津、止咳制惊、清热健脾的功效，对便秘、泄泻、水肿、腰痛、遗精、早泄、消渴、健忘等皆有很好的疗效。适用于肾阴虚患者，发低热、体质虚弱、食欲缺乏、大便干燥、盗汗、遗精、妇女月经少、慢性肾炎水肿者食之尤甚。

在中医看来，因为鸭子依水而生，吃得多为水生物，所以与其他几样荤食相比，鸭肉性味甘寒，能消暑滋阴、消水肿、祛湿。如《本草纲目》里就记载鸭肉“能利小便，除水肿，消胀满，利脏腑”。

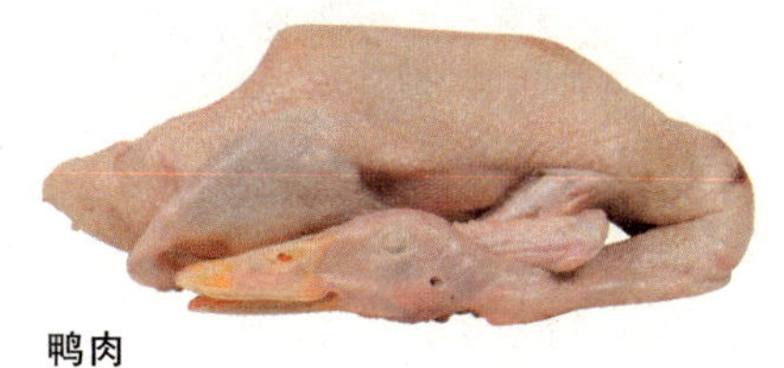
鸭肉

鸭肉粥

具体做法：将鸭肉洗净，切小块；大米洗净，与鸭肉一同放入锅中，加清水适量，共煮成粥。加食盐调味。

这道鸭肉粥中的大米还可换成粳米。将粳米先入锅炒至微黄，再煮粥食用，这样煮出来的鸭肉粥会更清香美味。此外，粥中也可以加入新鲜蔬菜，比如盛夏时加点荷叶，秋天到了放点桂花，不一而足。

公鸡汤，女人可以滋阴，男人可壮阳

鸡肉可以温中益气、补精填髓、益五脏、补虚损。中医认为鸡肉可以治疗由身体虚弱而引起的乏力、头晕等症状。对于男性来说，由肾精不足所导致的小便频繁、耳聋、精少精冷等症状，也可以通过吃鸡肉得到一定的缓解。

鸡肉肉质细嫩，味道鲜美，烹调方法五花八门，是餐桌上的常见佳肴，而且富含营养，被誉为“能量之源”。中医讲鸡肉能温中益气、补虚填精、健脾胃、活血脉、强筋骨，是人们用以滋补身体的好东西。

奔忙于现在都市生活的白领们，早出晚归，精神压力大，加之现代社会的环境污染，身体不免会出现虚弱状态，可以多吃一些鸡肉，以滋补强身，补充正气，缓解疲劳。

鸡肉的吃法有很多，鸡肉的种类也有很多种，如老母鸡、仔鸡、雄公鸡。不同种类的鸡肉有不同的滋补功效，也有不同的食用方法。大家经常听闻的老母鸡炖汤，很多孕妈妈用这个来滋补，老母鸡属阴，含有很高的雌激素，人们总认为它大补。其实比老母鸡更胜一筹的是公鸡汤，其具体做法如下。

具体做法：取1只农家饲养的公鸡，去毛，洗净切块；把公鸡连睾丸一起清炖煮熟，可根据个人口味加适量生姜、食盐调味。这款鸡汤具有很好的催乳下奶，补养气血，适用于产后妇女。

此外，雄鸡也有很好的壮阳作用，一些阳虚的男性可以多用酒炖雄鸡来助阳。下面为大家介绍其制作方法。

具体做法：取1只雄鸡，用米酒和清水各一半煮熟，可根据个人口味加适量生姜、食盐调味。这款佳肴可补肾助阳益精，主治阳痿不举、手脚发冷等肾虚精亏之证。

这道菜中雄鸡的壮阳效果上面都已经讲过了，而米酒能活血化瘀，畅通血脉，是男性补阳的良好选择。

雪梨枇杷膏，滋阴润肺的奇葩

秋梨与枇杷配伍具有生津、降火、养阴、润肺的作用，临床上常用于辅助治疗因热燥伤津所致的肺热烦渴、便干燥闷、劳伤肺阴、咳吐白痰、久咳咯血等呼吸道病症。

枇杷，又称腊兄、金丸、卢橘等，因外形似琵琶而得名。李时珍在《本草纲目》中说，枇杷“止渴下气，利肺气，止吐逆，主上焦热，润五脏”。这是因为枇杷中含有苦杏仁苷，能够润肺止咳、祛痰，有助于治疗各种咳嗽。此外，枇杷中所含的有机酸，能刺激消化液分泌，对增进食欲、帮助消化吸收、止渴解暑有一定的作用；枇杷果实及叶有抑制流感病毒作用，常吃可以预防四时感冒；枇杷叶可晾干制成茶叶，有泄热下气、和胃降逆之功效，为止呕之良品，有助于治疗各种呕吐呃逆。

雪梨枇杷膏

具体做法：取雪梨6个，枇杷叶5片，蜜糖5汤匙，南杏10粒，蜜枣2粒。先将5个雪梨切去1/5做盖，再把梨肉和梨核挖去；然后把枇杷叶、南杏和蜜枣洗净，放进梨内；再将余下的1个梨削皮、去核、切小块，将所有梨肉和蜜糖拌匀，分别放入每个雪梨内，盖上雪梨盖，放在炖盅里，以小火炖2小时，即成。

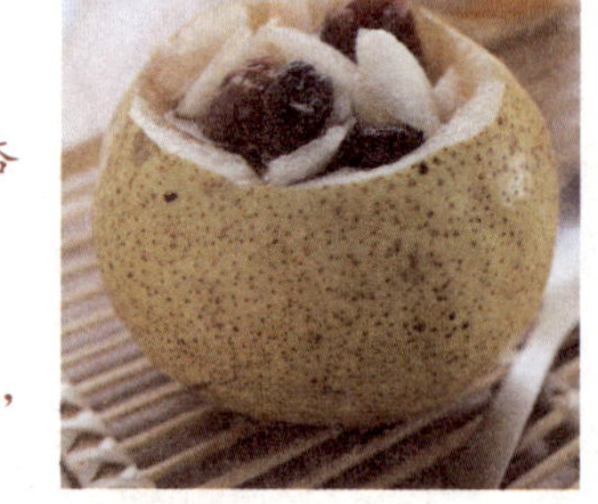

雪梨枇杷膏

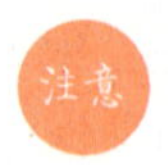

注意

脾虚泄泻者忌食枇杷；枇杷含糖量高，因此糖尿病患者也要忌食。另外，枇杷仁有毒，不可食用。

枸杞羹，滋阴去火的好方子

中医认为枸杞子性平味甘，入肝、肾经，具有养阴补血、滋阴去火、滋补肝肾、益精明目、益寿延年的功效，是极佳的滋阴补肾的食疗佳品，被历代医家推崇为强身健体、延缓衰老之良药。

中医认为枸杞子性平味甘，入肝、肾经，具有养阴补血、滋补肝肾、益精明目的功效，是极佳的滋阴补肾的食疗佳品。常服枸杞子不但有助于滋阴去火，还有益寿延年之功。枸杞子功效显著且药性平和，所以被历代名家推崇为强身健体、延缓衰老之良药。据说陆游年老时两眼昏花，常服枸杞粥，为此还留下了“雪霁茅堂钟磬清，晨斋枸杞一杯羹”的诗句。枸杞子的食用方法有很多，可泡茶、可炖羹。老中医推荐日常可常食用枸杞百合羹和枸杞百合莲子羹来滋阴去火。

1. 枸杞百合羹

具体做法：枸杞子、百合各15克，冰糖适量，鸡蛋黄1个。枸杞子、百合加水适量，同煮至稠烂，加入搅碎的鸡蛋黄和冰糖，再煮沸片刻即可。

2. 枸杞百合莲子羹

具体做法：百合100克，莲子、黄花菜各50克，枸杞子10克，冰糖适量，清汤1碗。莲子去心，煮熟，待用。枸杞子、黄花菜洗净，放到温水中浸泡。锅中加清汤，放入百合、黄花菜，再加入莲子、枸杞子，待锅开煮至原料熟时依个人口味加入适量冰糖，出锅即可。

枸杞在很多医书中都被着力介绍和推荐过，很多的文人墨客也纷纷赞扬它的保健效果。唐朝诗人刘禹锡还曾写过一首诗，诗曰：“僧房药树依寒井，井有清泉药有灵。翠黛叶生笼石瓷，殷红子熟照铜瓶。枝繁本是仙人杖，根老能成瑞犬形。上品功能甘露味，还知一勺可延龄。”可见，古人对枸杞子的功效已经有了深刻的认识。

当归生姜羊肉汤，养阳气正骨气

天气温湿的时候，想喝滋补一点的汤水却又怕过于燥热，会“上火”，那不妨试试当归生姜羊肉汤，有效补充体内阳气。

在日常生活中，“骨气”这个词极为常见，但很少有人将其与养生长寿联系起来。在一般人看来，所谓“骨气”，就是我们平常所说的“正气”，指一种刚强不屈的人格。我们平常说一个人有骨气，骨头硬，就是指这个人不屈服，敢于站出来维护自己的主张。但是，你有没有想过，为什么有些人有骨气，有的人则没有？为什么古人把这种行为称为“有骨气”，而不是别的什么？

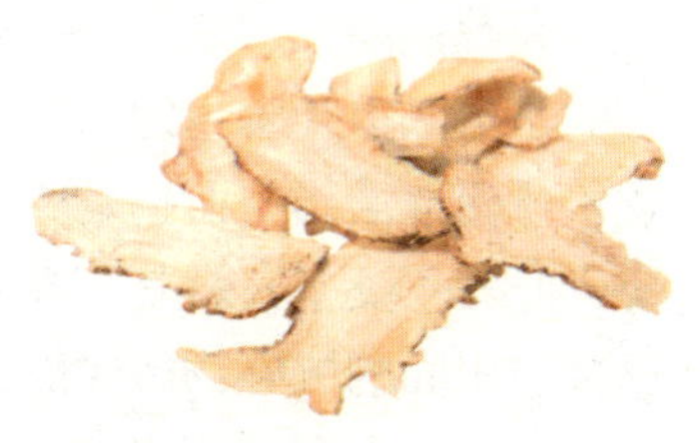
当归

从中医的角度来讲，骨气的来源正是体内的阳气。我们也经常用“一身正气”“阳刚之气”来形容一位出色的男子，所以男人要想让自己骨气十足必先要养好体内的阳气。

如果体内阳气不足，还会出现腰酸背痛，骨头疼痛的感觉。

当归生姜羊肉汤

具体方法：准备当归20克，生姜30克，羊肉500克，黄酒、食盐等调味品各适量。当归洗净，用清水浸软，切片备用。生姜洗净，切片备用。羊肉剔去筋膜，放入开水锅中略烫，除去血水后捞出，切片备用。当归、生姜、羊肉放入砂锅中，加入清水、黄酒，旺火烧沸后撇去浮沫，再改用小火炖至羊肉熟烂即可加入食盐等调味品食用。

当归别名秦归、云归、西当归、岷当归。祖国医学认为，当归味甘而重，故专能补血，其气轻而辛，故又能行血，补中有动，行中有补，为血中之要药。因而，它既能补血，又能活血，既可通经，又能活络。羊肉既能御风寒，又可补身体，对一般风寒咳嗽、慢性气管炎、虚寒哮喘、肾亏阳痿、腹部冷痛、体虚怕冷、腰膝酸软、面黄肌瘦、气血两亏、病后或产后身体虚亏等一切虚状均有预防和补益效果，最适宜于冬季食用，故被称为冬令补品，深受人们欢迎。

多吃烤大蒜，杀菌又升阳

有些人对大蒜的保健作用有误区，要不就不吃，要不就拿它当药吃，其实这样效果不会好。你只有每天坚持吃一点，时间长了才会有效果，正所谓水滴石穿。

说起大蒜，有人爱，有人恨。很多人，尤其是小孩子是非常讨厌大蒜的，吃过蒜后人的口腔内会有一股强烈刺鼻的味道，很多人说是“臭味”。但是，大蒜的刺鼻味道有很多方法可以去除，这并不能成为我们拒绝大蒜的理由，相反，大蒜有很好的保健作用，可以促生体内阳气生发。

冬季由于自然界阴盛阳衰寒气袭人极易损伤人体的阳气，此时可以吃一些大蒜来敛阴护阳。

大蒜能消炎、杀菌、抗癌，它对我们的肺和肠道都有清洁的作用，还能抗衰老。重要的是可以提升体内的阳气，这阳气可是男人的一息珍宝。男人只要保住了身体的阳气，这身体保准活到一百也是棒棒的啊。这大蒜的吃法也是有讲究的，不能爆食，要持之以恒。每天吃蒜不要多，就是三瓣蒜，把这个蒜切碎了放置15分钟，接触空气氧化以后再吃，这样它里面的抗癌物质才能发挥作用。这样长期坚持下来，对健康是颇有益处的。

下面为大家介绍烤大蒜的具体方法：

具体方法：选取中等大小的紫皮独头蒜，放在炉子上，用火烧到外皮变焦脱落，蒜瓣变软；取出蒜，剥掉皮，把蒜瓣直接吃掉，也可以蘸上一点白糖吃。把大蒜烤软，是为了去其辛辣味，蘸上白糖又甜又好吃，一般人都能吃得下去。

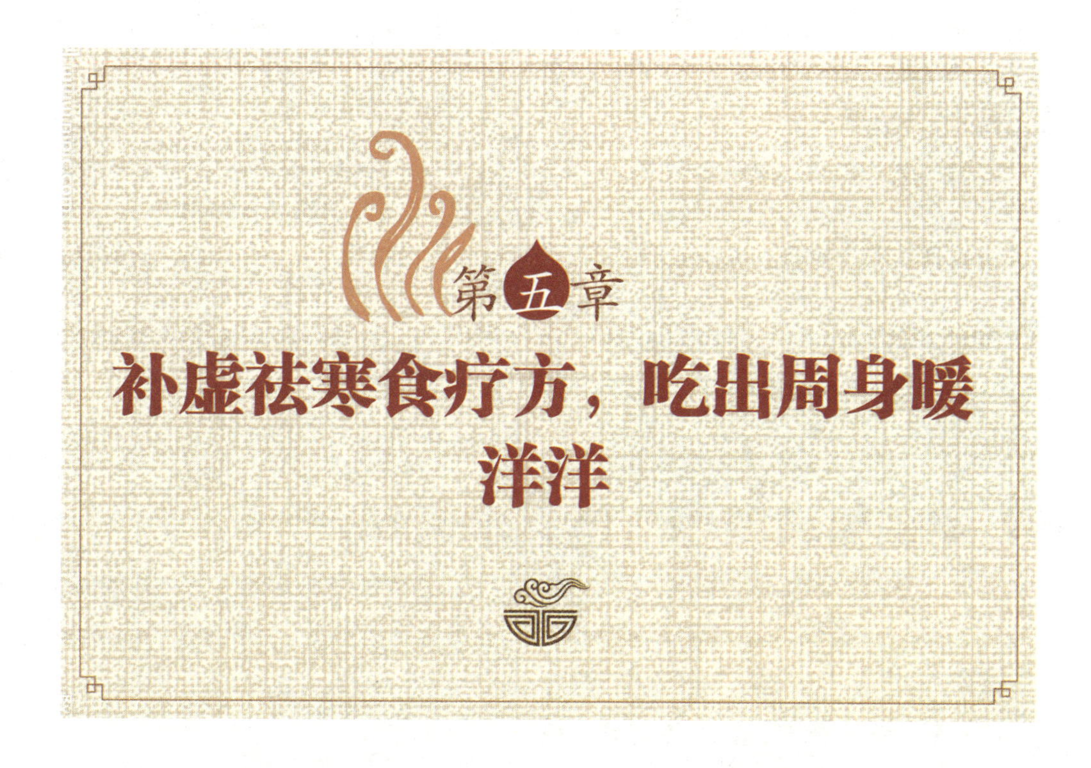

第五章 补虚祛寒食疗方，吃出周身暖洋洋

女人冬季要暖身，找洋葱就行

很多女人在冬季常常感觉身体某些部位，比如手、脚、耳朵等特别寒冷，而此时身体的其他部位却并不是冷得受不了，医学上把这种反应统称为“寒证”。如果有这方面的症状，就把洋葱请上餐桌，烹任一些抵抗寒流的冬季暖身餐。

冬天，很多人觉得手脚发冷，尤其是女性，往往由于体内阳气虚弱而特别怕冷。因此，在冬季要适当用具有御寒功效的食物进行温补和调养，以起到温养全身组织、增强体质、促进新陈代谢、提高人体防寒能力的作用，维持机体组织正常功能，抗拒外邪、减少疾病的发生。寒性体质的人群可常食用洋葱炒蛋或来暖身，其制作方法如下。

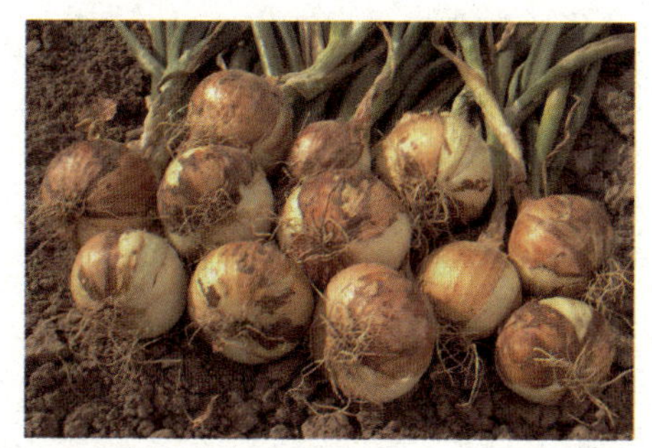
洋葱

具体做法：准备鸡蛋4个，洋葱1个（150克左右），火腿80克。盐、酱油、香油各适量，胡

椒粉少许。把鸡蛋磕在一大碗里，加入盐和少许胡椒粉打匀；把洋葱去皮、洗净，切成粒；将火腿冲干净，切成细丝或末待用。炒锅里放少量油，烧热后，下洋葱粒炒片刻，铲出；晾凉后和火腿一起倒入鸡蛋液中，拌匀。把混合液分成两份，每份用 2 汤匙油炒熟上盘，倒入适量酱油、香油即可。

洋葱的营养价值极高，集营养、医疗和保健于一身，在欧洲被誉为“菜中皇后”，含有丰富的蛋白质、糖、粗纤维及钙、磷、铁、硒、胡萝卜素等多种营养成分。

洋葱鳞茎和叶子含有一种称为硫化丙烯的油脂性挥发物，具有辛辣味，有较强的杀菌作用，可以抗寒，抵御流感病毒。

洋葱还能增进食欲，因其气味辛辣，能刺激胃、肠及消化腺分泌，增进食欲，促进消化，对消化不良，食欲缺乏，食积内停等症有辅助治疗效果。

栗子鹌鹑汤养气虚，享天年

在中医学上，“气”是个非常重要的概念，因为它被视为人体生长发育、脏腑运转、体内物质运输、传递和排泄的基本推动能源。俗话讲的“断气”就是指生命的死亡，没了气也就没了命，故《庄子·知北游》谓：“人之生也，气之聚也，聚则为生，散则为死。”

气虚体质的人说话语声低怯，呼吸气息轻浅。如果肺气虚，人对环境的适应能力差，遇到气候变化，季节转换很容易感冒，冬天怕冷，夏天怕热。脾气虚主要表现为胃口不好，饭量小，经常腹胀，大便困难，每次一点点。也有胃强脾弱的情况，表现为食欲很好，食速很快；再有就是脾虚难化，表现为饭后腹胀明显，容易疲乏无力。

气虚体质有可能是母亲怀孕时营养不足，妊娠反应强烈不能进食造成。后天因素，有可能是大病、久病之后，大伤元气，体质就进入气虚状态；长期用脑过度，劳伤心脾；有些女性长期节食减肥，营养不足，也容易造成气虚；长期七情不畅、肝气郁结也很容易形成气虚体质；经常服用清热解毒的中成药、激素等也会加重气虚体质。气虚体质者易患肥胖症、内脏下垂、排泄不适、慢性盆腔炎等。气虚者在饮食上可多食用栗子鹌鹑汤来滋补身体，其制作方法如下。

栗子鹌鹑汤

具体做法：先准备好栗子 5 枚约 60 ~ 70 克，大枣 2 枚，鹌鹑 1 只约 80 ~ 100 克。将鹌鹑扭颈宰杀去毛（不放血），去除心、肝以外的内脏，洗净放入锅中；栗子洗净打碎，大枣去核，与适当调味品同放入锅内，倒入清水 250 毫升；用旺火

栗子鹌鹑汤

煮沸15分钟后，改用文火炖90分钟；炖至鹌鹑熟烂即可，饮汤吃肉。

栗子补脾健胃、补肾强筋；大枣健脾益气生津；鹌鹑补中益气。三者合炖，可用于腰椎间盘突出症或手术后身体虚弱、虚劳羸瘦、气短倦怠、纳差便溏之证，补益之效甚佳。

气虚者不但要在食疗上调理身体，还要从日常生活习惯上多加注意。气虚者最重要的是要避免虚邪风，坐卧休息时要避开门缝、窗缝，从缝隙间吹进来的风在人松懈慵懒的时候最伤人，气虚体质者要注意避免过度运动、劳作。

气虚体质的女性比较适合慢跑、散步、优雅舒展的民族舞、瑜伽、登山等。因为这些都是缓和的容易坚持的有氧运动，在运动过程中调整呼吸，而不是急促短促很浅的呼吸。

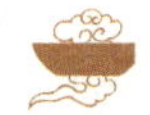

山药炖鸭，阴虚人的上乘之品

鸭子是餐桌上的上乘佳肴，也是人们进补的优良食品。鸭肉的营养价值与鸡肉相仿。但在中医看来，鸭子吃的食物多为水生物，故其肉性味是甘的、寒的。民间还传说，鸭是肺结核病人的“圣药”。

中医指出，鸭肉性寒、味甘、咸，归脾、胃、肺、肾经，可大补虚劳、滋五脏之阴、清虚劳之热、补血行水、养胃生津、止咳自惊、消螺蛳积、清热健脾、虚弱浮肿。体质阴虚的朋友，可以经常食用鸭肉。

明代有首民谣；“古书院，琉璃塔，玄色缎子，盐水鸭。”古书院，指的是当时最大的国立大学——南京国子监；琉璃塔，指的是被称为当时世界奇迹的大报恩寺塔；玄色缎子，指的是南京著名的特产玄色锦缎；而小小的盐水鸭居然并列其中，可见当时盐水鸭在南京人心目中的地位了。南京人食鸭花样很多，六朝时期帝王们的餐桌上已经有烤鸭和盐水鸭等几道鸭馔。这些佳肴中最为推崇的是山药炖鸭。下面为大家介绍制作方法。

山药炖鸭

具体方法：准备鸭肉250克，山药100克，红枣、枸杞各少许，葱段、姜片、八角、花椒、香叶、陈皮、黄酒、冰糖、盐、胡椒粉各适量。将鸭肉洗净后切块，入冷水中煮开，关火捞出鸭肉，用冷水冲洗2～3次。锅中加冷水，放入鸭肉、葱段、姜片、八角、花椒、香叶、陈皮、黄酒，大火烧开后转中小火炖50分钟。加盐调味，放2块冰糖，再放入山药块、红枣和枸杞炖10分钟，出锅加胡椒粉和葱花即可。

南京人的餐桌上素有“无鸭不成席”之说，且食鸭很有讲究，如春天吃的是春板鸭和烤鸭，夏季用枇杷鸭煨汤去暑清热，冬季则是板鸭风靡市场，桂花盐水鸭则四季都有。煮了吃，煎汤或者红烧当菜食用。

银耳胜燕窝，对付火气还得要靠它

银耳为凉补有润燥的作用，被称为“穷人的燕窝”，具有补脾开胃、益气清肠、安眠健胃、补脑、养阴清热、润燥之功效，对阴虚火旺者而言是一种良好的补品。

燕窝非常滋补。燕窝是燕子的唾液，凝结后成为胶状，用来保护小燕。一旦被采摘，燕子妈妈只好再吐，到没有唾液了，就会吐血，也就是人们觉得最滋补的血燕。但是燕窝太补易上火，而且价格昂贵。

阴虚之人可多以滋阴的食物来补，最好不要吃大补的，因为阴虚的人容易上火，吃大补的食物身体不适用。医生建议多吃银耳，下面就为大家介绍一款以银耳为食材之一的滋阴去火食方——银耳红枣汤。

具体做法：准备银耳 100 克，红枣 5 ～ 6 枚，冰糖适量。将银耳在冷水中浸泡约 6 小时以上，将银耳尾端蒂摘去，择好的银耳放入水中，小火炖 4 小时。红枣洗好，放入银耳汤中，加适量冰糖。中火煮滚 3 ～ 5 分钟冰糖化了即熄火。

燥气和火气就像急性和慢性病，火气来得急，但是火气太久未消就会转成燥气，容易耗损人体阴液，造成内脏缺水，尤其老年人由肠燥引起便秘，吃银耳最有效。

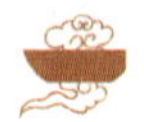

姜糖水，祛风祛寒赛仙方

人生在世，难免遭遇寒凉，那么，这时候，有没有快速让身体变暖的方法呢？姜糖水可以让我们的身体快速变暖。

一朵从小到大就有痛经的毛病，从 13 岁初潮开始几乎每月都痛。年纪小时尚能忍忍过去，过了 25 岁后反而更厉害，每次都得请假在家。一开始她听人说“结了婚就好”，可结婚后反而越来越重；后来又听人说“生完孩子就好”，可她和老公努力了一年，孩子连个影都没见到，只有疼痛准时每月报到。一朵受不了了，决定去医院治疗不孕症，但医生检查完告诉她，她的不孕和痛经密切相关，是由于体寒引起的。要想解决痛经问题，必须先要祛除体内寒气。医生建议她多喝姜糖水，其制作方法如下。

具体做法：准备红糖、金丝枣和姜。将红糖、无核金丝枣和姜片放入炖煮的容器中，注入适量清水（用矿泉水最好）；盖上盖子，炖煮半个小时即可。

在五味中，生姜味辛，辛主散，故能发汗、祛风散寒。一般人吃过生姜后，会有发热的感觉，这是因为生姜能使血管扩张、血液流动加速，促使身上的毛孔张开，从毛孔

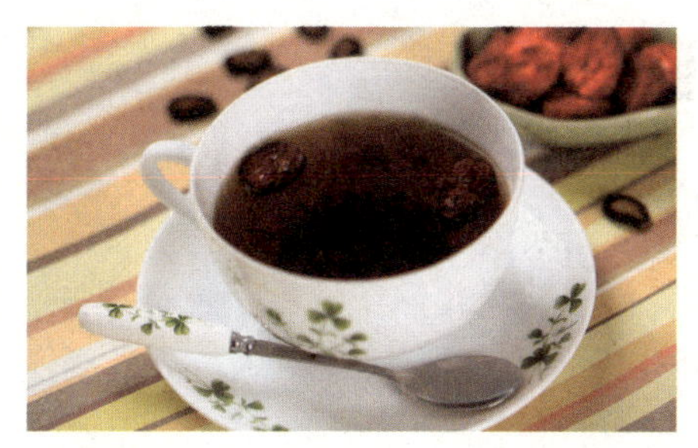
姜枣红糖茶

渗出的汗液不但能把多余的热带走，同时还把病菌放出的毒素、人体内的寒气一同排出体外，所以身体受了寒凉，吃些生姜就能及时散寒。

讲到这里，你也许会问，那直接给吃姜得了，还用糖干什么？生姜有辛辣之味，一般人不爱吃，但多数人对甜的东西“情有独钟”，而红糖性温味甘，有暖胃、祛寒的作用，且红糖中含有大量的矿物质，能加快新陈代谢、促进血液循环，所以与生姜一起熬成红糖水，不仅好喝，还能祛寒防病，一举两得。

 人参白酒，帮你治愈畏寒

生活中，有不少女性特别畏寒，常被人说是“火力差”，没有抵抗力。畏寒是指肢体怕冷的一种临床证，常伴手脚发凉，腰凉背酸难以入眠等。

畏寒的程度因人而异，这种寒凉是由内而外发出的，所以不管外界的温度如何，人体的舒适度还是一样糟糕。症状严重的人，即使是在高温的季节还是要穿厚袜子，并且仍旧能感觉到腰部顺着脊椎骨有凉气，出汗也是冷汗、虚汗。

用人参和白酒配制的药酒能治虚劳羸瘦，气短懒言，脉软而无力，四肢倦怠，脾胃不健，面色萎黄，喜暖畏寒，自汗乏力。这些症状大多与经期内虚寒体质的女性症状相吻合。依据自身情况，可以在医嘱的建议下尝试。

人参白酒

具体做法：准备人参 30 克，白酒 1200 毫升。用纱布缝一个与人参大小相当的袋子，将人参装入，缝口；放入酒中浸泡数日；之后倒入砂锅内，在微火上煮，将酒煮至 500 ~ 700 毫升时，将酒倒入瓶内；将其密封，冷却，存放备用。每次 10 ~ 30 毫升，每日 1 次（上午服用为佳）。

研究发现，女性在寒冷环境中调节体温或保持体温的能力，与她们每日从饮食中摄取铁元素的多少有关。因此，经期内的女性在冬季适量多吃些含铁丰富的食品。例如，黑木耳、海带、紫菜、豆制品和猪肝、瘦肉、蛋类等。但需要注意的是，人体摄铁重在适量。除缺铁性贫血患者外，不必额外补铁。

人参白酒

猪血豆腐汤，畅通气血暖女人

你是否曾经因为手脚冰冷而夜半冻醒，无法入睡？或者只要办公室的冷气稍微强一点，你便感到腰酸背痛甚至肚子痛？这种手脚冰冷、血液循环不良的问题相当常见，医学上称为雷诺氏症候群（手指会冰冷到失去血色）。实际上，这是气血流通障碍惹的祸。

没有哪个女人不爱美，纵使没有那“一顾倾人城，再顾倾人国”的美貌，也总是希望有“最是那回眸一笑，万般风情绕眉梢”的容颜。美丽是女人穷尽一生所追求的。

而冷是对女人健康和美丽的最大摧残。女人如果受冷，手脚冰凉，血行则不畅，体内的能量不能润泽皮肤，皮肤就没有生气，面部也会长斑，所以很多女人皮肤像细瓷一样完美，却一点也没有活力和青春，给人一种虚假的感觉。更可怕的是，女性的生殖系统是最怕冷的，一旦体质过冷，它就会选择长更多的脂肪来保温，我们的肚脐下就会长肥肉。而一旦气血充足暖和，这些肥肉没有存在的必要，就会自动消失了。

要想让我们的身体暖起来可多食用猪血豆腐汤。

具体做法：准备猪血、豆腐各200克，姜丝、青蒜末、料酒、盐、胡椒粉各适量。将猪血、豆腐切小块入开水焯后备用；热锅入油，油温后姜丝煸出香味、下焯过水的猪血、豆腐滑炒；烹料酒去腥，倒入高汤（也可用清水加鸡精代替），加盐、胡椒粉调味；大火煮开后撒入青蒜末即可。

猪血含铁量较高且吸收率较高。女性常吃猪血，可有效地补充体内消耗的铁质，预防外邪寒气的入侵，防止缺铁性贫血的发生，从而使自己面如桃花，活泼轻盈，这是任何高级化妆品都无法相比的。

白酒鸡蛋，寒凉体质的佳选

一般来说，虚寒体质的人基础代谢率低，体内产热量少，四肢即便在夏季也是冷的，他们面色较常人白，很少口渴，也不喜欢接触凉的东西，包括进空调房间。

朱丹溪认为，温热为阳，寒凉为阴，只有将食物的温热寒凉因人、因时、因地地灵活运用，才能使人体在任何时候都能气血充足、阴阳平衡，女人才能拥有红润水灵的肤色。

身体内寒气较重、气血两亏的虚弱之人不分季节，要多吃温热性质的食物，如牛肉、羊肉、洋葱、韭菜、生姜等，这样身体才会产热，使身体机能兴奋、增强活力、血脉畅通。

现代人吃的食物普遍性凉，又大量使用空调等降温，所以大部分都属于寒凉体质。寒凉体质人群可常食用白酒鸡蛋来滋补身体。其制作方法如下。

具体做法：取白酒500毫升，倒在茶盅里，打1个鸡蛋，把酒点燃，酒烧干时鸡蛋也熟了，早晨空腹吃。

酒加蛋产生高热，酒能通经活血，渗药性强，故很多药方都用到酒。本款疗方很适合体虚寒凉的人们食用。病情较轻的患者二三次可愈，病情较重的患者三五次可愈。

另外，感冒虽然不是什么大病，如果一不小心受了风寒，身体软趴趴的，头也昏昏沉沉的，做任何事都提不起劲，此时，您可以自己煮些蛋酒来喝。酒可以使血液循环更好，使身体温暖，并有催眠作用，加了蛋之后营养更丰富；睡前喝一点蛋酒，睡觉后发汗解热，感冒即不药而愈。

 寒湿伤阳气，多吃人参核桃饮

阳虚体质者肾阳不足，有腰膝酸软、冷痛，头发早白，头昏耳鸣，心神不宁，记忆力减退等现象时，可常食人参核桃饮。

炎炎夏日，人们多待在空调房中，身体该出汗时却被空调冷气所阻，汗液发不出来就淤积在体内，导致体内湿邪堆积，造成阳气虚衰。尤其是到了七八月份的长夏天气，湿气达到最盛。而人体五脏之脾最喜燥恶湿，长夏湿气过盛，就容易损伤脾脏。脾主运化，可以运化水液，运化水谷，把吃进去的粮食、水谷精微营养的物质以及水液输送给其他的脏器，起到一个传输官的作用。脾的这种传输的作用对生命来说至关重要，故而中医把它称为人的“后天之本”。而体内湿气过重会导致脾脏功能得不到正常发挥，人体各器官也会因得不到及时充足的营养而出现问题，导致人体生病。

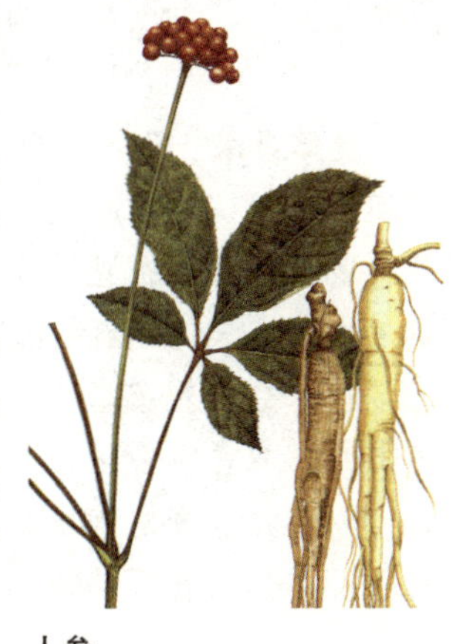
人参

所以，要涵养我们身体内的阳气，就要远离寒湿，温暖身体。在中医养生学中，让身体温暖起来的办法有很多，《本草纲目》中就记载了很多可以养阳的食物，羊肉、狗肉、党参，等等，都是补益阳气的。这里重点推荐一款人参核桃饮。

人参核桃仁饮

具体做法：准备人参5克，核桃肉3个。将人参切片，核桃肉掰成蚕豆大，把两者放入锅中加水适量文火熬煮1小时即可。代茶饮，可长期服用。

人参作为一种温性的大补之品，人参在使用上严格把握适应证，血压偏高，有过脑出血等病史，平时有口干、容易上火，面色偏红、大便干燥等表现的人就不宜服用。有的人体质虽然虚弱，但偏阴虚，如伴有手足心发热、两眼干涩昏花、耳鸣、尿少等，不能单用人参，以免加重病情。

另外安步当车，让身体动起来，为自己选择几项适合的运动；放弃淋浴，经常泡个热水澡；养成睡前用热水泡脚的好习惯。这些方法也能让身体暖和起来，使人体阳气升发，免疫力提高。

畏寒肢冷防阳虚，就吃清蒸鲈鱼

如果有人在惧怕寒冷的同时，还经常伴有精神不振、面色黧黑、腰膝酸软等症状；男性朋友伴有阳痿、早泄、滑精的症状；女性朋友伴有白带清稀的症状，那么就要考虑是由阳虚引起的了。

“畏寒”指有怕冷而且怕风吹的感觉，一旦遇到降温天气，将会感到异常难熬。“肢冷”指四肢手足冰冷，情况严重的甚至会冷至肘、膝关节。“畏寒肢冷”往往伴随腰膝酸痛、神疲倦卧、少气懒言、口淡不渴等肾虚病症。

有以上症状人群可常食用清蒸鲈鱼进行补阳、祛寒。

具体做法：准备鲈鱼1条（500～600克），熟火腿30克，笋片30克，香菇4朵，香菜少许，姜片、葱丝各5克，盐3克，料酒15克，酱油少许，鸡汤50克。将鲈鱼去除内脏，收拾干净，擦净身上多余水分放入蒸盘中；将火腿切成与笋片大小相近的片，码在鱼身上；香菇用温水泡发，去蒂，切片，也码在鱼身及周围处，再将姜片、葱丝放入鱼盘中，再倒入盐、酱油、料酒；香菜择洗干净，切段备用。大火烧开蒸锅中的水，放入鱼盘，大火蒸8～10分钟，鱼熟后立即取出，拣出姜片、葱丝。将鸡汤烧滚后，浇到鱼身上，饰以香菜段即可。如果没有鸡汤，可以用鸡精调入清水中来代替，加入鸡汤主要是增加清蒸鱼的鲜味，不加也可以。用清蒸这种烹饪方法制作的鱼要尽量新鲜，除鲈鱼外，草鱼、武昌鱼、鳜鱼等也都可以。

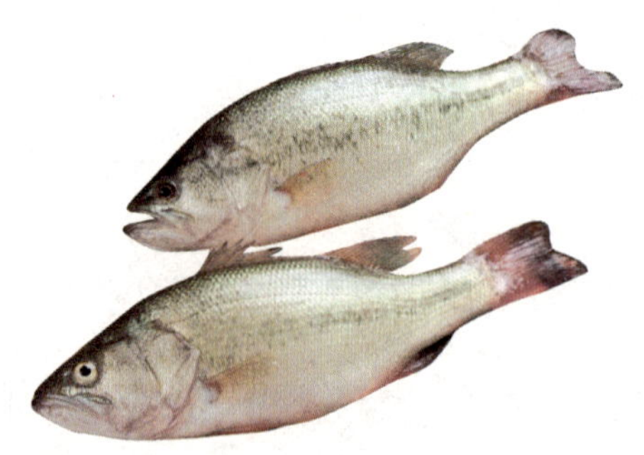

鲈鱼

《本草经疏》曾有记载：“鲈鱼，味甘淡气平与脾胃相宜。肾主骨，肝主筋，滋味属阴，总归于脏，益二脏之阴气，故能益筋骨。”《嘉祐本草》认为：“鲈鱼，多食宜人，作鲊尤良。”凡肝肾阴虚，或脾虚胃弱者皆宜。

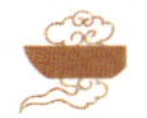

冬季养肾防寒，八宝饭

秋冬养阴，主张“养肾防寒”，核桃、栗子、黑芝麻、黑米等具有补益脾肾的功效，是冬季“养肾补肾”的常用食材，营养师利用这些材料搭配成一款八宝饭。

中医认为冬季养生主养肾，多吃养肾补肾的食材能达到最大的养生效果，而由核桃、栗子、黑芝麻、黑米做成的八宝饭是冬季养肾的最佳食品之一。

八宝饭

具体做法：准备核桃肉50克，栗子100克，黑芝麻10克，淮山30克，白扁豆30克，莲子30克，枸杞子10克，黑米100克。将上述原材料分别清洗干净，核桃肉、栗子掰成小粒，淮山切成小块。将黑米及核桃、栗子、淮山、扁豆、莲子、枸杞子（可加少量植物油）分别蒸熟，后将上述所有材料混合拌匀，继续蒸20分钟左右；黑芝麻炒香，撒在蒸熟后的米饭上即可。可根据个人口味，适当加糖、盐调味。

此款药膳具有补益脾肾的功效，是冬季“养肾补肾”的保健食疗方，同样也适合脾肾虚弱之食欲欠佳、腰酸腰痛、畏寒怕冷、膝腿酸软、大便溏泄者。此方中，核桃肉甘温，能补肾助阳、温肺平喘；栗子甘温，能健脾养胃、补肾强筋；黑芝麻补益肝肾；枸杞子补肝肾、明目；淮山益气养阴、健脾益肾；扁豆健脾化湿，莲子补脾止泻、益肾、安神，黑米甘平，健脾、补肾、益阴、养血。

本药膳除了做成米饭，还可以煮粥，或者磨成粉用温开水调成糊状食用。此补肾八宝饭是由八宝饭变化而来，平时也可用以淮山、莲子、扁豆、芡实、党参、白术、云苓、薏米等与大米搭配，组成健脾益气的八宝饭，或者以黄芪、当归、杞子、桂圆肉等代替云苓、白术、薏米、党参等，达到益气、养血、补血的功效。

虚火旺盛，就多喝荷叶粥

《本草纲目》中记载：“牙齿疼痛，用荷叶蒂七个，加浓醋一碗，煎成半碗，去渣，熬成膏，时时擦牙，有效。”可见其具有清热去火的疗效。

陈士铎《辨证录》云：“夜不能寐者，乃心不交于肾也……心原属火，过于热则火炎于上而不能下交于肾。”思虑过度，暗耗心阴，致使心火翕然而动，不能下交于肾，阳用过极，则肾水难以上济于心。而且，如又饮咖啡，助火伤阴，使火愈亢，阴愈亏。中医视其舌光红无苔，舌尖宛如草莓之状红艳，格外醒目，切其脉弦细而数。脉证合参，此乃火旺水亏，心肾不交所致。治法当以下滋肾水，上清心火，令其坎离交济，心肾交通。

有此症状，中医建议服用荷叶粥来消除虚火。服用两周后，会逐见疗效。

荷叶粥

具体做法：准备新鲜荷叶 1 张，粳米 100 克，冰糖适量。将鲜荷叶洗净煎汤，再用荷叶汤同粳米、冰糖煮粥。

本品可清暑利湿，升发清阳，止血，降血压，降血脂。适用于高血压、高脂血症、肥胖病以及夏天感受暑热致头昏脑胀、胸闷烦渴、小便短赤等。

中医认为，荷叶味苦，性平，归肝、脾、胃经，有清热解暑、生发清阳、凉血止血的功用，鲜品、干品均可入药，常用于辅助治疗暑热烦渴、暑湿泄泻、脾虚泄泻以及血热引起的各种出血症。而荷叶的去火功能让它成为当之无愧的养心佳品。

荷叶具有降血压、降血脂、减肥的功效，因此，高血压、高血脂、肥胖症患者，除了经常喝点荷叶粥外，还可以每日单用荷叶 9 克或鲜荷叶 30 克左右，煎汤代茶饮，如果再放点山楂、决明子同饮，则有更好的减肥、降脂、降压之效。

绿豆芽汤，也是去火的能手

肉丝绿豆芽汤的做法简单是补虚去火食谱里的常见菜，但怎么做肉丝绿豆芽汤最好吃，主要看自己的口味习惯进行细节调整。

中医认为，豆芽尤其是绿豆芽，在去心火，止血方面有强大的功效。在春季吃豆芽，能帮助五脏从冬藏转向春生，豆芽能清热，有利于肝气疏通、健脾和胃。

绿豆芽汤

具体做法：猪肉（瘦）100 克，绿豆芽 250 克。将猪瘦肉洗净，切成细丝，放入碗内，用精盐、酒、水淀粉少许拌匀上浆，绿豆芽洗净，沥干水；炒锅放在火上，放入色拉油烧热，用葱末爆锅，倒入绿豆芽，煸炒片刻，加入清水，用旺火烧至水沸，把浆好的肉丝慢慢下入，勿使粘连，煮 5 分钟，加入精盐、味精调味即成。

经常去菜市场的家庭主妇们会发现，豆芽也有不同的品种。传统的豆芽指黄豆芽，后来市场上出现了绿豆芽、黑豆芽、豌豆芽、蚕豆芽等新品种。虽然豆芽菜均性寒味甘，但功效不同。

绿豆芽容易消化，具有清热解毒、利尿除湿的作用，适合湿热瘀滞、口干口渴、小便赤热、便秘、目赤肿痛等人群食用。黄豆芽健脾养肝，其中维生素 B_2 含量较高，春季适当吃黄豆芽有助于预防口角发炎。黑豆芽养肾，含有丰富的钙、磷、铁、钾等矿物质及多种维生素，含

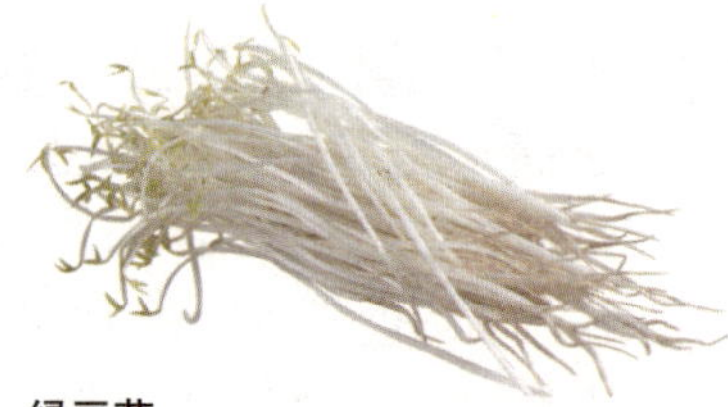
绿豆芽

量比绿豆芽还高。豌豆芽护肝，富含维生素A、钙和磷等营养成分，蚕豆芽健脾，有补铁、钙、锌等功效。

豆芽最好的吃法是和肉末一起氽汤，熟了放盐和味精即可，应尽量保持其清淡爽口的性味。豆芽不能隔夜，买来最好当天吃完，如需保存，可将其装入塑料袋密封好，放入冰箱冷藏，但不能超过两天。

韭菜粥，让你的身体暖洋洋

经常食用韭菜粥可助阳缓下、补中通络，适合背寒气虚、腰膝酸冷者食用。用韭菜熬粥，既暖脾胃，又可助阳。

俗话说“一年之计在于春”。春季天气转暖，自然界的阳气开始生发，同时，人体内的阳气也开始生发，因此，春天养生应注意保护阳气。

在精神上，暴怒和忧郁都会伤身，因此要保持心胸开阔、乐观向上、心境恬静的好心态。在饮食上，最好多吃些扶助阳气的食物，比如面粉、红枣、花生等辛温类食物，新鲜蔬菜，如春笋、菠菜等可以补充维生素。酸性食物要少吃，油腻、生冷、黏硬食物最好不吃。体质过敏，易患花粉过敏、荨麻疹、皮肤病者，应禁食如羊肉、蟹之类易过敏的食品。所以，虽然羊肉可以补阳气，但是容易过敏的人还是要少吃为妙。那么用什么来补阳气呢？韭菜其实就是这个季节最好的选择。

《本草纲目》中记载，韭菜辛、温、无毒，有健胃、温暖作用。常常用于补肾阳虚，精关不固等。经常食用韭菜粥可助阳缓下、补中通络。适合背寒气虚、腰膝酸冷者食用。用韭菜熬粥，既暖脾胃，又可助阳。

韭菜粥

具体做法：准备新鲜韭菜、小米。先煮熟小米，然后将适量韭菜切碎投入，稍煮片刻便可食用。此款佳肴具有温补肾阳的作用，因此它可以预防和辅助治疗肾阳不足所引起的痛经，可在月经前期尚未痛经时随意服用。

解表散寒，香薷饮功不可没

香薷饮是中医有名的方剂，是夏日解暑的良方，由香薷散演变而来，药味相同，制成散剂叫香薷散，熬成煎剂就是香薷饮。此方源自宋代的《太平惠民和剂局方》，由香薷、厚朴、扁豆三味药组成。

香薷素有“夏月麻黄”之称，长于疏表散寒，祛暑化湿；扁豆清热涤暑，化湿健脾;厚朴燥湿和中，理气开痞，三物合用，共奏外解表寒,内化暑湿之效。按《红楼梦》所述,林黛玉的“中暑”，不过是她到了清虚观之后，因天气炎热，寻那阴凉所在多待了一会儿，因身子骨虚弱，便受了寒，得了病。所以她的中暑属于阴暑，但并不严重，故服用“香薷饮”，显系对症之方。

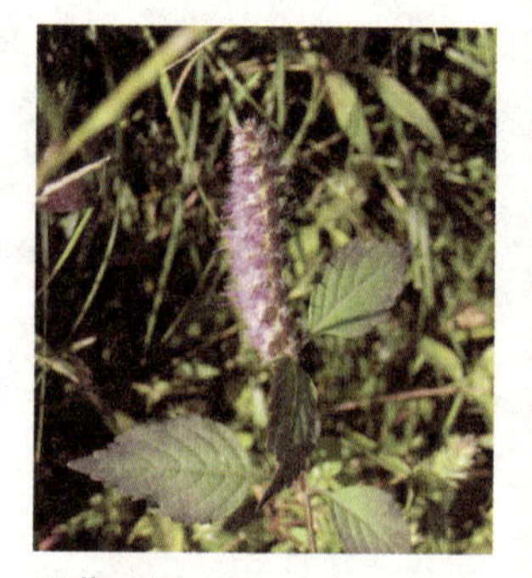
香薷

香薷饮

具体做法：香薷10克，白扁豆、厚朴各5克。将三药择净，放入药罐中，加清水适量，浸泡10分钟后，水煎取汁。分次饮服，每日1剂。

本方可解表散寒，化湿中和，适用于外感于寒、内伤于湿所致的恶寒发热、头重头痛、无汗胸闷或四肢倦怠、腹痛吐泻等。

此方的主药香薷，是唇形科植物海洲香薷的带花全草。全身披有白色茸毛，有浓烈香气。中医认为，香薷性味辛、微温，入肺、胃经，有发汗解表、祛暑化湿、利水消肿之功，外能发散风寒而解表，内能祛暑化湿而和中，性温而为燥烈，发汗而不峻猛，故暑天感邪而致恶寒发热，头重头痛，无汗，胸闷腹痛，吐泻者尤适用。故《本草纲目》上说：“世医治暑病，以香薷为首药。”《本草正义》记载；“香薷气味清洌，质又轻扬，上之能开泄腠理，宣肺气，达皮毛，以解在表之寒；下之能通达三焦，疏膀胱，利小便，以导在里之水”。

药理研究表明，香薷发散风寒，有发汗解热作用，并可刺激消化腺分泌及胃肠蠕动，对肾血管能产生刺激作用而使肾小管充血，滤过压增高，呈现利尿作用。因此，夏日常用香薷煮粥服食或泡茶饮用，既可预防中暑，又可增进食欲。但香薷有耗气伤阴之弊，气虚、阴虚、表虚多汗者不宜选用。

除此之外，香薷还能祛暑化湿，故在暑天因乘凉所引起的怕冷发热无汗及呕吐腹泻等症，是一味常用的药品。但其性温辛散，多适用于阴暑病症，正如前人所说：“夏月之用香薷，犹冬月之用麻黄。”故在临床用于祛暑解表时必须具备怕冷及无汗的症候。如属暑湿兼有热象的，可配黄连同用。至于暑热引起的大汗、大热、烦渴等症，就不是香薷的适应范围了。

 薄荷粥，帮你消除暑湿

中医称夏末秋初为长夏时期，其气候特点是多湿，所以《理虚元鉴》特别告诫说：“长夏防湿。”这个季节多雨潮湿，水汽上升，空气中湿度最大，加之或因外伤雾露，或因汗出粘衣，或因涉水淋雨，或因居处潮湿，以致感受湿邪而发病者最多。

中医理论上，人体有六邪“风、寒、暑、湿、燥、火(温、热)”，这六邪来源于大自然的六气，为风、寒、暑、湿、燥、火。正常情况下，六气组成大自然。若人体六气过剩，则表现出对人体有害的一面，即为六邪。

高温酷热后，接连阴雨绵绵，人体极易感受外来湿邪的侵袭。因为当热环境中空气相对湿度较大时，有碍于机体蒸发散热，而高温条件下蒸发是人体的主要散热形式。空气中大量水分使机体难以通过水分蒸发而保持产热和散热的平衡，出现体温调节障碍，常常表现出胸闷、心悸、精神萎靡、全身乏力。出现此症状后可常食用薄荷粥来调理祛湿。

薄荷粥

具体做法：准备新鲜薄荷30克，或干薄荷15克，煎汤取汁备用。再取100克大米煮成粥，待粥将熟时加入薄荷汤及适量冰糖，煮沸一会儿即可。

薄荷有疏风散热，清利咽喉，清利头目，解毒透疹之功，《本草各要》言其“消散风热，清利头目，头风疼痛”。《用药法象》言其“清头风，除风热”。药理研究表明，本品对多种细菌、病毒有抑制作用，并能兴奋中枢神经，使皮肤毛细血管扩张，促进汗腺分泌，使机体散热增加而有发汗解表作用。凉拌常服，可预防“流感”发生。

此粥具有清热解暑、疏风散热、清利咽喉的功效。薄荷叶性味辛凉，气味清香，很是可口。

此外，长夏防湿，要注意保护居住环境，一定要避免潮湿，尽可能做到空气流通，清爽、干燥。

身体被湿热侵袭的人群饮食要清淡，最好少吃油腻食物，多吃清淡易于消化的食物，一定要把好“病从口入”这一关，不吃腐烂变质食物，不喝生水，生吃瓜果蔬菜一定要洗净，应多食清热利湿的食物，使体内湿热之邪从小便排出。常用清热利湿食物，以绿豆粥、荷叶粥、红小豆粥最为理想。

山药乳鸽补肺虚，食疗效果好

肺阴虚者表现出发热、周身无力、疲倦、发懒、不愿活动、手足发热、不思饮食，白天有低烧，下午面颊潮红，夜间有盗汗，双肩酸痛，经常咳嗽，但痰不多，有时痰中带有血丝等症状。

黛玉是红楼美人中的“病西施”，三天两头药不离口。《红楼梦》第四十五回“金兰契互剖金兰语，风雨夕闷制风雨词”一回中又提到：秋分前后，黛玉遇着贾母高兴，多游玩了两次，未免过劳了神，又犯了老毛病嗽疾。这日宝钗来望他，因说起这病症来。宝钗道；“昨儿我看你那药方上，人参、肉桂觉得太多了。虽说益气补神，也不宜太热。

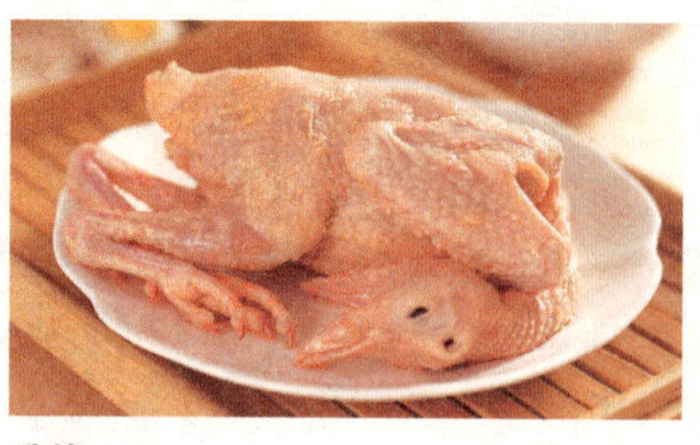
乳鸽

依我说，先以平肝健胃为要，肝火一平，不能克土，胃气无病，饮食就可以养人了。每日早起拿上等燕窝一两，冰糖五钱，用银铫子熬出粥来，若吃惯了，比药还强，最是滋阴补气的。”

燕窝固然滋补，贾家是大户人家自然是能够吃得起的，可是寻常人家得到燕窝就不容易了。而山药、乳鸽同燕窝在补肺阴虚上有同等的功效，都是很常见的食材，每个家庭都可享用得到。我们可以将山药和乳鸽制成佳肴，达到滋阴润肺的效果。

山药乳鸽

具体做法：准备乳鸽2只，山药100克，香菇30克，枸杞子10克，葱段、姜片、料酒、精盐、味精等调料各适量。将乳鸽去脚、翼尖，放入沸水锅中焯水，捞起冲洗干净；山药洗净后去皮，切成小块；香菇泡发后洗净；取清汤适量置锅中，放入山药、香菇、枸杞子、乳鸽及葱段、姜片、料酒、精盐、味精等调味品，入笼中蒸约2小时，去葱、姜即可。佐餐食用，每周食用三次。

中医认为，肺属金，肾主水，肺金与肾水为母子关系，生理、病理均相互影响。如肺为水之上源，肾为水之下源，肺主通调水道，肾为水脏，主津液。正常时肺津输布以滋肾，肾精上承以养肺，肺肾阴液相互滋养，称为“金水相生”。病理情况下，肺虚，则肾失去了资生之源；或肾虚，则相火灼金，上耗母气，从而出现肺肾阴虚症。山药化痰止嗽，药性平和，故非常适合肺阴虚的人食用。

注意　阴虚体质的人不要吃大蒜、辣椒、胡椒、咖啡、榴莲、荔枝、龙眼、樱桃、核桃、红豆、韭菜、生姜等食物。

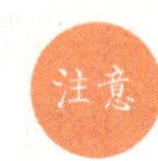

红枣桂花糖糯米饭，防胃寒最佳品

胃寒的主要病因是饮食习惯不良，如饮食不节制、经常吃冷饮或冰凉的食物。再加上生活节奏快，精神压力大，更易导致胃病。所以需养成良好的饮食习惯，而胃寒病人可多吃红枣桂花糖糯米饭。

人们经常有这样的经历，天气变冷的时候，如果没有及时增加衣物或者吃了生冷的食物，就会出现胃部不适，有时甚至会出现胃痛。此外由于冬天昼夜温差大，经常一觉醒来后，会感到腹胀、恶心，有时甚至还会出现腹泻等症状。

胃部一受凉，就会产生痉挛收缩，引发胃痛、呕吐等症。那么当胃部受凉之后，应该怎么办呢？如果受寒的程度比较严重，就需要通过吃药来调理；如果受寒的程度较轻，只要用食疗来调理就可以了。

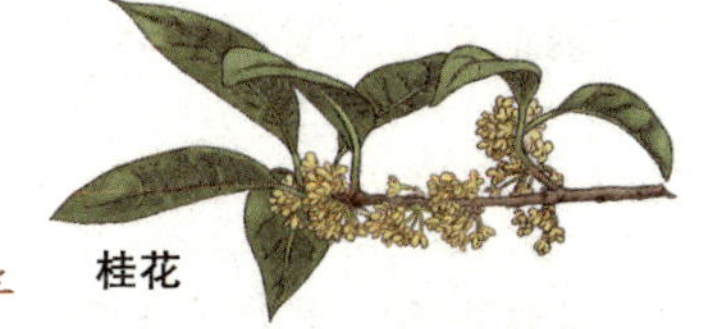
桂花

红枣桂花糖糯米饭

具体做法：红枣去核用少许水略煮熟；糯米洗净浸泡半小时加入桂花糖酱拌匀煮成饭（八成熟时加入红枣）加入红枣拌匀即成。还可加入有补血作用的葡萄干、有温补肾阳功效的核桃仁拌匀进食。

糯米含有蛋白质、脂肪、糖类、钙、磷、铁、维生素 B_1、维生素 B_2、烟酸及淀粉等，营养丰富，为温补强壮食品，具有补中益气、健脾养胃、止虚汗之功效，对食欲不佳、腹胀腹泻有一定缓解作用。

中医认为，白糯米补中益气（补脾气益肺气）；黑糯米和红糯米的补益功效更佳，有补血旺血的作用，民间多用来酿酒，有补血虚之效。

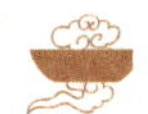 冬季补虚，芡实是佳品

芡实性味甘平，无毒，补中益气，为滋养强壮性食物，和莲子有些相似，但芡实收敛镇静作用比莲子强，适用于慢性泄泻和小便频数、梦遗滑精、虚弱、遗尿、老年人尿频、妇女带多腰酸等。

芡实，也叫鸡头米、水鸡头等，味甘，性平，入脾、肾、胃经，具有滋补强壮、补中益气、固肾涩精、补肾止泻、开胃进食之功效。芡实含有大量对人体有益的营养物质和微量元素，如蛋白质、铁、钙、B 族维生素、维生素 C、粗纤维、胡萝卜素等，易消化吸收，是冬季补虚不可或缺的佳品。

医药书中说芡实是“婴儿食之不老，老人食之延年”的粮菜佳品，它具有“补而不峻”“防燥不腻”的特点，是冬季进补的首选食物。芡实为睡莲科植物芡的成熟种仁，主产于江苏、山东、湖南、湖北、安徽等省区，其他地区亦有产。以颗粒饱满、均匀、粉性足、无破碎、干燥无杂质者为佳。秋末冬初采收成熟果实，除去果皮，取出种子，洗净，再除去硬壳（外种皮），晒干，生用或麸炒用。有收敛固精等功效，适用于慢性泄泻和小便频数、梦遗滑精、妇女带多腰酸等症。

芡实含有丰富的淀粉，可为人体提供热能，并含有多种维生素和碳水化合物，保证体内营养所需。白带多、肾亏腰脊背酸的妇女、体虚尿多的儿童、小便数频的老人、遗精早泄者、慢性腹泻者、慢性肠炎者，吃芡实会有很好疗效。但因为芡实有较强的收涩作用，所以便秘、尿赤者及妇女产后皆不宜食。下面就介绍几种吃法，供大家参考：

1. 芡实花生红枣汤

具体做法：取芡实 50 克，花生 40 克，红枣 10 枚，煎煮，补脾肾、益气养血。对脾

胃虚弱的产妇及贫血、体虚者有效。

2. 芡实糯米粥

具体做法：用炒芡实 25 克，红枣 8 枚，炒扁豆 20 克，糯米 100 克煮粥，每日一次。可预防老年人脾肾虚弱、便溏腹泻。

3. 芡实白术汤

具体做法：芡实 15 克，薏苡仁 15 克，山药 20 克，党参 10 克，白扁豆 10 克，白术 9 克，水煎服，每日一剂。可预防脾虚腹泻、消化不良、久泻不止，有良效。

4. 芡实金樱肉粥

具体做法：生芡实 40 克，糯米 100 克，金樱肉 15 克，煮粥食用，可预防老年人肾气虚弱、夜尿频数。

泥鳅炖豆腐，祛除寒湿的能手

体内寒湿重，上了虚火，就要想办法滋阴除湿寒。其实这也不难，泥鳅就是不错的选择。

《黄帝内经》里说："今夫热病着，皆伤寒之类也……人之伤于寒也，则为热病。"这里指出了寒为热病之因。若寒邪过盛，身体内表现出的都是热证、热病，也就是说这个虚火实际上是由寒引起，身体内的寒湿重造成的直接后果就是伤肾，引起肾阳不足、肾气虚，造成各脏器功能下降，血液亏虚。肾在中医的五行中属水，当人体内这个"水"不足时，身体就会干燥。比如肝脏，肝脏属木，最需要水的浇灌，一旦缺水，肝燥、肝火就非常明显。因此，要供给肝脏足够的水，让肝脏始终保持湿润的状态。

泥鳅炖豆腐

具体做法：准备泥鳅 100 克，豆腐 100 克，料酒、盐、味精各适量。泥鳅去内脏洗净，豆腐切小块，油入锅，七成热，入主料煸煸，滴料酒，加清水约 220 毫升，水开改文火，炖 20 分钟，加盐，味精，拌匀即可。

泥鳅炖豆腐清热利湿和中，是祛除寒湿的常用食疗方。

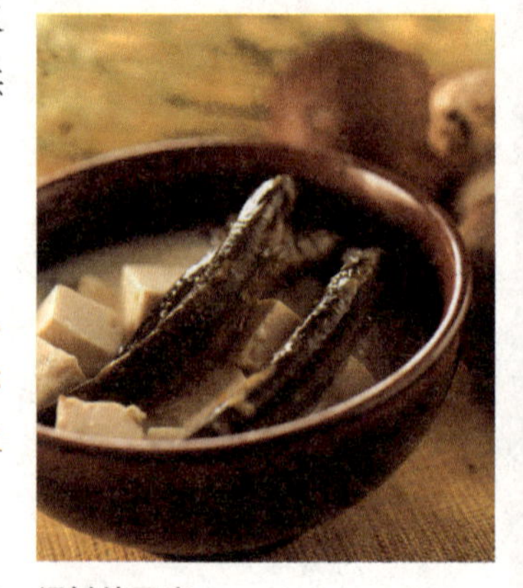

泥鳅炖豆腐

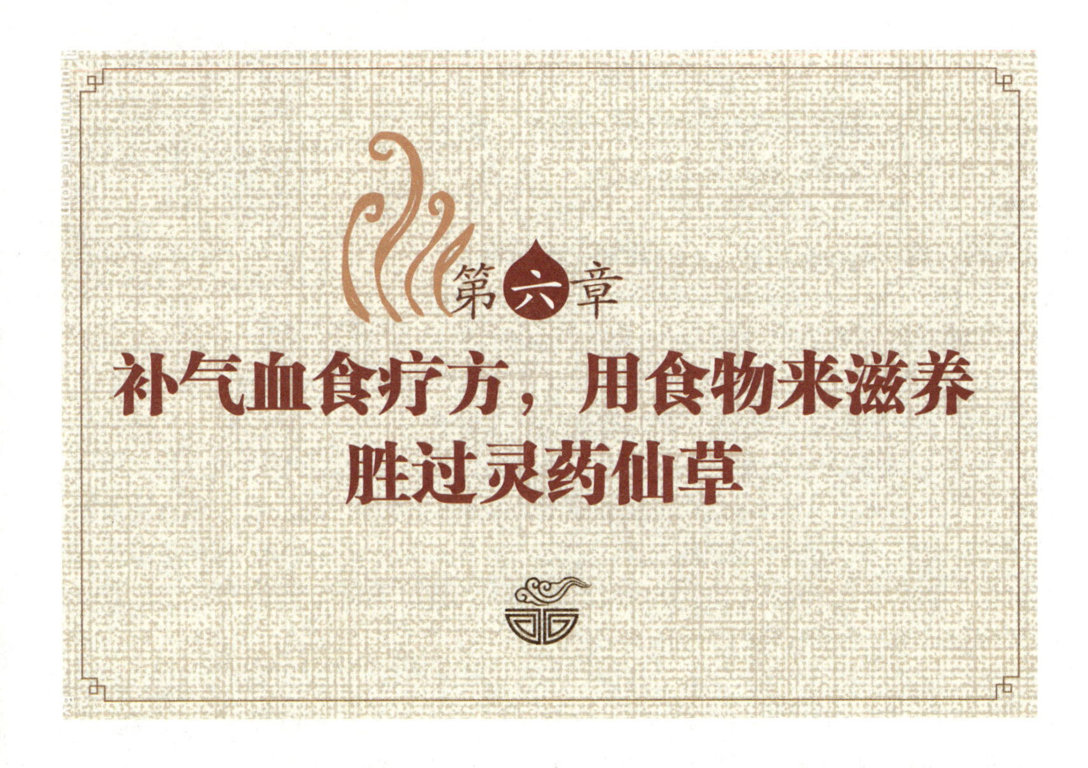
第六章
补气血食疗方，用食物来滋养
胜过灵药仙草

 滋养气血的山药薏米芡实粥

不管是衰弱高龄的老人、先天不足的幼儿，还是身染重病的患者，山药薏米芡实粥都会给你最大、最贴心的帮助。因为，山药、薏米、芡实是不需要支出额外的气血就能直接提供给我们气血的良药美食。

气血不足，衰老的步伐就会越来越快。中国人养生历来讲求补气养血，而《本草纲目》中的养生智慧则变“呆补”为“活补”，重视“辨证施养”。同时，气血虚衰会导致血瘀气滞，使毒物聚集在体内而不能排出。所以，养生除了要补也要学会泻。一补一泻之间，才能达到“补虚而不留邪”的养生境界。

山药薏米芡实粥滋养气血效果好，下面介绍它的制作方法。

具体做法：取大米 100 克，薏米 50 克，山药 1 根，芡实米 40 克，水 1500 毫升。薏米和芡实洗净后，用清水浸泡 2 小时；大米洗净后，用清水浸泡半小时（不泡也可以）将浸泡好的薏米，芡实放入锅中，倒入 1500 毫升清水，大火煮开后，调成小火煮 30 分钟，然后倒入大米继续用小火煮 20 分钟；带上橡胶手套，将山药去皮（否则山药的黏液会让手部发痒），切成3毫米厚的片，放入锅中，再继续煮10分钟即可。

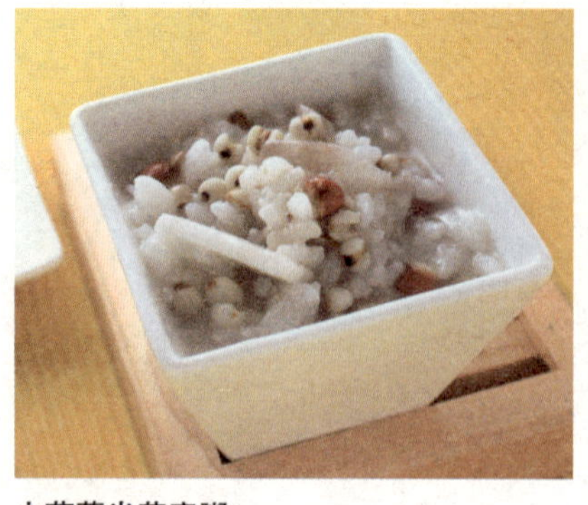
山药薏米芡实粥

山药，性甘平，气阴两补，补气而不壅滞上火，补阴而不助湿滋腻，为培补中气最平和之品，历来就被众医家大加赞誉。《本草纲目》云其："益肾气、健脾胃、止泻痢、化痰涎、润皮毛。"《景岳全书》云："山药能健脾补虚，滋精固肾，治诸虚百损，疗五劳七伤。"《药品化义》云："山药温补而不骤，微香而不燥，循循有调肺之功，治肺虚久嗽，何其稳当。"清末最有名的大医家张锡纯在其医学专著《医学衷中参西录》中曾屡用大剂量生山药一味，治疗了许多诸如大喘欲绝、滑泻无度等危急重症。

薏米，其性微凉，最善利水，不至耗损真阴之气，凡湿盛在下身者，最宜用之。体内有湿气，如积液、水肿、湿疹、脓肿等与体内浊水有关的问题，都可以食用薏米，但脾胃过于虚寒，四肢怕冷较重的人不太适合。另外，李时珍认为孕妇忌服。薏米的主要功效在于健脾祛湿，所以，本品亦可用于辅助治疗肺热、肺痈、肺痿之症，和山药同用，更是相得益彰，互补缺失。

最后说说芡实。清代医家陈士择说："芡实止腰膝疼痛，令耳目聪明，久食延龄益寿，视之若平常，用之大有利益，芡实不但止精，而亦能生精也，去脾胃中之湿痰，即生肾中之真水。"所以说芡实是健脾补肾的绝佳首选，可治长期腹泻、遗精滑脱、夜尿频多等症。与山药同用，效果更佳。

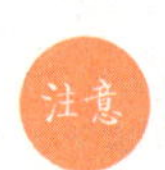

注意

有些人不宜食用山药薏米芡实粥，如体内浊气太多的人，喝完此粥必饱胀难消；肝火太旺的人，必胸闷不适；瘀血阻滞的人，必疼痛加剧。还有津枯血燥、风寒实喘、小便短赤、热结便秘者都不适宜。或者有些人就是不喜欢此粥的味道，勉强喝对吸收也不好，还是应该寻找更适合自己的。

菠菜、小米，最能滋阴补血

《本草纲目》记载菠菜可以通血脉，开胸膈，下气调中，止渴润燥。所以，菠菜可养血滋阴，常见的菠菜、小米最能滋阴补血。

有些人为了滋阴补血，为了养护容颜，为了巩固后天之本，不惜花大量的钱去买一些广告上宣传的口服液等滋补产品，认为这才是最可靠、最有效的选择，其实未必，有些你身边的最简单、最廉价的食物也许就是你最需要也是最有效的选择。例如菠菜和小米，大家可能视而不见，或者认为对于身体健康的作用不值一提，那你就大错特错了。菠菜猪肝小米粥养血滋阴效果好。其制作方法如下。

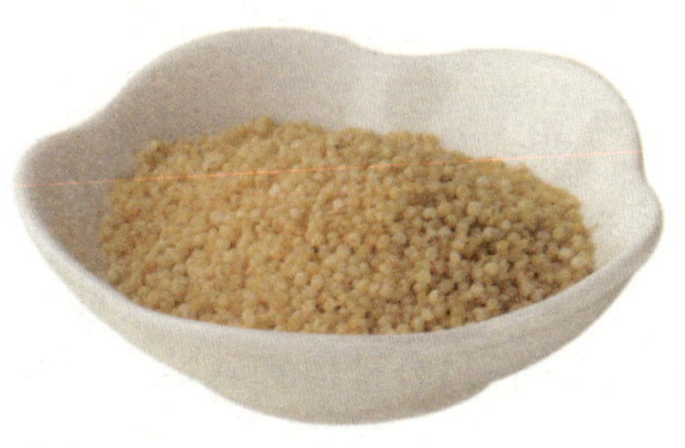
小米

具体做法：取大米、猪肝各200克，菠菜20克，枸杞10个，姜、生抽、香油适量。然后将猪肝洗净，清水浸泡半小时，然后切小丁；姜切丁，放到猪肝里，倒上生抽腌制一下；大米放进电饭煲，调到粥的功能，水开后把猪肝放进去；要起锅时把切好的菠菜和泡好的枸杞放入，加适量的盐，滴几滴香油就可以了。

《本草纲目》中记载：菠菜通血脉，开胸膈，下气调中，止渴润燥。所以，菠菜可养血滋阴，对春季里常因肝阴不足引起的高血压、头痛目眩、糖尿病和贫血等都有较好的预防作用。关于小米的功效，中医认为小米味甘咸，有清热解渴、健胃除湿、和胃安眠等功效。《本草纲目》中则记载小米"治反胃热痢，煮粥食，益丹田，补虚损，开肠胃"。现代医学研究证实，小米具有防止反胃、呕吐和滋阴养血的功能。

注意

菠菜含草酸较多，有碍机体对钙的吸收。故吃菠菜时宜先用沸水烫软，捞出再炒。由于婴幼儿急需补钙，有的还患有肺结核缺钙，软骨病、肾结石、腹泻等，则应少吃或暂戒食菠菜。

紫米，流传在宫廷的滋补佳品

紫米滋阴补肾，对女性是一种很好的食材，为女性知己，它有与肉媲美的营养价值，却没有肉的高胆固醇含量，就连脂肪也是不饱和脂肪酸，女性们不用担心因为吃了它而长胖。

血对人体最重要的作用就是滋养，它携带的营养成分和氧气是人体各组织器官进行生命活动的物质基础。血对女人来说更加重要；血充足，则人面色红润，肌肤饱满丰盈，毛发润滑有光泽，精神饱满，感觉灵敏，活动也灵活。因为血是将气的效能传递到全身各脏器的最好载体，所以中医上又称"血为气之母"，也称"血能载气"。

补血的食物有很多种，紫米也是很不错的选择。下面为大家介绍补血补气的八宝紫米饭制作方法。

具体做法：取盐、油各适量，紫米150克，薏仁50克，红豆30克，绿豆30克，黑豆30克，腰豆30克，花豆30克，刀豆30克（如果嫌凑齐这么多的豆麻烦，可以直接买超市配好的"八宝粥"料包）。将紫米及各色原料清洗干净，拌入盐、油，放进电饭煲加水煮熟即可。

紫米在古时是皇帝食用的米，又称贡米，《红楼梦》中称之为“御田胭脂米”。《本草纲目·谷部·紫米》载；紫米有滋阴补肾、健脾暖肝、明目活血等作用。传说常食用紫米能长生不老，所以紫米也称为长生米。长生不老的传说当然是无稽之谈，但紫米富含铁质，具有补血功效是毋庸置疑的，是一种难得的天然的滋补佳品。

糯米甜醋炖猪脚，月经期的补血王

补血可以改善面色暗黄，使身体保持气血通畅，但有的朋友由于听信一些传言，或者迷信古时的一些错误说法，结果不但没达到补血的效果，反而损害了自己的身体健康。

气血是构成人体生命、生理活动的基本物质，调养好气血对女性来说特别重要。由于女性的生理特点，月经时血液会有一定量的消耗和流失，加之经期情绪、心理的变化，身体中的雌激素分泌降低，月经失调紊乱也就时常发生。随之而来的肌肤变化，可想而知。肤色暗淡，眼圈发黑，还有满脸的痘痘，令人苦恼。医生为气血不足的人群推荐食用糯米甜醋炖猪脚。其制作方法如下。

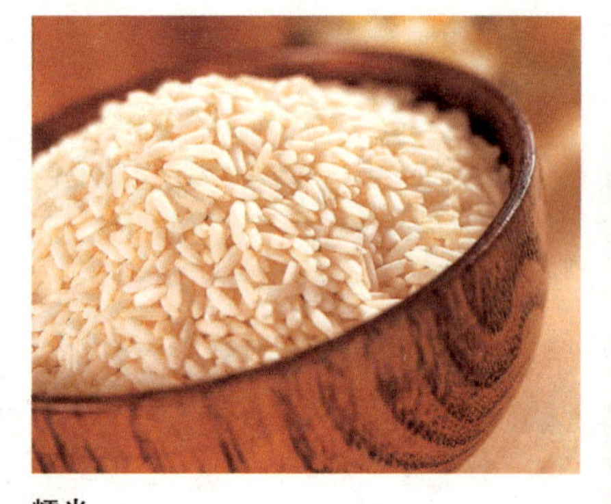
糯米

具体做法：将猪脚洗净，切成小块，先用开水焯一下，去一去血水，放进锅里。在锅里倒上半瓶糯米甜醋，然后再搁几块去皮生姜（注意：不要切片），再加 3 ～ 5 个去皮熟鸡蛋，最后加放清水。就这样，煮开后小火炖三四个小时方可。喝醋吃猪脚、鸡蛋，每天可以吃上 1 小碗，实在喜欢吃，也可以吃两小碗。

这个法子，对于有痛经、月经延后、月经瘀血块多、乳腺增生、子宫肌瘤、黄褐斑等病症的血瘀体质女性来说特别合适，吃起来特别舒服，吃完周身通泰。不过，需要注意的是它只适合冬天吃，其他季节吃容易上火，而且湿热、阴虚内热的人尤其不能吃。

除此之外，适合血瘀体质者吃的东西还有很多，各类品种的都有，而且不同种类虽然都有活血化瘀之功，但各有其针对的症状。比如蔬菜类的韭菜、洋葱、大蒜、生姜等，适合血瘀体质冬季或阳虚间夹血瘀体质者食用，但如果吃后出现眼屎增多、眼睛模糊，说明吃得太多了，或者吃得不合时宜（晚上或春夏多吃了）；生藕、黑木耳、竹笋、紫皮茄子、魔芋等，适合血瘀体质人夏天食用。水产类的螃蟹主要用于消散外伤后遗留的瘀血，海参对于血瘀体质引起的形体干枯、皮肤干燥效果不错。果品类的山楂有健胃消食、软化血管的作用，适用于血瘀体质引起的肥胖夹瘀血、慢性心脑血管疾病的调养。

阿胶是女性补血佳品

阿胶含有丰富的动物胶、氮、明胶蛋白、钙、硫等矿物质和多种氨基酸物质，具有补血止血、滋阴润肺等功效，特别在补血方面的作用更加突出。

阿胶恐怕是中国人都熟知的补血养颜佳品了，到底什么是阿胶呢？不熟悉本草药剂的人可能觉得阿胶是某种植物，实际上阿胶是驴皮经煎煮浓缩制成的固体胶质。《本草纲目》记载，阿胶味甘，性平。归肺、肝、肾经，能够补血、止血、滋阴润燥。用于血虚萎黄，眩晕，心悸等，为补血之佳品。尤其是女性的一些病症，如月经不调、经血不断、妊娠下血，等等，阿胶都有很好的补血之功。

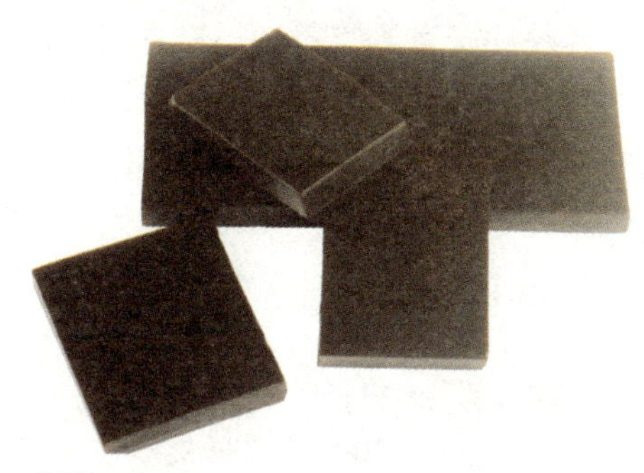

阿胶

阿胶在中医药学上已经有两千多年的历史了，其实最早制作阿胶的原料不是驴皮而是牛皮，秦汉时期的医药学著作《神农本草经》记载："煮牛皮作之。"由于阿胶在滋补和药用方面的神奇功效，因而受到历代帝王的青睐，将其列为贡品之一，故有"贡阿胶"之称。

阿胶含有丰富的动物胶、氮、明胶蛋白、钙、硫等矿物质和多种氨基酸物质，具有补血止血、滋阴润肺等功效，特别在补血方面的作用更加突出，在治疗各种原因的出血、贫血、眩晕、心悸等症状方面也是效果卓著。

阿胶的养颜之功其实也就根基于它的补血之功，女性气血充足，表现在容貌上，也才能面若桃花、莹润有光泽。但是当今社会节奏的加快，竞争压力的加剧，很多女性过早地出现月经不调、痛经、肌肤暗淡无光、脸上长色斑等衰老迹象。只有从内部调理开始，通过补血理气，调整营养平衡来塑造靓丽女人。而补血理血的首选之食就是阿胶，因为阿胶能从根本上解决气血不足的问题，同时改善血红细胞的新陈代谢，加强真皮细胞的保水功能，实现女人自内而外的美丽。下面介绍一种阿胶粥以供养颜养肤之用。

具体做法：取阿胶30克，糯米30克至50克。将阿胶捣碎，然后将糯米熬成粥；临熟时将阿胶末倒入搅匀即可，晨起或晚睡前食用。

注意

我们在使用阿胶时，不要服用刚熬制的新阿胶，而应该在阴干处放三年方可食用；要在确认阿胶是真品后才可食用，以防服用以假乱真的阿胶引起身体不适。

红枣枸杞饮，补气血的能手

红枣，有健脾益胃、养血、补气、安神、缓和药性的作用；枸杞，补肾益精，养肝明目，补血安神，生津止渴，润肺止咳。

民间一直流传着“一日吃三枣，终生不显老”的说法，香甜的红枣也是众多女性平时偏爱的零食。如果女人的身体虚弱，或者有营养不良甚至贫血的症状，更要每天吃几颗红枣。这样女人就会在不知不觉中养出红润的脸庞。还可以用红枣枸杞做成“红枣枸杞饮”时常饮用。

红枣枸杞饮

具体做法：枸杞子一大把，红枣5～6颗。把材料放到一起，煮沸之后，焖5分钟，在开火煮至沸腾，起锅前加入少许冰糖，快速搅拌均匀。若担心红枣会上火，可以去了核之后再熬滚。

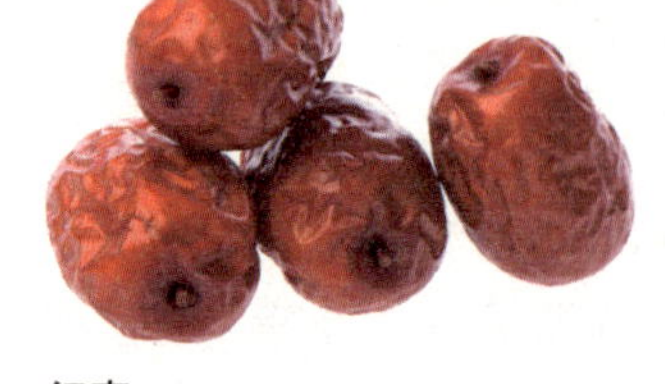

红枣

红枣性温味甘，补中益气，养血安神；枸杞性味甘平，滋补肝肾、养肝明目、消除疲劳。

鲫鱼红豆汤，养足气血为美丽排除万难

大家都知道，我们体内的毒主要靠大小便来排出。尤其是肝脏的很多毒，可以通过尿排出体外。鲫鱼红豆汤利水利尿有助于排毒。而且食方里含有很多优质蛋白，可以补充肝脏营养。

中医认为，红小豆味甘性平，具有除热毒、消胀满、利尿、通乳、补血之功效，主治心肾脏器水肿、腮腺炎、痈肿脓血、乳汁不通等症。外敷治扭伤、血肿及热毒痈肿等病症。《本草纲目》中说，红小豆“治产难，通乳汁，和鲫鱼、黄雌鸡煮食，并能利水消肿”。

鲫鱼红豆汤

具体做法：选取红豆100克、红枣4个、陈皮1/4个、鲫鱼1条（约500克）、生姜3片。将各配料洗净、浸泡；红枣去核，鲫鱼宰洗净，去脏杂，置油锅煎至微黄，洒入少许水。一起与生姜、红豆、红枣、陈皮放进瓦煲内，加水2500毫升（10碗量），武火煲沸，改文火煲2小时，调入适量食盐便可，此量可供3～4人用。

鲫鱼是河鱼中的佳品，肉质细嫩、鲜美，以二三月间最为肥美。中医认为它有滋补、健胃、补血、利水、通乳的作用。

山药黄瓜粥补气血，马上“泻立停”

山药除了大家都熟知的补中益气的功效外，还具有止泻的作用。

拉肚子这种小毛病很多人都碰到过。其实比较轻微的腹泻，可以排出体内的湿气和毒素，对人体是有好处的。比如你吃了太多油腻的东西，或者饮食不干净，腹泻就是你身体正常的保护反应。这样的腹泻自己就会好，不用过多管它。但是长期频繁的腹泻，大家就要警惕了。一般人遇到这种情况就会吃止泻药，但其中有些人发现没什么效果，这是为什么呢？

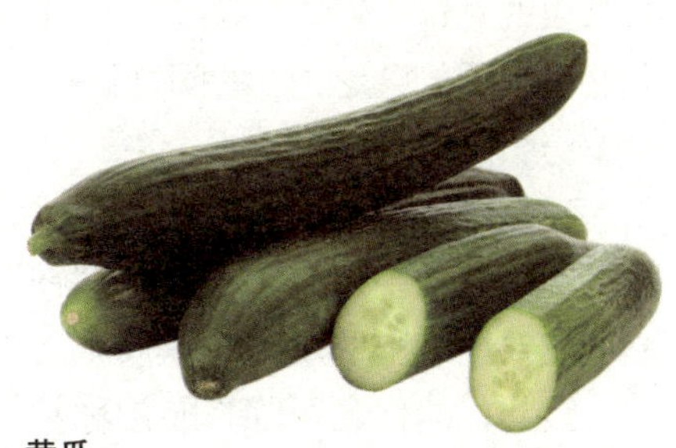

黄瓜

这是因为腹泻与身体的虚损有很大关系。身体气血消耗太大，胃气也有虚损，就很容易导致消化不良、腹泻等一系列的毛病。而这种状况下单纯止泻是没有用的，必须要先补气血。中医建议可时常食用山药黄瓜粥。其制作方法如下。

具体做法：准备山药 60 克，黄瓜 150 克，糯米 50 克。先将山药加工成细粉；黄瓜洗净，榨汁；糯米加水煮粥，粥将成时，加入山药粉、黄瓜汁，搅拌煮沸后即可食用。

在中医看来，腹泻是由于各种原因导致脾胃的运化失司，小肠受盛和大肠的传导功能失常所致。而情绪对肠胃的影响很大，精神长期高度紧张，也会导致肠胃失调，最终造成脾胃虚弱，难以运化食物。而没有了食物的滋养，气血就会受损。而气血失衡又加重了腹泻，如此恶性循环，当然会“一泻不止”。

经期后先喝南瓜汤来补血

南瓜红枣汤是一道气血双补，补虚养身的滋补汤羹。在换季的时候，家中的老年人可多喝一些，既营养又易消化。

清代名医陈修园曾说：“南瓜为补血之妙品。”现代营养学家也认为，南瓜的营养成分较全，营养价值较高。不仅含有丰富的糖类和淀粉，更含有丰富的维生素，如胡萝卜素、维生素 B_1、维生素 B_2、维生素 C，矿物质，人体必需的 8 种氨基酸和组氨酸，可溶性纤维，叶黄素和铁、锌等微量元素，这些物质不仅对维护女性机体的生理功能有重要作用，更有较强的补血作用。所以，被认为是经期后补充恢复体能的首选佳品。南瓜汤是非常适合女性用来补血的日常食用菜品。其制作方法如下。

具体做法：准备南瓜、百合、红枣、冰糖。选取南瓜较圆的部分切下待用，红枣洗净，百合择洗干净；将南瓜放入一个稍小于它的碗内，连碗一起放进蒸锅，将冰糖、红枣、百合、开水加入南瓜内。蒸锅内也加好开水；盖锅蒸约半小时即可。

中医学认为南瓜性温味甘，入脾、胃经，具有补中益气、消炎止痛、化痰止咳、解毒杀虫的功能。《本草纲目》说它能“补中益气”，《医林纪要》记载它能“益心敛肺”。南瓜可用于气虚乏力、肋间神经痛、疟疾、痢疾、支气管哮喘、糖尿病等症，还可驱蛔虫、治烫伤、解鸦片毒。

南瓜含有蛋白质、胡萝卜素、人体必需的 8 种氨基酸、钙、锌、铁、磷等成分。最近发现，南瓜中还有“钴”和“锌”，“钴”是构成血液中红细胞的重要成分；锌则直接影响成熟红细胞的功能；铁质则是制造血红蛋白的基本微量元素，这些都是补血的好原料。因此，清代名医陈修园曾称赞“南瓜为补血之妙品”。

灵芝蒸鸡，补气血提高性欲

缺铁性贫血是最为常见的贫血，尤其多见于生育期的女性和孕妇，长期患缺铁性贫血的妇女普遍存在性欲减退现象。

缺铁性贫血之所以会引起“少性”，是因为血液中的铁元素影响着上皮细胞的营养状况，患缺铁性贫血的女性，阴道和外阴黏膜容易呈萎缩状态，性交时会感到不适甚至疼痛。久而久之，性欲自然减退。此外，贫血的人运动时容易缺氧，因而在进行性交一类剧烈活动时，贫血严重的病人往往有力不从心的感觉，性生活便成了一种负担。下面为大家介绍一款非常有效的补血益气菜肴——灵芝蒸鸡。

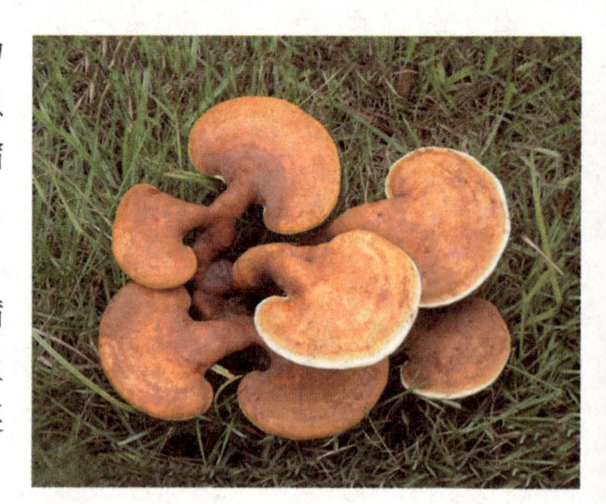
鲜灵芝

具体做法：鲜灵芝适量、鸡一只，猪骨半斤，火腿适量，盐 10 克。将鸡、猪骨、火腿加水约 15 ～ 18 碗煮 1.5 小时，再加灵芝煲 15 分钟，加少许盐等调味品即可食用。此汤美味可口。

灵芝能促使血清、肝脏和骨髓的核酸及蛋白质的生物合成，因此可以有效地抗病防衰老；鸡肝性味甘微温，能养血补肝，凡血虚目暗、夜盲翳障者可多食之。另外能养心安神、滋阴润肤。凡虚劳羸瘦、面瘦、面色无华、水肿消渴、产后血虚乳少者，可将之做食疗滋补之品。

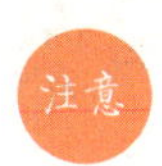

当女性贫血症状明显时，不要勉强过性生活，否则容易加重症状，进而加重性冷淡。贫血症状不严重的女性，在过性生活时也应注重性技巧，比如，相互爱抚的时间可稍长一些，而性交时动作缓和些、时间也不宜太长。

育龄女性出现贫血应及时治疗，血红蛋白在100克 / 升以下，就应该服铁剂和加强营养补充，尽快改善病情，以防止出现持续性性冷淡。

“冷美人”补血，多吃枸杞红枣煲鸡蛋

很多女性都会贫血，俗话说“药补不如食补”，补血首先要注意饮食，要均衡摄取动物肝脏、蛋黄、谷类等富含铁质的食物。

一项调查显示，100名20 ~ 40岁的女性，大约五成遇到过寒冷现象。人们纷纷尝试各种养颜补血膳食方以寻找妥善的解决办法。经过实践证明，饮食调理以及适当合理运动、按摩疗法等方法都有助于女性补血。

冬季怕冷的“冷美人”在饮食上需多加调理，常食用补血食物，如血豆腐、菠菜、红肉条，还可烹制菜品作为日常饮食。

枸杞红枣煲鸡蛋

具体做法：每次用枸杞20克，红枣8枚，鸡蛋煮熟后剥壳再煮片刻，吃蛋饮汤。

仙人粥也是补血不错的选择，其制作方法如下。

具体做法：首乌20克，枸杞20克，粳米60克，红枣15枚，红糖适量煮粥喝。以上两种美食均有益气补血功效。

枸杞可以补血，还可以补肾益气。红枣为补养佳品，食疗药膳中常加入红枣补养身体、滋润气血。而且，红枣还能养血安神，女性躁郁症、哭泣不安、心神不宁等患者均宜食用。所以说，杞子红枣煲鸡蛋是补血佳品。

鸡蛋红糖淀粉糊，补血很地道

都说女人的美丽是由内而外氤氲散发的，举手投足之间便能传递美丽的气息。而这一切全赖于气血的支撑，正如《黄帝内经》所言：“人之所有者，血与气耳。”

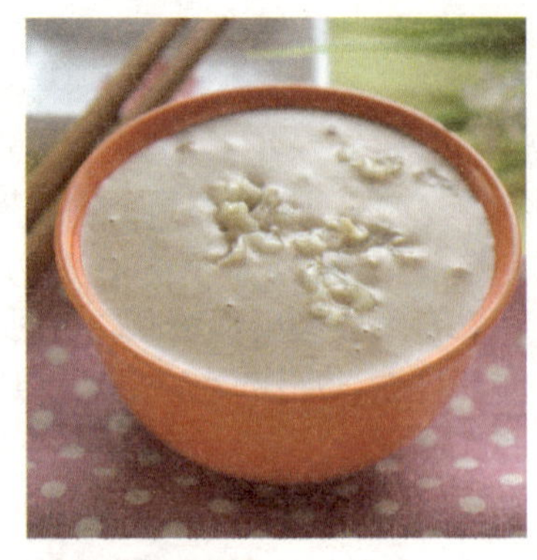
鸡蛋红糖淀粉糊

“女人天生爱美丽”，不少女性抱怨皮肤粗糙、松弛老化、长斑、掉发，其实这些都是体内脏腑内气血失衡引起的。中医学认为，气血功能正常发挥需要两个基本条件；一是充盈，不能虚；二是畅通，不能滞。血属阴，气属阳，血的宁静与气的运行之间形成了一个阴阳的协调平衡，这样就保证了血气的正常运行。如果出现了气虚血瘀，血不能濡养肌肤，就会导致皮肤粗糙、松弛老化、面部长斑；发为血之余，没有了血的滋养，头发自然就会脱落。

鸡蛋红糖淀粉糊

具体做法：将两勺红糖、一个鸡蛋、一小撮淀粉放在碗里，搅拌均匀后，用滚烫的开水边冲边搅拌，这样一碗好吃又好看的补血糊糊就做好了。做这个补血糊糊关键是在冲开水搅拌的程序，这时一定要有力而且必须快。

女性本身有经、带、胎、产等特殊生理过程，再加上日常生活中又肩负工作、家庭的双重压力，往往比其他人群更易受到风、寒、暑、湿、热等外邪的侵害，导致自身气机失调，造成耗血和失血，随之而来的便是面容憔悴、头晕眼花、心悸失眠、手足发麻、脉细无力等早衰症状，还会使疾病乘虚而入，威胁到自身健康。因此，要想拥有美丽无瑕的容颜，只靠外在的化妆品保养是不够的，从根本上调经理血才能芳华流转。

养血补津粥，滋阴补血润无声

女人承担着孕育生命的使命，所以容易衰老。若及时进行滋阴，药食双补，使气血调和、阴阳失衡，面部自然红润光泽，更加靓丽。

生活在繁忙的现代社会，由于生活环境、工作压力等因素的影响，越来越多的女性出现健康隐患。比如，不少女性原本肤色红润、明眸皓齿，但还没过 40 岁的门槛，就变得心烦易怒、头发干枯、头昏眼花，还伴有腰酸腿痛、月经不调等症状。再看看镜子里那暗淡的肤色，更是让人心痛不已，提不起一点自信来。

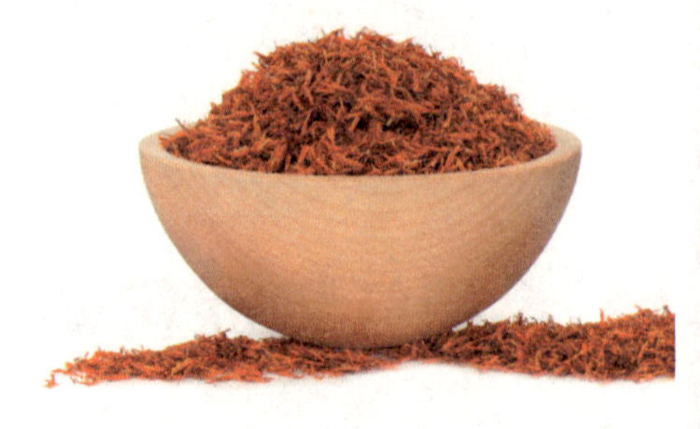
红花

从中医学看来，上述情况很大程度归罪于阴虚。由于女性半生都围绕着经、带、胎、产四个字，还有一个躲不开的更年期阶段，这些都会耗损体内的血液，很容易遭遇到阴虚的袭击。所谓阴虚，就是人的阴阳失去了平衡。阳指身体的机能，阴则指体内的液体，包括血液、唾液、泪水、精液、内分泌及油脂分泌等。简单而言，阴虚是指精血或津液亏损的病理现象，能够影响到的脏腑有肺、胃、肝和肾。

下面为大家介绍一款养血补津粥。

具体做法：准备红花 10 克，当归 10 克，丹参 15 克，糯米 100 克。将糯米洗净，入锅加适量清水煮粥，至八成熟时，加入红花、当归、丹参，至熟即可。

红花，又称草红花，具特异香气，味微苦。以花片长、色鲜红、质柔软者为佳。属活血通经药。丹参又名赤参，紫丹参，红根等。具有活血调经，祛瘀止痛，凉血消痈，清心除烦，养血安神等功效。养血补津粥适于面色晦暗、虚劳燥咳、心悸、脾虚的阴虚者食用。

一般的阴虚症状，不会明显影响生活和工作，所以很多女性懒得花心思调补，久而久之，身体欠下的“健康债”越来越多，身体会处于一种非平衡状态。如果情况继续恶化下去，终有一天，会导致身体“大厦”的坍塌。若能及时补阴，不仅可以预防阴虚症状的出现，还可以调节已经出现的不良症状。

羊骨熬粥，秋冬补血最佳品

早在元朝的朱丹溪曾经说过；“温者，养也；温存以养，使气自充，气完则形完矣，故言温不言补。”意思是温暖是对自己最好的呵护，温暖会使自己气血充足，气血充足就能使女人的容貌水润通透。

一般来说，贫血的主要原因是营养不良，以及产生一系列的免疫功能紊乱、造血功能障碍，近年来因减肥而造成营养失调，形成严重贫血的有一人群。贫血在我国医学属“虚证”范畴，常见有血虚、气虚、阴虚、阳虚。

羊骨粥是非常好的补阳气食物，可作为日常饮食经常食用。

具体做法：羊骨、粳米各 100 克。熬制的过程也不复杂，只需要把羊骨洗干净，然后打碎，加水煎汤，之后用羊骨汤煮粳米粥。等煮熟的时候，加入细盐、生姜和葱白，再煮上三两分钟，煮沸就好了。如果不喜欢长期吃粥，也可以将黑木耳、红枣煮成汤，与羊骨粥轮流着吃。一定要坚持吃，食疗和药膳都是需要时间的，要多点耐心。

中医认为，羊骨粥是补虚劳的佳品，对预防贫血，尤其是再生障碍性贫血有很好的作用，但是感冒患者不宜食用，因为羊骨粥甘热助火，会加重感冒症状。除了羊骨粥之外，贫血患者还应该注意多摄入一些多蛋白质以及热量高的食物，比如小麦、粳米、油菜、西红柿、橘子、猕猴桃，以及猪肉、羊肉、牛肉等肉类。

红曲粳米粥，让气血流动起来

中医认为："所以得全性命者，气与血也。血气者，乃人身之根本乎！"就是说，气血是人的根本。又有"气为血之帅，血为气之母"之说，意思是指气能生血、气能行血和气能摄血。

气血瘀滞是导致女人衰老的主要原因之一，因为气血欲发挥其正常的生理功能，就必须始终处于一种运行状态。只有这样，它们才能到达相应的脏腑组织，发挥其濡润、滋养、推动的作用，所以气血以流通为和。一旦气血运行受阻，就会因气血不能供养人体而发生各种病症，同时人也很容易衰老。医生建议气滞血瘀的人群日常多食用红曲粳米粥。其制作方法如下。

具体做法：将30克红曲米、100克粳米分别去杂质，用清水淘洗干净。将锅置于火上，放入适量的清水、粳米，煮沸后再加入红曲米，用文火煮至粥成，最后加少许红糖调味。这一道红曲粳米粥能活血化瘀、健脾消食，活血化瘀的最佳食物。

气血瘀滞不仅会加速人体衰老，而且容易使人脸上生斑。因此，想要保住年轻的容颜，就要注重活血化瘀。

酸枣仁龙眼粥，补血益心的果珍

龙眼能补气养血，对神经衰弱、更年期妇女的心烦汗出、智力减退都有很好的疗效，是健脑益智的佳品；而产后妇女体虚乏力，或营养不良引起贫血，食用龙眼是不错的选择。

龙眼，也就是桂圆，俗称"南国人参"，是民间传统的补血益心之品。在我国南方地区，尤其是在广东，喜欢把桂圆称为龙眼，这是因为龙眼与桂圆区别甚小。一般来说，当果实还新鲜，有水分的时候叫龙眼，晒干之后叫桂圆。而且根据地域不同，叫法也不同，有的地方都叫龙眼，有的地方都叫桂圆。我国南方普遍存在女性产后食用龙眼补益气血的习俗。

龙眼营养丰富，药效显著，在医学经典著作中多有记载。如《神农本草经》和《本草纲目》中说，龙眼具有壮阳益气、养血安神、健胃益肾、补心养脾、润肤美容、延年益寿等功效。现代医学研究证明，龙眼含有多种营养物质，除了含丰富的铁质外还含有维生素A、B族维生素和葡萄糖、蔗糖等。对预防健忘、心悸、神经衰弱和失眠等症颇有帮助。酸枣仁龙眼粥就是一款人们经常食用的补血益心日常饮食。其制作方法如下。

具体做法：酸枣仁 30 克，龙眼肉 15 克，粳米 100 克，红糖 10 克。将酸枣仁捣烂，双层纱布包好，然后同龙眼肉、粳米一起倒进锅中，加清水熬煮成粥，用红糖调味，早晨温热食用。本款食方具有补益心脾、养血安神、悦色润肤的功效。

中医学理论认为，心脾气血两亏导致的面色无华、疲乏无力患者，可以将龙眼干果剥壳后，与其他食物一起制成羹、汤、粥等饮服，如适当的龙眼配合枸杞、红枣、大米煮粥，有养心、安神、健脾、补血等功效；也可将龙眼干果掺在鸡肉、鸭肉、排骨中炖食，如龙眼和大枣炖排骨可以滋阴生血；还可制成龙眼干、龙眼膏、龙眼果脯、龙眼酒等，都是很好的补血食物。

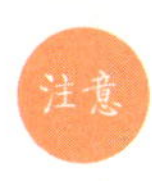

龙眼虽然能滋补气血、益心脾，但它性温、味甘，能助火化燥，凡具有阴虚内热的人都不宜使用。另外，龙眼对于准妈妈，特别是对妊娠早期的准妈妈来说，是一种“禁果”。

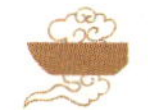

栗子山药姜枣膏，补气益血甜蜜蜜

栗子有“干果之王”的美誉；在国外，它还被称为“人参果”。它对人体有着很强的滋补功能，可与人参、黄芪、当归等媲美，故又被称之为“肾之果”。

人过中年，阳气渐渐衰退，人也像午后的太阳一样，身体健康出现下降趋势。不仅腰膝酸软、四肢疼痛，还可能出现牙齿松动、脱落的症状，这些都是肾气不足的表现，此时养生当从补肾入手，及早预防。栗子香甜可口，做干果零食或是做菜肴佐餐都很相宜，它不仅含有大量淀粉，还可以直接当饭吃，而且含有蛋白质、脂肪、B 族维生素等多种营养成分，有很好的食疗保健功能。栗子多产于山坡地，健胃补肾，国外称为“健康食品”。栗子甘温，有健脾养胃、补肾强筋的作用。中医学认为，栗子能养胃健脾，壮腰补肾，活血止血。历代著名中医都认为栗子味甘，性温，无毒，入脾、胃、肾三经，功能为补脾健肾、补肾强筋、活血止血，适用于脾胃虚寒引起的慢性腹泻，肾虚所致的腰膝酸软、腰肢不遂、小便频数以及金疮等症。栗子山药姜枣膏就是一款人们经常食用的补气益血甜品，其制作方法如下。

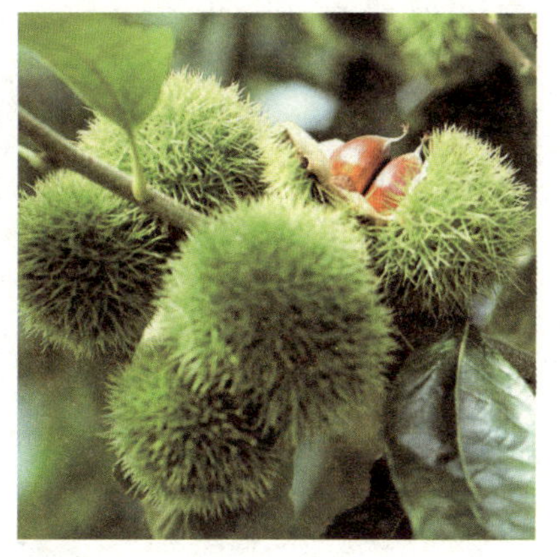

栗子

具体做法：准备栗子 30 克，大枣 10 枚，山药 15 克，生姜 6 克，大米 100 克。上料加水煮成稀粥，再加红糖调味食用。方中栗子补肾益脾而止泻，山药、大米亦为益脾养胃之物，姜、枣、红糖温养脾胃。用于脾肾虚弱、畏食冷物、少食腹泻、消化不良等病症。

栗子的吃法多种多样，既可鲜食、煮食、糖炒、菜用，又可加工成各种食品。生食栗子有止血功效，可治吐血、衄血、便血等常见出血症状，还具有预防腰腿酸疼、舒筋活络的功效。将生栗子去壳，捣烂如泥，涂于患处可以治跌打损伤、瘀血肿痛等。用栗子和粳米熬制的栗子粥老少皆宜，具有健运脾胃、增进食欲的功效，既可用于脾胃虚寒导致的慢性腹泻患者的恢复，也适合预防中老年人由于机能退化所致的胃纳不佳，气虚乏力。

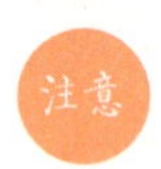

注意 栗子含糖分高，糖尿病患者应当少食或不食；脾胃虚弱、消化不良或患有风湿病的人也不宜食用。

葡萄蜂蜜膏，补好肝肾益气血

中医认为，葡萄性平、味甘，能滋肝肾、生津液、强筋骨，有补益气血、通利小便的作用，可用于脾虚气弱、气短乏力、水肿、小便不利等病症的辅助治疗。

长期劳累，劳伤肝气，肝气不足，目酸而易疲劳；气不上行，津液不能布散头面，则口干面燥；气不载血上行，则脑部缺血，头目昏花，视物模糊，思维不清，面色萎黄；肝气不足，肝经壅滞，易为暑湿所伤，而易中暑。肝阳不足则晨起经络僵硬、酸冷；肝阳不足夹风湿郁热则目红而肢痛。肝血不足则中午易疲劳、思睡；肝血不足，肝虚火而多梦。熬夜加重。肝气血不足，肝不疏泄脾胃，食而腹胀，日久脾胃虚弱；脾胃虚弱，后天失养则肝气血不足日重。

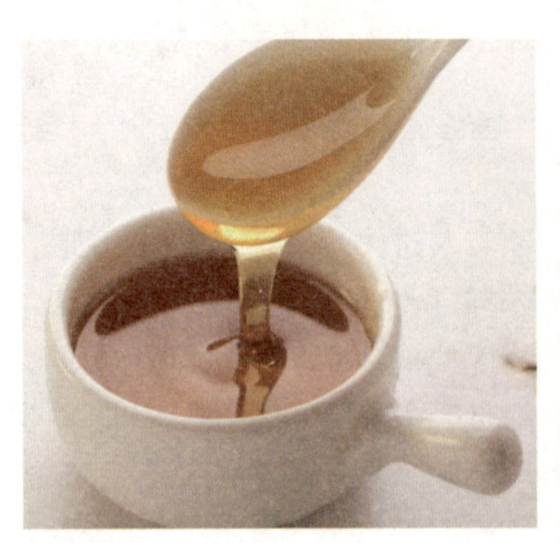

蜂蜜

老中医建议常加班、长期劳累的人群尤其要多注意休息，多吃一些补养肝血的食物。还可以常食用葡萄蜂蜜膏来滋养身体，其制作方法如下。

具体做法：准备鲜葡萄汁 500 毫升，蜂蜜 1000 毫升。葡萄汁以小火煎熬浓缩至黏稠如膏时，加入蜂蜜，加热至沸，停火待冷，装瓶备用。每次 1 汤匙，以沸水化开代茶饮用。

中医学认为葡萄味甘微酸、性平，具有补肝肾、益气血、开胃力、生津液、利小便的功效。《神农本草经》中也提到，葡萄能“筋骨湿痹，益气，倍力强志，令人肥健，耐饥，忍风寒，久食，轻身不老延年”。葡萄中还具有抗恶性贫血作用的维生素 B_{12}，常饮红葡萄酒，有益于治疗恶性贫血，具备很突出的补血功效。

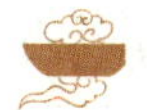 桃果桑葚酱，补气血润容颜

夏天是桃子大量上市的季节，桃子中富含糖、钙、磷、铁和B族维生素、维生素C及大量的水分，尤其是其中铁的含量，更是居水果之冠。传统医学认为，桃有补益气血、养阴生津的作用。

桃子作为福寿吉祥的象征，一直被誉为长寿果品。唐代药物学家孙思邈称其为“肺之果”，还说“肺病宜食之”。

桃子含较多的有机酸和纤维素，能促进消化液的分泌，增强胃肠蠕动，从而增加食欲，有助于消化，故贫血、水肿患者以及消化力弱的人，最适宜吃些桃子。下面为大家介绍补气血润容颜的桃果桑葚酱的做法。

具体做法：将熟桃子4只去皮核，把肉刮入锅中，另加洗净的桑葚250克，再加白糖250克及水500毫升，共煮沸，再用文火煎至糊状，搅成浆状后，放入松子仁、核桃仁、黑芝麻末各100克，再煮沸10分钟左右后，待温即可取食。

此桃果桑葚酱具有养血润燥通便之功。

现代医学研究发现，桃子含有较高的糖分，有美容及改善皮肤弹性，使皮肤红润等作用。对于瘦弱者，常吃桃子有强壮身体，丰肌美肤作用。身体瘦弱、阳虚肾亏者，可用鲜桃数个，同米煮粥食，常服有丰肌悦色作用。

《大明本草》中说，无论是大圣垂青的蟠桃，还是香甜诱人的水蜜桃，都肉甜汁多，有生津润肠、活血消积、丰肌美肤的作用。将桃晒成干（桃脯），经常服用，能起到美容养颜的作用。只是桃干的含糖量过高，用开水与少量绿茶或花草茶冲服就好得多，还能提高风味。

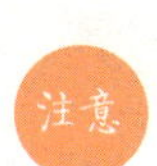

未成熟的桃子不能吃，否则会腹胀或生疖痈；即使是成熟的桃子，也不能吃得太多，太多会令人生热上火；烂桃切不可食用；桃子忌与甲鱼同食；糖尿病患者血糖过高时应少食桃子。

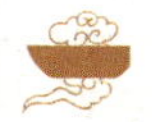 韭菜墨鱼仔，滋阴养血第一方

由于阴虚造成人体营养不良，严重影响人体健康，尤其是都市白领女性很容易出现手足心热、盗汗、咽干、口燥等现象，进而直接影响到肌肤状态，使肌肤变得暗淡、无光泽。所以想要漂亮的美女们一定不要忘记时刻滋阴，以防止阴虚，否则美丽的容颜将会离你越来越远。

阴虚缺血体质的表现可分为两种；一种是由于体内营养物质（阴液）不足，导致皮肤营养不良，缺水明显，可见为皮肤干燥，缺乏弹性，易出现皱纹，表皮角化层增厚、粗糙无光泽。第二种表现为由于虚热和机能亢奋，导致颧颊部皮肤油光，产生痤疮。另外还会造成黑色素活跃，使皮肤黑色素增多，面部可见色素沉着，或出现黄褐斑，或面色晦暗、眼圈发黑。不论哪种阴虚缺血都可以常吃韭菜墨鱼仔来滋补。下面为大家介绍其制作方法。

具体做法：墨鱼20克，韭菜100克，桂皮、料酒、红糖、味精、酱油、花生油各适量。将韭菜洗净，切段；桂皮碾成粉，备用。将墨鱼洗净取肉，切成米粒状，下入热油锅中，加桂皮粉、料酒、红糖、味精、酱油等炒散。墨鱼肉将熟时，投入韭菜段炒熟即可。

墨鱼

墨鱼味道鲜美，营养丰富，每百克肉含蛋白质13克，脂肪仅0.7克，还含有碳水化合物和维生素A、B族维生素及钙、磷、铁、核黄素等人体所必需的物质。历代医家认为，墨鱼性味甘、咸、平，有滋肝肾、养血滋阴、益气诸功效。

值得一提的是，墨鱼是适合女性的一种颇为理想的保健食品，女子一生不论经、孕、产、乳各期，食用墨鱼皆为有益。据记载，妇女食用墨鱼有养血、明目、通经、安胎、利产、止血、催乳等功效。中医古籍《随息居饮食谱》说它“愈崩淋、利胎产、调经带、疗疝瘕，最益妇人”。

滋阴补气粥，有助缓解阴虚性缺铁症

元名医朱丹溪认为，对于阴虚性缺铁症的女性来说，缺铁阻碍了人体的氧化过程和新陈代谢，使身体各项功能的运作效率随之降低，导致女性出现脸色苍白、皮肤粗糙等现象。

在生活水平显著提高、绝大多数人温饱无忧的今天，营养不均衡的问题却日益突出，尤其是产后女性，在孕育、哺乳、工作中，都要消耗大量的体液，很容易出现虚脱的症状，头晕眼花、身心疲惫、心慌气短等。朱丹溪奉告女性，这时滋阴非常重要。这时可用猪肘枸杞人参粥来滋阴补虚，常吃效果显著。其制作方法如下。

具体做法：准备猪肘600克，枸杞子18克，人参10克，生姜15克，白糖5克。将以上几味放在砂锅内一起炖至猪肘熟烂，吃肉喝汤。

本款佳肴适用于气短、体虚、神经衰弱、目昏不明的阴虚者。

除了食用上面的药膳外，这样的女性应多吃富含维生素A、核黄素、铁、钙等的食物，如动物肝、肾、心、瘦肉、奶类、蛋类、红糖、红枣、糙、米、水果和蔬菜。同时应常呼吸新鲜空气，晒太阳，做健身运动，保持乐观的情绪，增强免疫力。

木耳红枣汤，调和气血让美丽绽放

元代名医朱丹溪说："气血冲和，万病不生。一有怫郁，诸病生焉。"也就是说："人身上的气血处于一种平衡、协调、通畅、有序的冲和平衡状态，就能保持精力充沛、身心舒畅、体魄强健、益寿延年。"

血，对人体最重要的作用就是滋养。它携带的营养成分和氧气是人体各组织器官进行生命活动的物质基础。血对女人来说尤为重要，它才是营养健美肌肤的真正源泉。事实上，世界上没有任何一种化妆品能像血液一样供给肌肤细胞可以直接吸收和利用的营养素、各种维生素、结合态的氧、源源不断的水分、各种微量元素、生长因子、抗体及几千种活性酶。同时，血液还将人体有害的二氧化碳、乳酸等代谢产物带走。肌肤细胞就是通过血液的营养来维持其正常的生理功能，进行正常的新陈代谢，这样肌肤细胞才会健康、洁净，充盈饱满，富有生机，呈现健康之美。

如果"血"亏损或者运行失常，就会导致各种不适；比如失眠、健忘、烦躁、惊悸、面色无华、月经紊乱，等等。长此以往，必将导致更严重的疾病。若日常食用木耳红枣汤可不必担心有缺血气虚的困扰。其制作方法如下。

具体做法：取黑木耳 20 克，泡发洗干净；取红枣 30 ～ 50 克，去核，略微浸泡；将以上二者一同入锅，加适量清水煮熟或隔水炖熟，调入适量冰糖即可。

本款佳肴可益气补血。红枣中的铁含量不是很多，木耳却富含铁质，当木耳中的铁质配上红枣里的维生素等多种营养成分，补血效果比起单用红枣或者单用木耳都会更好。

除此，补血还要做到下面几点：

精神修养。血虚的人，时常精神不振、失眠健忘，所以当烦闷不安、情绪不佳时，可以听听音乐、欣赏一场幽默的相声或小品，这样可以振奋精神。

饮食调养。要想补血，平时应该多吃富含优质蛋白质、微量元素（铁、铜等）、叶酸和维生素 B_{12} 的营养食物，如红枣、莲子、龙眼肉、核桃、山楂、猪肝、猪血、黄鳝、海参、乌鸡、鸡蛋、菠菜、胡萝卜、黑木耳、黑芝麻、虾仁、红糖等，这些食物不仅营养丰富，还具有补血活血的功效。

谨防"久视伤血"。长时间视物，会损伤血。中医认为"肝开窍于目"，视力的好坏依赖于肝之藏血，因此不可长时间看书、看电脑，以防"久视伤血"。

适当参加体育运动。体育运动能加强气血运行，但由于血虚，就要求运动量要小，以不感劳累为度。

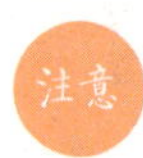

注意

红枣虽是营养丰富，但是它口味为甘，枣中的糖含量很高，所以糖尿病患者应该少吃，另外如果牙齿不好的人，吃完后要漱口，以免加重牙齿疾患。

芍药花粥，补血养颜的美容粥

芍药花粥，可养血调经，治肝气不调、血气虚弱而见胁痛烦躁、经期腹痛等症。

芍药是中国栽培历史最悠久的传统名花之一，每年4～5月开花，色泽鲜妍绚丽多彩。宋郑樵《通志略》记载："芍药著于三代之际，风雅所流咏也。"据载："芍药犹绰约也，美好貌。此草花容绰约，故以为名。"

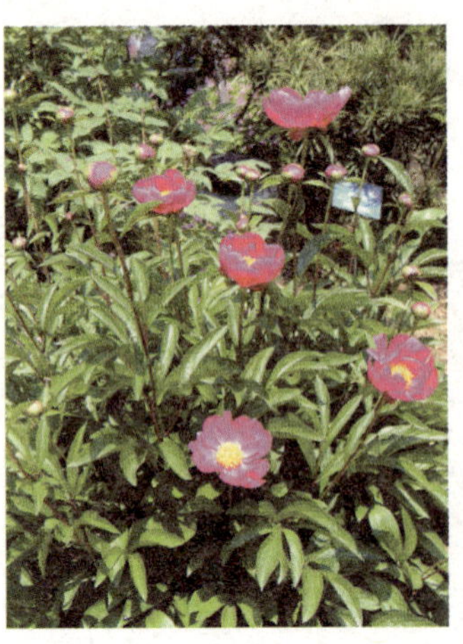

芍药

芍药花，性味苦酸、凉，具有补血敛阴、柔肝止痛、养阴平肝的功效，可用于泻痢腹痛、自汗、盗汗、湿疮发热、月经不调等症，此外芍药花可使容颜红润，改善面部黄褐斑和皮肤粗糙，经常使用可使气血充沛，精神饱满。芍药花也可食用，熬粥、做汤，泡茶均可，色香味俱佳。下面为大家介绍一款芍药花粥的制作方法。

具体做法：芍药花（色白阴干者）6克，粳米50克，白糖少许。以米煮粥，稍微沸腾后，入芍药花再煮粥成，加入白糖即成。

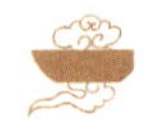

补血祛瘀的黑豆红花饮

黑豆是我们日常见到的一种豆类粮食。黑豆味甘，性平，有补肾健脾，除热解毒，防老抗衰，美容养颜，增强精力活力的作用。

有些人身体较瘦，头发易脱落、肤色暗沉、唇色暗紫、舌呈紫色或有瘀斑、眼眶黯黑、脉象细弱。这种类型的人，有些明明年纪未到就已出现老人斑，有些则常有身上某部分感到疼痛的困扰，如女性生理期时容易痛经，此种疼痛在夜晚会更加严重。血瘀体质者很难见到白白净净、清清爽爽的面容，血瘀对女性美容困扰很大。补血祛瘀食疗效果显著且无副作用，下面为大家介绍一款常用的补血祛瘀食疗方——黑豆红花饮。

具体方法：准备黑豆30克，红花6克，黑枣10个，红糖30克。将黑豆、黑枣、红花加入清水用大火煮沸，再用小火焖煮1小时。挑出黑豆、黑枣、红花，加红糖溶化后饮用。

《本草纲目拾遗》中说："服之能益精补髓，壮力润肌，发白后黑，久则转老为少，终其身无病。"就是告诉我们，常食黑豆可补肾益血，强体美容，预防长白发，有延年益寿、预防疾病的效果。黑枣味甘，性温，归脾、胃、肝经，有益气补血、健脾和胃的功效。黑豆与黑枣同用可滋肾健脾、益精养血。此外，《本草纲目》中也记载："（红花）活血，润燥，止痛，散肿，通经。"即红花可活血通经、去瘀止痛。红糖味甘，性温，入肝、脾、胃经，《医林纂要》中说："（红糖）暖胃，补脾，缓肝，去瘀，活血，润肠。"《随息居饮食谱》中也说："（红糖）散寒活血，舒筋止痛。"

所以，黑豆红花饮有补血活血、化瘀止痛、通经活络、健脾养胃、补肝益肾、养颜护肤的功效，血瘀体质者宜常食。

香菜葛根荞麦粥，调理气虚

气虚体质要缓缓补，不要峻补。气虚体质的人对食物的寒热较敏感，宜食用性质温和的、偏温的具有补益作用的食品，太寒凉和过温热的食物都对气虚体质的人不利，太寒凉伤脾胃，过辛热易上火。

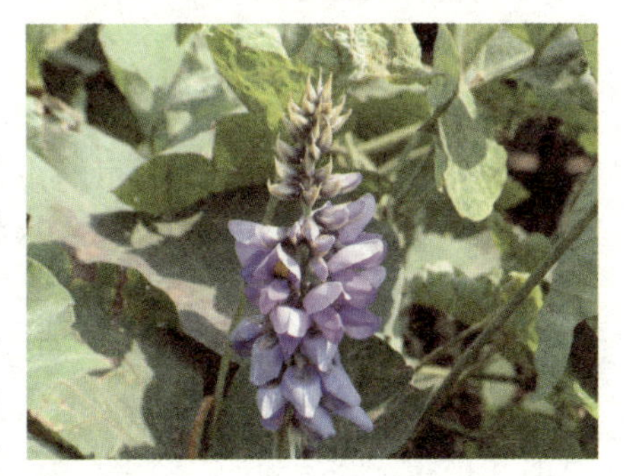
葛根

香菜是人们最熟悉不过的提味蔬菜，北方一带称之为"芫荽"，状似芹，叶小且嫩，茎纤细，味郁香，人们在做汤或者拌凉菜时，经常会用到香菜来提香增色。有关香菜的记载，最早出现在唐代的《博物志》上，记载中表明，公元前119年，出使西域的张骞回到中原时，带回了香菜。自此以后，香菜开始在许多地区种植，当时人们称之为胡荽。南北朝时期，后赵国的皇帝石勒认为自己是胡人，故将胡荽改名为"原荽"，后来逐渐演变为"芫荽"。后来因为它的嫩茎和鲜叶有种特殊的香味，为人们喜食的一种佳蔬，就称其为香菜。香菜也就一直沿用至今。

其实，香菜不仅是美味食材，还是治病防病的药材，中医认为，香菜性温味甘，内通心脾，外达四肢，辟一切不正之气，为温中健胃养生食品。经常食用香菜，可以起到消食下气，醒脾调中，壮阳助性等功效，适于寒性体质。胃弱体质以及肠腑壅滞者食用，可用来预防胃脘冷痛，消化不良、麻疹不透等症状。下面为大家介绍香菜葛根荞麦粥的做法。

具体做法：取香菜50克，葛根、荞麦各15克，粳米50克。将香菜洗净切碎。将荞麦研成细末，放入炒锅中不停翻炒，炒出香味时盛出。将葛根放入锅中加清水煎煮，并弃渣取汁，放入粳米，用小火煮成稀粥状。将荞麦、香菜放入锅中，煮沸便可食用了。

《医林纂要》中说："芫荽，补肝，泻肺，升散，无所不达，发表如葱，但专行气分。"而葛根能调节人体机能，增强体质，提高机体抗病能力，抗衰延年，永葆青春活力。两者并用有养心补肝、益肺健脾、清热去燥、养神益智的功效。

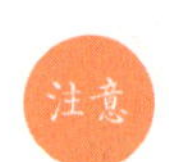

注意

已腐烂或发黄的香菜不要食用。因为这样的香菜已经没有了香气，营养尽失，没有任何食用价值，而且还会产生毒素。另外，气郁体质者在食用补剂的药物和中药白术、牡丹皮时，不宜服用香菜。因为香菜会降低补药和这两味中药的疗效。

以糖补血，红白要区分

女性在特有的月经生理现象中会自然失血，因此补血对女性意义重大，红糖是女性常用的补血暖身食品。

1. 红糖补血效果甚佳

中医认为妇女产后身体多瘀，循环不畅，且八脉空虚，每至腹痛。凡偏瘀者，医生常处以生化汤、失笑散或金铃子散，并嘱在药煎好后以红糖调服，目的在于利用红糖"通瘀"或"排恶露"的作用而达到止痛的目的。对无力购药或不及备药者，取适量的中段童尿拌红糖口服，亦可收到异曲同工之效。

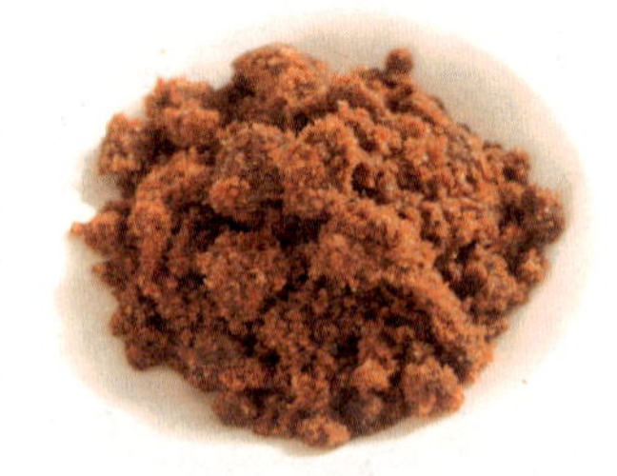

红糖

妇女不可百日无糖。这里的糖指的是红糖。

曾有一个女青年，因长期患病，身体瘦弱，体重不足50千克。她怀孕后思想负担很重，担心自己承受不了，经采用中国传统的食疗方法，设计以温热补虚寒的"对证之食"；给她吃糯米酒酿打鸡蛋以及加有红糖和芝麻的小米粥等食物，结果不仅产下了健康的婴儿，而且身体比产前还结实健康，她产后坚持哺乳，婴儿也发育良好，活泼健康。

2. 白糖补血的效果远不及红糖

相对而言，白糖虽味甘，然其色白，性平，故其补血的效果远不及红糖。根据专家的分析结果，由于白糖过于纯净，其中几乎不含微量元素成分，其营养功效自然与红糖不可同日而语。

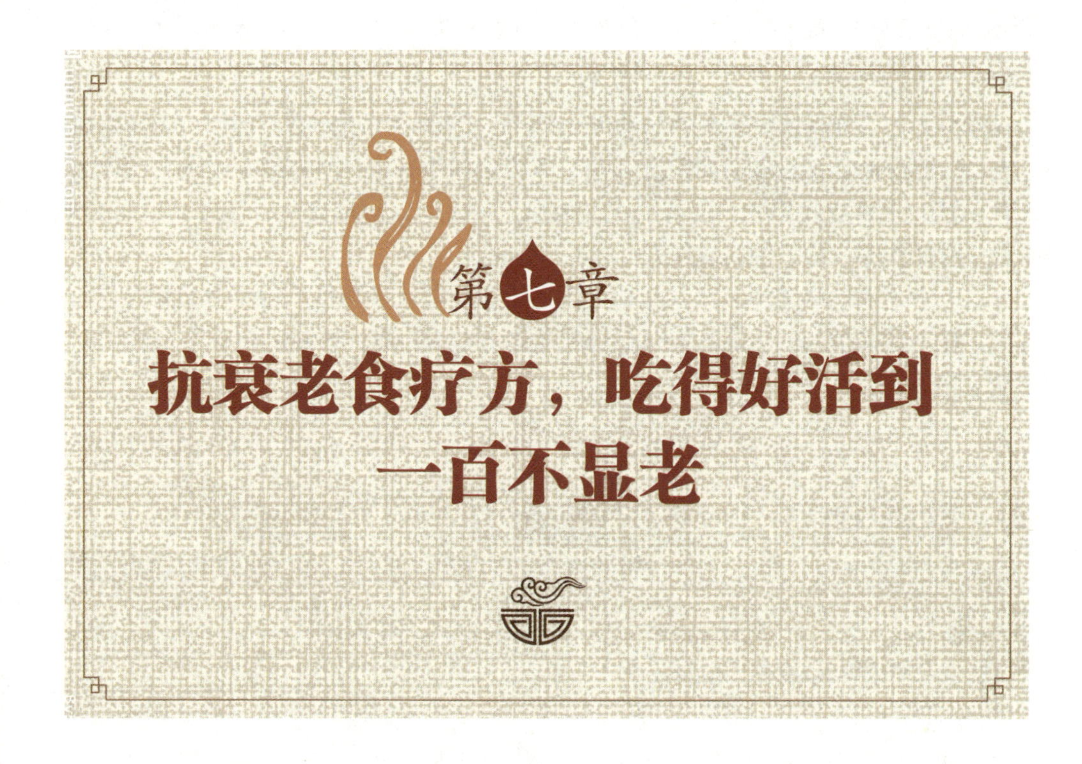

 白百合，让美丽容颜衰老得再慢些

百合洁白娇艳，鲜品富含黏液质及维生素，对皮肤细胞新陈代谢有益，常食百合，有一定美容养颜作用。

夏天，是百合的收获季节，采摘下的新鲜百合可以洗净剥开，晾晒风干，制成百合干，既便于保存，又方便人们在一年四季中都能吃到它。将百合加工成百合粉、百合精冲剂或者百合饼干食用，是老幼咸宜的药食佳品，具有美容驻颜的功效。

隋炀帝杨广的妻子萧皇后天生丽质、明艳照人，被立为皇后的数年间，虽然隋炀帝宠爱宜华夫人，又广征天下美女，沉迷于声色犬马而冷落萧皇后。但是萧后并没因备受皇帝冷落而忧郁、气愤，甚至懒于梳妆打扮，相反，她一如既往地注意自己的起居饮食，妆容修饰。她还专门请御医给自己制定了一份美容的食谱，在日常饮食中合理调配，使得自己更加年轻靓丽，肤如凝脂，后来诸多英雄为她倾倒。这份食谱中就有红枣百合粳米粥。其制作方法如下。

具体做法：取红枣 20 颗，百合 8 钱，粳米 3 两，冰糖、清水各适量。将粳米淘洗干净；百合用清水泡软；红枣洗净后拍开、去核。将粳米置于砂锅中，加入适量清水熬煮成粥，待煮至三四成熟时再加入百合和红枣熬煮至粥成，最后再加入适量冰糖略煮片刻，待冰糖溶化搅匀即可。每天早晨空腹食用，并且可以长期服用。

百合为什么有这么好的抗衰效果呢？因为，百合中所含的蛋白质、B族维生素、维生素C、粗纤维、多种矿物质以及蔗糖、果胶、胡萝卜素、生物碱等物质，对防止皮肤衰老和预防多种皮肤疾病，都有很好的效果。并且可以舒展皮肤，逐渐消除面部皱纹，治愈一些如皮疹、痱子等的皮肤病。

百合常用来制作羹汤，可以与绿豆、莲子、肉类、蛋类等不同食物同煮成汤，各具风味，在一饱口福的同时，还能达到养颜美容的效果。单用一味百合，加糖煮烂制成百合羹也相当爽口，可谓美容佳肴。

常吃杏干、杏仁满面红光，抗衰老

提起杏仁，有的朋友自然会想起一些杏仁饮料，以及杏仁那独特的味道。其实，杏仁的养颜功效更加受人推崇。

身为白领的张小姐，最近一段时间工作比较繁忙，过大的工作压力让她力不从心；总感到气血不足，面部也失去了往日的弹性与光泽。这个阶段的工作结束后，张小姐虽然在家休息调整了几天，但依然无法恢复到原来的状态，肌肤仍然比较粗糙。这个时候，张小姐的朋友建议她吃一些杏仁食品，还可以做成南瓜饼和杏仁红薯干，既美味又滋补防衰。

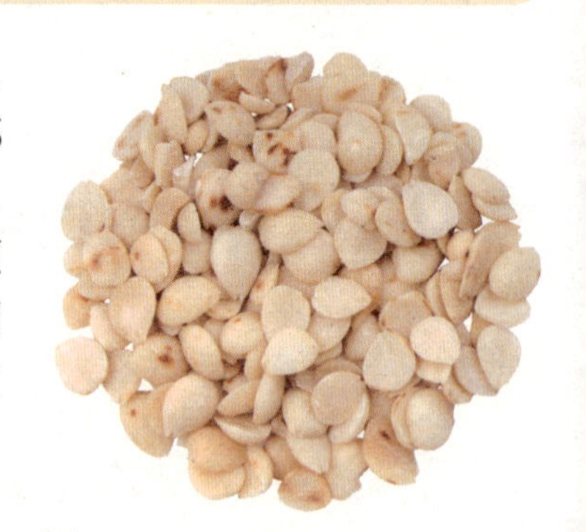

杏仁

1. 杏仁南瓜饼

具体做法：准备南瓜100克，杏仁、面粉、糯米粉适量，黑芝麻、香菜叶子若干。南瓜切薄片蒸熟；杏仁、香菜叶、黑芝麻洗干净沥干水分；把南瓜压成泥，加入糯米粉和面粉，两种粉的比例是1∶1；揉成面团，分成小团，搓圆再压扁，制作成南瓜饼，压上杏仁、香菜叶、黑芝麻；放入锅内煎至金黄即可。

此方能够滋润肌肤，有美容的功效。

2. 杏仁红薯干

具体做法：准备杏仁100克，红薯干20克，糖200克；锅中放入少许水，放入糖用中高火加热6～7分钟，把糖炒成黏稠状；放入杏仁，再炒1～2分钟，将糖完全裹在杏仁上，出锅；将出锅的杏仁倒入盘中冷却。待杏仁完全冷却后与红薯干拌起来，即可食用。

该食疗方能够调理人体气血，经常食用可以养颜、抗衰老。张小姐按照这些方法，进行了不到5天的滋补，收到了良好的疗效，现在又红光满面了。

杏仁分为甜杏仁及苦杏仁两种。中国南方产的杏仁属于甜杏仁，味道微甜、细腻，多用于食用，还可作为原料加入蛋糕和菜肴中，具有润肺、止咳、滑肠等功效，对干咳无痰、肺虚久咳等症有一定的缓解作用；北方产的杏仁则属于苦杏仁，带苦味，多作药用，具有润肺、平喘的功效，对于因伤风感冒引起的多痰、咳嗽、气喘等症状疗效显著。

杏干味甜、质软，香脆可口，具有活血补气，增加热量的作用，富含蛋白质、钙、磷、铁、维生素C等成分，口味独特、老少皆宜、口感舒适，是居家零食、招待客人、旅游，馈赠亲朋好友之理想佳品。

美容养颜，圆白菜有妙用

圆白菜，又名洋白菜。它是西方各国最为重要的蔬菜之一。圆白菜和大白菜一样产量高、耐储藏，是四季的佳蔬。

西方人认为，圆白菜才是菜中之王，它能治百病。西方人用圆白菜治病的“偏方”，就像中国人用萝卜治病一样常见。据科学研究，每100克圆白菜含蛋白质1.3克，脂肪0.3克，碳水化合物4克，钙62毫克，磷28毫克，铁0.7毫克，维生素C39毫克。

中医认为圆白菜性甘平，无毒，有补髓，利关节，壮筋骨，利五脏，调六腑，清热、止痛等功效。据《本草纲目》中记载，圆白菜，煮食甘美，其根经冬不死，春亦有英，生命力旺盛。故人们誉称为“不死菜”。现代研究表明，圆白菜的防衰老、抗氧化的效果与芦笋、菜花同样处在较高的水平。圆白菜含有天然多酚类化合物中的吲哚类化合物，是一种天然的防癌良药，圆白菜富含的维生素A，比西红柿多3倍；矿物质钙，比黄瓜多4倍；维生素U在绿色蔬菜中居于首位；维生素P的含量也在蔬菜中名列前茅；还含有大量的维生素E和胡萝卜素，均具有抗癌作用。

圆白菜是糖尿病和肥胖患者的理想食物，也是重要的美容蔬菜，经常食用圆白菜能防止皮肤色素沉淀，减少青年人的雀斑，延缓老年斑的出现。下面为大家介绍两款美容养颜的洋白菜食疗方。

1. 圆白菜泡菜

具体方法：准备圆白菜300克，胡萝卜200克，柿子椒、芹菜、洋葱、白糖、醋精、盐、丁香、香叶、干辣椒适量。将圆白菜叶洗净，切成斜块。胡萝卜、洋葱去皮切成三角块，芹菜择去叶洗净切成寸段；将圆白菜、柿子椒、胡萝卜、芹菜、洋葱放到开水中焯一下捞出，用凉开水过凉，控干水分；坐锅点火放入水、白糖、丁香、香叶、干辣椒烧开，撇去浮沫倒入盆中晾凉；将晾好的糖水，放入盐、醋精调好味，加入烫好的圆白菜、胡萝卜、柿子椒、芹菜、洋葱泡一天后即可食用。

2. 圆白菜炒腊肉

具体做法：准备圆白菜500克，腊肉少许，青蒜、红尖椒、盐、味精、豆豉、色拉油各适量。圆白菜洗净、切块，青蒜切段，红尖椒切块，腊肉过水后切成薄片，圆白菜和腊肉分别用沸水焯一下。锅内放少许色拉油，下入腊肉炒香，加适量盐、味精、豆豉，放入圆白菜和青蒜翻炒数下，起锅装盘，摆上红尖椒做装饰即成。

在以上食疗方中，圆白菜、胡萝卜、青椒等都富含维生素A、维生素E等，对于防止色素沉淀有着显著的功效，因此经常食用圆白菜可以有效减少雀斑、黄褐斑等皮肤难题，起到美容养颜的作用。

圆白菜除了防止皮肤色素沉淀，减少雀斑外，还有很多其他的功效；它的营养价值与大白菜相差无几，其中维生素C的含量还要高出一半左右。圆白菜还含有纤维素、碳水化合物及各种矿物质，含有大量抗溃疡的维生素U，具有分解亚硝酸铵的作用。此外，圆白菜富含叶酸，这是甘蓝类蔬菜的一个优点，是怀孕的妇女、贫血患者的理想蔬菜。圆白菜能提高人体免疫力，预防感冒。新鲜的圆白菜中含有杀菌消炎成分，对咽喉疼痛、外伤肿痛、蚊虫叮咬、胃痛牙痛等都有一定疗效。圆白菜对溃疡有着很好地预防和辅助治疗作用，能加速创面愈合，是胃溃疡患者的有效食品，多吃圆白菜，可增进食欲，促进消化预防便秘。

龙眼，补气血防衰退

龙眼为中国南方水果，与荔枝、香蕉、菠萝同为华南四大珍果。果实外形圆滚，如弹丸却略小于荔枝，皮青褐色。去皮则剔透晶莹偏浆白，隐约可见肉里红黑色果核，极似眼珠，故以“龙眼”名之。

中医学指出，龙眼味甘，性温，归心、脾二经。龙眼预防和辅助虚劳羸弱、失眠、健忘、惊悸、怔忡、心虚头晕效果显著。此外龙眼还有抗老防衰的作用，因为它能抑制人体内使人衰老的一种酶的活性，加上所含的丰富的蛋白质、维生素及矿物质，久食可使人“轻身不老”。据现代科学研究，每100克龙眼果肉含全糖12.38%～22.55%，还原糖3.85%～10.16%，全酸0.096%～0.109%，维生素C43.12～163.7毫克。龙眼可预防贫血、心悸、失眠、健忘、神经衰弱及病后、产后身体虚弱等症。下面为大家介绍几款龙眼的补气血食疗方。

1. 龙眼枸杞炖羊蹄

具体做法：准备羊蹄750克，枸杞子15克，龙眼肉10克，当归5克，陈皮3克，白菊花5克；料酒、姜片、盐各适量。羊蹄处理干净，切块，焯后捞出；枸杞子、龙眼肉、当归、陈皮、白菊花分别洗净。碗中放入羊蹄、枸杞子、龙眼肉、当归、陈皮、料酒、姜片，加适量水，盖上盖，放入沸水锅中，隔水炖2小时，至羊蹄熟烂。打开盖，去掉姜片、陈皮，放入白菊花、盐，煲5分钟即可。

2. 莲子芡实龙眼汤

具体做法：准备莲子30克，芡实30克，薏苡仁50克，龙眼肉8克，水、蜂蜜各适量。将食材洗净，放入锅中，大火煮开后小火煮1小时，加入蜂蜜调味即成。

本汤配方均为药食兼宜的美味天然美容保健食品。四种配方煨汤，汇集四种食材的精华，能为皮肤提供营养，促进新陈代谢，改善粗糙、病态的皮肤，使面部皮肤润滑细腻，或延缓皱纹形成。本方能促进新陈代谢，改善粗糙、病态的皮肤；适用于皮肤粗糙、面色无光泽者食用。

3. 龙眼粥

具体做法：准备大米50克、龙眼肉30克、红糖15克、清水800毫升。大米洗净，用清水浸泡15分钟；大米放入砂锅，加清水大火煮开，小火熬熟；放入桂圆肉及红糖，再熬15分钟即可。

红糖能够补血，而桂圆含有丰富的维生素和矿物质，可以有效减缓人的衰老。经常服用这个食疗方，能够补充体内气血，预防衰老。

美容滋补的有效食品：鱼

我国鱼的种类很多，鱼肉具有肉质细嫩鲜美、营养丰富的特点，是一些维生素、矿物质的良好来源。

鱼肉味道鲜美，不论是食肉还是做汤，都清鲜可口，引人食欲，是人们日常饮食中比较喜爱的食物。鱼种类繁多，大体上分为海水鱼和淡水鱼两大类。但不论是海水鱼还是淡水鱼，其所含的营养成分大致是相同的，所不同的只不过是各种营养成分的多少而已。

鱼肉营养价值极高，经研究发现，儿童经常食用鱼类，其生长发育比较快，智力的发展也比较好，而且经常食用鱼类，人的身体比较健壮，寿命也比较长；而且常吃鱼肉可以保证皮肤富有光泽和弹性。下面为大家介绍几款以鱼为主要食材制作的食疗方。

1. 红烧鲤鱼

具体做法：准备鲤鱼一条，去鳃，去鳞，剖肚，清理干净；熟鸡肉50克，切薄片；

鲜蘑菇50克，切片；笋50克，片成薄片后在沸水中煮约5分钟；葱20克，切段；老姜10克，切片；蒜10克，切片；酱油、淀粉、料酒、香油、盐、味精适量。将整理好的鱼抽筋后在鱼身两面等距离各划五六刀，抹上盐和料酒码味半小时以上。锅中放油烧至七成热，下鱼炸呈微黄色捞出待用。锅中留约50克油，烧至四成热，改小火下姜片、蒜片、葱段炒出香味。再倒入鸡肉片、笋片、蘑菇片改中火炒半分钟。加约500毫升汤或水，下鱼、酱油、盐烧约3分钟，翻面再烧3分钟。将鱼捞起装盘待用。将锅中的汤汁勾芡后，淋入鱼盘中即成。

2. 糖醋鲤鱼

具体做法：准备鲤鱼一尾，醋、白糖、葱末、姜末、酱油、精盐、湿淀粉、肉清汤适量。将鱼去鳞，取出内脏，挖去两腮，洗净。鱼身两面各划几刀，将精盐撒入刀口内稍腌，再在鱼的周身刀口处，均匀地涂上一层湿淀粉糊。将花生油倒入锅内，在旺火上烧至七成熟时，手提鱼尾放入油内。这时用锅铲将鱼拖住以免粘锅底，炸2分钟，再翻身炸2分钟。然后把鱼身放平，用铲将鱼头按入油内炸2分钟。待鱼全部成金黄色时，取出摆在盘内。炒勺内留少许花生油，烧至六成熟，放入葱、姜、蒜末，烹上醋、酱油，再加肉清汤、白糖、湿淀粉烧沸成糖醋汁，用炒勺舀出，迅速浇到鱼上面即成。

3. 水煮鱼

具体做法：准备草鱼1000克，青笋300克，精炼油150克，干辣椒节250克，花椒10克，老姜15克，大蒜10克，小葱10克，豆瓣酱50克，料酒25克，胡椒粉3克，精盐2克，白糖2克，酱油2克，味精2克，水淀粉15克，鲜汤100克，醪糟汁10克。草鱼宰杀洗净，取下净鱼肉，斜刀片成厚约0.2厘米的片，然后放入碗中，加盐、料酒、水淀粉和匀；鱼头及鱼骨斩成块；老姜、大蒜去皮洗净，切成姜蒜末；青笋类洗净，切成片；小葱洗净，切成葱花。锅置旺火上，烧精炼油至四成熟，放入干辣椒节、花椒、郫县豆瓣炒香上色，投入姜米、蒜米稍炒，掺入鲜汤，加盐、料酒、胡椒粉、白糖、酱油、醪糟汁、鱼头、鱼骨熬出味至熟。另锅置旺火上，烧精炼油少许，投入青笋尖加盐炒断生，盛入碗中待用。将熬出味的鱼头及骨捞出倒在青笋尖上，锅内汤汁烧沸，放入鱼片滑散氽熟，烹入味精和均匀，起锅盛入碗中，撒上葱花。锅内烧精炼油至五成熟，放入干辣椒、花椒、姜蒜米炒香，淋在葱花上即成。

鱼肉富含胶原，而胶原则是肌腱、骨骼的重要组成部分，因此经常食用以上食疗方，能够保证皮肤的弹性和光泽，能够防止皱纹的产生。

除美容外，鱼肉还具有相当强的滋补功效。鱼肉含有叶酸、维生素 B_2、维生素 B_{12} 等维生素，有滋补健胃、利水消肿、通乳、清热解毒、止嗽下气的功效，对各种水肿、腹胀、少尿、黄疸、乳汁不通皆有效；食用鱼肉对孕妇胎动不安、妊娠性水肿有很好的疗效；鱼肉含有丰富的镁元素，对心血管系统有很好的保护作用，有利于预防高血压、心肌梗死等心血管疾病；常吃鱼还有养肝补血、泽肤养发的功效。

洋葱，抗衰老的“蔬菜皇后”

洋葱因为味道辛辣，很多人都不愿意吃，特别是切洋葱的时候会刺激流泪，让人们很难受。但是洋葱有很强的保健作用，被人们誉为蔬菜类“蔬菜皇后”。

中医学指出，洋葱味甘、微辛、性温，入肝、脾、胃、肺经；具有润肠，理气和胃，健脾养胃，发散风寒，温中通阳，消食化脂，提神健体，散瘀解毒的功效。主治外感风寒无汗、鼻塞、食积纳呆、宿食不消、高血压、高血脂、痢疾等症。

被称之为“蔬菜皇后”的洋葱中营养成分自然是相当丰富，不仅富含钾、维生素C、叶酸、锌、硒，及纤维质等营养素，更有两种特殊的营养物质——槲皮素和前列腺素A。这两种特殊营养物质，令洋葱具有了很多其他食物不可替代的健康功效。下面为大家介绍几款洋葱的防衰养颜食疗方。

1. 洋葱炒蛋

具体做法：准备洋葱200克、鲜鸡蛋3个。洋葱洗干净去皮切丝。鲜鸡蛋磕在碗里，加点盐打散。锅洗净倒食用油，油热后倒入蛋液翻炒，出香味即可盛起来待用。锅中再加点食用油，油热后放姜片、辣椒丝爆香，倒入洋葱翻炒，然后加盐，鸡精再翻炒几下。盖上锅盖焖两分钟后揭盖，把鸡蛋倒入翻炒几下就可以出锅了。

此食方中洋葱含有抗癌的硫化物和微量元素硒，具有防癌抗衰老的功效，而鸡蛋同样具有养颜的功效。

2. 黑椒牛肉

具体方法：准备牛肉500克，洋葱100克。将牛肉逆纹切片，用少许盐、生油、生粉、胡椒粉、味精或鸡粉、料酒、拌匀，腌制10～20分钟。使其入味。洋葱环切成一丝丝。热锅放少许生油，先炒洋葱。将炒软的洋葱拨开一边，把腌好的牛肉以及腌肉汁一起倒入锅，然后翻炒。翻炒熟后再洒上点黑胡椒粉炒匀，即可出锅。

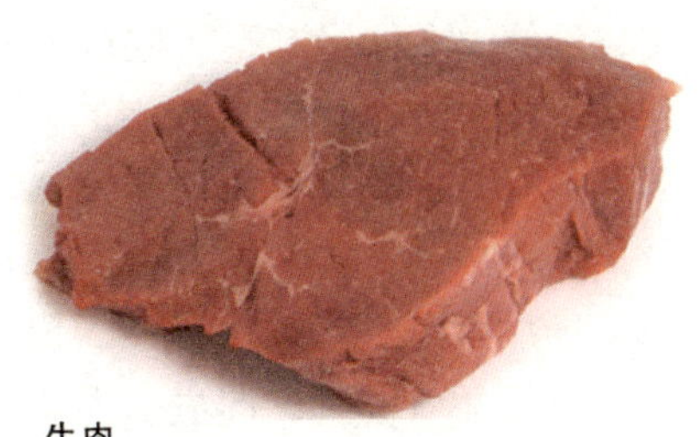
牛肉

此食方中牛肉富含维生素，能够增加皮肤弹性，和洋葱进行搭配可以有效预防衰老。

3. 洋葱土豆饭

具体做法：准备洋葱200克、土豆100克和大米100克。土豆洗净，去皮切成小丁。洋葱洗净，去皮去根蒂，取一部分洋葱肉，切碎。大米淘洗干净，置于电饭煲的内胆内。然后加入适量的煮米水，放在一边待用。锅烧热，加油烧热，入洋葱碎翻炒出香味。加入切好的土豆丁，炒香后关火。把炒好的洋葱和土豆一并倒入电饭煲里。撒上些盐调味，连同米、水搅匀，焖熟即可。

此食方土豆能够促进细胞生长，保持皮肤光泽，再加上洋葱，抗衰老效果显著。

除抗衰老的功效外，洋葱还是所知唯一含前列腺素 A 的蔬菜。前列腺素 A 能扩张血管、降低血液黏度，因而会产生降血压、增加冠状动脉的血流量，预防血栓形成的作用。洋葱中含量丰富的槲皮素，其生物的可利用率很高，科学家研究报告指出，槲皮素可能有助于防止低密度脂蛋白的氧化，对于动脉粥样硬化，能提供重要的保护作用。

除此之外，洋葱可有效预防“富贵病”，洋葱含有黄尿丁酸，可使细胞更好地利用糖分，从而降低血糖。洋葱中还含有二烯丙基硫化物，有预防血管硬化、降低血脂的功能。在洋葱中还能测到含槲皮质类物质，在黄醇酮诱导下所形成的配糖体有利尿消肿的作用，这些对肥胖、高血脂、动脉硬化等症的预防有益，与洋葱的燥湿解毒功能是一致的。

排毒促新陈代谢的经典：红枣

红枣自古以来就被列为“五果”之一，历史悠久。枣维生素含量高，有“天然维生素丸”的美誉。

红枣味甘性温、归脾胃经，有补中益气、养血安神、缓和药性的功能；而现代的药理学则发现，红枣含有蛋白质、脂肪、糖类、有机酸、维生素 A、维生素 C、微量钙多种氨基酸等丰富的营养成分。

红枣不仅是人们喜爱的果品，也是一味滋补脾胃、养血安神、治病强身的良药。产妇食用红枣，能补中益气、养血安神，加速机体复原；老年体弱者食用红枣，能增强体质，延缓衰老；尤其是一些从事脑力劳动的人及神经衰弱者，用红枣煮汤代茶，能安心守神，增进食欲。素有茶癖的人，晚间过饮，难免辗转不眠，若每晚以红枣煎汤代茶，可免除失眠之苦。春秋季节，乍寒乍暖，在红枣中加几片桑叶煎汤代茶，可预防伤风感冒；夏季炎热，红枣与荷叶同煮可利气消暑；冬日严寒，红枣汤加生姜红糖，可祛寒暖胃。红枣是天然的美容食品，还可益气健脾，促进气血生化循环和抗衰老。下面为大家介绍两款用大枣做成的美味食疗方。

1. 红枣补血汤

具体做法：准备花生米 100 克，干红枣 50 克，红糖适量。花生米用温水泡半小时，去皮，皮留用；干红枣洗净后温水泡发，与花生米皮同放铝锅内，倒入泡花生米水，加清水适量，小火煎半小时，捞出花生衣，加适量红糖即成。

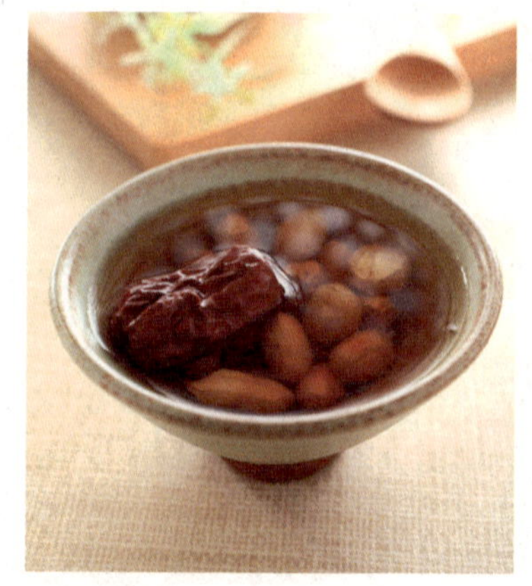

红枣补血汤

2. 生姜养生汤

具体做法：生姜500克、红枣250克、盐100克、甘草150克、丁香25克、沉香25克。共捣成粗末和匀备用。每次15～25克，清晨煎服或泡水代茶饮，每日数次。此茶具有补脾、养血、健胃、安神、解郁之功效，久服令人容颜白嫩、皮肤细滑、皱纹减少。

红枣是一种营养佳品，被誉为“百果之王”。红枣含有丰富的维生素A、B族维生素、维生素C等，人体必需的多种维生素和18种氨基酸、矿物质，其中维生素C的含量竟高达葡萄、苹果的70～80倍，芦丁的含量也很高，这两种维生素对防癌和预防高血压、高血脂都有一定作用。

红枣除了美容活血的功效外，还能提高人体免疫力，并可抑制癌细胞。枣中富含钙和铁，它们对防治骨质疏松、产后贫血有重要作用，中老年人更年期经常会骨质疏松，正在生长发育高峰的青少年和女性容易发生贫血，大枣对他们会有十分理想的食疗作用，其效果通常是药物不能比拟的。枣对病后体虚的人也有良好的滋补作用。枣所含的芦丁，是一种使血管软化，从而使血压降低的物质，对高血压病有防治功效。枣还可以抗过敏、除腥臭怪味、宁心安神、益智健脑、增强食欲。

桂花乌梅汁，容颜不衰的秘密

水果都有一个规律：颜色越深，营养价值越高。即使是同一品种或同一水果的不同部位，由于颜色不同，维生素、色素及其他营养物质的含量也不同。

乌梅别名酸梅，通常经烟火熏制而成。很多人喜欢品尝它那酸酸的口感。现代医学论证，经常吃酸梅可以帮助你留住昔日的容颜。

美容养颜、防止衰老是每个人的梦想，通过饮食使青春常驻也是不少人的“秘方”。相传，清朝乾隆年间，一位刘氏太医向皇族敬献了一种养颜汤。此方日后也成为精于养生之道的慈禧太后最喜欢的驻颜养生汤。这款如此受厚恩的汤饮就是——桂花乌梅汁。

具体做法：取一小把乌梅，少许桂花和白糖。将一小把乌梅加入水中，小火煮40分钟后，加入桂花、白糖，放凉后，便成为桂花乌梅汁。

本品具有气味芬芳，酸甜可口，烦躁时可多喝，还有生津去火之功效。

乌梅含有丰富的维生素B_2、钾、镁、锰、磷等微量元素。现代药理学研究认为，“血液碱性者长寿”，乌梅是碱性食品，因为它含有大量有机酸，经肠壁吸收后会很快转变成碱性物质，此外，乌梅中含有较多的抗衰老活性物质，能使全身组

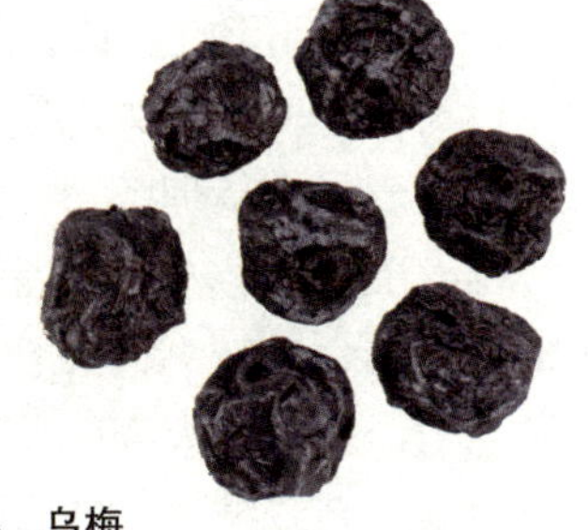
乌梅

织趋于年轻化。因此，乌梅是当之无愧的优秀抗衰老食品，经常食用能促使耳下腺分泌腮腺素，使女人面色红润，肌肤有光泽，延缓衰老。此外，乌梅所含的有机酸还能杀死侵入胃肠道中的霉菌等病原菌，所以乌梅也是一种排毒食品。

朱丹溪在《丹溪手镜》卷之中有“乌梅酸缓，主劳热虚烦，收肺气喘急，治下利不止”，他旨在说明，乌梅能解除疲劳和烦躁，还能敛肺止咳，所以美女们不妨多吃一点。

 南瓜大麦粥，可达到养颜驻容的目的

大麦茶含有抗癌物质P－香豆酸和槲皮素，长期饮用，可以消食化瘀、平胃止渴、消暑解热，降低胆固醇，去除水中重金属、软化水质，起到美容的效果。

在新加坡，面食是最特别、最精致的传统佳肴之一。其中最知名的就是以大麦为主的椰浆底麦角粥，食用时会附上椰奶，香浓味美。一般人都想不到大麦竟然有这样的好味道。其实，人们之所以对大麦情有独钟，除了味美外，还是它的美容养颜之功效。下面就为大家介绍一款美容养颜的大麦美食——南瓜大麦粥。

具体做法：准备南瓜200克（去皮、切丁），白糖120克，水800毫升，大麦150克（洗净后浸泡1小时），红枣8颗（去核）。将水煮滚，放入大麦并以大火煮滚，然后加入红枣、南瓜，煮熟烂后加白糖即可。

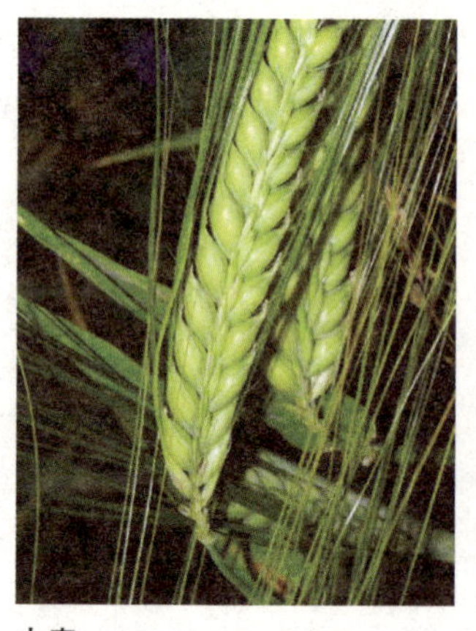

大麦

根据现代药理分析，大麦含有人体所需的17种微量元素、19种以上的氨基酸，富含多种维生素及不饱和脂肪酸、蛋白质和膳食纤维，具有神奇的美容功效。大麦茶含有抗癌物质P－香豆酸和槲皮素，长期饮用，可以消食化瘀、平胃止渴、消暑解热，降低胆固醇，去除水中重金属、软化水质，起到美容的效果。另外，南瓜是种低脂肪、低热量、低糖类食物，富含纤维素，南瓜里还包含较多的维生素A，其含量远远超过了绿色蔬菜，而且富含维生素C、锌、钾和纤维素。所以，被人们称为“最好的美容食物”。

《本草纲目》上记载：大麦味甘咸凉，有清热利水、和胃宽肠之功效。朱丹溪在《本草衍义补遗》中也大力赞扬大麦的保健功效，“大麦化宿食，破冷气，去心腹胀满”，可见，大麦具有清理肠胃、排出毒素的作用。

大麦中丰富的纤维素和β－葡聚糖有降低人体血液中胆固醇的作用。大麦中B族维生素的含量较高，并且含有比较丰富的烟酸可防治癞皮病，所以大麦有较好的皮肤保健功效。此外，大麦的营养成分综合指标正好符合现代营养学所提出的高植物蛋白、高维生素、高纤维素、低脂肪、低糖的新型功能食品的要求。

香菇排毒，提升人体免疫力

香菇又名椎茸，是生长在大自然环境下的山中珍品。作为一种野珍品，其具有一种独特的自然风味。香菇是一种含有多种价值的食用菌，生香菇可以用来炖、炒、煮等各种做法，其口味鲜美，口感细嫩，是历来人们喜爱的席上佳肴。

香菇有“山珍美味”之称，是我国民间筵席上不可缺少的“素中之荤”的名菜。日本人称香菇为“植物性食品的顶峰”，罗马人将其列为“上帝食品”。香菇营养丰富，对人体健康十分有益。据食品专家分析，每100克的干香菇中，含蛋白质13克，脂肪1.8克，碳水化合物54克，粗纤维7.8克，灰分4.9克，钙124毫克，磷415毫克，铁25.3毫克，以及维生素B_1、维生素B_2、维生素C等。此外还含有较多的麦角甾醇及甘露醇等，经日光或紫外线照射，均可转变成维生素D_2，可增强人体免疫能力，并能帮助儿童骨骼和牙齿的生长，排出体内毒素。下面为大家介绍2款提高人体免疫力的香菇美食。

1. 香菇鸡丝粥

具体做法：准备鸡脯肉100克、鲜香菇3个、大米100克、荞麦20克、葱姜少许、西班牙橄榄油10克、盐和鸡精适量、胡椒粉3克。大米淘洗干净后清水浸泡1小时；鸡脯肉切丝，用少许盐、淀粉、1匙橄榄油拌匀；鲜香菇洗净切丝，葱姜切末；锅中放入足量水烧开，放入浸泡后的大米和1匙橄榄油；大火煮开后转小火继续煮20分钟；加入香菇丝煮5分钟，再加入鸡肉丝煮滚；调入盐、鸡精、胡椒粉，撒入葱姜末调匀即可。

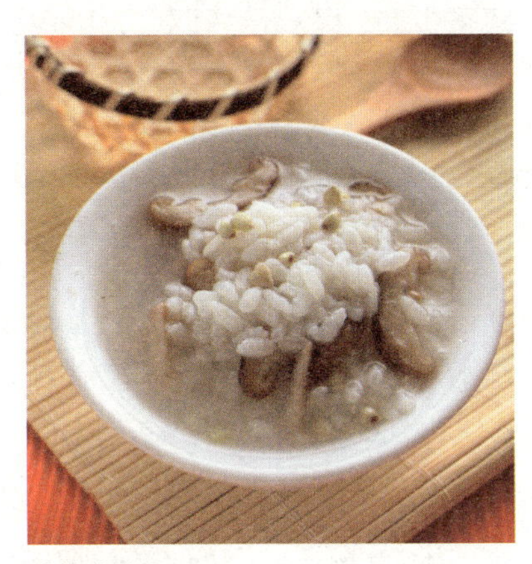

香菇鸡丝粥

香菇属于菌类，菌类食物本身就有强大的肠胃清洁功能。因此，此方可以有效排解体内毒素。

2. 香菇炒栗子

具体做法：准备香菇200克，栗子200克去皮。红、绿椒各适量，葱花、姜末、蒜末各少许。精盐，味精，蚝油，色拉油适量。将香菇洗净切丝，栗子用清水冲洗一下，起锅烧沸适量清水，将香菇、栗子分别焯水，捞出，沥净水分，红、绿椒洗净切丝。净锅入底油，放葱、姜、蒜爆锅，放入香菇、栗子，再放入红、绿椒，调料翻炒，装盘即成。

香菇含有丰富的维生素，可以转化为维生素D_2，能够增强人体免疫能力。栗子中所含的丰富的不饱和脂肪酸和维生素、矿物质，是抗衰老、延年益寿的滋补佳品。经常食用这个食疗方，可以强身健体。

杏仁米糊，很给力的抗衰美肤方

杏酥粥是南北朝贾思勰的《齐民要术》中的名方，此粥不仅利于养生，对养颜也很有好处，长期服用可使肌肤白皙细腻。

如今有一种“体香餐”风靡巴黎，其制作者莫尼纳明介绍说，如果经常食用，就会使身体健美并拥有香水般的香味。其实，饮食御体香并不是法国人的发明，而是我国古代达官显贵之妃女早已验证了的成方。早在唐宋时期，宫妃御女就已流行食杏仁、饮杏露以求体香。

在著名的宫廷秘方《鲁府禁方》中，记载着一则“杨太真红玉膏”，“太真”即是唐代的贵妃杨玉环。《旧唐书》称她“姿色绝代”，《长恨歌》中说她“冶其容，敏其问，婉娈万态，以中上意”。杨贵妃的迷人，在于她善于保养，红玉膏就是她所用的“增色”秘方之一。该方以杏仁为主药，制作时将杏仁去皮，取滑石、轻粉各等份，研末，入龙脑、麝香少许，以鸡蛋清调匀，早晚洗面后敷之，据说有“令面红润悦泽，旬日后色如红玉”的功效。

杏仁的食用方法很多，可粥、可汁、可汤。这里推荐的是一款抗衰美肤粥——杏仁米糊。

具体做法：准备粳米300克，杏仁200克，白糖100克，鲜牛奶500克。将粳米洗净，加清水2000克浸透。杏仁用热水浸泡后去皮，投入米中拌匀，带水磨成米浆。锅内放清水2500克，加白糖烧沸，倒入米浆，边倒边用勺搅动，呈薄浆状时，加鲜牛奶拌匀，再煮片刻即成。

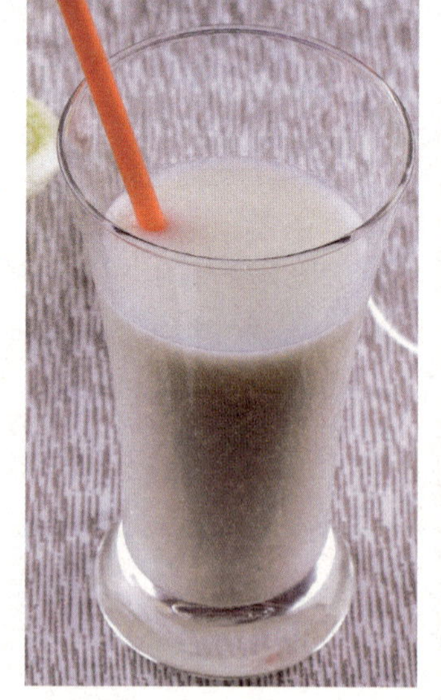
杏仁米糊

朱丹溪在《本草衍义补遗》中有：“杏仁属土，然而有水与火，能坠，亦须细研用之。其性热，因寒者可用。”杏仁不论内服或外用均是一种天然的植物性美肤、护肤佳品，分苦、甜两种。苦杏仁又名北杏，主要含有苦杏仁苷、蛋白质和各种氨基酸成分，内服有止咳平喘、润肠通便作用；甜杏仁含有维生素A及维生素B_1、维生素B_2、维生素C和脂肪、蛋白质及铁、钙、磷等多种微量元素，有补虚润肺作用。

甜杏仁含有抑制黄褐斑的成分。现代科学证明，甜杏仁含有丰富的脂肪油、蛋白质、维生素A、维生素E及矿物质，这些都是对容颜大有裨益的营养成分，它们能帮助肌肤抵抗氧化，抑制黄褐斑生成，使肌肤更加光滑细致；能给毛发提供所需营养，使秀发更加乌黑亮丽。

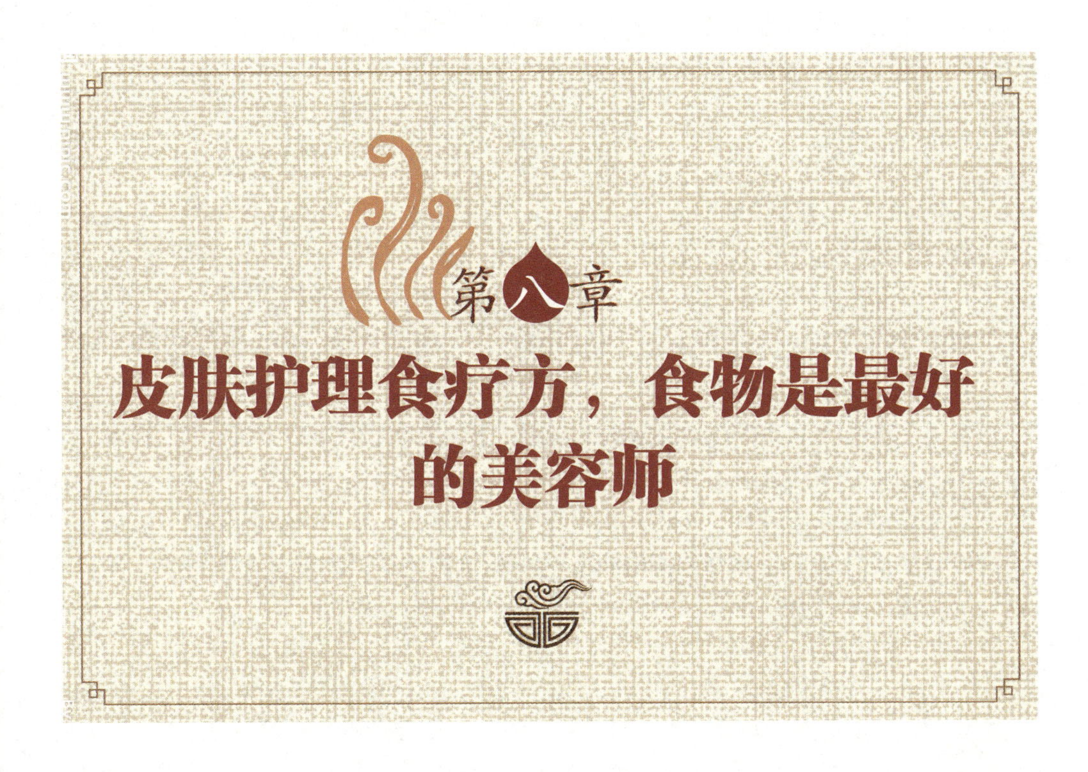

第八章 皮肤护理食疗方，食物是最好的美容师

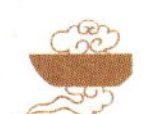 鸡蛋是你美容的天然之选

鸡蛋，俗称鸡子，是人们最常食用的蛋品。因其所含的营养成分全面且丰富，而被称为“人类理想的营养库”。营养学家则称它为“完全蛋白质模式”。

中医学指出，鸡蛋性味甘、平，归脾、胃经，可补肺养血、滋阴润燥，用于气血不足、热病烦渴、胎动不安等，是扶助正气的常用食品。能补阴益血，除烦安神，补脾和胃。可用于血虚所致的乳汁减少，或眩晕，夜盲；病后体虚，营养不良；阴血不足，失眠烦躁，心悸；肺胃阴伤，失音咽痛，或呕逆等症。吃法很多，煎、炒、蒸、煮、冲或煮蛋花等均可。除单用外，亦可配伍应用。

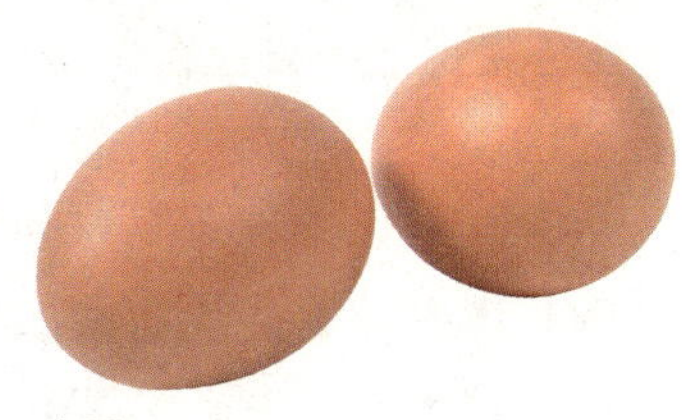
鸡蛋

1. 蚝油鸡蛋

具体做法：准备鸡蛋3个，蚝油、熟白芝麻、肉末、葱碎适量。锅置火上放油烧至六成热，倒入肉末加适量盐炒散炒熟，放入蚝油和葱碎炒出香味起锅装小碗里待用。

锅里放入蒸隔架，加水烧沸，蛋汁里加约50℃的热纯净水和油搅匀，放在蒸架上加盖，用中大火蒸。蒸约4分钟时揭一次盖晾10多秒钟，再盖上盖子继续蒸。蛋液凝固，将碗取出，把肉末铺在蛋面上，再撒上白芝麻，即可服用。

2. 丝瓜鸡蛋汤

具体做法：准备丝瓜250克、虾米50克、鸡蛋2只、鸡精清汤块1块、葱花、盐适量。将丝瓜刮去外皮，切成菱形块；鸡蛋加盐打匀；虾米用温水泡软。炒锅上火，将油烧热，倒入鸡蛋液，摊成两面金黄的鸡蛋饼，用铲切成小块，铲出待用。锅中放油再烧热，下葱花炒香，放入丝瓜炒软，加入适量开水、鸡精清汤块、虾米烧沸，煮约5分钟，下鸡蛋再煮3分钟，这时汤汁变白，调好咸淡即可出锅。

鸡蛋清中含有人体所需的全部必需氨基酸，为完全蛋白质，是人体皮肤、肌肉、毛发、血浆等组织的主要组成成分。鸡蛋清中所含的铁，能增强造血功能。皮肤从充足的血液中得到所需要的营养而滋润，毛皮也因此能正常生长。鸡蛋中所含的烟酸，能防止日光性皮炎所致的皮肤粗糙、增厚。同时鸡蛋清中所含的泛酸，有促进毛发再生、防止发痒和脱发的作用，并具有防止皮肤粗糙、消除细小皱纹的效果。

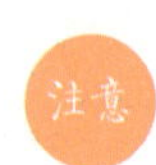

注意

科学家们认为，对胆固醇正常的老年人，每天吃2个鸡蛋，其100毫升血液中的胆固醇最高增加2毫克，不会造成血管硬化。但不可过量食用，吃得太多，不利胃肠的消化，造成浪费，还会增加肝、肾负担。每人每天以吃2～3个鸡蛋为宜，这样既有利于消化吸收，又能满足机体的需要。

女士美容的必选之品——草莓

草莓是一种浆果类水果，其味道甜美，是一种美味水果。草莓形似心形，不仅能食用，也用来观赏，是许多女孩子追逐的水果。

中医学认为，草莓味甘、性凉，有润肺生津、健脾和胃等功效，饭后食几颗草莓，有助于消化开胃，健脾生津。医学家发现，经常食用草莓对防治动脉硬化和冠心病也有益处。据国际医学家研究，草莓中含有抗癌成分，可抑制肿瘤细胞的生长。在欧洲，草莓早就享有“水果皇后”的美称，并被作为儿童和老年人的保健食品。

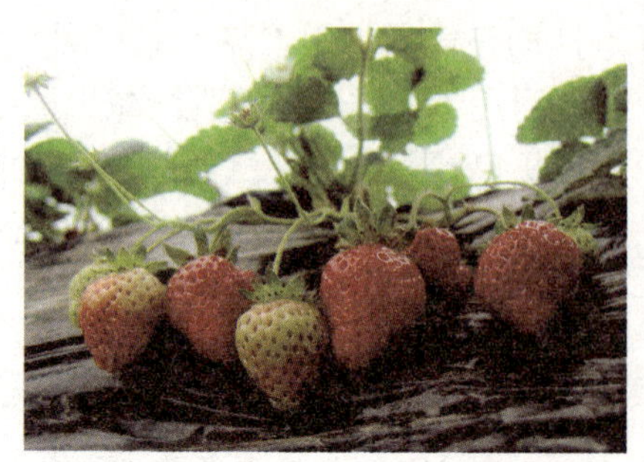

草莓

草莓含有丰富的维生素和矿物质，每100克草莓含维生素C高达80毫克，远远高于苹果和梨;还含有葡萄糖、果糖、柠檬酸、苹果酸、胡萝卜素、核黄素等。这些营养素对儿童的生长发育有很好的促进作用，对老年人的健康亦很有益。尤其丰富的维生素C可以防治牙龈出血，促进伤口愈合，并会使皮肤细腻而有弹性。草莓汁还有滋润营养皮肤的功效，用它制成各种高级美容霜，对减缓皮肤出现皱纹有显著效果。

1. 牛奶草莓西米露

具体做法：准备小西米100克，草莓200克，牛奶500克，清水、蜂蜜适量。小西米放入沸水中煮到中间剩下个小白点；关火焖10分钟；焖好的小西米加入牛奶一起冷藏半小时；冷藏好的西米应该饱满膨大，吸足了牛奶的奶香味儿；把草莓切块和牛奶小西米一起拌匀，加入蜂蜜，就得到美味可口的牛奶草莓西米露了。

2. 红豆草莓糯米团

具体做法：准备糯米粉100克，红豆沙100克，小粒草莓300克。烧开热水，放适量白砂糖煮成糖水，放凉备用。取适量糯米粉，与糖水混合搓成粉团。红豆沙和草莓做馅，取适量糯米粉揉厚皮，把馅料包进去，封好口，再小心搓成圆团，烧开一锅水，把团子逐个放进去煮熟，边煮边轻轻用勺子拨一下，以防粘底。煮熟后捞出来马上放在黑芝麻粉里均匀地滚一下，再用手轻轻揉，放在凉爽处吹凉。放凉后稍结实一些时，找一把锋利一些的刀，刀面上蘸些油然后将其慢慢从中切开。

草莓属浆果，含糖量高达6%～10%，并含多种果酸、维生素及矿物质等，可增强皮肤弹性，具有增白和滋润保湿的功效。另外，草莓比较适合于油性皮肤，具有去油、洁肤的作用，所以多吃草莓能够有效美容。

 美容养颜，巧用核桃

核桃，与扁桃、腰果、榛子并称为世界著名的“四大干果”。既可以生食、炒食，也可以榨油、配制糕点、糖果等，不仅味美，而且营养价值很高，被誉为“万岁子”“长寿果”。

现代医学研究认为，核桃中的磷脂，对脑神经有很好保健作用。有些人喜欢吃补药，其实每天早晚各吃几枚核桃，实在大有裨益，往往比吃补药还好。

核桃是食疗佳品。无论是配药用，还是单独生吃、水煮、作糖蘸、烧菜，都有补血养气、补肾填精、止咳平喘、润燥通便等良好功效。核桃的食法很多，将核桃加适量盐水煮，喝水吃渣可治肾虚腰痛、遗精、健忘、耳鸣、尿频等症。核桃仁含有大量维生素E，

经常食用有润肌肤、乌须发的作用，可以令皮肤滋润光滑，富于弹性。

1. 香酥核桃

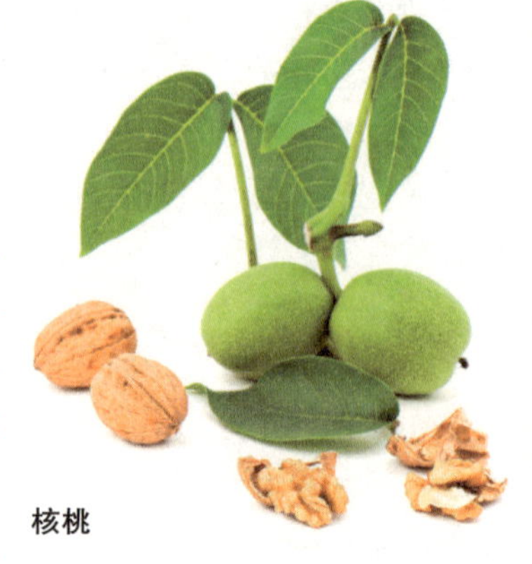

核桃

具体做法： 准备核桃400克、盐2克、白砂糖20克、白芝麻20克、柠檬汁5克、植物油30克。核桃肉放入开水中煮3分钟盛起，冲净沥干。白芝麻洗净，沥干水分，炒香。烧开水约1200毫升，加入砂糖、盐和柠檬汁，放入核桃煮3分钟盛起，吸干水分。净油烧至微滚，加入核桃炸至微黄色盛起，撒上芝麻即成。芝麻富含钙、磷、铁等元素以及糖分、烟酸等元素，能够起到美容养颜的效果；而核桃中的维生素E，可以令皮肤富有弹性。

2. 鸡丁核桃

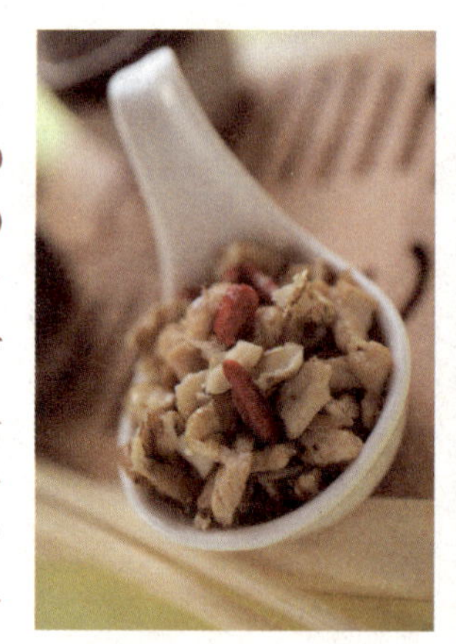

鸡丁核桃

具体做法： 核桃仁150克，枸杞子90克，嫩鸡肉600克，食盐20克，味精2克，白砂糖20克，胡椒粉4克，鸡汤150毫升，芝麻油20克，干淀粉15克，绍酒20毫升，猪油200克，葱、姜、蒜各20克。枸杞择后洗净，核桃仁用开水泡后去皮，待用。鸡肉切成1厘米见方的丁，用食盐、味精、白砂糖、胡椒粉、鸡汤、芝麻油、湿淀粉对成滋汁待用。将去皮后的核桃仁用温油炸透，加入枸杞即起锅沥油。锅烧热，注入猪油，待油五成热时，投入鸡丁快速滑透，倒入漏勺内沥油；锅再置火上，放50克热油，下入姜、葱、蒜片稍煸，再投入鸡丁，接着倒入滋汁，速炒，随即投入核桃仁和枸杞炒匀即成。

枸杞所含成分能够缓解衰老症状，配合核桃对皮肤的保健功效；此方具有很显著的美容养颜功效。

核桃仁含有较多的蛋白质及人体必需的不饱和脂肪酸，这些成分皆为大脑组织细胞代谢的重要物质，能滋养脑细胞，增强脑功能。核桃仁有防止动脉硬化，降低胆固醇的作用；此外，核桃有助于治疗非胰岛素依赖型糖尿病；核桃对癌症患者还有镇痛，提升白细胞及保护肝脏等作用；当感到疲劳时，嚼些核桃仁，有缓解疲劳和压力的作用。

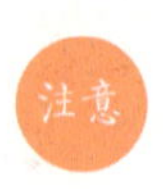

每人每天吃5～6个，约20～30克核桃仁为宜；吃得过多，会生痰、恶心，严重者会有严重的腹泻，甚至排水样大便，造成身体脱水，如果因食用核桃造成腹泻，请及时就医。此外，阴虚火旺者、大便溏泄者、吐血者、出鼻血者应少食或禁食核桃仁。

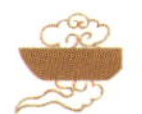

山药鸡肝，改善皮肤色泽

皮肤干燥起皮是因为皮肤干燥造成的，许多人做了半天保湿工作，皮肤也不见水嫩，这主要是因为保湿不得其法，想要保湿一定要多在饮食上进行调理。

皮肤干燥主要是因为季节变化、身体缺水等原因，使得皮肤变厚、变粗糙。每到秋冬季节，随着冷空气的来袭，空气中的水分变少，气候也就变得干燥。这时，人体的水分也会大大流失；人体的皮脂、水分分泌会逐渐减少，皮肤明显变得干燥，许多女人的中性皮肤就容易变成干性皮肤，尤其是中老年女性因本身体内的水分就大量减少，皮肤表层会显得更粗糙，脱皮的现象也时有发生。山药鸡肝可以缓解皮肤粗糙，脱皮的现象。其做法如下。

具体做法：取山药、青笋、鸡肝、盐、高汤、淀粉各适量。首先将山药、青笋去皮，洗净，切成条，然后将鸡肝用清水洗净，切成片，再将山药条、青笋条、鸡肝片分别用沸水焯一下，最后在锅内放入适量植物油，加适量高汤，调味后下入全部材料，翻炒数下，勾芡后即可食用。

其中，山药是中医推崇的补虚佳品，具有健脾益肾、补精益气的作用。鸡肝富含铁、锌、铜、维生素 A 和 B 族维生素等，不仅有利于雌激素的合成，还是补血的首选食品。三者合用，具有调养气血、改善皮肤的滋润感和色泽的作用。

注意　在食用这道菜时，一定不要在餐前和餐后喝咖啡或浓茶等饮品，以免影响食物中营养物质的吸收。

紫菜豆腐排出皮肤毒素

暗淡无光的偏黄色肌肤，常常是由于表皮的角质层无法进行正常的新陈代谢，毒素在皮肤内堆积而导致。这种情况如果不能及时改善，不但容易堵塞毛孔，并且会让肌肤灰暗，缺乏光泽。

生活作息乱，日常饮食没有规律，这样的恶性循环导致了身体毒素的堆积，而毒素不只会影响身体的健康，同样会影响皮肤的排毒，进一步危害人们的肌肤。痘痘、粉刺、敏感和喑哑等肌肤问题就是由排毒不畅产生的。常吃紫菜豆腐可以帮助你排出体内毒素。其制作方法如下。

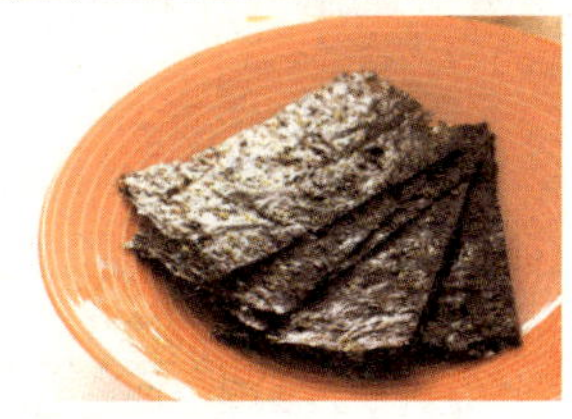

紫菜

具体做法：取豆腐 250 克，猪瘦肉 100 克，紫菜 15 克。豆腐切小块；猪瘦肉切成肉丝；

将豆腐块、肉丝加水煮熟，约用30分钟，再加入紫菜煮10分钟左右，加盐调味即可食用。

紫菜富含蛋白质、碳水化合物以及多种维生素、碘和其他微量元素，能够清理肠道，维持健康；豆腐则有清热解毒的功效。多喝此汤可以润体解热，排出皮肤内的毒素。

美容减肥，土豆做你的营养师

土豆与稻、麦、玉米、高粱一起被称为全球五大农作物。在西方国家，土豆被称作“地下苹果”。土豆营养素齐全，而且易被人体消化吸收，在欧美享有“第二面包”的称号。

中医认为，土豆性平味甘无毒，能健脾和胃，益气调中，缓急止痛，通利大便。对脾胃虚弱、消化不良、肠胃不和、脘腹作痛、大便不畅的患者效果显著。现代研究证明，土豆对调解消化不良有特效，是胃病和心脏病患者的良药及优质保健品。土豆淀粉在人体内吸收速度慢，是糖尿病患者的理想食疗蔬菜；土豆中含有大量的优质纤维素，在肠道内可以供给肠道微生物大量营养，促进肠道微生物生长发育；同时还可以促进肠道蠕动，保持肠道水分，有预防便秘和防治癌症等作用；土豆中钾的含量极高，每周吃五六个土豆，可使患中风的概率下降40%。下面为大家介绍两款土豆做的营养餐。

1. 五香豆块

具体做法：准备土豆500克，姜、桂皮、八角、香叶、草果、生抽、老抽、盐、白糖、葱花适量。土豆去皮洗净，对半剖开。热锅上油，油热后下姜片，八角，桂皮，香叶，草果炒香。下土豆翻炒至土豆表面略微有些金黄。调入生抽，老抽，盐，白糖炒上色。加入一小碗清水，大火烧开后转小火炖15分钟。土豆全部熟烂后大火收汁，起锅装盘，撒少许葱花即可。

2. 咖喱土豆饼

具体方法：准备土豆300克、水300克、面粉200克、盐3克；土豆去皮，直接擦成丝到水里，这样可防止土豆变色，活面糊时也不需要再加清水了；加1茶匙孜然、1茶匙咖喱粉、3克盐到土豆丝里入味。再加入面粉，拌成均匀的糊状，加些香葱拌匀。热锅加一小勺油，摊入适量的面糊晃匀，中火加热3分钟。翻转一面，继续加热3分钟。土豆饼金黄熟透就可以食用了。

土豆中含有丰富的维生素，可以促进皮肤细胞生长，保持皮肤光泽，代谢皮下黑色素，不仅可以美白嫩肤，而且可以减退夏日晒斑。

土豆含有丰富的维生素 B_1、维生素 B_2、维生素 B_6 和泛酸等B族维生素及大量的优质纤维素，还含有微量元素、氨基酸、蛋白质、脂肪和优质淀粉等营养元素。这些成分在人的机体抗老防病过程中有着重要的作用。经常吃土豆的人身体健康，老得慢，而且土豆价格低廉，任何人都吃得起。用它来抵御衰老，要比那些高昂的营养补品实惠得多。

樱桃桂花汤，水润鲜活嫩肌肤

樱桃含铁量高，滋润皮肤，自古就被叫作“美容果”，中医古籍里称它能“滋润皮肤”“令人好颜色，美态”，常吃能够让皮肤更加光滑润泽。

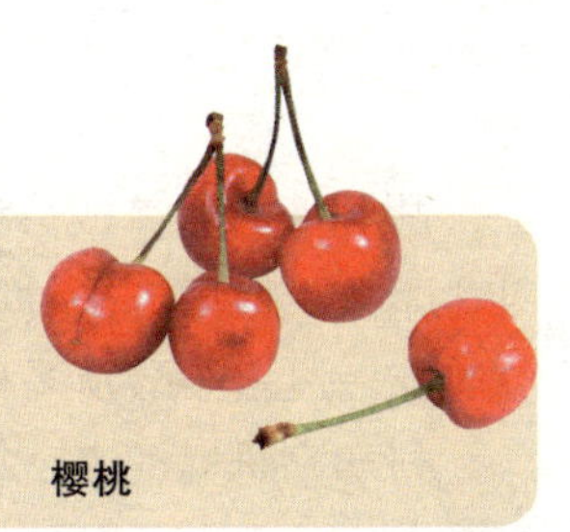
樱桃

樱桃红似玛瑙，大如弹丸，小似珠玑，水汪汪，亮晶晶，颇具魅力，难怪古今中外，人们常常把它写入诗，绘入画，谱入歌曲，摄入镜头。据传从唐代开始，皇帝便将樱桃分赐给群臣，并为新科进士举行樱桃宴。李商隐诗云：“鸟越香荔，齐名亦未甘。”就是说樱桃与荔枝齐名，心有未甘——当然李商隐是借以寓意，实际上并非在评判樱桃与荔枝的高下，但由此可见樱桃确实是众人皆知的果品。

樱桃桂花汤

具体做法：先将冰糖适量加适量水溶化，加入银耳50克煮10分钟左右，然后加入樱桃30克、桂花适量煮沸后即可。

此汤水有助于补气、养血、嫩白皮肤。

樱桃富含维生素和果酸，能活化肌肤。除了含铁量高外，更含有平衡皮质分泌、延缓老化的维生素A；活化细胞、美化肌肤，令双眼有神的维生素B_2；补充肌肤养分的维生素C等。

樱桃中丰富的维生素C能滋润、嫩白肌肤，可有效预防黑色素的形成。另外，樱桃中所含的果酸还能促进角质层的形成。

樱桃含丰富的铁元素，滋润皮肤，中医古籍里称它能“美容养颜”“令人肌肤娇美”，常吃可让皮肤光滑润泽。

朱丹溪在几百年前就说：“樱桃属火而有土，性大热而发湿，调中益脾。”这主要是因为樱桃中含铁量极其丰富，每100克果肉中铁的含量是同等重量草莓的6倍、枣的10倍、山楂的13倍、苹果的20倍，居各种水果之首。

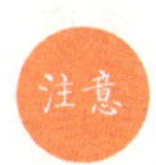

樱桃虽好，但也不能多吃。因为樱桃除了含铁量高外，还含有一定量的氰苷，若食用过多会引起铁中毒或氰化物中毒。一旦吃多了樱桃发生不适，可用甘蔗汁清热解毒。

多吃胡萝卜，让皮肤细腻有光泽

俗话说“冬吃萝卜赛人参，保健养生在其中”，可见冬吃萝卜对人体大有益处，萝卜在市场上随时可买到，不仅物美价廉，营养丰富，还能疗疾祛病，更具有美容的功效。

胡萝卜的营养成分极为丰富，含有大量的蔗糖、淀粉、胡萝卜素，还有维生素 B_1，维生素 B_2，叶酸、多种氨基酸、甘露醇、木质素、果胶、槲皮素、山柰酚、少量挥发油、咖啡酸、没食子酸及多种矿物元素。

科学家研究证实：每天吃两根胡萝卜，可使血中胆固醇降低 10% ~ 20%；每天吃三根胡萝卜，有助于预防心脏疾病和肿瘤。中医认为胡萝卜味甘，性平，有健脾和胃、补肝明目、清热解毒、壮阳补肾、透疹、降气止咳等功效，可用于肠胃不适、便秘、夜盲症、性功能低下、麻疹、百日咳、小儿营养不良等症状。胡萝卜富含维生素，并有轻微而持续发汗的作用，可刺激皮肤的新陈代谢，增进血液循环，从而使皮肤细嫩光滑，肤色红润，对美容健肤有独到的作用。同时，胡萝卜也适宜于皮肤干燥、粗糙，或患毛发苔藓、黑头粉刺、角化型湿疹者食用。

胡萝卜汁含胡萝卜素和维生素等，可以刺激皮肤的新陈代谢，增进血液循环，从而使肤色红润，对美容护肤有很好的效果。在早晨空腹时喝效果最好，能让胡萝卜汁的功效发挥到最好。胡萝卜中含有丰富的胡萝卜素，可清除自由基延缓人体衰老，维持上皮组织的健康。由于胡萝卜汁具有滋润皮肤的功效，因此深受爱美女性的欢迎。

1. 胡萝卜炒蘑菇

具体做法：准备香菇 60 克，胡萝卜 100 克，西兰花 50 克，黄豆少量，葱段 15 克，蒜头 15 克，盐、糖、生粉、生抽、浓缩鸡汁、花生油各适量。胡萝卜去皮洗净，切件飞水备用；香菇洗净切片，西兰花洗净掰小朵，黄豆泡发洗净。开锅下油，爆香拍蒜和葱段，胡萝卜、香菇、黄豆、西兰花大火炒熟，加少许糖、盐，加入适量浓缩鸡汁，调味后炒至材料熟透即成。

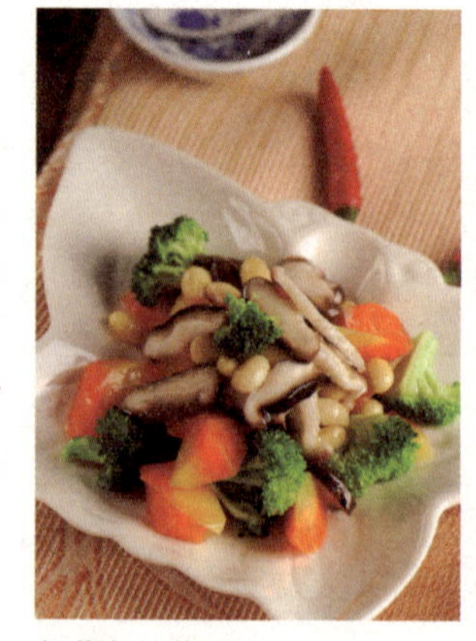

胡萝卜炒蘑菇

2. 香辣胡萝卜片

具体做法：准备胡萝卜约 300 克、蒜苗 50 克、干辣椒 15 克，盐、油各适量。将胡萝卜洗净去皮，切成菱形片（先斜切成段，在纵切成片）；锅中放入适量水和少量油，将胡萝卜片放入煮熟，捞出沥干待用；蒜苗洗净拍松切成段，干辣椒去籽切段或者丝；炒锅烧热，放入少量油，放入干辣椒炒香；再放入蒜苗炒香；最后加入胡萝卜片炒匀，加盐调味即可。

木瓜柳橙优酪乳，淡化雀斑

木瓜与柳橙同食，具有美白护肤的功效。此果汁一般人皆可食用，尤其适合女性食用。

木瓜是一种营养丰富、有百益而无一害的果中珍品。现代医学证明，木瓜富含17种以上氨基酸及多种营养元素，对丰胸有很大帮助，是女性滋补美胸的天然果品。木瓜具有抗菌消炎、舒筋活络、软化血管、抗衰养颜、祛风止痛等功能，能为女性胸部的健康提供多重保护，从而防范各种胸部及乳腺疾病的发生。下面再为大家介绍一款淡化色斑的木瓜偏方——木瓜柳橙优酪乳。

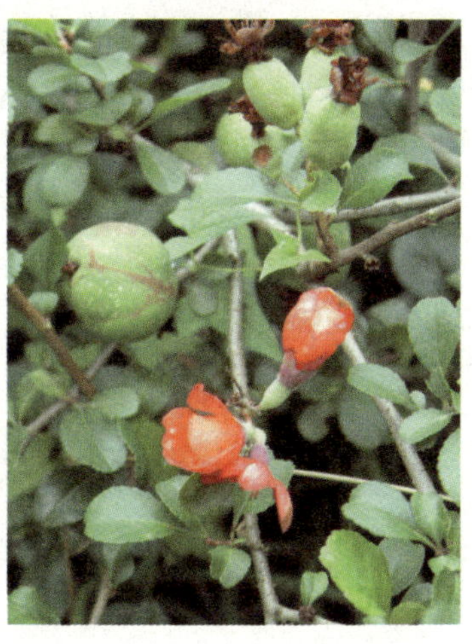

木瓜

具体做法：准备木瓜100克，柳橙150克，柠檬50克，蜂蜜10克，优酪乳200毫升。将柳橙洗净，切半，用榨汁机榨出汁倒出；将柠檬放入榨汁机中榨成汁；将木瓜洗净，放入榨汁机、榨成果汁；将柳橙汁、木瓜汁与柠檬汁及蜂蜜和优酪乳混合，拌匀即可。

木瓜果实含有丰富木瓜酶，维生素C、B族维生素及钙、磷及矿物质，营养丰富，对人体有促进新陈代谢和抗衰老的作用，还有美容护肤养颜的功效。

中医认为，柳橙味甘、酸，性微凉，具有生津止渴、开胃宽胸、止呕的功效。还具有再生、滋润和抗皮肤老化及调和自由基的作用，更能有效补充眼部水分。柳橙的果肉中含丰富维生素C，具预防雀斑的功效，用来泡浴可促进血液循环，防止肌肤水分流失，发挥长时间滋润效果。橙皮能磨去死皮，其香气更有舒缓及振奋作用。

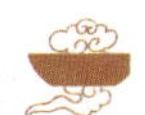

美白祛斑的明星，西红柿

西红柿是我们餐桌上的常客；很多朋友都喜欢吃西红柿。因为它不仅美味，而且具有很多功效，尤其是美容祛斑的效果奇佳。

西红柿富含维生素A、维生素C、维生素B_1、维生素B_2以及胡萝卜素和钙、磷、钾、镁、铁、锌、铜和碘等多种元素，还含有蛋白质、糖类、有机酸、纤维素。每100克西红柿含有能量55千焦，B族维生素0.06毫克，蛋白质0.9克，脂肪0.2克，碳水化合物3.3克，叶酸5.6微克，膳食纤维1.9克，维生素A63微克，胡萝卜素375微克，硫胺素0.02

毫克，核黄素0.01毫克，烟酸0.49毫克，维生素C14毫克，维生素E0.42毫克，钙4毫克，磷24毫克。

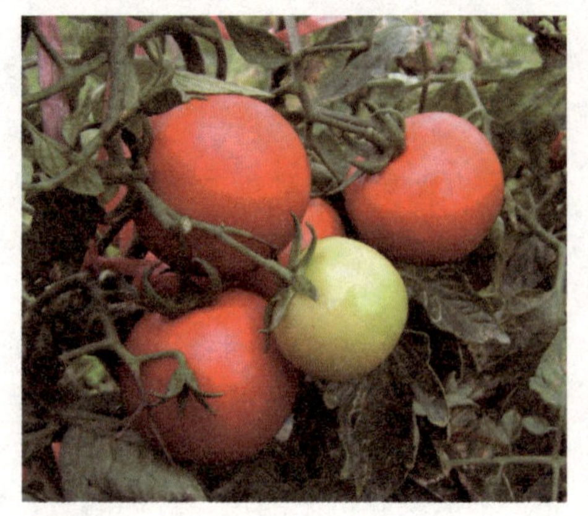
西红柿

科学调查发现，经常食用西红柿及西红柿制品的人，受辐射损伤较轻，由辐射所引起的死亡率也较低。实验证明，辐射后的皮肤中，西红柿红素含量减少31%～46%，其他成分含量几乎不变。西红柿红素通过消灭侵入人体的自由基，在肌肤表层形成一道天然屏障，有效阻止外界紫外线、辐射对肌肤的伤害。并可促进血液中胶原蛋白和弹性蛋白的结合，使肌肤充满弹性，娇媚动人，另外，西红柿红素还有祛斑、祛色素的功效。下面为大家介几款美味的西红柿祛斑食品。

1. 西红柿黄瓜蜂蜜汁

具体做法：准备西红柿100克，黄瓜50克、鲜玫瑰花、柠檬汁和蜂蜜适量。先把西红柿去除皮和籽、黄瓜洗净，加入鲜玫瑰花后碾碎过滤，再加入适量柠檬汁和蜂蜜，每日饮用。

西红柿中丰富的维生素、矿物质、碳水化合物、有机酸及少量的蛋白质，有延缓细胞衰老的功能，常食用西红柿，可促进皮肤代谢，减少色素沉着，使肌肤细腻白嫩。

2. 西红柿豆腐

具体做法：准备西红柿200克，豆腐50克，葱、姜、西红柿酱、盐、糖、鸡精各适量。豆腐、西红柿切块。豆腐可以切得厚一点儿；姜剁碎、葱切粒；平底锅内倒一些油，油温后放入豆腐开始慢煎；直到双面煎黄后，取出；锅内不用再倒油，放入西红柿块和葱姜末。翻炒，炒出红汤后放入盐和糖，还有西红柿酱，倒入一点清水，开小火，边熬边搅;最后将煎好的豆腐放进锅内。收汁。再调一调味道,放一点鸡精,就可以了出锅了。

3. 西红柿猪肝汤

具体做法：准备西红柿200克，猪肝50克，酱油、葱花、味精、胡椒粉适量。西红柿洗净，开水浇烫，剥皮去籽，切成6瓣。猪肝洗净，切薄片，用少量酱油拌匀。烧热锅下油，烧至八成热，下西红柿、葱花爆炒3分钟，加入精盐及开水，滚开后放入猪肝。待再滚后撇去浮沫，再煮3分钟，加入胡椒粉、味精调味即可。

每人每天食用50～100克鲜西红柿，即可满足人体对几种维生素和矿物质的需要。西红柿中的“西红柿素”，有抑菌的作用；苹果酸、柠檬酸和糖类，有助消化的功能。西红柿内的苹果酸和柠檬酸等有机酸，还有增加胃液酸度，帮助消化，调整胃肠功能的作用。西红柿中含有果酸，能降低胆固醇的含量，对高脂血症很有益处。

黄豆排骨青木瓜汤，让皮肤娇嫩嫩

明代李时珍曾说："服食大豆，令人长肌肤，益颜色，增骨髓，加气力，补虚能食。"而我国人民也普遍喜好黄豆及其制品，这类食物对儿童和老年人都是良好食物。

黄豆与青豆、黑豆统称为大豆，它的营养价值极高，因此被称为"豆中之王""绿色的牛乳""植物肉"，是数百种天然食物中最受营养学家推崇的食物。

随着年龄的增长，女性体内的雌激素会在35岁以后逐渐下降，色斑、肥胖、骨质疏松、失眠等一系列衰老现象随之而来。几年前，医学界发现通过在更年期补充雌激素，可以明显改善女性各种不适症状。然而，近年来，医学界却有更多的研究表明，补充雌激素会明显增加女性患乳腺癌、子宫内膜癌等疾病的风险。专家指出，女性平稳度过更年期不能依赖雌激素，一切的健康和美丽还是要从日常的保养做起。

黄豆排骨青木瓜汤

具体做法：准备青木瓜1个，排骨1条，黄豆1把。将黄豆提前两三个小时泡软；排骨洗干净后斩成块，锅里煮开水后放入锅中烫下去血水，青木瓜去皮去核切成大块；除盐外的材料放锅中加适量水，大火煮滚后关小火炖1～2小时。熄火前放盐调味。

黄豆中的"大豆异黄酮"对于女性美貌的意义是不言而喻的。能提高皮肤中胶原蛋白的含量，有延缓衰老的作用，古医籍《延年秘录》中也记载吃黄豆能够"长肌肤，益颜色、填精髓、加气力"。

此外，黄豆中富含皂角苷、蛋白酶抑制剂、异黄酮、钼、硒等抗癌成分，对前列腺癌、皮肤癌、肠癌、食管癌等几乎所有的癌症都有抑制作用。黄豆中的大豆蛋白质和豆固醇能显著地改善和降低血脂和胆固醇，从而降低患心血管疾病的概率。大豆脂肪富含不饱和脂肪酸和大豆磷脂，有保持血管弹性、健脑和防止脂肪肝形成的作用。

牡蛎发菜粥，祛皱美肤好选择

牡蛎肉肥美爽滑，味道鲜美，营养丰富，素有"海底牛奶"之美称。朱丹溪曾大力推崇牡蛎的保健功效："牡蛎，咸，软痞。又治带下、温疟、疮肿，为软坚收敛之剂。"

牡蛎可细肌肤、美容颜。据分析，干牡蛎肉含蛋白质高达45%～57%、脂肪7%～11%、肝糖19%～38%。此外，还含有多种维生素及牛磺酸和钙、磷、铁、锌等营养成分。钙含量接近牛奶的2倍，铁含量为牛奶的21倍，是健肤美容和防治疾病的珍贵食物。牡蛎肉由于味道鲜美，营养全面，兼能"细肌肤，美容颜"及降血压和滋阴养血、健身壮体等多种作用，因而被视为美味海珍和健美强身食物。牡蛎的食用方法较多。这里推荐一款牡蛎发菜粥。其制作方法如下。

具体做法：准备牡蛎肉50克，发菜（龙须菜）25克，瘦猪肉50克，大米适量。将牡蛎肉、发菜水发洗净；猪肉洗净剁成泥，制成丸；大米淘净。砂锅内加水烧沸，入大米、牡蛎肉、发菜共煮至米开花，放肉丸煮熟，加调料调味。

牡蛎

牡蛎可减轻面部皱纹。牡蛎还含有丰富的核酸。核酸是一种生命信息物质，不仅在蛋白质合成中起重要作用，对各种代谢方式和速度也有一定影响。皮肤细胞是新陈代谢最快的细胞之一，每15日左右就得更新一次。实验证明，每日摄入一定数量的核酸，可以减轻面部细微的皱纹，使粗糙的皮肤变得光滑细嫩。

除此，鲜牡蛎肉通常有清蒸、炸、生炒、煎蚝饼、串鲜蚝肉和煮汤等多种。配以适当调料清蒸，可保持原汁原味；若食软炸鲜蚝，可将蚝肉加入少许黄酒略腌，然后将蚝肉蘸上面糊，下油锅煎至金黄色，以蘸油、醋佐食;吃火锅时，可用竹签将牡蛎肉串起来，放入沸汤滚1分钟左右取出食用；若配以肉块姜丝煮汤，煮出的汤白似牛奶，鲜美可口。

清香木瓜羹，塑身美颜两相宜

木瓜含有丰富的维生素A。具有保护肌肤，美容养颜的作用，经常食用，可使女性玉体丰盈，皮肤滑腻，光洁，柔润而充满弹性。

木瓜的营养价值堪与猕猴桃媲美，以“百益之果”著称。民间俗语说：杏一益，梨二益，木瓜有百益。而且它的药用价值也很高，确是美食保健抗病的佳果。下面为大家介绍塑身养颜食品——木瓜羹的做法。

具体做法：取新鲜木瓜1个，莲子、百合、桂圆、枸杞子、水发银耳适量。将木瓜剖开两半，挖去黑籽，将上述材料洗净并滤去水分，放入木瓜瓤内，用旺火蒸15分钟即可。瓜馅一起吃。

《王祯农书》也有木瓜的记载：此物入肝，益筋与血，入药有绝功，以蜜渍，食甚益人。木瓜含有丰富的维生素A。具有保护肌肤，美容养颜的作用，经常食用，可使女性玉体丰盈，皮肤滑腻，光洁，柔润而充满弹性。

木瓜果肉厚实，香气迷人，清甜嫩滑，美味可口，营养极为丰富。木瓜的吃法很多，鲜熟木瓜作水果吃能帮助消化，有助胃肠壁蠕动，去积食，除便秘，健胃整肠，对消化不良者具有疗效。如为了消暑利湿，可选未成熟的青木瓜来制作菜肴或煮汤，青木瓜所含的蛋白酶较熟木瓜多且强；若是虚火上升或肺燥肝热，可试试冰糖炖木瓜；若为增加营养，润肤养颜，那么可喝上一杯香浓美味的木瓜奶昔。还可用青生木瓜制成甘草木瓜、咸酸木瓜或糖渍木瓜，具有生津止咳，开胃健脾功效。

竹荪炖鸡汤，人面桃花相映红

肤色暗淡，主要与黑色素的沉淀、角质肥厚、血液循环不畅等因素有关。另外，紫外线、干燥、精神压力、生活习惯、季节的变化以及每天不当的肌肤护理等，都会导致肤色暗淡。

竹荪是寄生在枯竹根部的一种隐花菌类，形状略似网状干白蛇皮，它有深绿色的菌帽，雪白色的圆柱状的菌柄，粉红色的蛋形菌托，在菌柄顶端有一围细致洁白的网状裙从菌盖向下铺开，整个菌体显得十分俊美，色彩鲜艳，稀有珍贵，被人们称为“雪裙仙子”“山珍之花”“真菌之花”“菌中皇后”。竹荪营养丰富，香味浓郁，滋味鲜美，自古就被列为“草八珍”之一。

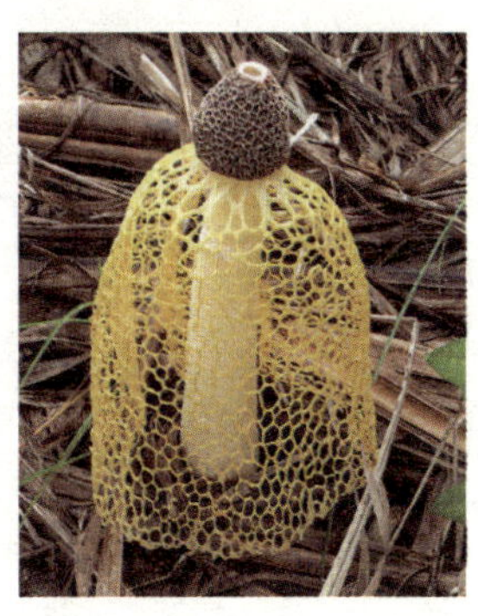

竹荪

竹荪炖鸡汤

具体做法：将鸡腿剁块，洗净，放入滚水中汆烫去腥，捞起，备用。竹荪洗净，用清水浸泡，去杂质，切段；蛤蜊浸淡盐水吐沙，洗净。鸡肉、姜片加 5 ～ 6 碗水，以大火烧开后改小火慢炖，约炖 30 分钟，再将竹荪和蛤蜊加入续炖，至鸡肉熟烂、蛤蜊开口，加盐调味即可。

此食方中竹荪含有丰富的维生素，对脸部溃疡、病痘有良好的疗效，能够减肥壮体和美容保健，还具有特异的防腐功能。

竹荪是名贵的食用菌，又是医学上的新秀，历史上被列为“贡品”，近代作为国宴名菜，同时也是食疗佳品。竹荪营养丰富，据测定干竹荪中含粗蛋白 19.4%、粗脂肪 2.6%，菌糖 4.2%、粗纤维 8.4%，灰分 9.3%。夏日加入竹荪烹调的菜、肉多日不变馊。

皮肤松弛没弹性，多吃鱼皮冻

皮肤松弛没弹性最根本的办法是多多补充胶原蛋白，可以吃些鱼皮冻、肉皮、猪蹄、牛蹄筋、鸡爪、鸡皮及软骨之类富含胶原蛋白的食物。

人到了一定的年龄，会慢慢出现面色无华、皮肤松弛失去弹性等面容衰老的情形，这是人体老化的外在表现，是一种自然发展的趋势。虽然人不可能永葆青春，常吃鱼皮冻可使皮肤保持弹性，达到延缓衰老的效果的。下面为大家介绍其具体做法。

具体做法：取鳕鱼皮75克，香菜叶3片，盐3克，味精5克，凝胶粉2克。先将鳕鱼皮洗净改刀成1厘米宽的条，入沸水中煮5分钟捞出待用；再将煮过鱼皮的汤煮沸，加入盐、味精、凝胶粉烧开待用；取一净碗，先用油涂一下，碗底放3片香菜叶，放入鳕鱼皮，轻轻倒入鱼汤，常温放凉后入冰箱冻20分钟。上桌时倒出装盆即可。

想要拥有年轻、紧绷的皮肤，没什么比吃鱼肉更有效了。鱼肉中含有一种神奇的化学物质，这种物质能作用于表皮下的肌肉，使肌肉更加紧致。营养专家认为，只要每天吃100～200克的鱼肉，1周之内你就可以感受到面部、颈部皮肤的明显改善。

返老还童汤，快速赶走皱纹

经科学家研究证实，人到50岁时皮肤才开始老化，出现皱纹。如果50岁以前便出现皱纹，尤其是青年人脸上出现皱纹，这就说明可能与营养摄入不合理有密切关系，也就是说必须加强皮肤保养。

女人总是抵挡不住岁月的侵蚀，随着年龄的逐渐增长，不知不觉中出现的色斑皱纹等问题就会接踵而至。这些问题或多或少都会困扰着爱美的女性朋友们，毕竟像赵雅芝、潘迎紫、刘晓庆那样年过半百依旧青春美丽的女人只是少数。而且，她们的青春美丽也不仅仅是先天生成的，更多的还是要靠后天的养护。这就是为什么人们常说“世界上只有懒女人，没有丑女人”的原因。

当然，要赶走皱纹，留住青春美丽，普通女人是无法像女明星那样依赖名牌护肤品的力量的，那就只能从食物中去寻找祛皱抗衰的秘密了。

返老还童汤

具体做法：用田鸡腿肉100克，猪腰1对，鱼鳔腹20克，枸杞子25克。将田鸡肉洗净去骨，猪腰、鱼鳔腹、枸杞子也洗净备用。用清水5碗，将以上用料放入煲内，煮约2小时，加油盐调味便可食用。

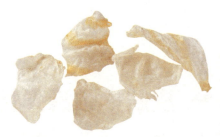

鱼鳔腹

鱼鳔腹含有多种矿物质，有助于保持皮肤的弹性，而枸杞子所含维生素更是可以有效减缓皮肤衰老，所以此汤有养容颜、旺气血、去皱纹之功，其实这个方子历史还很悠久，据记载，南朝陈后主的宠妃张丽华就是用这个方法驻颜的。而且从现代医学角度来看也有着一定的科学依据。田鸡肉中有很丰富的蛋白质，能很好地促进肌肤的弹性蛋白的形成。鱼鳔腹、枸杞子也都是美容界的佳品，对肌肤有很好的滋润保养、促进皮肤修护等美容功效。将这几种食材和合而用，皮肤自然光洁无瑕。

常食蛤蜊，保持弹性皮肤

江苏民间有“吃了蛤蜊肉，百味都失灵”之说，蛤蜊是一种低热能、高蛋白，能防治中老年人慢性病的理想食品，同时兼具美容的功效。

蛤蜊的肉质鲜美无比，被称为“天下第一鲜”“百味之冠”，而且它的营养也比较全面，它含有蛋白质、脂肪、碳水化合物、铁、钙、磷、碘、维生素、氨基酸和牛磺酸等多种成分，低热能、高蛋白、少脂肪，能防治中老年人慢性病，实属物美价廉的海产品。

蛤蜊味咸寒，具有滋阴润燥、利尿消肿、软坚散结作用。中医认为，蛤蜊肉有滋阴明目、软坚、化痰之功效，有的贝类还有益精润脏的作用。人们在食用蛤蜊和贝类食物后，常有一种清爽宜人的感觉，这对解除一些烦恼症状无疑是有益的。《本草经疏》中记载，说：“蛤蜊其性滋润而助津液，故能润五脏、止消渴，开胃也。咸能入血软坚，故主妇人血块及老癖为寒热也。”经常食用蛤蜊，还有助于健康皮肤，保持皮肤弹性和光泽。

1. 蛤蜊火腿豆腐

具体做法：准备蛤蜊250克，豆腐200克，咸火腿肉1大片，葱1根，姜2片，高汤500毫升，盐、白胡椒粉适量。蛤蜊用冷水淘洗几次，放入清水中静置2小时吐净泥沙备用；热锅，把火腿肉切小块放入锅中煸出香味，再放入葱姜一起爆香；倒入一碗高汤大火煮开；放入切块的豆腐煮开；再放入蛤蜊，中火加盖煮5分钟；最后调入盐和白胡椒粉即可。

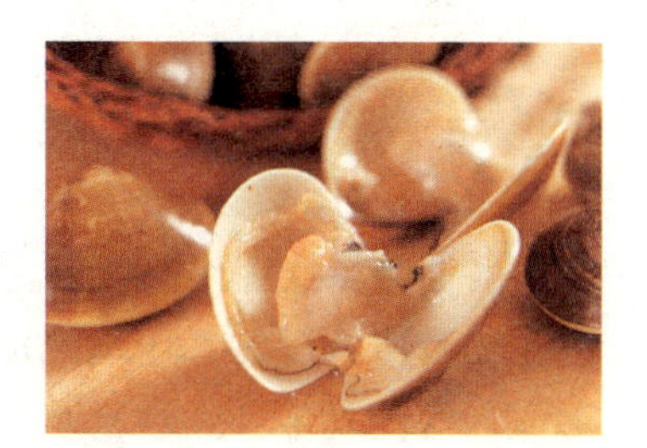

蛤蜊

2. 蒜泥黄瓜蛤蜊

具体做法：准备嫩黄瓜200克、大蒜50克、沙蛤蜊500克、香菜、盐、糖、陈醋、酱油、味精、香油适量。沙蛤蜊洗净，加没过的凉水，大火煮开；取出蛤蜊肉；把煮蛤蜊的原汤汁倒入蛤蜊肉中，用笊篱旋洗蛤蜊肉，捞出备用；用擀面杖拍碎黄瓜，用手把黄瓜掰成小块；把洗好的蛤蜊肉和黄瓜块混合，加入捣好的蒜泥和切碎的香菜碎；调入适量盐、糖、陈醋、凉拌酱油、味精、香油拌匀装盘即可。

3. 蛤蜊粥

具体做法：准备蛤蜊10个，大米150克，姜丝20克，水2000毫升，食用油5毫升，盐、葱花适量。提前将蛤蜊用盐水浸泡 2 小时以上，让其吐尽泥沙，用刷子将青蛤表面清洗干净；将米洗净后用适量清水加少许盐和食用油浸泡 30 分钟，浸泡时加入的油会在熬粥时与粥融合，如果将米提前用搅拌机打碎熬出的粥会更细腻黏稠；锅中放入足够多的清水，大约 2000 毫升，烧开后放入泡好的大米煮开，加盖转小火保持粥微开，熬制 40 分钟左右，注意时常搅动避免粥粘锅，也要注意不要让粥溢出来；将洗净的新鲜蛤蜊和姜丝放入到熬好的白粥中，转大火烧开，等蛤蜊开壳以后即关火，用少量盐调味即可。将粥盛出以后撒上适量葱花即可。

蛤蜊中含有多种矿物质，可以有效滋养皮肤，减缓衰老。经常食用蛤蜊食疗方，可以增加皮肤弹性，保持年轻态。

草莓冰糖饮，肌肤平滑少色斑

草莓含有丰富的维生素 C 可以抑制黑色素的增加，防止雀斑、黑斑的形成。草莓比较适合于油性皮肤者，具有去油、洁肤的作用，将草莓挤汁可作为美容品敷面。

冰糖草莓汁

具体做法：可取鲜草莓 100 克，冰糖适量。洗净捣烂，用凉开水调和滤汁，再加入溶化的冰糖。分 2 次饮服。

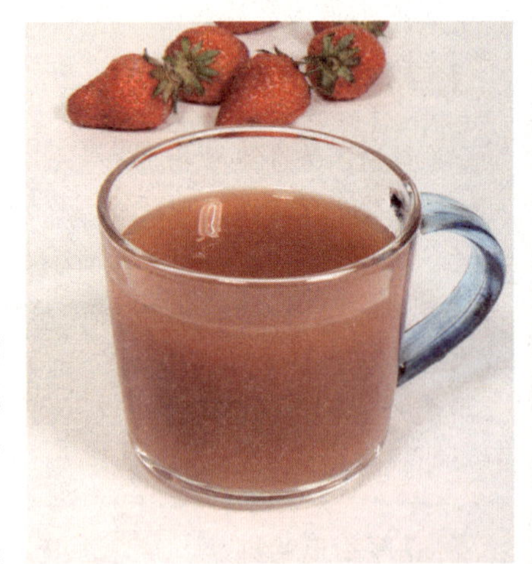

冰糖草莓汁

长期坚持饮用冰糖草莓汁。草莓中的多种果酸、维生素及矿物质等，可增加皮肤弹性，具有增白和滋润保湿的功效。女性常吃草莓，对皮肤、头发都有保健作用。吃草莓还可以减肥，因为草莓含有一种叫天冬氨酸的物质，可以自然而平缓地除去体内的“矿渣”。另外，经常食用草莓，除对皮肤有保健功能外，还可以保证皮肤的平滑，富有光泽。

草莓有“水果皇后”之美誉。在法国，草莓由于形状酷似心脏，又晶亮血红，被称作“相思果”。李时珍的《本草纲目》中，对草莓的药性就有明确的记载，说它有清暑、解热、生津止渴、消炎、止痛、润肺、助消化等功效。现代医学又证明，草莓有降血压、抗衰老的作用。据测定，草莓所含有的维生素 C 是梨的 9 倍、苹果的 7 倍。草莓的营养成分容易被人体消化、吸收，多吃也不会受凉或上火，是老少皆宜的健康食品。

现在的很多清洁和营养面膜中也加入了草莓的成分，适合于任何肤质。经常使用草莓美容，可令皮肤清新、平滑，避免色素沉着。入睡前饮一杯草莓汁还能令神经松弛，预防失眠的效果不错。

选购草莓时，要注意那些个头异常、形状奇怪的，这多是在种植过程中喷施了膨大剂造成的。虽然对人体无毒害作用，但这类草莓往往吃起来索然无味，营养价值也不高。清洗草莓时，要先用淡盐水或高锰酸钾水浸泡10分钟，否则草莓粗糙的表面不易洗净。要注意的是，因为草莓中草酸钙的含量较高，所以患有尿路结石的人不要多吃。

百合五味粥，雀斑也害羞

雀斑是一种浅褐色小斑点，针尖至米粒大小，常出现于前额、鼻梁和脸颊等处，偶尔也会出现于颈部、肩部、手背等处。除有碍美容以外，并无任何主观感觉或其他影响。

有人说，女人怕什么？女人最怕过三十。很多女性在30岁左右的时候，就发现两颊渐渐飞上了“蝴蝶”，黑色或者褐色的斑点密布脸颊，看起来就像蝴蝶的两只翅膀，这就是我们平日里常说的黄褐斑，又被称为蝴蝶斑。因为黄褐斑多发于女性，因此，暂以此为例。

不少患者对祛斑怀有一种急切的心情，恨不得一两天之内就让自己的脸变得光嫩如初。正是这种急功近利的心情，使得不少人选择了“见效快”的剥脱法祛斑或短期漂白肌肤祛斑，乍看起来，效果立竿见影，但其实皮肤表层已经遭到了严重的损害，免疫力大大降低，这样的肌肤要比之前更脆弱，经不起风吹日晒，只要在太阳下晒一会儿就很容易出现晒斑、这样的晒斑比一般斑点更难治，反而得不偿失。

治疗黄褐斑最有效的方法是内调外治。不要单纯地使用美白淡斑产品，更不要轻信美容产品会有淡斑效果。想要彻底解决黄褐斑困扰，就要学会从疾病根源入手，标本兼治，才能收到理想的效果。下面为大家介绍祛斑效果明显的百合五味粥的做法。

具体做法：取百合30克，白芷10克，香附子10克，白芍20克，糯米20克，蜂蜜50毫升。将百合、白芷、香附、白芍加水500毫升煮，取汁200毫升。再加水煎，取汁200毫升。2次汁混合后加糯米熬成粥，凉凉后和入蜂蜜，调匀食用。

白芍柔肝敛肝，香附疏肝理气，白芷祛风养颜，百合养肺滋阴，糯米和中养颜，加上蜂蜜，可润肠泽肤。可见，百合五味粥能有效防治雀斑。

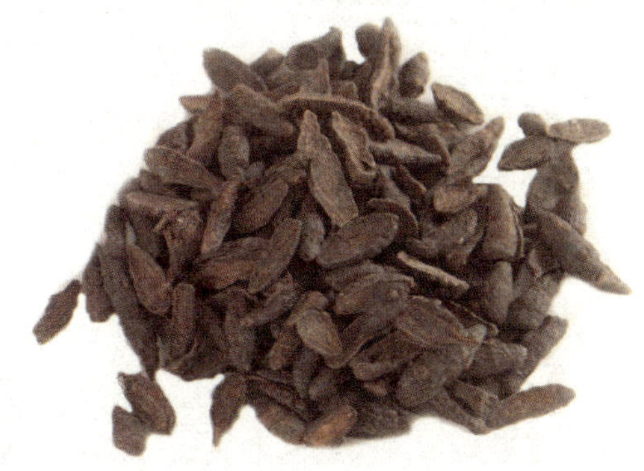
香附子

泥鳅煲红枣，解决老年性皮肤瘙痒症

老年皮肤瘙痒症是一种常见的皮肤病，主要表现为阵发性瘙痒，尤以夜间为重，难以忍受，强烈地搔抓，直至皮破流血有疼痛感觉时为止。由于剧烈搔抓，往往引起条状表皮剥脱和血痂，亦可有湿疹样变、苔藓样变及色素沉着等继发皮损。

老年性皮肤瘙痒症的发生，与老年人的生理变化密切相关，从皮肤上说，则多为皮肤腺功能退行性萎缩所致，因而出现许多皱纹，皮肤变脆，抵抗力下降；从内脏系统来说：多与内分泌改变、过敏性因素、动脉硬化、糖尿病、贫血、习惯性便秘及肝脏疾病等有关，有时还是某些恶性病的信号，这就需要良好而科学的治疗。

泥鳅煲红枣

具体做法：取泥鳅50克，红枣20克洗净放入锅中，再加适量水，食盐少许。置武火上烧沸，再用文火煮25分钟，加入盐调味即成。服用宜每天1剂，连服10剂。

泥鳅性味甘平，入脾、肝、肾三经，能补中益气、强精补血，与红枣配合能够养血润燥，滋润皮肤。

此外，还应避免各种刺激因素。局部治疗以止痒润肤为原则，瘙痒时，可外涂含樟脑薄荷的止痒药水、赛庚定霜等或皮质类固醇霜如皮炎平、无极膏等。局部瘙痒严重者也可用皮质激素皮损内注射，肛周有蛲虫者可服用阿苯达唑，有滴虫者可用甲硝唑等，有真菌感染的需用抗真菌制剂。

薏米百合粥，祛痘好良方

粉刺形成与个人的体质、肤质、家族遗传性都有关。体内的雄性激素假使生成过多，促使皮脂腺功能异常旺盛，产生大量皮脂。如果毛孔的油脂没有被清干净，就会阻塞在毛孔中形成白色的粉刺，如果皮脂被氧化，黑色素的沉着就会成黑头粉刺。若再进一步刺激发炎，细菌感染就会形成青春痘了。

薏米百合粥

具体做法：准备50克薏米，15克百合，适量的蜂蜜。将薏米、百合洗净，放进锅里，加入适量的水，煮到薏米熟烂，接着加入蜂蜜调匀，便可以出锅享用了。

想祛痘的女性，要常吃这道偏方粥，不仅能够祛痘，还能润泽皮肤，使皮肤变得光滑细腻。

薏米味甘淡性凉，富含蛋白质、脂肪、维生素 B_1、薏苡素、薏苡酯等，有健脾除湿、补肺利尿、排脓消肿等功能，其中的薏苡酯可以美容健肤。百合，含有淀粉、脂肪、蛋白质、果胶、粗纤维、维生素 B_1、维生素 B_2、维生素 C、矿物质、胡萝卜素等成分，尤其含有较多的钾，有利于加强肌肉兴奋，促进代谢协调，使皮肤细嫩，富有弹性；其中的某些成分，有健脑强身、清肺止咳、清心安神的功效。百合配合薏米，是美容佳品，食用此粥可以细肤和祛斑，治疗痤疮、湿疹。蜂蜜的药用，最早见于《神农本草经》，李时珍《本草纲目》也有记载：清热也，补中也，解毒也，润燥也，止痛也。生则性凉，故能清热；热则性温，故能补中；甘而性平，故能解毒；柔而濡泽，故能润燥；缓而去急，故能止心腹肌肉疮疡之痛；和可以至中，故能调和百药，与甘草同功。由此可见，蜂蜜也是美容健身佳品。

参麦炖牛奶，令皮肤光滑细嫩

参麦炖牛奶中人参，大补元气，健脾生津。身体热燥，口干者可用西洋参。麦冬，养阴润肺，益胃生津。此汤可补元气，令皮肤粗糙，使肤色苍白的女士肤色变得红润，皮肤光滑细嫩。

没有哪个年代的女子，爱美之心超过现在的。不信你看；那些大大小小的时装中，复古的、简约的、宫廷的、清新的……各式各样的衣服饰物，美丽不可方物的化妆品代言人，用广告海报上无瑕的精致皮肤向女性的钱包招手；来呀来呀，把这些大瓶小瓶的化妆品、护肤品带回家，你就能和我一样美了！女性真恨不得天赐长生不老药，吃了能青春永驻，一劳永逸。其实注意日常饮食也能防衰养颜。

参麦炖牛奶

具体做法：准备好 6 克西洋参，10 克麦冬，200 毫升鲜牛奶。接着，将西洋参、麦冬切成小片，放入 500 毫升清水中炖一个小时。最后将鲜牛奶加入煮沸，再倒入西洋参和麦冬汁中，等温度低一点不再烫口，就可以喝了。

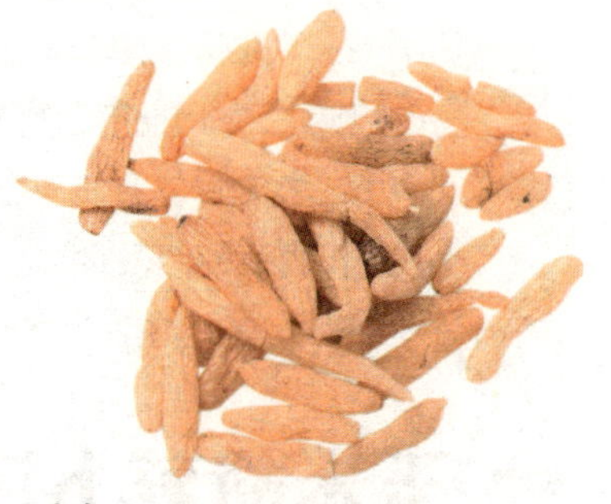

麦冬

从医学的角度上看，西洋参既是名贵的上品中药，又是高级的滋补佳品。它含有人体所必需的 16 种微量元素和 17 种以上氨基酸和多糖、多肽以及多种维生素等，具有抗疲劳、抗辐射、抗衰老等许多功效；麦冬，性味甘，微苦微寒，有润肺养阴、益胃生津、清心除燥的功效，它含有的氨基酸、维生素 A、葡萄糖等营养成分，不仅有镇咳祛痰的疗效，还能起到美容养颜的作用。牛奶中含有的铁、铜和维生素 A 有美容和美白的作用，能有效地改善皮肤细胞活性，延缓皮肤衰老，增强皮肤活力，还能消除小细纹，所以深受女性们的喜爱。

 防夏季瘙痒，多吃大枣绿豆沙

夏季是皮肤病的高发季节，皮肤瘙痒比较常见，本病多为气滞血瘀所为，当以凉血化瘀、祛风止痒论治。

皮肤瘙痒症是临床较为常见的皮肤病，一般仅有皮肤瘙痒感而不见原发性皮疹。在许多人的印象里，秋冬季节因为天气干燥是皮肤瘙痒症的易发季节，但其实这种病症在炎夏季节也不少见。原因是夏季天气酷热，皮肤新陈代谢加快，汗液和皮脂分泌增多，皮肤表面 pH 值倾向于碱性，因而皮肤抵抗力下降，一旦感染致病微生物，易于引起皮肤瘙痒症。大枣绿豆沙可除湿解毒，有效缓解皮肤瘙痒症。

大枣绿豆沙

具体做法：取大枣 20 枚，绿豆 100 克，猪油 1 匙，冰糖适量，加水共煮至绿豆开花即可服用，每天服 1 剂，分几次服下，一般服 1 周即可减轻瘙痒感。

除了内服，如果皮肤瘙痒难耐，还可以选择外敷法。用鲜苦参煎浓汁，再加猪胆汁，均匀涂抹于患处，每日早晚各一次，用以治疥癣、皮肤痒疹或中湿热毒气皮肤瘙痒，效果非常好。

苦参中所含的苦参碱可降低过敏介质的释放，为免疫抑制剂，所以苦参有抑制皮肤瘙痒的功效。猪胆汁不容易找到，而且自古就是治病的良药。如明代著名医学家李时珍就曾指出，猪胆汁寒能泻热，能润肠，苦人心，去肝胆之火。在他所著的《本草纲目》中，就有不少常见病的验方含有猪胆的成分。而且，苦参和猪胆都是比较好买到的物品。价廉，天然，无毒副作用，不刺激皮肤，且使皮肤润泽。

皮肤瘙痒症患者宜选择棉质的，透气性良好的服装。而且，平时还要多喝水，以利稀释汗液里的有害成分。一定注意不要用热水烫洗患处以止痒。热水烫后，会使皮下血管更加扩张，红肿加重，不仅不能缓解症状，还会延长病症的修复期。

玉米胡萝卜汤羹，可有效防止脱皮

玉米所含的玉米油，具有降低血脂、调节胆固醇和脂肪正常代谢，防止衰老，美容减肥、通便等作用，故对辅助治疗皮肤病症有一定功效。

南方人爱喝汤，重养生，这是人所共知的。但是对于喝汤能治愈疾病的观点，还

是有不少人半信半疑。中华饮食的博大精深使得人们的身心更加健康，养生汤品层出不穷，但真正对自身健康有益的汤品还是需要鉴别和学习的。

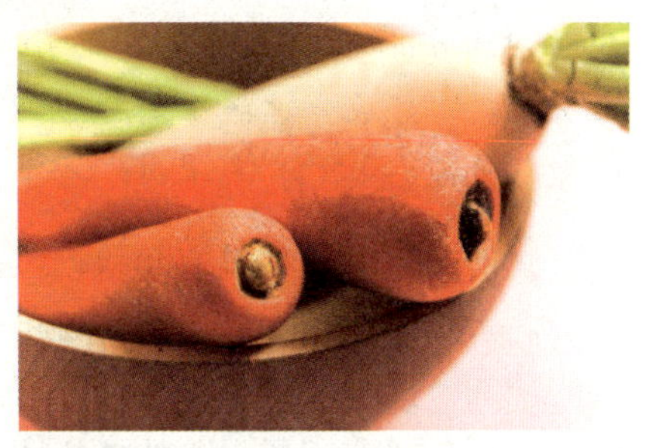
胡萝卜

玉米所含的玉米油，具有降低血脂、调节胆固醇和脂肪的正常代谢，防止衰老，美容减肥、通便等作用，故对治疗皮肤病症有一定帮助。胡萝卜又名红萝卜，由于其营养丰富而具滋补之功效，故又被人们誉为“小人参”。含有丰富的胡萝卜素，它被摄入人体后会很快转化为维生素 A，可起到明目、美容润肤等作用。

玉米胡萝卜羹

具体制法：先把玉米粒，胡萝卜切丁洗净，与米共同煮粥，分量为玉米、胡萝卜各一份，米两份，粥滚加盐调味，可加入高汤同煮，味道会更鲜美。

这款汤羹已经不是什么秘方，在南方地区的很多地方都有流传。因为其用料经济，取材方便，效果良好而深受广大民众的喜爱。

这款汤品的材料选择上没有过于特殊的要求，但也有几点是需要注意的。首先是玉米，最好选择新玉米而不是陈玉米。这样才能最大限度地汲取其中的营养成分。其次，在挑选胡萝卜的时候，因为胡萝卜中胡萝卜素的含量因部位不同而有所差别。和茎叶相连的顶部比根部多，外层的皮质含量比中央髓质部位要多。所以，购买胡萝卜，应该选择肉厚、心小、短短的那一种。这样做出的汤品才更能保留材料本身的精华，对病症起到良好的预防作用。

山楂荷叶饮，安抚你敏感的肌肤

山楂中含有一种叫槲皮素的物质，具有消炎、抗水肿、抗过敏的功效，很适合辅助治疗皮肤炎症。荷叶自古就是“药食两用”的食物，古书中有以荷叶为主要材料治愈传染性皮肤病的记载，比如黄水疮。本款药膳具有清热利湿、解毒止痒的作用。

敏感性肌肤是指易受刺激而引起某种程度不适的皮肤。这里所说的刺激大多来自饮食、情绪或所用的护肤用品。也就是说，敏感性皮肤很容易因饮食不当、情绪不稳或所用的护肤产品瑕疵，导致皮肤表面干燥、发红、起斑点、眼肿、脱皮或生暗疮的情形。这些刺激均源自于日常生活。山楂荷叶饮可有效预防皮肤过敏，下面为大家介绍其制作方法。

具体做法：取山楂 80 克，新鲜荷叶 1 张，生甘草 5 克。上药洗净，加水 1000 毫升浸泡半小时后大火煮开，再小火煎煮 20 分钟即为头煎药，再如法煎煮为二煎药，将头煎、二煎混合，将上药分 2 ~ 3 次，饭后半小时温热服用。每日 1 剂，连服 3 ~ 4 周即可见效。

此外，对因油漆过敏而致的过敏性皮炎漆疮也有显著的疗效。这个饮食偏方主要由山楂、新鲜荷叶、生甘草三种材料构成。山楂中所含的槲皮素具有消炎、抗水肿、抗过敏的功效。荷叶从古至今一直是“药食两用”的食物，古书中有以荷叶为主要材料治愈传染性皮肤病的记载，比如黄水疮。本款汤饮具有清热利湿，解毒止痒的作用。常用于预防和辅助治疗面游风。由于体内虚热而气郁的患者，面部皮肤红斑弥漫不清，伴有渗出、结痂，皮肤油脂多，并伴有瘙痒感。这样的患者因为体内湿热，气郁不畅，所以，以调补体内的食疗方最为适宜。

由此可见，通过改变饮食习惯，从天然植物中汲取对症药材是食疗的特色。

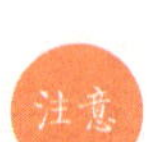

注意

在饮用山楂荷叶饮时注意控制膳食中脂肪量，脂肪不宜过多，否则会加重症状。一般说来，每天供给总膳食脂肪量在 50 克左右为宜。还要注意少吃甜食，因为含糖较多的饮食可促使脂肪异生后产生更多的脂肪。其次，值得注意的是，要多吃富含维生素的食物，尤其是富含维生素 A 的食物要适量多吃，以纠正毛囊皮脂角化异常，防止毛囊堵塞。另外，可以多吃富含维生素 C、维生素 B_1 的食物，如新鲜蔬菜、水果等，适量的增加谷物杂粮等食物，天然的五谷杂粮也能有效提高皮肤自身的免疫力。

猪蹄黄豆煲，冬天让肌肤不再感冒

寒冷的冬季可以多食用胶原蛋白，像猪蹄、猪皮等食物中胶原蛋白就很丰富，冬季里煲一锅猪蹄黄豆，很不错的。

很多人在冬天都会两颊红扑扑，别以为这是气色好的表现，其实这两团红是脆弱肌肤的信号。人感冒了就会发烧、流鼻涕，皮肤感冒了也会有表现，如起皮、发红、脸色暗淡等。所以，冬天里一定要护理好自己的皮肤，否则皮肤“感冒”了影响颜面不说，还很不好治呢。冬季常吃猪蹄黄豆煲可预防肌肤感冒，下面为大家介绍其制作方法。

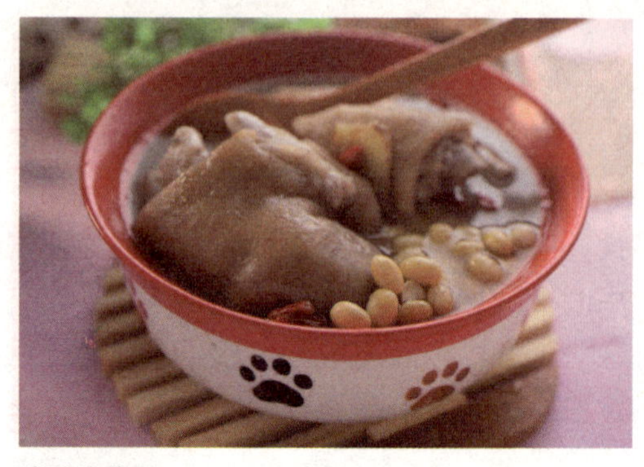

猪蹄炖黄豆

具体方法：先用清水泡黄豆，后把猪蹄洗净，放入水中，加料酒、葱姜煮40分钟后（此时，汤已变成乳白色），捞出切块。起油锅，加入猪蹄煸炒，加入料酒，盖盖稍焖，然后加入黄豆、生抽、胡椒粉，再加一些刚才煮猪蹄的浓汤，中火15分钟后改小火直至猪蹄酥软，撒上葱花即可。

猪蹄富含胶原蛋白质，有美容作用，而且还能补血、祛寒热、解药毒。民间一直有“冬食猪蹄胜补药”之说。大豆富含植物雌激素，有防治血脂增高、提高非特异性免疫的作用。

扁平疣，请喝薏米粥

扁平疣是瘊子疾病中的一种，又称为“扁瘊”，是常见的皮肤赘生物，好发于青年人颜面、手背和前臂呈针头至黄豆大的扁平丘疹，一般无自觉症状，有时有轻度瘙痒感，皮疹逐渐增加，病程缓慢，自身传染。

莉莉长的端庄大方，脸上白白净净，没有一丝斑点，这让莉莉很自豪，时不时能听到周边的赞美声。一年前的一天早上，莉莉面对镜子不由得“啊”了一声，天哪！眉宇间啥时候长出了一些灰褐色的小痘痘啊？她用手摸了摸那些痘痘，感觉稍微高出皮肤，不疼不痒的，试着用指甲去挖，把皮肤挖红了也挖不掉。第二天莉莉再照镜子时，发现又多出了许多，而且下巴底下也有。

看过好几家大医院，抹了许多去痘霜、去痘膏，还是一点也不管用。说起来这真是个小毛病，无病无痛，又不疼不痒的，可对莉莉来讲，有什么比脸面更重要呢？讨厌的小痘痘一直伴随莉莉半年有余，这年冬天，莉莉闲聊时了解到一位治疗皮肤科问题的名医。她赶紧打听清楚前往诊治。老中医态度和蔼，轻言细语，听完莉莉的叙述后，仔细地用手摸了摸她脸上的痘痘后说：这是扁平疣，是一种较常见的皮肤病，引起此病的原因很多，但大多与人的不良情绪有关。一般来说，扁平疣的治疗时间比较长，因此，你需要树立信心，长期保持愉悦的心情，有耐心有毅力和疾病斗争，相信自己能够战胜疾病，坚持下去，肯定有效。而且你放心，这种病愈后不会留瘢痕。接着他给莉莉开了10服解毒化瘀、清热凉血的中药，还叮嘱她要常喝薏米粥，每天晚上一碗，直至把痘痘喝掉为止。

回家后，莉莉积极参加了社区组织的文体活动，与朋友同事一起结伴去健身房打乒乓球，与社区的姐妹们一起学肚皮舞。这段日子很忙很充实，早就把脸上的痘痘忘得一干二净，另外她没有忘记老中医的嘱咐，每天晚上坚持喝1～2碗薏米粥，大约喝了一个月，脸上的“小痘痘”就开始减少脱落，直至脸上的“小痘痘”基本掉光了。看着镜子里皮肤光滑的自己，莉莉忍不住对着镜子笑了。内心不由得感谢那位老中医给她的忠告和开出的“秘方”——喝薏米粥，让她喝掉了小痘痘，重新找到了自信，找回了健康。

薏米粥

具体做法：薏米 50 克，大米 50 克。将薏米和大米洗净后，用清水浸泡 2 个小时。锅中倒入水大火烧开后，倒入浸泡好的米，将米和水混合均匀后，半盖上盖子，把不锈钢勺子放在锅中，改成中火煮 20 分钟即可。（在煮粥的时候放一把勺子进去，并把火力调整为中火，可以改变水的沸腾方向，粥不会溢锅。）

此食方中薏米富含淀粉、蛋白质、多种维生素及人体所需的多种氨基酸，具有健脾利湿、清热排脓等功效。因此，常喝薏米粥可以有效缓解皮肤青春痘、扁平疣等皮肤病患。

薏米，也称薏仁，超市和卖粮食的地方都有卖的。薏米有清热解毒的作用，丰富的脂肪油和维生素 B_1，还有氨基酸等成分，对消炎、美容有很多好处。

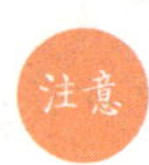

注意　由于薏米会抑制受精卵的成长，而且有研究说薏米有兴奋子宫的作用，所以孕妇禁用。

茯苓消斑汤、白鸭消斑汤，消净脸上斑斑点点

中医认为很多身体原因都可能产生色斑和斑点，尤其是肝脏失常。比如肝气郁结、肝气条达等，通过保养肝脏来祛斑疗效就很明显。

女人长斑多与内分泌有关，斑点一般长在脸颊，有一定的季节变化规律，夏重冬轻。日晒和精神压力过大等会加重病情。一般需要长期治疗，以内调为主。因此，患者要做好长期治疗的心理准备。

这里向大家推荐两款对于淡斑、祛斑有良好收效的汤品——茯苓消斑汤和白鸭消斑汤。这两款汤品是民间流传甚广的汤药方。它们分别以茯苓和白鸭为主要原料，口感香醇，制作简单。

1. 茯苓消斑汤

具体做法：取白茯苓、白僵蚕、白菊花、丝瓜络各 10 克，珍珠母 20 克，玫瑰花 3 朵，红枣 10 枚。上药同置锅中，加清水适量水煎取汁，分做两份，饭后饮用，每日一剂，7 ~ 10 天为一个疗程。连续食用可有健脾消斑、祛风通络的功效。

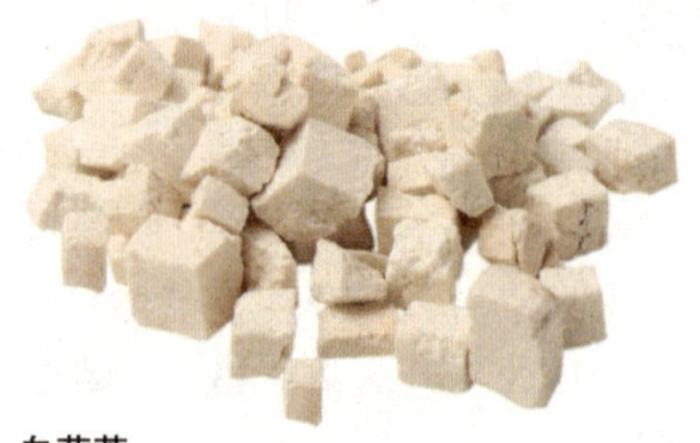

白茯苓

在以白茯苓和白僵蚕为主味的汤品中，白茯苓为引，可健脾胃；白僵蚕在《神农本草经》载有“灭黑斑，令人面色好”的功效。白僵蚕含有氨基酸和活性丝光素，有营养皮肤和美容作用。含维生素 E9.89%，能清除自由基，抗脂质氧化形成的老年斑。其所含的活性丝光素能促使皮肤细胞新生，调节皮脂，改善皮肤微循环，可增白防晒，消除

色素沉着，保持皮肤弹性。

2. 白鸭消斑汤

具体做法：选取白鸭1只，山药200克，生地100克，枸杞子30克，调料适量。将白鸭去毛杂骨头，洗净，用食盐、胡椒粉、黄酒涂抹鸭体内外，撒上葱姜腌1小时；山药切片。生地布包，置碗底，而后纳入山药、枸杞、鸭丁，每周2～3剂。连续食用可补益肝肾、养阴消斑。

此款汤品中的白鸭当取福建连成白鸭。此地盛产的白鸭自古以来就是贡品，形态优美，营养价值高。且民间早有以白鸭为主药治疗麻疹、黑斑、肝炎、低烧和痢疾的典故。有了前人的经验，我们不妨一试，也许会收到不错的效果。

多喝番茄汁，能很好地预防妊娠纹

番茄汁中含有丰富的维生素C，除可以加快皮肤细胞的新陈代谢外，还能促进胶原蛋白的生成，使皮肤富有弹性。

女人一生中最幸福的时刻有两个，一个是披上婚纱走进礼堂的时候，结婚是一个女人一生中最美丽的时刻；再一个就是在怀孕的时候，这个时候，准妈妈就成了一个重点保护对象，简直就是一个含在嘴里怕化了、捧在手里怕碎了的宝贝，真可谓是万千宠爱集一身。可是女人在怀孕期间也有烦恼，体形长胖不说，更重要的是会长出一些妊娠纹，而且一旦留下妊娠纹之后就很难消除。所以为了防止产后为除妊娠纹而头疼，还是提前预防妊娠纹的产生吧，这就需要找番茄帮忙了。番茄汁预防妊娠纹效果好，制作简单，下面我们来看一下具体操作方法。

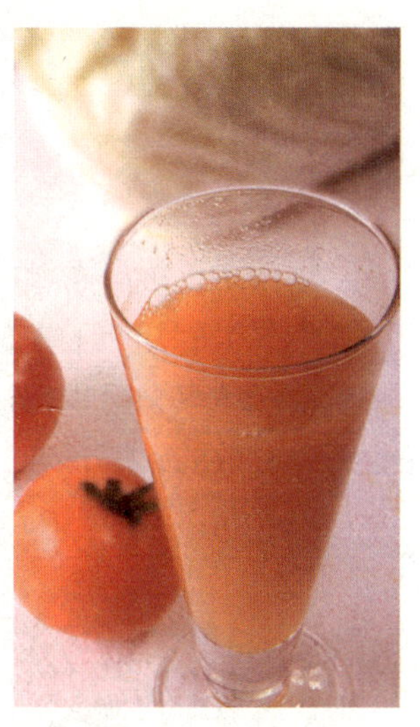

番茄汁

具体做法：准备一个西红柿洗净，用热水烫后去皮，切成小块放入榨汁机内，加入180毫升左右的饮用水，搅拌即可。榨好汁之后可放入适量的蜂蜜。每天坚持喝1～2杯，就能很好地预防妊娠纹，同时还有预防妊娠斑的作用呢。

番茄汁中含有丰富的维生素C，可以促进皮肤细胞的新陈代谢外，促进胶原蛋白的生成，使皮下组织的胶原纤维得到很好的修复。同时，番茄汁还含有大量的纤维素和果胶，这些物质都对人体肌肤的修护有很好的作用。但是需要提醒准妈妈们注意的是，番茄汁不适宜空腹喝，最好在饭后1个小时之后喝，而且果汁榨好之后要尽快喝，不然里面的营养会很快地遭到腐蚀，不仅不能起到预防妊娠纹的作用，反而会对身体有害。

蘑菇腐竹，红斑性痤疮也不见

红斑性痤疮是痤疮中症状严重，比较难以治愈的一种。医学专家们都认为，红斑性痤疮与环境因素有着不可分割的联系；也有一部分医学家认为红斑性痤疮是一种血管或血液性疾病。总之无论红斑性痤疮的病因如何，我们都必须通过对其症状与病理的了解来进行更好的预防。

免疫系统功能失调可能是影响某些患者病情的关键因素。有些因素虽不会直接造成红斑性痤疮，却会使病情恶化。例如，喝酒会使脸部的潮红与泛红状况加剧。燥热、剧烈运动、阳光、风、寒冷、热饮、辛辣食物、情绪压力和咳嗽等也是使得红斑性痤疮病情恶化的相关因素。

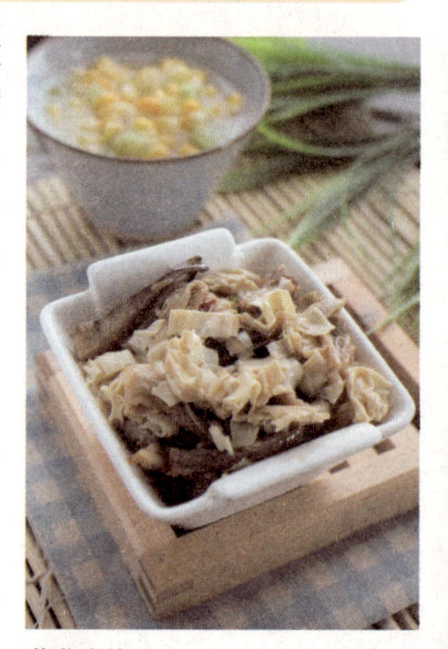

蘑菇腐竹

蘑菇腐竹

具体做法：取腐竹200克，蘑菇（鲜）100克。腐竹用温水泡软，放入沸水锅中略煮，捞出洗净，切成5厘米长的条，蘑菇洗净切条。锅放火上，将花生油烧热，放入腐竹煸炒几下，加入蘑菇、酱油、精盐、白糖、味精、鲜汤，用小火焖烧5分钟后，加入料酒和香油，用旺火收汁，水淀粉勾芡装盘即可。

蘑菇所含蛋白质高达30%以上，每100克鲜菇中的维生素C含量高达206.28毫克，而且蘑菇中的胡萝卜素可转化为维生素A，因此蘑菇又有“维生素A宝库”之称。有的蘑菇中纤维素含量也超过一般蔬菜，能有效防止各类皮肤问题。蘑菇的抗氧化能力很强也可以有效的延缓衰老。

醋糖姜汤，抵抗荨麻疹

荨麻疹，多为脾失健运，肠胃湿热，湿留肌肤，或气血不足，卫外不固，感受风邪，营卫不和，湿邪不能透达，郁于肌肤腠理之间所致。在治疗上，应多以活血祛风、燥湿透表、健脾和胃为治则。

荨麻疹，俗称风团、风疹团、风疙瘩、风疹块（与风疹名称相似，却非同一疾病），是一种常见的皮肤病。它主要表现为“高出皮肤、边界清楚、时起时消、发无定处的红色或白色瘙痒性风团块”，另外还可伴有发烧、腹痛、腹泻或其他全身症状。现代医学认为，荨麻疹的产生，主要与食物药物过敏等因素有关。醋糖姜汤食材易得，制作简单，效果明显。下面为大家介绍其制作方法。

具体做法：醋半碗，红糖 100 克，生姜 30 克。把生姜切成细丝，把醋、红糖与生姜同放入砂锅内煮沸 10 分钟；去渣，每服 1 小杯，加温水和服，每日 2 ~ 3 次。

《本草再新》中讲醋“生用可以消诸毒，行湿气；制用可宣阳，可平肝，敛气镇风，散邪发汗”。生姜用于解表，主要为发散风寒，煎汤，加红糖乘热服用，往往能得汗而解。二者和合可治丘疹性荨麻疹等疾病。

沙参玉竹蚬鸭汤，治疗牛皮癣有帮助

沙参玉竹蚬鸭汤，既有沙参、玉竹的滋阴清肺，养胃生津，又有蚬鸭的补中益气，和胃消食，三者合用，既清又补又养，对于热邪未尽，阴津微伤，虚火上升之体，实乃清补之良汤。

“牛皮癣”就是银屑病，是一种常见并易复发的慢性炎症性皮肤病，主要与遗传、免疫功能紊乱、感染、代谢障碍等有关。有寻常型和脓疱型、关节型和红皮病型之分，而以寻常型最为多见。本病多呈急性发作，慢性经过，倾向复发。牛皮癣好发于躯干、四肢伸侧和头部，少数病人指（趾）甲和黏膜亦可被侵。

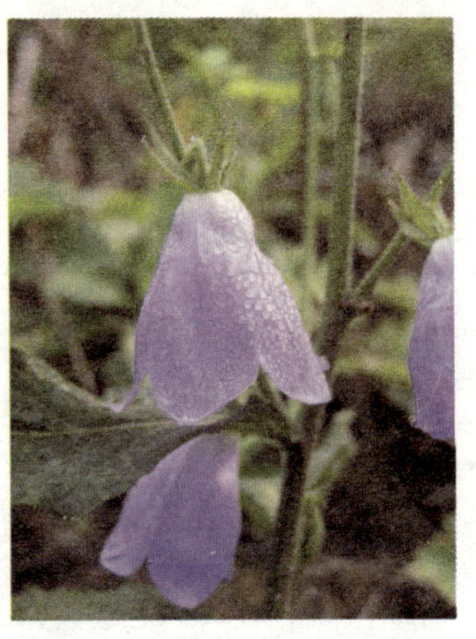

沙参

沙参玉竹蚬鸭汤

具体做法：本汤取北沙参 30 克，玉竹 30 克，蚬鸭 1 只，味料适量。先将蚬鸭剖杀，去除毛及内脏，洗净血污，砍成粗件备用。北沙参与玉竹分洗净，然后将上述汤料同放进汤煲内，大火煮沸后文火焖煮一个半小时，调味即可。

沙参味甘、微苦，性微寒。归肺、胃经。体轻气和，升而微降。具有清肺化痰，养阴润燥，益胃生津的功效。主治阴虚发热，肺燥干咳，皮肤炎症。玉竹味甘，性平；归肺、胃经；质润和降；具有润肺滋阴，养胃生津的效果。蚬鸭味甘，微寒而无毒，有补中益气、消食和胃，利水消肿及解毒之功，对于病后虚弱、食欲缺乏有很好的食疗功效。

本汤中的沙参和玉竹，滋阴清肺，养胃生津；蚬鸭补中益气，和胃消食，三者放在一起食用，既清毒滋养，又祛邪扶正。对于热邪侵体，阴津微伤，虚火上升，既清补又能消炎调理皮肤问题。

黑木耳猪肝汤，活血化瘀巧除黑眼圈

黑眼圈，主要是因为眼眶部位的眼皮颜色较暗所呈现的外观。它与眼皮本身的色素多寡、眼皮内的血管血流颜色，以及光线投射方向等因素有关。

由于眼睑皮肤是全身皮肤中最薄的，所以皮肤的色素或皮肤下的血流行颜色，都容易反映、呈现在眼皮表面。此外当光线投射时，会在突出物的背凹处呈现阴影。例如，由鼻子右侧来的光线会在左侧内眼角处见到阴影，因此该部位看起来就稍暗，就形成我们所说的“黑眼圈”。

黑木耳猪肝汤

具体做法：准备黑木耳30克，用清水发透，洗净备用；猪肝60克，切片备用；生姜1片，去皮；红枣2颗，去核备用；盐少许。烹煮的方法也非常简单，先在煲内加入适量清水，用大火煲至水沸，然后放入准备好的黑木耳、生姜和红枣，继续用中火煲大概一个小时之后加入猪肝片，等猪肝片熟透，加入盐即可食用。如果想要汤品更加鲜美，也可以适当地添加其他的调味品调味，但是不要添加过多。

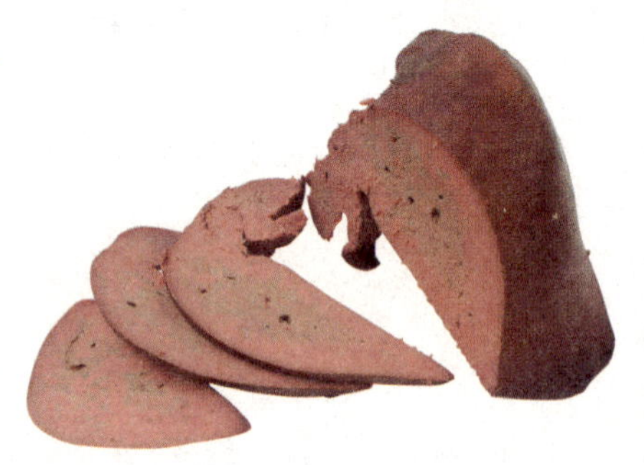

猪肝

中医认为，如果女人劳累过度，或是睡眠不足、睡眠质量不佳，就容易出现肝失疏泄、脾运不力、气滞血瘀的症状，而这些症状会很明显地显现在眼睛周围，出现黑晕，这就是人们常说的黑眼圈。由此可见，女人要想真正祛除黑眼圈，还是要从病根上去找治疗办法，即护肝补血，防止血瘀，木耳猪肝汤正好能达到这种效果。

在木耳猪肝汤中，木耳中的胶质可以把人体消化系统中残余的灰尘、杂质等集中起来排出体外，正好能起到减少血液凝块的作用；猪肝中含有丰富的维生素A，常吃猪肝，可逐渐消除眼疲劳等眼科病症；红枣更是补血养肝的佳品。当女人把这几种食物放一起煲汤饮用，就能起到很好的补益血气、活血化瘀的作用，可以有效地预防和治疗黑眼圈。

注意

猪肝是猪体内最大的毒物中转站和解毒器官，各种有毒的代谢产物和混入食料中的某些有毒物质如农药等，都会聚集在肝脏中，并被它解毒、排泄，或经它化学加工后运送至肾脏，从小便中排出，因此猪肝中容易藏纳毒素和杂质，甚至还可能有肝寄生虫，这就需要在烹饪猪肝前先将猪肝在流动的清水中清洗干净，并且用清水浸泡半个小时左右之后使用。

苹果炖鱼，有效防止眼袋生成

眼袋的确影响了外表，除了有碍观瞻，亦会阻碍眼部的血液循环，真皮层胶纤维性能降低，弹性也逐渐减弱，而造成皮肤松弛起皱，对鱼尾纹的形成也加剧。保护眼袋的方法很多。

眼袋的过早形成一部分是由于眼窝中的脂肪消减和眼部的营养失调而引起的，另外与年龄的增长有关联，这是不可抗拒的，也是无法避免的。如果对眼部保养好，也可以延缓眼袋生成。

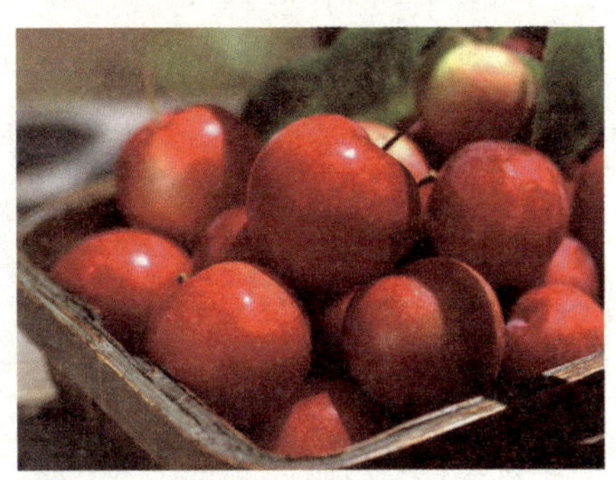

苹果

苹果炖鱼

具体做法：准备苹果 3 个，1 条生鱼（鱼推荐可选用鲫鱼，但也可以根据自己的口味挑选），去核的红枣 10 颗，生姜 2 片，盐适量。先将苹果去皮、心、蒂，切成块状，并用清水泡上；再将生鱼放入油锅煎至鱼身成微黄色；同时可以在瓦煲内加入适量的清水，用大火煲滚，然后将煎好的鱼及其他材料一并放入瓦煲中，并改用中火继续煲 2 小时左右，加盐调味食用即可。

苹果是许多女人都喜爱的营养、美容水果，它可以将肠道内积聚的毒素排出，从而也能很好地促进血液流动。同时苹果还富含维生素 C，可以促进胶原蛋白的合成，而胶原蛋白是人体延缓衰老必须补充的物质，它无论对美容保养还是生命健康都有着重要的作用。鱼中除了含有大量人体必需的各种维生素之外，还富含蛋白质。蛋白质是人体能量的主要供体，可以有效地促进人体内细胞的新陈代谢。此外，鱼肉中还含有丰富的无机盐，它可以促进人体内细胞生理功能发挥的重要组成。

将苹果和鱼放在一起炖汤，能够治疗脾虚、血气不足，从而能够很好地解决眼袋的问题。不仅如此，此汤对女人身体其他部位的皮肤也能起到很好的滋养作用。

凉拌马齿苋，有效防治皮肤过敏

新鲜马齿苋取汁水，用于湿疹皮炎类急性红斑渗出期的治疗，具有收湿止痒、清热消肿的作用。可用于化妆品皮炎、湿疹、特应性皮炎、脂溢性皮炎、激素依赖性皮炎、膀胱炎，其他过敏性皮炎见红斑、丘疹、渗出，水肿、疼痛、瘙痒者。

一般到了夏天，市场上卖野菜的也多了。野菜曾是很多人对艰难岁月的回忆，现在却成了都市人追捧的时尚蔬菜。也许是城市中天然纯粹的食物太少，也许是食物中肥甘厚味太多。味道清新的野菜无疑会让远离大自然的现代人找到一些大自然赋予的生命力。虽然现在市场上卖的野菜，也几乎都是种植的。夏天最常见的野菜，就是这马齿苋了。

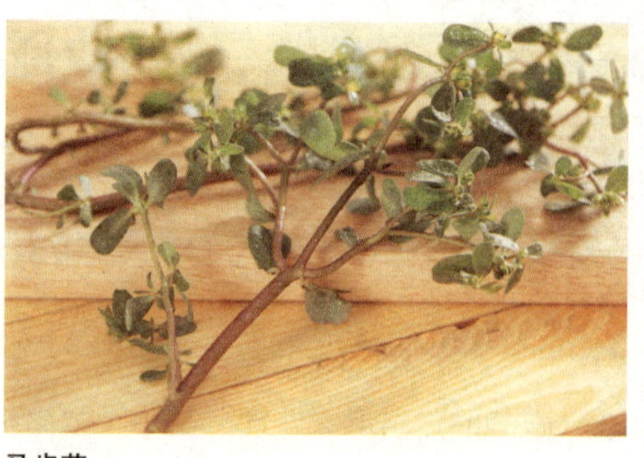
马齿苋

说到马齿苋，别看它貌不惊人，但药用价值可不容小觑，尤其是针对过敏性皮炎。过敏性皮炎在中医里又称接触性皮炎，是指皮肤黏膜由于接触外界物质（通常称为变应原）而发生的炎性反应，特殊体质者是高发人群之一。引起过敏性皮炎的变应原有很多，主要分为三类。第一类是动物性变应原，包括水母、恙、螨、蝶、蛾等。第二类是植物性变应原，包括花粉、植物叶、茎、花及果实等。第三类是化学性变应原，主要包括金属及其制品、塑料制品、橡胶、某些化工原料、染料、洗涤剂、油类、药物、香料、化妆品、油漆等。在日常生活中，特殊体质者要远离这些致敏原，更不要长时间接触，否则极易引发接触性皮炎。

凉拌马齿苋

具体做法：取马齿苋200克，择洗干净，焯水凉凉，用适量酱油、醋、香油、盐搅拌后食用。

同时再准备100克马齿苋，洗净捣烂。把皮肤洗净后，将马齿苋敷于有红斑的地方，每天敷4～6次。就这样，患者坚持几天，病一般有所好转。

为什么马齿苋会有这么大的功用呢？我们先来了解一下这种植物。马齿苋为马齿苋科一年生草本植物。肥厚多汁，无毛，高10～30厘米。生于田野路边及庭园废墟等向阳处。国内各地均有分布。该种为药食两用植物。全草供药用，有清热利湿、解毒消肿、消炎、止渴、利尿作用；种子明目。

《生草药性备要》中说："（马齿苋）治红痢症，清热毒，洗痔疮疳疔。"《素问·玄机原病式》中也说："诸痛痒疮，皆属心火。马齿苋辛寒能凉血散热，故主症结，痈疮疔肿，白秃，及三十六种风结疮，捣敷则肿散疔根拔，绞汁服则恶物当下，内外施之皆得也。"而《本草拾遗》则说："（马齿苋）止消渴。"也就是说，马齿苋有清热解毒、消渴止痒的功效，内食加外敷能辅助治疗"痈疮疔肿""疳疔""三十六种风结疮"等。

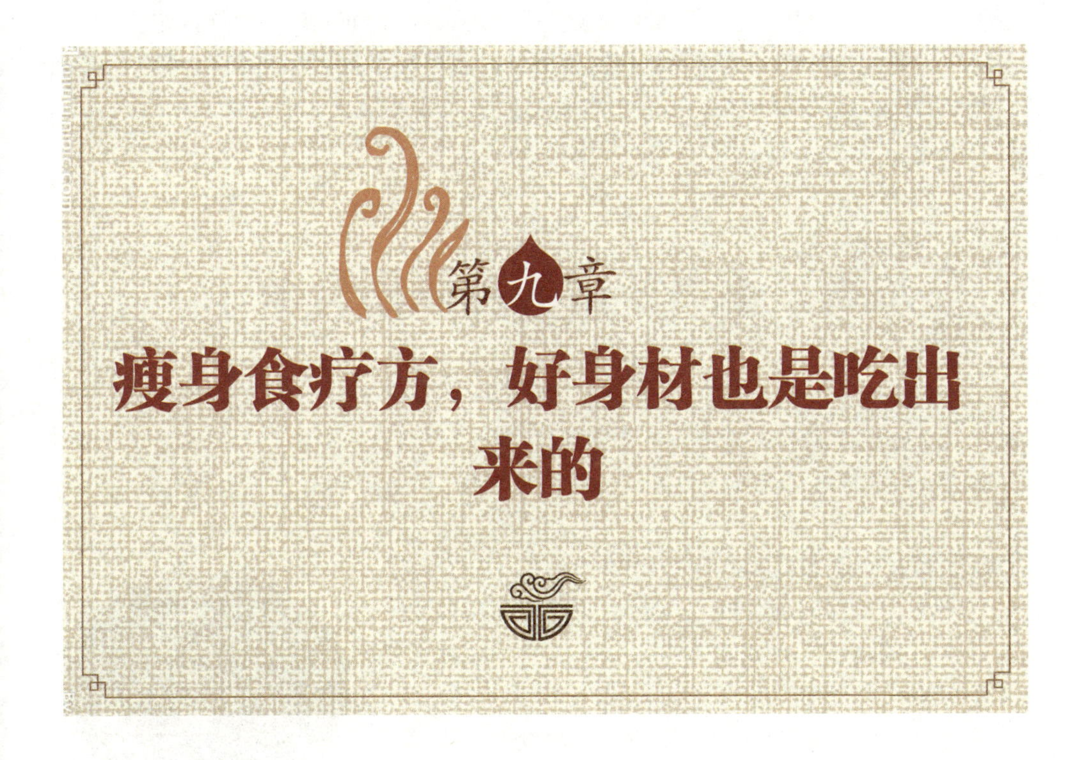

第九章 瘦身食疗方，好身材也是吃出来的

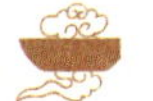

女人虚胖，不妨喝点利水消肿的桑叶茶

中医学认为，桑叶性味苦、甘、寒，有散风除热、清肝明目之功效。近年来的研究证明，桑叶还有良好的皮肤美容作用，特别是对脸部的痤疮、褐色斑有比较好的疗效；同时，桑叶还有很好的减肥作用。

桑叶又名“神仙草”，有人称桑叶茶为长寿茶，“人参热补，桑叶清补”，桑叶富含人体 17 种氨基酸，粗蛋白和脂肪，是国家卫生部确认的“药食同源”植物，被国际食品卫生组织列入“人类 21 世纪十大保健食品之一”，成为人类绿色新食品源。

桑叶有改善高血脂的作用，桑叶中含有强化毛细血管、降低血液黏度的黄酮类成分，所以在减肥、改善高脂血症的同时，又有预防心肌梗死和脑出血的作用。

桑叶茶

具体做法：准备桑叶干品 5 克，先将桑叶撕成碎片，放入茶袋中。再用热开水冲泡后即可饮用。

桑叶茶可以减肥，与桑叶“消肿”“清血”的作用有关。桑叶茶之所以能够消肿，是因为桑叶有利水的作用。利水作用与利尿作用不同，不光可以促进排尿，还可以使积在细胞中的多余水分排走，所以桑叶茶能够改善所谓的水肿现象，并利于减肥。

除了减肥的功效外，桑叶还具有抗菌消炎、清热解毒之功效。其富含稀有元素有机硒、锗，是天然的强抗氧化剂，可清除体内自由基，使蓄积在人体内的毒素和废物被氧化，增加血液中的含氧量，促进新陈代谢和微循环。

乌龙茶，不可多得的降脂瘦身茶

乌龙茶具有瘦身的功效，乌龙茶之所以流行，完全是因为它溶解脂肪的减肥效果，因为茶中的主要成分单宁酸，已被证实与脂肪的代谢有密切的关系，而且实验结果也证实，乌龙茶还可以降低血液中的胆固醇含量，实在是不可多得的减肥茶。

乌龙茶是众多茶品中，比较特殊的一种。乌龙茶品尝后齿颊留香，回味甘鲜。乌龙茶的药理作用，突出表现在分解脂肪、减肥健美等方面。在国外被称之为“美容茶”“健美茶”。

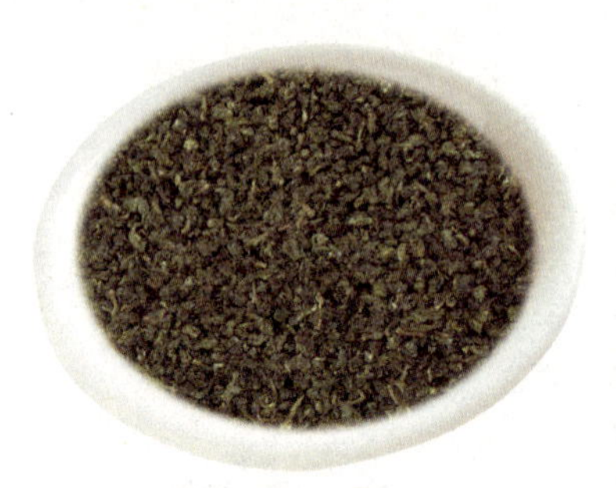

乌龙茶

经过现代科学的分离和鉴定，乌龙茶中含有机化学成分达 450 多种，无机矿物元素达 40 多种。茶叶中的有机化学成分和无机矿物元素包括许多营养成分和药效成分。有机化学成分主要有：茶多酚类、植物碱、蛋白质、氨基酸、维生素、果胶素、有机酸、脂多糖、糖类、酶类、色素等。而乌龙茶所含的有机化学成分，如茶多酚、儿茶素、多种氨基酸等含量，明显高于其他茶类。无机矿物元素主要有：钾、钙、镁、钴、铁、锰、铝、钠、锌、铜、氮、磷、氟等，均高于其他茶类。

乌龙茶

具体做法：乌龙茶 5 克，放入茶壶中。再用热开水冲泡，约 10 分钟后即可饮用。一天喝茶的量以 1 ～ 2 杯为宜。

实验证明，每天喝 1 升乌龙茶，有抑制胆固醇上升的效果。虽然饮用量应该依个人身体的状况决定，但是当食物太油腻时，最好也能够搭配乌龙茶，不但有饱腹感，还可以去除油腻。

除减肥外，乌龙茶还有防止和减轻血中脂质在主动脉粥样硬化作用。饮用乌龙茶还可以降低血液黏稠度，防止红细胞集聚，改善血液高凝状态，增加血液流动性，改善微循环。饮用乌龙茶可以从多方面增强人体抗衰老能力。专家新研究发现，乌龙茶具有养颜、排毒、利便、抗化活性，消除细胞中的活性氧分子等功效。中老年人经常喝乌龙茶还有助于保持听力。

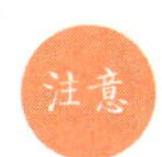

注意 品饮乌龙茶不仅对人体健康有益，还可增添无穷乐趣。但有三忌；一是空腹不饮；否则感到饥肠辘辘，头晕欲吐，人们称之“茶醉”；二是睡前不饮；否则难以入睡；三是冷茶不饮；冷后性寒，对胃不利。这三忌对初饮乌龙茶的人尤为重要，因为乌龙茶所含茶多酚及咖啡因较其他茶多。

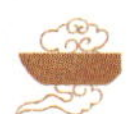

普洱茶，轻松去脂有助循环

在如今种类繁多的茶品中，普洱茶可能是最为人们所熟知的一种减肥茶饮了。它不仅能够帮助肥胖人士减少腹部的脂肪堆积，避免出现任何反弹的情况，还能够使人体内的酸碱度保持在一个平衡的状态，从而达到养生美容的特别功效。

如今，人们的生活水平越来越好，如何才能将身体上堆积的多余的脂肪“消灭”掉，可能是很多人都在苦恼的问题。而普洱茶所具有的“刮油”功能，历来被人们所推崇，就连鲁迅先生在感到肠胃不舒服时，也会冲一杯普洱茶来解除肠胃的油腻感。

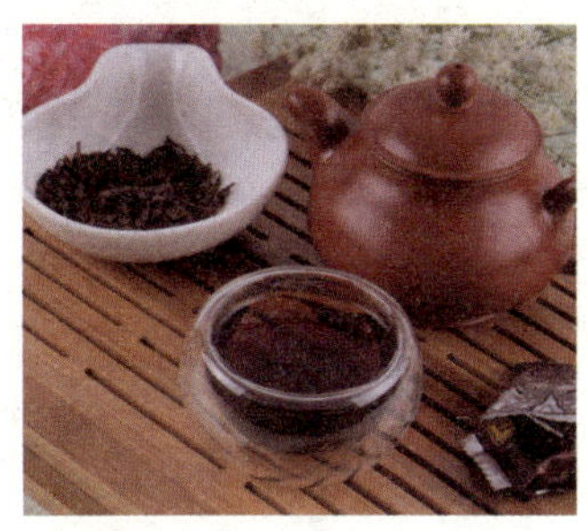

普洱茶

对于现代都市人来说，肥胖、“三高”等问题已经成为一种普遍现象。在这些健康危害的背后，越来越多的人想到了普洱茶的减肥保健功能，它可以帮助人们排出体内毒素、养护胃肠功能、促进新陈代谢、加速身体内脂肪的燃烧等，还有不少女性朋友将它当成美容、养颜的良方呢！

普洱茶

具体做法：将 6 克的普洱茶，以 100 毫升沸水浸泡半分钟，饮用；早餐的时候，以 50 毫升水浸泡原茶 1 分钟，再加入 250 毫升的鲜乳，餐中饮用；平时感到饥饿或者口渴的时候，可以用 200 毫升沸水分两次浸泡原茶 5 ~ 10 分钟，然后饮用。这样坚持一段时间，就能够起到很好的减肥效果了。

普洱茶产自云南，是一种滋味醇厚、品性温和的茶类。它既不像红茶那样味道浓烈，也不像绿茶那样味道清寒。它最大的特点可能是神奇的药用健身功能，不仅拥有很好的减肥美容功效，还能够“消食化痰，清胃生津”，降低人们患上高血压、冠心病等疾病的风险。在国外，普洱还被称为“减肥茶”“窈窕茶”“美容茶”呢！

那么，普洱茶为什么具有减肥的功效呢？这主要由于三个方面的原因；第一，普洱茶所含有的茶多酚、维生素 C 等多种有效成分，能够加速脂肪的分解和消化；第二，在发酵过程中会产生许多有益的菌群，这些菌群能够减少人体对于热量的吸收，并且加速酶分解腰腹部脂肪；第三，普洱茶中的咖啡因能帮助增强身体燃烧脂肪的能力。

怎么样？喝普洱茶减肥的方法，一定很适合现代都市上班族吧！如果你想让自己不断飙升的体重降下来，始终保持健康的体形，如果你的皮肤质量太差，总是粗糙油腻，那么就从现在行动起来吧，每天喝几杯普洱茶，就能轻松去脂。

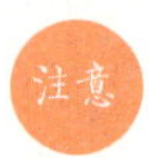

注意　喝茶养生以保健为主，最重要的就是持之以恒，不要一两天没有见到效果，就选择放弃了。如果能够长时间地坚持下去，肯定能够见到效果的。

食醋瘦身，健康“享瘦”不反弹

醋作为中国传统的调味料，在我们的日常烹饪中应用非常广泛，它能够去油腻，去腥味、提味增鲜、生香发色，还能够帮助肠胃消化。最重要的一点，醋具有减肥的作用。

生活中有很多朋友都被肥胖困扰着，尤其是一些女性朋友，她们总是在给自己制订减肥计划，希望当清爽的夏季来临的时候，自己能够恢复之前窈窕曼妙的身段。

1. 番茄醋

具体做法：准备白醋1500毫升、番茄1000克、冰糖少许，玻璃罐1个，将番茄洗净后擦干表面水分，切开放入玻璃罐中，加入白醋、冰糖，在罐口平铺一张塑料纸密封一周即可食用。

2. 香蕉醋

具体做法：准备香蕉1根、红糖100克、米醋200克，将香蕉去皮，切成若干段放入耐热的瓶子里，并且在耐热的瓶子内放入红糖，之后倒入米醋，放入微波炉，中强度加热30～40秒，让红糖融化，放凉即可食用。

食醋除了具有减肥的功能，还能够帮助人体“杀毒”，对治疗痢疾、肠炎也很有效果。不过，食醋也有酿造醋与配制醋的区别。酿造醋主要以粮食、糖或酒为原料，通过微生物发酵而酿成，其营养成分有氨基酸、糖、有机酸、维生素、无机盐及醇类等，对人体的新陈代谢有很大的益处。而配制醋却是以化学原料，通过加水稀释而制成，并没有其他的营养成分，为此，这种醋不仅不会起到减肥的效果，反正会对身体造成伤害。

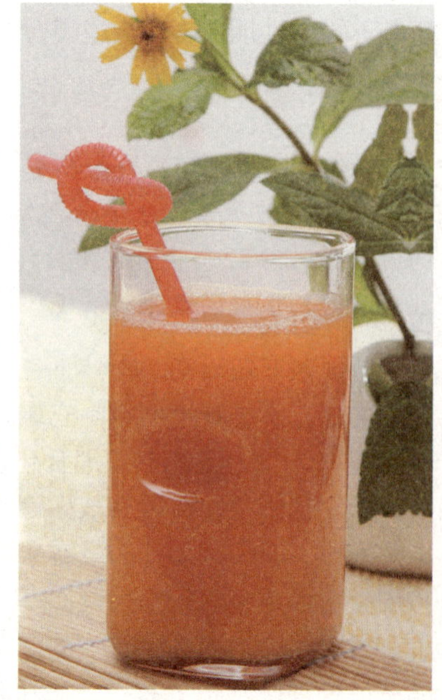

番茄醋

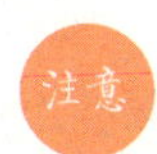

不管你的肠胃有多么的强健，都不要在空腹的时候喝醋，否则会刺激人体分泌过多的胃酸，对胃壁造成伤害。如果你的胃壁过薄、胃酸分泌过多，或者胃溃疡、十二指肠溃疡患者，应该控制食醋的分量，最好不要直接喝醋。再者，市面上销售的醋饮料、水果醋等饮品，常常加入了大量的糖，长期饮用会增加肥胖概率，不利于控制体重。

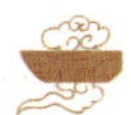

一周自制蔬果汁，喝掉多余脂肪

如何才能把肚子上的赘肉减掉呢？这可能是很多肥胖人士整天苦思冥想的问题。其实，利用自制的蔬果汁来减肥，也是一种安全快捷的“妙方”。喝蔬果汁能够有效地帮你把体重减下来，同时还能够排毒养颜呢！

关于瓜果蔬菜的优点，每个人都可以如数家珍地列举出许多。它们不仅营养价值极高，而且还有很多其他的功能。营养学专家就曾指出，喝一周的自制蔬果汁，在减肥之余还能够把身体里的毒素清除干净，真是一举两得的好事情！

芹菜菠萝柠檬汁

具体做法：准备芹菜2棵、菠萝200克、柠檬半个、果糖30毫升、冷开水250毫升、碎冰块适量，然后将菠萝去皮硬心并切块，柠檬同样去籽对切，挤出果汁，芹菜洗净后去外皮切成小段，再把三样材料加上果糖，碎冰，冰开水一起搅打均匀即可。

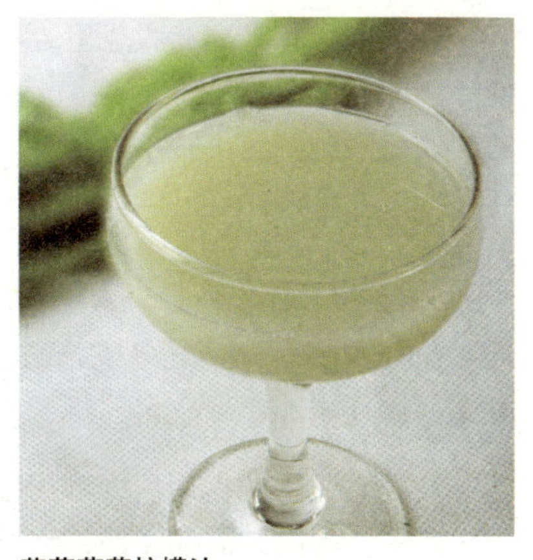

芹菜菠萝柠檬汁

这款食疗方不仅有很好的减肥功效，而且还能够净化血液和润肠通便呢！这主要是由于菠萝含有丰富的酶和纤维，有助于促进新陈代谢，排出体内毒素，帮助消化，而柠檬则含有较多的柠檬酸，对于减肥更是有利。

饮用蔬果汁虽然好处多多，但是蔬果汁最好是自己来打，而不要去购买市面上出售的蔬果汁，因为市售的蔬果汁一般都有添加物，糖分的含量也较高，经过加工之后，还会将蔬果中的纤维与营养素破坏，很难达到消脂排毒的目的。

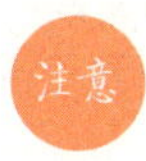

自己打的蔬果汁，也不要搁置太长的时间，因为蔬果汁长时间与空气接触，很容易氧化变质，使营养物质遭到破坏。所以，每天打蔬果汁的时候，一定要适量，不要太多，也不要太少了。只要能够适量地饮用不同的蔬果汁，并且坚持一段时间，肯定会收到很好的减肥效果的。

常喝豆浆，将去脂生活进行到底

现在几乎家家都有豆浆机，想喝豆浆自己就可以制作。对于豆浆的功效，你是否了解呢？

豆浆是中国人民喜爱的一种饮品，又是一种老少皆宜的营养食品，在欧美享有“植物奶”的美誉。豆浆含有丰富的植物蛋白和磷脂，还含有维生素 B_1、维生素 B_2 和烟酸。此外，豆浆还含有铁、钙等矿物质，尤其是其所含的钙，虽不及豆腐，但比其他任何乳类都高，非常适合于各种人群，包括老人、成年人和青少年，等等。多喝鲜豆浆可预防老年痴呆症，防治气喘病。豆浆对于贫血病人的调养，比牛奶作用要强，以喝热豆浆的方式补充植物蛋白，可以使人的抗病能力增强，调节中老年妇女内分泌系统，减轻并改善更年期症状，延缓衰老，减少青少年女性面部青春痘、暗疮的发生，使皮肤白皙润泽，还可以达到减肥的功效。

豆浆减肥是有依据的，而吃豆腐黄豆不能减肥，是因为它们相对豆浆含量少且热量高，没有豆浆那么容易饱腹，但少量进食还是对减肥有帮助作用。

豆浆中含有丰富的大豆皂苷和不饱和脂肪酸，能分解体内的胆固醇，促进脂质代谢，使皮下脂肪不易堆积。豆浆虽然是液体，但仍然属高纤维食物，能增强肠胃蠕动功能，解决便秘问题，使小腹不再凸出。另外豆浆还有利尿、排汗作用。

1. 牛奶豆浆

具体做法：准备黄豆、花生各 45 克，牛奶 200 克，水 1200 毫升，糖适量。黄豆浸泡 6 ~ 16 小时，备用；把浸泡过的黄豆、花生放入豆浆机，加入适量水，打碎煮熟，再用豆浆滤网过滤后即可饮用。

黄豆、花生在食用后，都可以增加人体的饱腹感，减少其他食物的摄取；而牛奶又可以向人体提供必需的能量，因此此方具有很显著的减肥功能。

2. 黑芝麻豆浆

具体做法：准备黑芝麻、花生各 10 克，黑豆 80 克，水 1200 毫升，糖适量。将花生与黑豆浸泡 6 ~ 16 小时，备用；将黑芝麻与浸泡过的花生、黑豆一起放入豆浆机，加入适量水，打碎煮熟，再用豆浆滤网过滤后即可食用。

芝麻中含有防止人体发胖的物质卵磷脂、胆碱、肌糖，具有减肥功效；黑豆它的营养成分多元化，少量黑豆就能满足人体营养需要。

3. 红枣枸杞豆浆

具体做法：准备黄豆 45 克，红枣 15 克，枸杞 10 克，水 1200 毫升，糖适量。黄豆浸泡 6 ~ 16 小时；将红枣洗净去核，枸杞洗净备用；将泡好的黄豆、红枣和枸杞一起放入豆浆机，加入适量水，打碎煮熟，再用豆浆滤网过滤后即可食用。

枸杞可以调节人体能量代谢，对肥胖者具有一定的减肥作用；黄豆则可以增加人体饱腹感，减少进食。

黑米莲子粥，减肥的首选

黑米外表墨黑，营养丰富，有“黑珍珠”和“世界米中之王”的美誉。食用价值高，除煮粥外，还可以制作各种营养食品和酿酒。

中医认为黑米有显著的药用价值，古农医书记载，黑米具有“滋阴补肾，健身暖胃，明目活血”“清肝润肠”“滑湿益精，补肺缓筋”等功效；可入药入膳，对头昏目眩、贫血白发、腰膝酸软、夜盲耳鸣症疗效尤佳。长期食用可延年益寿，由于它最适于孕妇、产妇等补血之用，故又称“月米”“补血米”等。历代帝王也把它作为宫廷养生珍品，称为“贡米”。

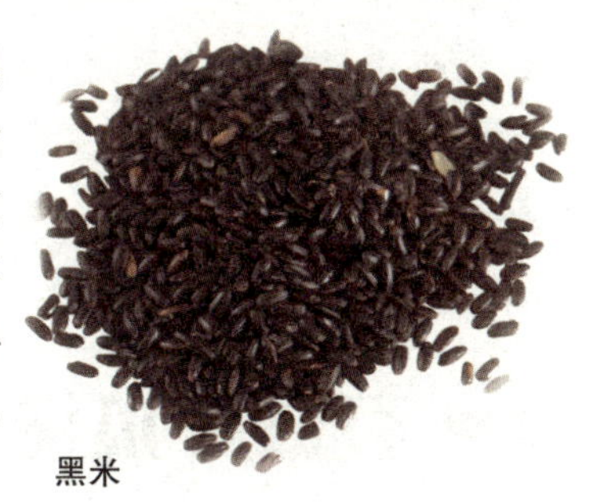

黑米

1. 黑米莲子粥

具体做法：准备黑米 100 克，红豆 50 克，莲子 30 克，花生 30 克，桂花 20 克。冰糖适量。黑米洗净，浸泡 6 小时；红豆洗净，浸泡 1 小时；莲子洗净；花生洗净、沥干备用。锅置火上，将黑米、红豆、莲子放入锅中，加水 1000 克，大火煮沸后换小火煮 1 小时；加入花生，继续煮 30 分钟。加入桂花、冰糖，拌匀，煮 3 分钟即可。

2. 黑米牛奶粥

具体做法：准备牛奶 250 毫升，黑米 100 克，白糖适量。将黑米淘洗干净，加入适量水，放入锅中浸泡 2 ~ 3 小时，然后中火煮至粥快熟时，加入牛奶、白糖煮熟。每日 2 次，早晚空腹温热服食。

黑米的 B 族维生素含量是普通大米的 4 倍左右，B 族维生素群里的维生素 B_1、维生素 B_2、维生素 B_6 和维生素 B_{12} 都能够促进脂肪、蛋白质、糖类的代谢，具有燃烧脂肪、避免脂肪囤积的功效。

3. 南瓜黑米大枣粥

具体做法：准备南瓜 200 克、黑米 150 克、大枣 60 克；将南瓜洗净去柄切开，切片，将黑米、大枣洗净，一起放入锅内，加水 1000 毫升，先用猛火煮沸，后改用文火，煮至米烂即可。

黑米中的钾元素含量是普通大米的 4.4 倍。钾能够吸收体内多余的盐分，并且维持体内水分的平衡。而对消除人体水肿浮胖有非常好的帮助。

4. 八宝粥

具体做法：准备莲子、薏仁、芡实、花生仁、桃仁、百合、蜜樱桃、红枣等八种原料，各 50 克，糯米 50 克。桃仁去皮切丁，红枣去核，莲子、薏仁、芡实、花生仁、百合用水涨发待用；锅中加清水烧沸，将八宝料和糯米放入，移小火上煮约两小时，煮时注意不时用勺搅动，以免煳锅，待质浓糯软时放入压碎的冰糖，糖溶化后装碗即成。

粥色紫黑，质软糯，味甜香。具有滋补食疗的作用，为一种很好的营养食品。黑米中的膳食纤维含量十分丰富。膳食纤维能够促进肠道通便、增加饱腹感，抑制食欲，具有减肥功效。

现代医学证实，黑米除减肥功效外，还具有滋阴补肾、健脾暖肝、补益脾胃、益气活血、养肝明目等疗效。经常食用黑米，有利于防治头昏、目眩、贫血、白发、眼疾、腰膝酸软、肺燥咳嗽、大便秘结、小便不利、肾虚水肿、食欲缺乏、脾胃虚弱等症。

豆豉冬瓜汤，天然的减肥秘方

冬瓜味甘、淡、性凉，入肺、大肠、小肠、膀胱经，具有润肺生津，化痰止咳，利尿消肿，清热祛暑，解毒排脓的功效。可用于暑热口渴、痰热咳喘、水肿、脚气、胀满、消渴、痤疮、面斑、脱肛、痔疮等，还能解鱼、酒毒。

古人已知道冬瓜具有减肥功能。如唐朝孟腕《食疗本草》中说："热者食之佳，冷者食之瘦人。熟食练五脏，为其下气故也。"另外，据《本草纲目》载，冬瓜能益气除烦，"欲得体瘦轻健者，则可常食之，若要肥，则勿食也"。冬瓜性寒，能养胃生津、清降胃火，使人食量减少，促使体内淀粉、糖转化为热能，而不变成脂肪。因此，冬瓜是肥胖者的理想蔬菜。冬瓜有抗衰老的作用，久食可保持皮肤洁白如玉，润泽光滑，并可保持形体健美。

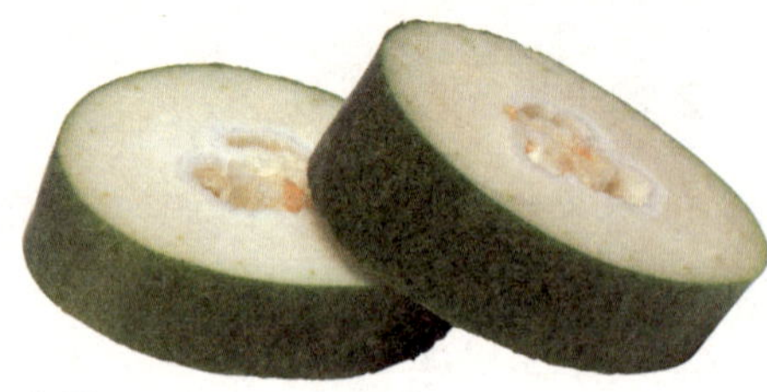

冬瓜

1. 豆豉冬瓜汤

具体做法：准备冬瓜 500 克、姜、葱、豆豉酱、生抽、料酒、糖、蚝油、香油适量。冬瓜切块儿，姜一小块切成丝，葱一根切段儿。热锅，倒入适量的油。将豆豉酱放入炒香，下姜丝煸炒。然后将冬瓜块放入翻炒。炒几下后，再倒入适量料酒、少许的糖、生抽、蚝油，再把葱段儿放入，添加适量的热水。煮至冬瓜软烂，关火。淋少许香油提香，即可。

冬瓜不含脂肪，并且含钠量极低，有利尿排湿的功效，所以常吃可以减肥。

2. 冬瓜鸭架汤

具体做法：准备鸭架1副，冬瓜300克，葱段、姜片、料酒、盐、味精、白砂糖、植物油各适量。鸭架洗净，剁成小块，焯烫后冲去沫；冬瓜洗净，去皮、瓤、子，切块。炒锅放植物油烧热，放入葱段、姜片爆香后，放入鸭架、料酒翻炒片刻，倒入清水。烧沸后放入冬瓜，小火煮至软烂，加入盐、味精、白砂糖搅匀，即可出锅。

翻炒鸭架时放入料酒，可以去腥增鲜，使汤香味纯正。

3. 冬瓜豆腐

具体做法：准备鲜蚕豆200克、冬瓜200克、豆腐200克，盐、香油适量。鲜蚕豆洗净，冬瓜洗净去皮切块，豆腐切小块。锅中倒入少许底油，先倒入冬瓜块翻炒，随后倒入蚕豆和豆腐块，倒入清水没过菜。水煮开后，再煮两分钟即可关火。最后调入盐和香油。

黄瓜炒虾仁，让减肥更加有效果

黄瓜的热量很低，对于高血压、高血脂以及合并肥胖症的糖尿病患者来说，是一种理想的食疗良蔬。

中医学指出，黄瓜性凉，味甘，有小毒；入肺、胃、大肠经。清热利水、解毒消肿、生津止渴。身热烦渴、咽喉肿痛、风热眼疾、湿热黄疸、小便不利等病症。

每100克黄瓜中含蛋白质0.6 ~ 0.8克，脂肪0.2克，碳水化合物1.6 ~ 2.0克，灰分0.4 ~ 0.5克，钙15 ~ 19毫克，磷29 ~ 33毫克，铁0.2 ~ 1.1毫克，胡萝卜素0.2 ~ 0.3毫克，硫胺素0.02 ~ 0.04毫克，核黄素0.04 ~ 0.4毫克，烟酸0.2 ~ 0.3毫克，维生素C4 ~ 11毫克。此外，还含有葡萄糖、鼠李糖、半乳糖、甘露糖、果糖、咖啡酸、绿原酸、多种游离氨基酸以及挥发油、葫芦素、黄瓜酶等。

黄瓜的营养很丰富，除了含有大量的水之外，还有维生素、胡萝卜素，以及少量糖类、蛋白质、钙、磷、铁等人体必需的营养素。其中的纤维素对促进肠胃蠕动和加快排泄、降低胆固醇有一定的作用。因此对患有肥胖症，及高胆固醇和动脉硬化的病人，都有益处。

1. 黄瓜炒虾仁

具体做法：准备黄瓜2根，虾仁、葱、姜末、蒜各适量。把黄瓜去皮，从中间剖开，再切成菱形块，装盘备用。在黄瓜上撒一点盐，拌匀。因为黄瓜不容易进味，所以提前放点盐拌了。但只提前2分钟就够了，时间长了，黄瓜就会发蔫了。虾仁提前用料酒拌匀。热油锅里放葱姜末炝锅，倒入虾仁翻炒几下，加一点白糖，再炒几下出锅。葱和蒜末炝锅，倒入黄瓜翻炒几下后，把炒好的虾仁也倒进去，放盐、水淀粉，收汁后就可以出锅了。

黄瓜中因含有一种“丙醇二酸”的物质，它有抑制糖分转化为脂肪的作用。因此多吃黄瓜就能防止脂肪的增多。

2. 蓑衣黄瓜

具体做法：准备黄瓜一根、食盐、蒜、生抽、香油、陈醋各适量。将黄瓜冲洗干净。将整条黄瓜从中间切开成两半；取半边黄瓜在尾部斜着切开一小块，再沿着斜切面开始切薄片，顶部相连不要切断，切10片为一组，依次将所有的黄瓜切完；将切好的黄瓜片摆入盘中；大蒜切成末，和盐、生抽、陈醋、香油一起调成汁；将调好的浇在黄瓜上面即可。

3. 黄瓜鸡蛋

具体做法：准备黄瓜250克，鸡蛋2个，油35克，精盐、味精、葱、姜末各适量。把鸡蛋打入碗内，加入精盐、味精调拌均匀。黄瓜洗净切成菱形片。炒勺放油加热至六成热，倒入调好的蛋液炒成蛋花倒出。原勺留少许油，烧热再放葱姜末稍炒，投入瓜片翻炒几下加入精盐、味精煸炒至断生，再倒入蛋花颠翻拌匀出勺即成。

除减肥功效外，黄瓜中含有的葫芦素C可提高人体免疫功能，具有抗肿瘤的作用。黄瓜中含有丰富的维生素E，可起到延年益寿，抗衰老的作用；黄瓜中的黄瓜酶，有很强的生物活性。黄瓜中所含的丙醇二酸，可抑制糖类物质转变为脂肪；其中的维生素B_1，对改善大脑和神经系统功能有利，能安神定志。黄瓜中所含的丙氨酸、精氨酸和谷氨酰胺对肝脏病人，特别是对酒精性肝硬化患者有一定辅助治疗作用，可防治酒精中毒。另外，黄瓜中所含的葡萄糖苷、果糖等不参与通常的糖代谢，故糖尿病人以黄瓜代淀粉类食物充饥，血糖非但不会升高，甚至会降低。

芹菜减肥方，肥胖人群最佳选择

芹菜香气较浓，又名“香芹”，亦称“药芹”。具有很多药用功效，但你是否知道，芹菜还具有减肥的功效呢？

中医学指出，芹菜性凉，味甘辛，无毒；入肝，胆，心经。清热除烦，平肝，利水消肿，凉血止血。主治高血压，头痛，头晕，暴热烦渴，黄疸，水肿，小便热涩不利，妇女月经不调，赤白带下，瘰疬，痄腮等病症。芹菜具有较高的药用价值，对高血压、血管硬化、神经衰弱、头痛脑涨、小儿软骨症等都有辅助治疗作用。

芹菜的营养十分丰富，含有蛋白质、脂肪、碳水化合物、粗纤维、钙、磷、铁等多种营养物质。其中，蛋白质含量比一般的瓜果蔬菜高1倍，铁的含量是番茄的20倍左右，还含丰富的胡萝卜素和多种维生素。

芹菜是一种理想的绿色减肥食品。因为当你嘴巴里正在咀嚼芹菜的同时，你消耗的热能远大于芹菜给予你的能量。芹菜中含有丰富的粗纤维，可以刮洗肠壁，减少小肠对脂肪的吸收；所以多吃芹菜可以收到很好的减肥效果。

1. 凉拌三丝

具体做法：准备芹菜50克，食醋5克，萝卜50克，味精1克，食盐适量，青椒50克，白糖5克。芹菜、萝卜洗净切丝，青椒去蒂及籽洗净切成丝，分别放入盘中。三丝入沸水锅中焯熟，捞出码在盘中晾凉待用。将白糖、食盐、味精倒在盘内三丝上，淋入食醋拌匀即可。

2. 腐竹烧芹菜

具体做法：准备腐竹20克，芹菜150克，味精1克，食盐适量，食油25克，葱花5克，酱油5克，姜末5克。腐竹水发后，切成小段，芹菜洗净，切成斜刀段，分别放入盘中待用。炒锅上火，放进食油烧热后，下葱花、姜末炒出香味，加入芹菜、腐竹煸炒断生，烹入酱油，撒入食盐、味精翻炒至熟，出锅盛入盘中即可。

3. 芹菜牛肉

具体做法：准备嫩牛肉300克，芹菜150克，绍酒40克，酱油20克，白糖10克，小苏打5克，水淀粉20克，胡椒粉1克，葱姜片20克，姜末2克，花生油500克，味精少许。将芹菜切成薄片，牛肉横切成2厘米长的薄片，放入碗内，加小苏打、酱油胡椒粉、水淀粉，绍酒、姜末和清水，浸10分钟后，加入花生油，再腌1小时；炒锅上火，花生油烧至六成热，放入牛肉片，用勺拌和，待牛肉色白时，倒入漏勺沥油。锅内留少许油复上火，放入葱姜片、白糖、酱油、味精、清水少许，烧沸后，用水淀粉勾芡，放入牛肉片、芹菜片，拌均匀即可。

香菇鸡丝粥，减肥瘦身的美味山珍

香菇是世界第二大食用菌，也是我国特产之一，在民间素有“山珍”之称。它是一种生长在木材上的真菌。味道鲜美，香气沁人，营养丰富，有“蔬菜皇后”美誉。

香菇中含有一种核酸类物质，可抑制血清和肝脏中的胆固醇增加，有阻止血管硬化、降低血压和减肥的作用，是减肥者很好的食品。

1. 香菇鸡丝粥

具体做法：准备鸡脯肉100克、鲜香菇3个、大米100克、葱姜少许、西班牙橄榄油10克、盐和鸡精适量、胡椒粉3克。大米淘洗干净后清水浸泡1小时；鸡脯肉切丝，用少许盐、淀粉、西班牙橄榄油拌匀；鲜香菇洗净切丝，葱姜切末；锅中放入足量水烧开，放入浸泡后的大米和1匙西班牙橄榄油；大火煮开后转小火继续煮20分钟；加入香菇丝煮5分钟，再加入鸡肉丝煮滚；调入盐、鸡精、胡椒粉，撒入葱姜末调匀即可。

2. 香菇猪蹄

具体做法：准备猪脚200克，香菇300克，油、酱油、葱段、姜片、辣椒、八角、盐、鸡精、糖各适量。先用一些葱段姜片一起将水煮沸加些料酒，将猪脚在沸水里过下，然后用凉水冲净表面的血沫。将油预热，放入葱、姜，猪脚在锅中翻炒，加酱油一起翻炒，加水一定要没过猪脚，加入辣椒，八角。将事先泡好的香菇放入、加入盐，鸡精、糖，大火烧15分钟。小火煮至猪蹄软烂，大火收汤。

3. 香菇山药

具体做法：准备山药300克，新鲜香菇100克，胡萝卜100克，红枣10克。葱20克，食用油30克，酱油、胡椒粉、精盐各适量。胡萝卜洗净，去皮，切成薄片；香菇洗净，切薄片；红枣洗净，泡水；葱洗净，切段；山药洗净、去皮，切成薄片，放入水中加精盐浸泡。锅中倒入油烧热，爆香葱段，放入山药、香菇及胡萝卜炒匀，加入红枣及酱油，用中火焖煮10分钟至山药、红枣熟软，再加入精盐和胡椒粉调匀，即可盛出。

除了减肥功效外，香菇还能够有效抵抗衰老，香菇的水提取物对过氧化氢有清除作用，对体内的过氧化氢有一定的消除作用。香菇菌盖部分含有双链结构的核糖核酸，进入人体后，会产生具有抗癌作用的干扰素。香菇中含有嘌呤、胆碱、酪氨酸、氧化酶以及某些核酸物质，能起到降血压、降胆固醇、降血脂的作用，又可预防动脉硬化、肝硬化等疾病。香菇还对糖尿病、肺结核、传染性肝炎、神经炎等起预防作用，又可用于辅助治疗消化不良、便秘等。

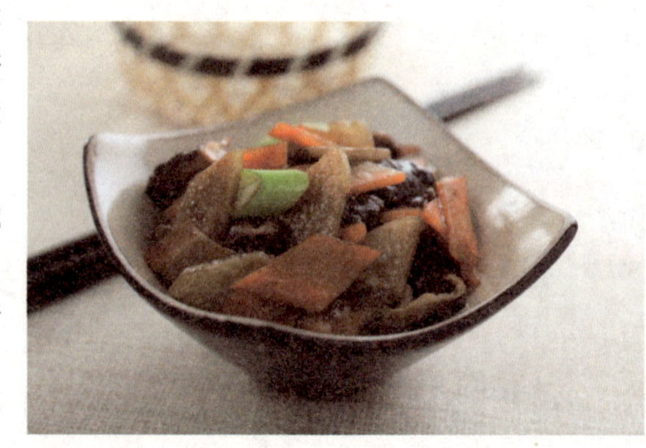

香菇山药

瘦身的首要之选，绿豆芽炒虾米

食用豆芽是近年来的新时尚，芽菜中以绿豆芽最为便宜，而且营养丰富，绿豆芽也是自然食用主义者所推崇的食品之一。

绿豆芽有很高的药用价值，中医认为，绿豆芽性凉味甘，不仅能清暑热、通经脉、解诸毒，还能补肾、利尿、消肿、滋阴、壮阳，调五脏、美肌肤、利湿热，适用于湿热瘀滞、食少体倦、热病烦渴、大便秘结、小便不利、目赤肿痛、口鼻生疮等症，还能降血脂和软化血管。

绿豆芽含水分较多，热量较少，不易形成皮下脂肪堆积，常食有助于减肥。绿豆芽含有的蛋白质会分解成易被人体吸收的游离氨基酸，还有更多的磷、锌等矿物质，维生素 B_2、胡萝卜素等。经研究发现：豆芽中含有蛋白质、脂肪、碳水化合物、多种维生素、纤维素、胡萝卜素、烟酸和磷、锌等，具有多种用途。

因为含纤维素，绿豆芽与韭菜同炒，可用于防治老年及幼儿便秘，既安全又减肥，绿豆芽含多种维生素，经常食用对于缺乏维生素 B_2 引起的舌疮口炎，维生素 C 缺乏引起的疾病等都有辅助治疗作用。外国人很推崇食用绿豆芽，认为它是最适合肥胖人的蔬菜之一。

1. 虾米豆芽

具体做法：准备绿豆芽 400 克，虾米 25 克、香菜 10 克、色拉油 30 克、盐 4 克、味精 2 克、大葱 5 克、姜 5 克、胡麻油 8 克。将绿豆芽洗净，入沸水锅内焯水，断生后捞出，用凉水过凉，沥干水分，装入盘中；葱切段，姜切丝；将香菜梗洗净，切成约 6 厘米长的段；炒锅置旺火上，放色拉油烧热，下姜丝、葱段稍煸，然后放入焯过水的绿豆芽，快速炒热，加精盐、味精、花椒油、水发虾米炒拌入味即可。

2. 肉丝豆芽

具体做法：准备绿豆芽 250 克、猪肉（瘦）125 克、料酒 10 克、盐 5 克、味精 2 克、大葱 10 克、姜 10 克、花生油 60 克、淀粉 15 克。将绿豆芽洗净，沥去水，将猪肉洗净，切成 4 厘米长的细丝，用料酒 5 克、精盐 3 克，湿淀粉 25 克，抓匀上浆，下入四成热油中滑透，倒入漏勺滤油；锅内加油 30 克烧热，放入葱（切丝）、姜（切丝）炝锅，放入绿豆芽用旺火翻炒，加入精盐、料酒、肉丝、味精炒匀，出锅装盘即成。

3. 泡炒豆芽

具体做法：准备绿豆芽 300 克，干红辣椒丝、香菜段各少许。油，酱油，醋，精盐，味精，花椒，香油、葱丝各少许。豆芽择洗净，下沸水中焯烫片刻即捞出，沥净水分。炒锅上火烧热，加少许底油，下入花椒粒炸出香味，捞出不要，放葱丝炝锅，烹醋，下入绿豆芽、干红辣椒丝煸炒片刻，加精盐、酱油、味精翻炒均匀，淋香油，撒香菜段，出锅装盘即可。

绿豆芽中还含有核黄素，口腔溃疡的人很适合食用。绿豆芽富含纤维素，是便秘患者的健康蔬菜，有预防消化道癌症（食管癌、胃癌、直肠癌）的功效。它有清除血管壁中胆固醇和脂肪的堆积、防止心血管病变的作用。中医认为经常食用绿豆芽可清热解毒，利尿除湿，解酒毒热毒。绿豆芽是祛痰火湿热的家常蔬菜，凡体质属痰火湿热者，血压偏高或血脂偏高，而且多嗜烟酒肥腻者，如果常吃绿豆芽，就可以起到清肠胃、解热毒、洁牙齿的作用。

黄瓜拌魔芋，瘦身顶呱呱

魔芋是有益的碱性食品，对食用动物性酸性食品过多的人，搭配吃魔芋，可以达到食品酸、碱平衡的目的。魔芋也被联合国卫生组织确定为十大保健食品之一。

中医学指出，魔芋性寒、辛，有毒；可活血化瘀，解毒消肿，宽肠通便，化痰软坚；主治降血压、降血糖、瘰疬痰核、损伤瘀肿、便秘腹痛、咽喉肿痛、牙龈肿痛等症。另外，魔芋还具有补钙、平衡盐分、洁胃、整肠、排毒等作用。

魔芋是一种低热能、高膳食纤维的食品。魔芋微粉里的高膳食纤维，在食用后在胃中不消化，并且吸水后膨胀可达原体积的 80 ～ 100 倍，每次只食用少量就给人以饱腹感，自然就会抑制对其他食物的摄取，起到节食的目的。与此同时，可溶性的膳食纤维会在食物四周形成一种保护层，从而防止消化酶与食物发生作用，阻碍产热营养素的吸收，这样就达到控制体重和减肥的作用。

1. 黄瓜拌魔芋

具体做法：准备黄瓜 100 克、白魔芋 200 克、干红椒 50 克。白醋、盐、糖、香油各少许。白魔芋切片，开水入锅，煮 5 分钟，去味，凉开水过凉。黄瓜分三段，切片，用 1 茶匙盐拌匀，腌 5 分钟后，沥去水分。干红椒切小，黄瓜，白魔芋摆盘。白醋，盐，糖，香油拌匀后，浇在黄瓜魔芋上即可。

2. 魔芋红烧肉

具体做法：准备魔芋丝 100 克、带皮猪五花肉 500 克。葱 8 克、姜 10 克、蒜 8 克、八角 6 克、花椒 6 克、桂皮 6 克、干辣椒 5 克、香葱 3 克、老抽 10 克、盐 2 克、糖 2 克、鸡精 2 克。带皮五花肉洗净切块。锅中放凉水烧沸，焯带皮五花肉，焯去血水沫捞出待用。锅中放少许油炒白糖发泡变色时放入少许开水制成糖色，煸香葱姜蒜，放入五花肉煸炒出香味，放入花椒、大料、桂皮、干辣椒，烹入料酒稍微放入老抽调好颜色，烹入开水，大火烧开，小火炖约40分钟。待红烧肉快熟时放入魔芋丝，加少许盐、糖调味，大火收汁，出锅装盘即可，撒红椒丝、香葱末点缀即可。

除减肥功效外，魔芋还具有降脂的作用。科学家认为，魔芋中含有一些化学物质，能降低血清胆固醇和甘油三酯，可有效地减轻高血压和心血管疾病。魔芋中含有一种凝胶样的化学物质，具有防癌抗癌的神奇魔力。只要将成熟的魔芋经过简单提取分离，制成魔芋精粉，再把精粉加水加热，就可产生魔芋凝胶。这种凝胶进入人体内后，能形成半透明膜衣，附着在肠壁上，阻碍各种有害物质，特别是致癌物质的吸收，所以魔芋又被称为“防癌魔衣”。

魔芋能使小肠酶分泌增加，加快清除肠壁上沉积物，使其尽快排出体外。所以魔芋既能开胃化食，又能清除肠道垃圾；魔芋还含有对人体有利的果胶、生物碱、17种氨基酸和微量元素，对于现代富贵病也具有明显的疗效。另外，魔芋还含有一种天然的抗生素，以魔芋精粉为主要原料，配上其他原料制成食品后，魔芋能在食品表面形成抗菌膜，可防治细菌侵袭，延长贮存时间，起到保鲜防菌的作用。

木瓜雪莲汤，常食可减肥

木瓜味酸，性温，无毒；归肝、脾经。在助消化之余还能消暑解渴、润肺止咳。主治肌肤麻木，关节肿痛，脚气，霍乱大吐，转筋悄止。另外作饮料喝，可以治愈呕逆，心膈痰唾，消食，止水痢后渴不止；止水肿冷热痢，心腹痛。

木瓜中维生素C的含量非常高，是苹果的48倍。木瓜能消除体内过氧化物等毒素，净化血液，对肝功能障碍及高血脂、高血压病具有防治效果。木瓜碱具有抗肿瘤的功效，并能阻止人体致癌物质亚硝胺的合成，对淋巴性白血病细胞具有强烈抗癌活性。木瓜里的酶会帮助分解肉食，减低胃肠的工作量，帮助消化，防治便秘，并可预防消化系统癌变。木瓜能均衡、强化青少年和孕妇妊娠期的激素的生理代谢平衡，润肤养颜。

1. 木瓜雪莲汤

具体做法：准备黑豆50克、雪莲、百合、黑枣皆适量，青木瓜200克；带皮甘蔗300克。黑豆泡水6小时，雪莲、百合、黑枣泡水30分钟，青木瓜削皮去子，切成小丁块备用。甘蔗去皮，泡入水中再清洗干净，一段甘蔗切为4片，放入装水的锅中和黑豆一起煮40分钟。之后入黑枣、雪莲、百合再煮30分钟。放入木瓜丁，煮10分钟即可。

2. 木瓜薏米红枣汤

具体做法：准备木瓜200克，糙米、薏仁、红枣各适量。木瓜去皮、去瓤，切小块备用。薏仁、红枣用温水浸泡、洗净备用。糙米洗净、入沙煲，加入薏仁、红枣、适量冷水，煮开后调小火力，熬煮15分钟。加入木瓜，煮5分钟；盛入碗中即可。

木瓜味道香甜多汁，而且含有多种营养素，包括维生素A、维生素B_1、维生素B_2、维生素C及蛋白质、铁、钙、木瓜酶、有机酸及高纤维等，其中维生素A及维生素C的含量特别高。一般来说，木瓜肉色鲜红，含有大量的β胡萝卜素，它是一种天然的抗氧化剂，能有效对抗破坏身体细胞、使人体加速衰老的自由基，因此也有防癌的功效，所以得到“万寿瓜”的封号。

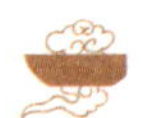

减肥快乐方，香蕉好吃又减肥

香蕉是人们喜爱的水果之一，欧洲人因它能解除忧郁而称它为“快乐水果”，同时香蕉还是女孩子们钟爱的减肥佳果。

中医学分析，香蕉味甘性寒，可清热润肠，促进肠胃蠕动，但脾虚泄泻者不宜食用。香蕉性寒，根据“热者寒之”的原理，最适合燥热人士享用。

香蕉对减肥相当有效，因为它食物纤维含量丰富。香蕉非常甜，因此被很多人误认为，热量一定很高；其实不然，一根香蕉的热量只有358千焦而已，与一餐白饭量比起来，热量要低得多，因此可作为减肥餐食用。

香蕉富含膳食纤维，可以刺激肠胃的蠕动。香蕉易被消化、吸收，且能长时间保持能量。如果什么都不吃，只吃香蕉蘸蜂蜜，热量远比正餐低，自然也就瘦下来了。但若是长期靠香蕉为生，身体会缺乏蛋白质、矿物质等营养成分，身体就会发出危险警报。不过，无论是作为早餐，或者是运动前的果腹食物，香蕉都是减肥人士非常好的选择。

1. 香蕉减肥法（一）

具体做法：准备香蕉400克，黄油50克，大杏仁50克，白糖、广柑汁、柠檬汁、鲜柠檬皮适量。香蕉去皮，劈成两半；大杏仁用沸水烫过，去皮，切成两半；鲜柠檬挤出汁后，将皮擦成细屑，与白糖、广柑汁、柠檬汁混合做成浇汁。煎锅烧热下黄油，放入香蕉，每面各煎2～3分钟，然后撒入大杏仁，稍拌再淋入浇汁，用小火煮开2～3分钟。捞出装盘，趁热时吃。

2. 香蕉减肥法（二）

具体做法：准备香蕉200克、蛋2个、面粉、砂糖、纯麦芽、色拉油、黑芝麻各适量。香蕉去皮，切成滚刀块；蛋打匀，与面粉拌匀；砂糖、清水、纯麦芽在锅中煮沸，待砂糖溶化，

香蕉

用小火慢慢熬黄；糖快好时，另取锅将色拉油烧热，香蕉块蘸面糊投入油中，炸至金黄色时捞出，倒入糖汁中拌匀；稍撒黑芝麻。

众人喜爱的减肥良方——韭菜土豆丝

韭菜含硫化物、苷类和苦味质，有较多的胡萝卜素、维生素C以及钙、磷、铁等矿物质，食用或外用有广泛的保健功效。

中医学指出，韭菜性味甘、辛、性温、无毒；入胃、肝、肾经。含有挥发油及硫化物、蛋白质、脂肪、糖类、B族维生素、维生素C等，有健胃、提神、温暖的作用。韭菜的根、叶捣汁有消炎止血、止痛之功。《本草纲目》中记载，韭菜的功效是："生汁主上气，喘息欲绝，解肉脯毒。煮汁饮，能止消咳盗汗。韭籽补肝及命门，治小便频数，遗尿。"

韭菜的营养价值很高，每100克可食用部分含蛋白质2～2.85克，脂肪0.2～0.5克，碳水化合物2.4～6克，纤维素0.6～3.2克。还有大量的维生素，如胡萝卜素0.08～3.26毫克，核黄素0.05～0.8毫克，烟酸0.3～1毫克，维生素C 10～62.8毫克，韭菜含的矿质元素也较多，如钙10～86毫克，磷9～51毫克，铁0.6～2.4毫克。

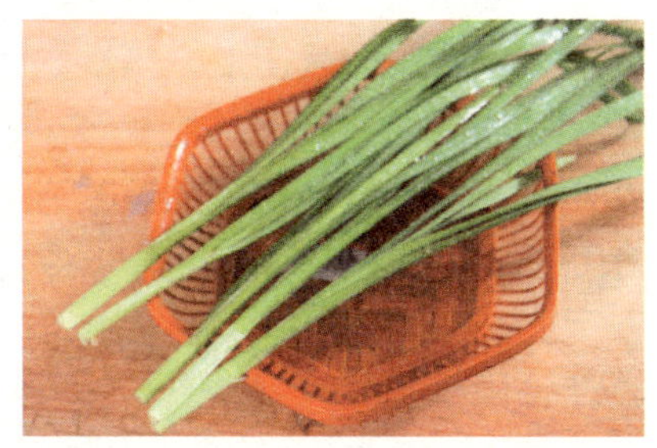
韭菜

韭菜含纤维丰富，能畅通大便，把肠道中过多的蛋白质、脂肪排出体外，防止脂肪在体内的堆积，因此韭菜又有着减肥的功效。

1. 韭菜土豆丝

具体做法：准备韭菜200克，土豆200克，胡麻油15克，盐3克，味精2克。韭菜洗净后切成段，放入沸水锅中焯一下，沥干水分；土豆洗净后去皮切成丝，焯熟。花椒油、味精、精盐、韭菜段和土豆丝一起放入盆内，拌匀装盘即可。

2. 肉丝韭菜

具体做法：瘦肉100克、凉粉20克、韭菜200克，料酒、盐、生抽、生粉、油、姜丝、鸡精适量。瘦肉切丝，用少许料酒，盐，生抽，生粉拌匀腌制5分钟。凉粉切1厘米见方的块，韭菜洗净切2厘米左右的段，肉丝过油滑一下变色后捞出，锅内留少许油倒入凉粉翻炒至凉粉表面有黏稠状，中间倒入少许老抽上色，倒入韭菜，姜丝和炒好的肉丝快速翻炒半分钟，撒少许盐，鸡精出锅。

韭菜中还含有植物性芳香挥发油，具有增进食欲的作用，老人、孩子、孕妇等适当吃些春韭，有益于增进健康。韭菜具保暖、健胃的功效，其所含的粗纤维可促进肠蠕动，能帮助人体消化。韭菜所含的硫化合物有一定杀菌消炎的作用，可抑制绿脓杆菌、痢疾、伤寒、大肠杆菌和金黄色葡萄球菌。韭菜富含维生素 A，多吃不仅能美容护肤、明目和润肺，还能降低患伤风感冒、寒喘等疾病的概率。

南瓜胡萝卜汤，补益脱脂的必选之方

南瓜含有淀粉、蛋白质、胡萝卜素、B 族维生素、维生素 C 和钙、磷等成分。其营养丰富，为农村人经常食用的瓜菜，并日益受到城市人的重视。

中医学指出，南瓜味甘、性温，入脾，胃经；具有补中益气，消炎止痛，解毒杀虫，降糖止渴的功效；主治久病气虚、脾胃虚弱、化痰排脓、气短倦怠、便溏、糖尿病、蛔虫等病症。

常吃南瓜之所以有助瘦身，因为南瓜中含有丰富的膳食纤维，既有很强的饱腹感又能促进消化，而且南瓜的热量很低，可以抑制人体摄入过多的糖分，促进消化和排出体内多余毒素，有利于减肥美容。此外，南瓜中的果胶成分可以吸附肠道中的代谢废物，生物碱、葫芦巴碱和南瓜子碱等生理活性成分能催化分解致癌物质亚硝胺，南瓜还有利于排出体内毒素、提高细胞免疫力。

1. 南瓜胡萝卜汤

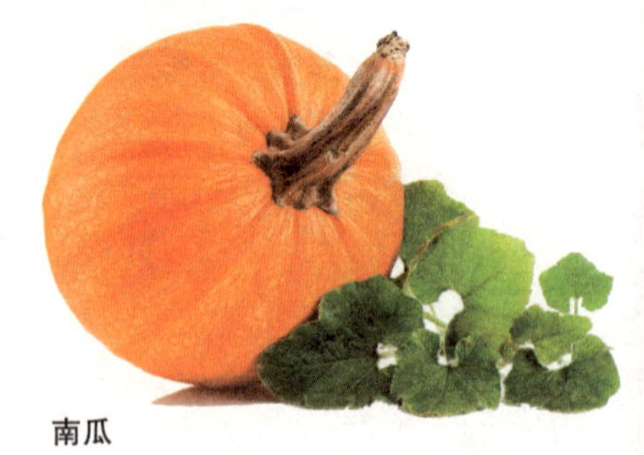

南瓜

具体做法：准备南瓜 500 克，胡萝卜 100 克，洋葱 50 克，西芹 50 克。肉桂粉、豆蔻粉、黑胡椒粉、咖喱粉、盐各适量。将南瓜洗净，切块，放入蒸锅蒸熟。将蒸好的南瓜取出，去皮切小丁；胡萝卜洗净后去皮切片；洋葱切片；西芹洗净切薄片备用。炒锅内放入一小块黄油，然后依次放入洋葱片、胡萝卜片、西芹片、南瓜丁翻炒，然后加入高汤，煮滚后转小火再煮上 15 分钟左右。煮好后关火放凉，然后倒入榨汁机中打成泥状，最后将泥状的南瓜汤倒回锅中，加入所有调料煮滚就可以了。

2. 猪肝南瓜汤

具体做法：准备猪肝、南瓜各 250 克，精盐、味精、麻油适量。先将南瓜去皮、瓤，洗净切块；猪肝洗净切片；以上二物同入锅中，加水 1000 毫升，煮至瓜烂肉熟，加入作料搅匀即成。

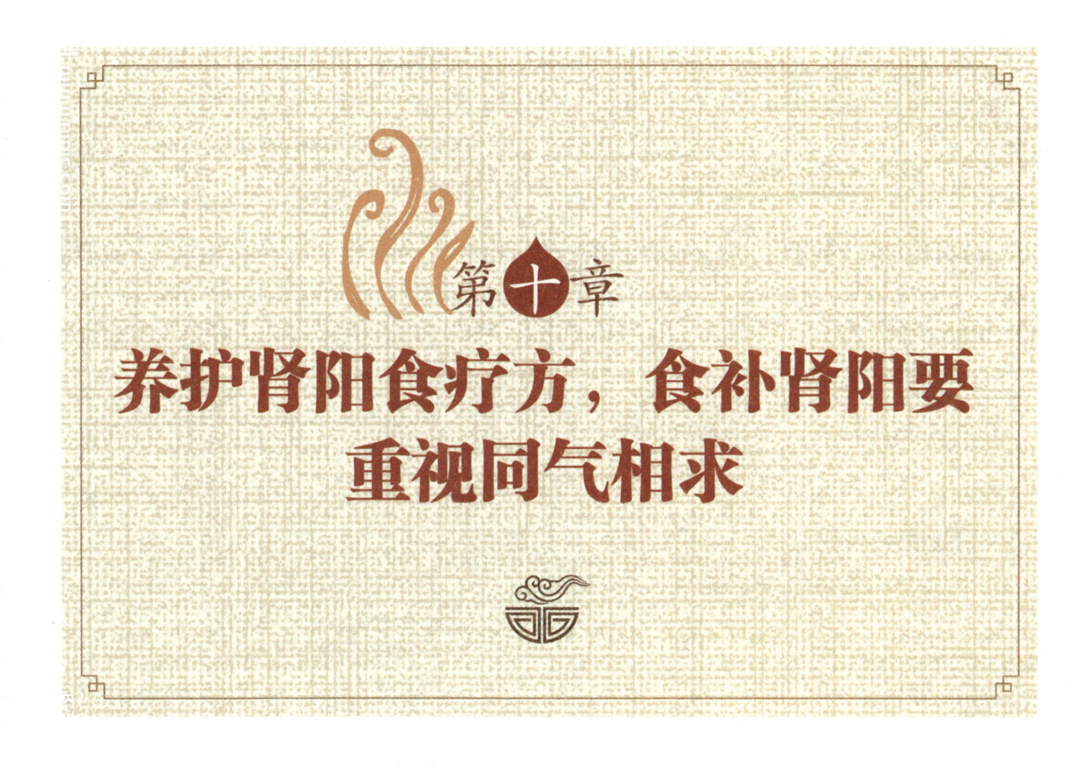

第十章 养护肾阳食疗方，食补肾阳要重视同气相求

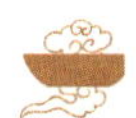

黑芝麻，养肾的“上品仙药”

我们都知道黑芝麻有健脑益智、延年益寿的作用，脑力劳动者应该经常服用黑芝麻。但芝麻在补脑的同时，还具有养肾护肾的奇特功效。作为食疗补品，黑芝麻实在是养肾的“上品仙药。”

黑芝麻含有大量的脂肪和蛋白质，还有糖类、维生素 A、维生素 E、卵磷脂、钙、铁、铬等营养成分；可以做成各种美味的食品。一般人均可食用。黑芝麻含有的多种人体必需氨基酸，在维生素 E 和维生素 B_1 的作用参与下，能加速人体的代谢功能；黑芝麻含有的铁和维生素 E 是预防贫血、活化脑细胞、消除血管胆固醇的重要成分；黑芝麻含有的脂肪大多为不饱和脂肪酸，有延年益寿的作用。

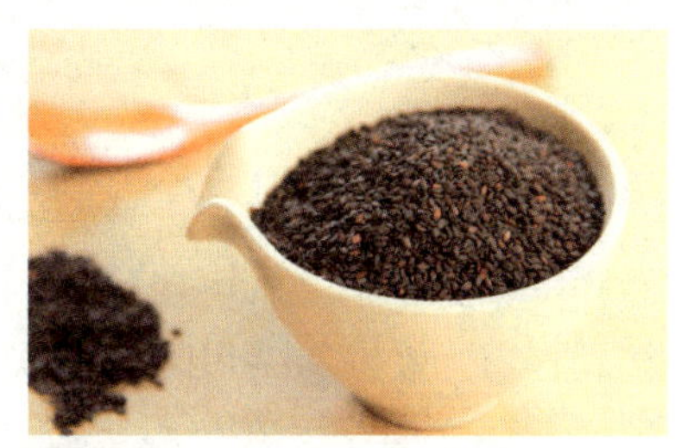
黑芝麻

中医中药理论认为，黑芝麻具有补肝肾、润五脏、益气力、长肌肉、填脑髓的作用，可用于辅助治疗肝肾精血不足所致的眩晕、须发早白、脱发、腰膝酸软、四肢乏力、步履艰难、五脏虚损、皮燥发枯、肠燥便

秘等病症，在乌发养颜方面的功效，更是有口皆碑。

1. 黑芝麻桑葚糊

具体做法：准备黑芝麻、桑葚各 60 克，大米 30 克，白糖 10 克。将大米、黑芝麻、桑葚分别洗净，同放入石钵中捣烂，砂锅内放清水 3 碗，煮沸后放入白糖，再将捣烂的米浆缓缓调入，煮成糊状即可。

此糊补肝肾、润五脏、祛风湿、清虚火，常服可治病后虚羸、须发早白、虚风眩晕等症。中医指出桑葚性寒，味甘，有滋阴养血、补益肝肾、祛湿解痹、聪耳明目等功效。黑芝麻有健脾开胃、化积消胀、顺气和中、降压等功效。桑葚与黑芝麻还具有延缓衰老的作用，经常食用可以保证肾脏的健康，并收到延年益寿的功效。

2. 黑芝麻红枣粥

具体做法：准备粳米 500 克，黑芝麻 200 克，红枣 100 克。黑芝麻炒香，碾成粉，锅内水烧热后，将粳米、黑芝麻粉、红枣同入锅，先用大火烧沸后，再改用小火熬煮成粥，食用时加糖调味即可。芳香扑鼻，甜润可口，具有补肝肾、乌发等食疗效果。

3. 黑芝麻蜂蜜馒头

具体做法：准备黑芝麻 60 克，蜂蜜 90 克，玉米粉 120 克，白面 50 克，鸡蛋 2 个，发酵粉 15 克。先将黑芝麻炒香研粉，和入玉米粉、蜂蜜、面粉、蛋液、发酵粉，加水和成面团，以 35℃保温发酵 1.5 ～ 2 小时，上屉蒸 20 分钟即熟。

为什么肾虚会导致白发的产生呢？中医学认为精血是可以相互化生的，也就是说肾精可以化血，而血可以转变成肾精。血和头发的关系非常密切。血液的充盈状况对头发的影响很大，因此从表面上看决定头发状况的是血，但从根本上看决定头发状况的是肾。若肾精亏虚，精血不能互生，头发得不到滋养，人就会出现白发、脱发等问题。

黑木耳，补肾止血益气

明代著名医药学家李时珍在《本草纲目》中记载，木耳性甘平，补血益气，有补气益智，润肺补脑，活血止血之功效。

木耳，别名黑木耳，是著名的山珍，可食、可药、可补；色泽黑褐，质地柔软，味道鲜美，营养丰富，可素可荤，不但为中国菜肴大添风采，而且能养血驻颜，令人肌肤红润，容光焕发，并可防治缺铁性贫血。中国老百姓餐桌上久食不厌的常食菜，有“素中之荤”之美誉，在世界上有“中餐中的黑色瑰宝”的称号。每 100 克黑木耳中含铁

185毫克，它比绿叶蔬菜中含铁量最高的菠菜高出20倍，比动物性食品中含铁量最高的猪肝还高出约7倍，是各种荤素食品中含铁量最多的。

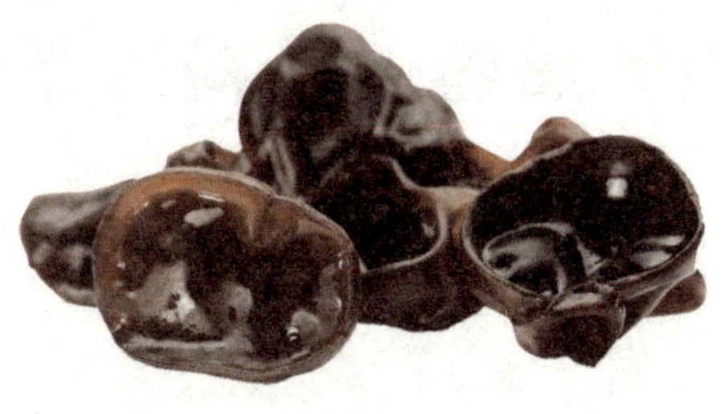
木耳

中医认为，黑木耳味甘性平，有凉血、止血作用，主治咯血、吐血、衄血、血痢、崩漏、痔疮出血、便秘带血等，黑木耳含有丰富的植物胶原成分，它具有较强的吸附作用，对难以消化的头发、谷壳、木渣、沙子、金属屑等异物也具有溶解与氧化作用。木耳还具有清肺益气、活血益胃、润燥滋补强身之效，因其含铁量高，可以及时为人体补充足够的铁质，所以它是一种天然补血食品。中医理论指出，黑入肾，黑木耳属于“黑五类”，具有非常强的滋补肾阳的功效。

1. 木耳金针菜

具体做法：准备黑木耳、金针菜各50克，熟植物油、精盐、鲜汤各适量。将黑木耳洗净，去蒂，沥干水；金针菜用水泡软，去蒂，切成段。炒锅上旺火，放植物油烧热，下黑木耳、金针菜炒片刻，放鲜汤、精盐烧入味，出锅装盘即可。

中医指出“黑色入肾”，黑木耳能够滋补肾脏，而金针菇能有效地增强机体的活力，促进体内新陈代谢，有利于食物中各种营养素的吸收和利用，对身体滋补也大有益处。

2. 黑木耳炒猪腰

具体做法：准备水发黑木耳85克，猪腰2个，豌豆苗、笋片各20克，香油40毫升，清汤、醋、料酒、精盐、味精、酱油、花椒、胡椒粉各少许。将猪腰去衣膜、腰心，洗净，在光面剞上刀纹后切成鸡冠片，用沸水氽至发白捞出，沥干水，盛于汤盆，放入醋、胡椒粉；豌豆苗去老根，洗净。炒锅上旺火，放清汤、精盐、料酒、味精、酱油、花椒、黑木耳、豌豆苗、笋片，烧开后撇去浮沫。再沸后起锅倒入汤盆即可。

猪腰也即猪肾，常食可以补血益气，滋补肾脏；再加上黑木耳最滋补肾脏，所以此品具有补肾益血的功效。

3. 木耳藕条

具体做法：准备黑木耳、面粉各80克，嫩藕250克，青椒15克，植物油400毫升，精盐、味精、醋、白糖、湿淀粉、酱油、鲜汤各适量。将黑木耳去蒂，洗净，沥干水；嫩藕洗净，切成条；面粉加精盐、味精混匀，将嫩藕条投入面粉糊里蘸一下，逐条放到油锅里炸，要不断翻动，炸成金黄色，捞出沥油。锅内留底油，放青椒丁煸炒，再放入黑木耳、酱油、白糖、鲜汤烧开，加入醋，用湿淀粉勾芡，淋入熟植物油少许，再把炸好的藕条下锅翻炒几下，出锅装盘即可。

本食方中莲藕含有多种维生素，具有安神的功效；而黑木耳则可以滋补肾阳，调节气血；这个食疗方适用于由肾虚引发的失眠、心烦、食欲缺乏的症状。

黑枣，补肾固精的“营养仓库”

黑枣中含有丰富的维生素与矿物质，像是保护眼睛的维生素 A，帮助身体代谢的 B 族维生素，和促进生长的矿物质钙、铁、镁、钾等，这些营养素在黑枣中含量都很丰富。

黑枣，学名君迁子，是传统补肾食品“黑五类”之一。所谓“黑五类”，是指黑木耳、黑芝麻、黑豆、黑米、黑枣，五种黑色食物。其中，黑枣具有丰富的营养价值，含丰富的碳水化合物、膳食纤维、脂肪、果胶和蛋白质等，同时还含有丰富的维生素和矿物质。并且有极强的增强体内免疫力的作用，并对肺癌、吐血有明显的疗效。黑枣含有蛋白质、糖类、有机酸、维生素和磷、钙、铁等营养成分。但是黑枣中含单宁不宜加热食用，也不宜与热饮同时食用。黑枣性温味甘，具有补肾与养胃功效，有“营养仓库”之称。下面为大家介绍一款养肾饮品——黑枣醋。

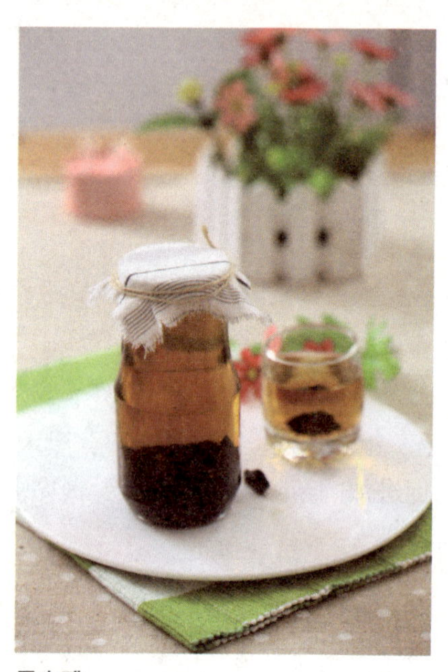
黑枣醋

具体做法：准备黑枣 1000 克、陈醋 2000 毫升。黑枣不用清洗，只要拣去杂质即可。黑枣加陈年醋放进玻璃罐中，密封。存入 2 个月后即可饮用。也可以将黑枣醋与新鲜的葡萄汁调和，加入适量的温开水稀释饮用。

这道饮品甘甜好喝，滋润心肺，生津止渴，抗衰化，可带动气血循环，减少心血管的淤塞，建议睡前饮用，滋补肾阳，又可以补血瘦身。

让黑豆“疼爱”你的肾

黑豆是豆类里面比较常见的一种，各种豆类的营养各不相同。也许大家比较少吃黑豆食品，因为不是很了解黑豆所含的营养价值。黑豆中富含多种营养成分，对人体的各种营养素的缺乏有很好的补充作用，有些疾病的患者需要多吃点豆制品的食物。不管是什么样的疾病，黑豆始终是战胜体内毒素残留的绿色食品。

中医学认为，黑豆味甘，性微寒。能补肾益阴，健脾利湿，除热解毒。常用于肾虚阴亏，消渴多饮，小便频数；肝肾阴虚，头晕目眩，视物昏暗，或须发早白；脚气水肿，或湿痹拘挛、腰痛；腹中挛急作痛或泻痢腹痛；服热药不适。

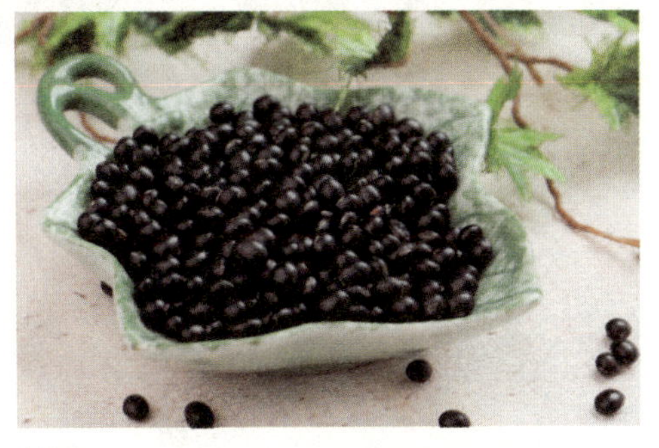
黑豆

1. 黑豆鸡爪

具体做法：准备黑豆100克，鸡爪250克，盐适量。将黑豆拣去杂质，用清水浸泡30分钟，备用；鸡爪洗净，放入沸水锅中烫透。锅上火入水，将鸡爪、黑豆放入，先用武火煮沸，撇去浮沫，再改用文火煮至肉、豆烂熟，加盐调味即可食用。

“黑色入肾”，黑豆可以对肾脏进行有效滋补；鸡肉具有温中补脾，益气养血，补肾益精的功效。经常食用这个食疗方，可以滋补肾脏，强身健体。

2. 黑豆焖猪蹄

具体做法：准备黑豆400克，猪蹄750克，猪耳125克，猪尾125克，猪皮75克，猪肥膘100克，番茄125克，葱头75克，大米250克。食油75克，蒜炼油100克，精盐、胡椒粉各适量。将黑豆洗净用水浸泡3小时左右；把猪蹄洗净竖劈两片；猪耳、猪尾、猪皮、猪肥膘洗净切成小块，番茄洗净切块；葱头洗净切末；大米洗净控干；备用。把盐、黑豆、猪蹄、猪耳、猪尾、猪皮、猪肥膘放在一起拌匀后，放入锅内用大火煮沸后，改用文火焖至熟透，加入少许蒜炼油调好口味；备用。把锅烧热后倒入蒜炼油待油6成热，放入葱头末炒至黄色后，加入番茄块炒透后，盛入锅内倒入清水煮沸。再把锅烧热后倒入食油待油五成热时，放入大米炒至黄色后，盛入盛有番茄的焖锅加盐用大火煮沸后，改用小火焖熟。食用时，盛上黑豆焖猪蹄，配上番茄米饭即可。

 山药焖蟹，祛肾寒的佳肴

山药是我们餐桌上常见的食物，但很少有人了解山药的营养价值。其实，山药在对肾脏的滋补方面，有着神奇功效。

中医把山药称为“上品”之药。山药性平，味甘，具有很强的补肾健脾功效，还能益肾填精。另外，中医还指出，山药还是男性的忠实伙伴，可补肾固精、壮阳，治阳痿遗精等男性疾病。《本草经读》也说：“山药，能补肾填精，精足则阴强、目明、耳聪。”

山药具有健脾补肺、益胃补肾、固肾益精、聪耳明目、助五脏、强筋骨、长志安神、

延年益寿的功效，用于脾胃虚弱，饮食减少，便溏腹泻；妇女脾虚带下；肺虚久咳咽干；肾虚遗精。主治脾胃虚弱、倦怠无力、食欲缺乏、久泄久痢、肺气虚燥、痰喘咳嗽、肾气亏耗、腰膝酸软、下肢痿弱、消渴尿频、四肢畏冷、带下白浊、皮肤赤肿、肥胖等病症。

1. 山药焖蟹

具体做法：准备山药2根、香菜15克、蟹肉100克、姜汁10克、料酒10克、盐3克、大葱10克、鸡精5克炼制好的猪油40克、鸡油10克、玉米淀粉10克。先将螃蟹洗净，去除内脏，蟹肉切块，同时将山药去皮洗净，切成片状以备用；炒勺内加猪油烧热，放入葱花煸香；烹入料酒、姜汁、下入山药片、精盐、鸡精爆炒；待山药片五成熟时，放入蟹肉，炒匀焖至熟；加入味精，用淀粉勾薄芡，淋入鸡油炒匀，出勺装盘。

在以上食疗方中，螃蟹具有温补肾阳的作用，而山药能够固肾益精，经常服用以上食疗方能够有效祛除肾寒。

2. 木耳山药

具体做法：准备山药200克，木耳100克，蒜50克，盐、蘑菇精适量。山药1小段，去皮洗净，然后切片备用；木耳泡发，洗净，摘小朵备用，把蒜剁碎成末；烧开一锅水，然后将山药片放入焯30秒后捞出备用；热锅放油，放入蒜末爆香后加入焯好的山药片，炒半分钟后加入木耳一起炒至熟，加盐和蘑菇精调味即可。

山药具有很好的补中、益气、固肾的作用，此食方特别适合手脚发凉症患者。

 胶筋煲海马，更能补肾阳

鹿筋有补肾阳、壮筋骨的功效，用于治疗劳损过度、风湿关节痛、子宫寒冷、阳痿、遗精等症。

《黄帝内经》早就言明：“虚则补之。”每日忙碌的生活常常让我们忽略了自己的身体，偶有闲暇，不妨静下心来，做一锅胶筋煲海马，补补自己虚弱的肾脏。

关于胶筋煲海马的滋补功效我们可以从用料上来分析。其中的花胶就是鱼肚，是“海八珍”之一，与燕窝、鱼翅齐名，由体形巨大的鲟鱼、大黄鱼的鱼鳔晒干而成，因富含胶质，故名花胶。中国人食用花胶，可追溯至汉朝之前。1600多年前的《齐民要术》就有过记载，可谓历史悠久。花胶有相当的滋补作用和药用价值，它含有丰富的蛋白质、胶质等，有滋阴、固肾的功效。另外，还可帮助人体迅速消除疲劳，并能促进伤口愈合。胶筋煲海马的制作方法如下。

具体做法：准备鹿筋100克，干花胶50克，上等海马2只，老母鸡半只，盐、味精适量。先把花胶和鹿筋放入80℃的水中泡软，取出洗净；老母鸡洗净切块备用；将鹿筋、花胶、海马、鸡块一同放入煲内，加清水用大火煲25分钟，再转慢火细熬3小时，加盐、味精调味即成美味滋补的胶筋煲海马。

鹿筋性温，味淡、微咸，入肝、肾二经，有补肾阳、壮筋骨的功效，用于治疗劳损过度、风湿关节痛、子宫寒冷、阳痿、遗精等症。

海马，又名龙落子，是一种珍贵的药材，民间就有“北方人参，南方海马”之说，海马主要有补肾壮阳、舒筋活络、通血、祛除疔疮肿毒等功效。

鸡肉是我们比较常见的食物，其性平温、味甘，入脾经、胃经，可温中益气，补精添髓。有益五脏、补虚亏、健肾脏、强筋骨、活血脉、调月经和止白带等功效。而用老母鸡炖汤之所以受到很多人的推崇，是因为老母鸡生长期长，所含的鲜味物质要比仔鸡多，炖出来的汤味道更醇厚，再加上脂肪含量比较高，炖出的汤更香。

将以上几种食物放在一起煲汤，既可滋阴补肾，又可活血益气，都是从根本上滋补我们的身体，是宠爱自己的最好方式。这款汤尤其适合在冬天喝，冬天严寒，寒为邪气，易伤阳气，喝这款汤正好温阳补阴。

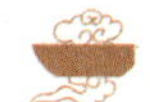

海马虾仁汤，补肾助阳

海马又名龙落子，是珍贵药材，有健身、催产、消痛、强心、散结、消肿、舒筋活络、止咳平喘的功效。我国一直就有“北方人参，南方海马”之说。

海马不仅仅是水生动物，还是一种经济价值较高的名贵中药，具有强身健体、补肾壮阳、舒筋活络、消炎止痛、镇静安神、止咳平喘等药用功能，特别是在滋补肾阳方面更为有效，自古以来备受人们的青睐，男士们更是情有独钟。

中医学认为，海马味甘、咸，性温。能补肾壮阳，活血散瘀。常用于肾虚阳痿、精少，宫寒不孕，腰膝酸软，尿频；肾气虚，喘息短气；跌打损伤，血瘀作痛。此外，还可治疗瘰疬、瘿瘤；外用治阴疽疮肿、外伤出血等。

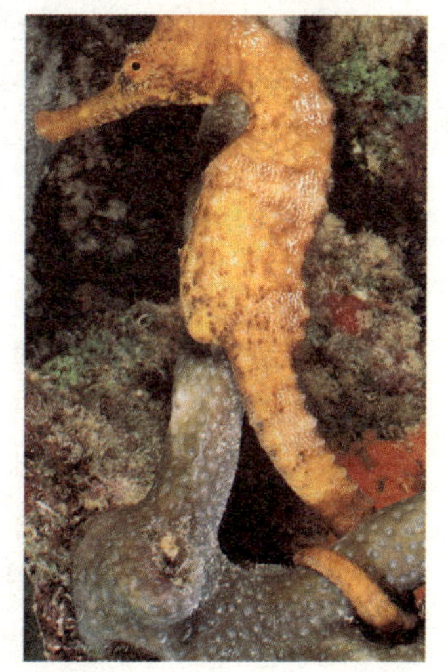

海马

1. 海马虾仁汤

具体做法：准备童子鸡1只，海马10克，虾仁100克，料酒、盐、味精、葱、姜等各适量。童子鸡去毛及内脏，将鸡放入蒸钵内，虾仁放在鸡周围，加葱姜、料酒、盐、味精等，上笼蒸熟，吃鸡肉、虾仁，饮汤。

该汤补精益气，温中壮阳，适用于气虚，阳虚，体质虚弱，乏力怕冷，早泄等。海马性味甘，性温，有补肾壮阳、调气活血之功，虾肉补肾壮阳、童子鸡益气补精。三味配伍，不仅肉质细嫩而鲜美，气味芳香，营养丰富，而且有较好的温肾壮阳补虚的功效，是肾阳虚、阳痿、早泄、体质虚弱者的调补佳品。

2. 海马酒

具体做法：准备海马 50 克，白酒 500 毫升。将海马研碎浸泡于酒中，10 日后饮用。每日 2 次，每次 10 毫升。

此酒温肾壮阳，活血散寒。适用于肾阳虚亏所致的畏寒腰酸，神疲乏力，阳痿，早泄，男子不育，尿急尿频及跌打损伤等。海马酒，性味甘、温，功能温肾壮阳，调气活血，临床上常用于肾阳虚亏所致的阳痿早泄、腰酸不育及跌打损伤等症，具有良好的补益强壮的功效。

冬天吃狗肉，温肾壮阳祛寒

一般人，在冬季都会出现肾寒的现象。因此，在冬季滋补肾阳，是非常必要的，而狗肉就是冬季补肾的不二之选。

狗肉不仅味道鲜美、营养丰富，而且具有入药疗疾的效用。狗肉味甘、咸、酸、性温，具有补中益气、温肾助阳之功。《普济方》说狗肉“久病大虚者，服之轻身，益气力”。《本草纲目》中载，狗肉能滋补血气，专走脾肾二经，而瞬时暖胃祛寒、补肾壮阳，服之能使气血溢沛，百脉沸腾。故此，中医历来认为狗肉是一味良好的中药，有补肾、益精、温补、壮阳等功用。民间也有了“吃了狗肉暖烘烘，不用棉被可过冬”“喝了狗肉汤，冬天能把棉被当”的俗语。现代医学研究证明，狗肉中含有少量稀有元素，对治疗心脑缺血性疾病，调整高血压有一定益处。

1. 炖狗肉

具体做法：准备鲜狗肉 1000 克，干红辣椒 15 克，大蒜瓣 25 克，生姜 15 克，大葱 25 克，植物油 75 克，料酒 50 克，酱油 50 克，熟芝麻面 10 克，味精 5 克，精盐 20 克。将狗肉放入清水中浸泡一天。大蒜去皮、洗净、拍碎末；生姜去皮、洗净切薄片；辣椒洗净、去蒂、切段待用；大葱洗净，切段待用；再将狗肉取出洗净，控水；剁成 3 厘米见方的块，放进锅里。加清水直到没过肉块为好；水烧开，狗肉捞出，再用清水冲洗三次，控干水分。把油放入锅里烧热，投入狗肉，用旺火煸炒 4 分钟；烹入料酒和酱油，待水干后，放入葱、辣椒和清水，用温火煨。待肉烂时，放入盐、大蒜末、味精，烧开后盛入碗内，撒上熟芝麻面，趁热吃即可。

肾虚患者宜常食狗肉，可以增强体质，滋补肾阳，有效地改善肾功能，增强肾活力，驱赶肾寒。

2. 菟丝子狗肉

具体做法：准备狗肉 250 克，附片 15 克，菟丝子 10 克，食盐、味精、生姜、葱、料酒各适量。将狗肉洗净，整块放入开水锅内汆透，捞入凉水洗净血沫，切成 3.3 厘米长的方块；姜，葱切好备用。将狗肉放入锅内，同姜片煸炒，加入料酒，然后将狗肉，姜片一起倒入砂锅内；同时将菟丝子，附片用纱布袋装好扎紧，与食盐，葱一起放入砂锅内，加清汤适量，用武火烧沸，文火煨炖，待肉熟烂后即成。服用时，拣去药包不用，加入味精，吃肉喝汤。每日 2 次，佐餐食。

此食方温肾助阳，补益精髓，适用于阳气虚衰、精神不振、腰膝酸软等症。

中医指出，狗肉具有补中益气，温肾助阳；治脾肾气虚，胸腹胀满，鼓胀，水肿，腰膝软弱，寒疟，败疮久不收敛等症状。狗肉还可用于老年人的虚弱症，如尿溺不尽、四肢厥冷、精神不振等。冬天常吃，可使老年人增强抗寒能力。在中医上讲，狗肉有温补肾阳的作用，对于肾阳虚，患阳痿和早泄的病人有疗效。

随着人们生活水平的提高，狗肉对于人们的吸引力更为强烈，过去不上席的狗肉，如今已成为膳食中的稀世珍品、餐桌上的时尚佳肴。俗话说“寒冬至，狗肉肥”，“狗肉滚三滚，神仙站不稳。”寒冬正是吃狗肉的好时节，狗肉味道醇厚，芳香四溢，所以有的地方叫香肉，它与羊肉都是冬令进补的佳品。狗肉属热性食物，不宜夏季食用，而且一次不宜多吃。凡患咳嗽、感冒、发热、腹泻和阴虚火旺等非虚寒性疾病的人均不宜食用。

黑米粥，补肾的“黑珍珠”

相信大家对黑米都比较熟悉，这是经常出现在我们餐桌上，用来做粥的食物。黑米具有很多的营养功能，被称为“滋补黑珍珠”。

现代医学证实，黑米具有滋阴补肾、健脾暖肝、补益脾胃、益气活血、养肝明目等疗效。经常食用黑米，有利于防治头昏、目眩、贫血、白发、眼疾、腰膝酸软、肺燥咳嗽、大便秘结、小便不利、肾虚水肿、食欲缺乏、脾胃虚弱等症。

1. 红豆黑米粥

具体做法：准备黑米 200 克，红小豆 200 克。把上物混合在一起，用清水洗净，然后加入适量凉水，把火开到最大。煮开以后 10 分钟，把火降至中小，再煲 1 小时。最后，把火降到最小，盖上锅盖 0.5 ~ 1 小时就好。煲粥的过程中，如果发现粥过于黏稠，得添加适量水。煲好以后，趁热盛到碗里，加适量白糖即可。

2. 黑米牛奶

具体做法：准备牛奶 250 毫升，黑米 100 克，白糖适量。将黑米淘洗干净，加入适量水，放入锅中浸泡 2 ～ 3 小时，然后中火煮至粥快熟时，加入牛奶、白糖煮熟。每日 2 次，早晚空腹温热服食。

此粥具有益气、养血、生津、健脾胃的作用，适用于产后、病后以及老年人等一切气血亏虚、脾胃虚弱者服用。

或者，准备白米 50 克，黑米 50 克，红豆 30 克，花生 20 克，干枣数个。全部原料混在一起，提前浸泡 24 小时。除掉枣核。加水一块儿入高压锅，煮至软烂成粥。

黑米无论煮粥或焖饭，都不失为一种理想的滋补食品。为了更多地保存营养，黑米往往不像白米那样精加工，而是多半在脱壳之后以“糙米”的形式直接食用。这种口感较粗的黑米最适合用来煮粥，而不适宜做成米饭。煮粥时，为了使它较快地变软，最好预先浸泡一下，让它充分吸收水分。夏季要用水浸泡一昼夜，冬季浸泡两昼夜。然后用高压锅烹煮，只需 20 分钟左右即可食用。为了避免黑米中所含的色素在浸泡中溶于水，泡之前可用冷水轻轻淘洗，不要揉搓；泡米用的水要与米同煮，不能丢弃，以保存其中的营养成分。

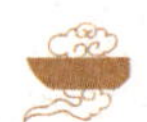

羊肉，冬季补肾的好选择

羊肉能御风寒，又可补身体，对一般风寒咳嗽、慢性气管炎、虚寒哮喘、肾亏阳痿、腹部冷痛、体虚怕冷、腰膝酸软、面黄肌瘦、气血两亏、病后或产后身体虚亏等，一切虚证均有预防和补益效果，最适宜于冬季食用，故被称为冬令补品，深受人们欢迎。另外，羊肉鲜嫩，营养价值高，对阳痿早泄以及一切虚寒病症均有很大裨益；具有补肾壮阳、补虚温中等作用，男士适合经常食用。

羊肉的气味较重，对胃肠形成的消化负担也较重，并不适合胃脾功能不好的人食用。和猪肉牛肉一样，过多食用这类动物性脂肪，对心血管系统可能会造成压力，因此羊肉虽然好吃，但不应贪嘴。暑热天或发热病人一定要谨慎食用。

1. 萝卜羊肉

具体做法：准备羊肉 500 克，胡萝卜 100 克，料酒、酱油、白糖、盐、姜片、干辣椒、丁香、孜然、橙皮各适量。羊肉洗净切块，放入开水锅中汆烫，然后取出控去水；胡萝卜洗净，去皮，切成滚刀块。炒锅烧热，倒入适量油，先煸香干辣椒，姜片，丁香，孜然和橙皮，然后放入羊肉，倒入料酒，酱油，白糖，盐炒匀。羊肉上色后倒入适量清水没过羊肉，大概要炖制1个多小时，大火烧开后转小火炖煮1个小时左右。待1个小时后，倒入胡萝卜，继续炖煮，至汤汁收稠，胡萝卜酥软即可出锅。

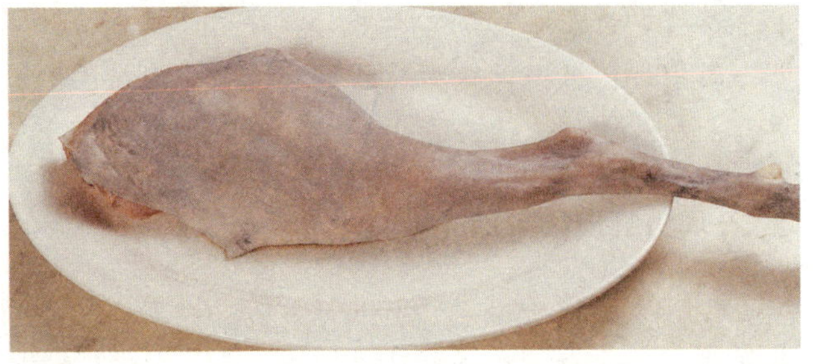
羊腿

2. 辣椒孜然羊肉

具体做法：准备羊肉400克，葱、姜、料酒、油、盐适量；孜然粉、辣椒粉、熟芝麻适量。羊肉切大片，用腌料拌匀腌制至少1小时；加入孜然粉，辣椒粉拌匀；牙签提前用滚水泡至少半小时；腌好的羊肉穿在牙签上；锅内烧热油，七成热左右倒入羊肉炸变色捞出，烧热油倒入羊肉继续炸至表面金黄捞出；锅内留一点点底油，倒入辣椒孜然粉炒匀，倒入羊肉炒匀关火，撒入芝麻拌匀即可。

羊肉其性味甘热，含有蛋白质、脂肪、糖类、无机盐、维生素B_1、核黄素、烟酸、胆固醇、维生素A、维生素C等成分。凡肾阳不足、腰膝酸软、腹中冷痛、虚劳不足者皆可用它做食疗品。羊肝性味甘苦寒，能养血、补肝、明目。凡血虚目暗、视物不清、夜盲翳障者可常食之。发热、腹泻的病人和体内有积热的人就最好不要食用。

紫菜汤系列，天然补肾佳品

中国古代已开始食用紫菜。明代《五杂组》指出人们将荔枝、蛎房、子鱼、紫菜作为福建的“四美”。可见，紫菜确实有很优秀的营养佳品。

紫菜是对海中互生藻类的统称，被称为“海洋蔬菜”，可以入药，制成中药，具有化痰软坚、清热利水、补肾养心的功效。唐代孟诜在《食疗本草》中指出，紫菜“生南海中，正青色，附石，取而干之则紫色”。至北宋年间，紫菜已成为进贡的珍贵食品。明代李时珍在《本草纲目》一书中不但描述了紫菜的形态和采集方法，还指出紫菜主治“热气烦塞咽喉”。

1. 紫菜蛋花汤

具体做法：准备西红柿200克、紫菜10克、鸡蛋2个。葱花、生抽、盐、味精、香油、香菜适量。西红柿洗净，去皮，切成细块；紫菜撕成小片，鸡蛋打散。炒锅热油，下葱花炒香，再放入西红柿块，翻炒一下，加生抽，盐，炒匀，倒入适量水。大火烧开后，煮一两分钟，根据口味加盐，加入紫菜，保持大火，淋入蛋液。蛋液淋入后，一沸开即关火，加入少许味精，香油，香菜碎，搅匀出锅。

2. 腐竹虾皮紫菜汤

具体做法：准备虾米 100 克，紫菜 200 克，腐竹 200 克，盐、大蒜、辣椒、洋葱适量。先制作一碗清汤。大蒜用刀面拍扁，洋葱切丝、辣椒切块。锅里放少许的油，放入大蒜、洋葱、辣椒炒出香味，加入一大碗的水、加入盐，用中火煮 10 分钟。然后捞去所有香料。将腐竹用开水泡开，切成细丝。紫菜、虾米洗净。腐竹丝、虾米放入清汤里煮开，最后加入紫菜，烧开，汤就做好了。也可以加入少许葱或香菜。

紫菜中的维生素 B_{12} 的含量与鱼肉相近，维生素 C 的含量也很高；可以有效改善肾功能；并可以清热利水、补肾养肾。

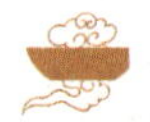

桑葚乌鸡粥，补肾的民间美味

成熟的桑葚质油润，酸甜适口，以个大、肉厚、色紫红、糖分足者为佳，这是众所周知的。但我们是否知道桑葚的营养成分呢？

早在 2000 多年前，桑葚已是中国皇帝御用的补品。桑葚历来具有食用及中药材之用，很早就被作为水果和中药材应用。无论是传统医学还是现代医学都视桑葚为防病保健之佳品。下面为大家介绍补益肾气的桑葚乌鸡粥的制作方法。

具体做法：桑葚子、熟地黄各 30 克，紫草 10 克，红花、牡丹皮各 5 克，乌骨鸡 1 只（约 1000 克）。用料洗净，放入乌骨鸡腹腔里，清水煮至鸡肉熟烂。

中医理论指出，"耳为肾形"。耳朵和肾脏有密切的关系。如果肾虚造成气血不足，就有可能引起耳鸣、耳聋。桑葚可以有效滋补肾脏，补中益气，所以这个食疗方能够有效预防肾虚耳鸣症状。

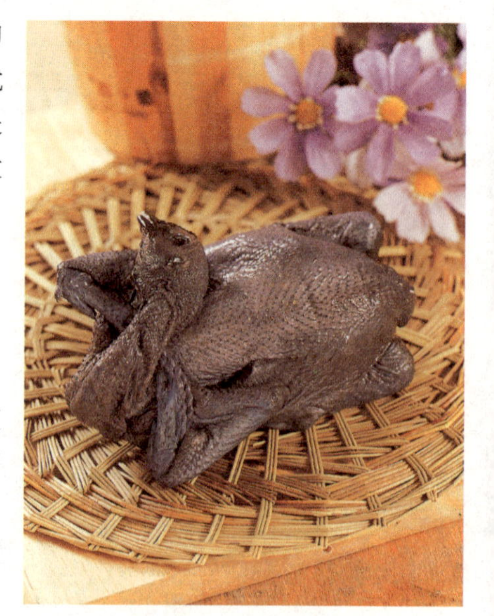

乌鸡

成熟的桑葚酸甜适口，现代研究证实，桑葚果实中含有丰富的活性蛋白、维生素、氨基酸、胡萝卜素、矿物质、白藜芦醇、花青素等成分，营养是苹果的5～6倍，是葡萄的4倍，具有多种功效，被医学界誉为“21世纪的最佳保健果品”。常吃桑葚能显著提高人体免疫力，具有延缓衰老，美容养颜的功效。1993国家卫生部把桑葚列为“既是食品又是药品”的农产品之一。

枸杞配羊肉粥，补肾益肝的搭档

作为宁夏五宝之一的枸杞，是大家都熟知的滋补品。它的明目特效更是家喻户晓；其实，枸杞除了明目外，还有很多特殊的功效。

《本草纲目》记载：“枸杞，补肾生精，养肝明目安神，令人长寿。”治肝肾阴亏，益精明目。用于虚劳精亏，腰膝酸痛，眩晕耳鸣，阳痿遗精，内热消渴，血虚萎黄，目昏不明。现代医学也用白鼠实验表明，枸杞子确实在促进肾功能方面有独到的作用。枸杞子含有丰富的胡萝卜素、维生素 A_1、维生素 B_1、维生素 B_2、维生素C等，这些都是健康眼睛的必需营养，故擅长明目，所以俗称“明眼子”。历代医家治疗肝血不足、肾阴亏虚引起的视物昏花和夜盲症，常常使用枸杞子。

1. 枸杞羊肉萝卜

具体做法：准备枸杞10克，羊肉300克，白萝卜100克，红枣、生姜、葱、花生油各10克，盐3克，味精、绍酒各2克，胡椒粉少许。枸杞泡透，羊肉砍成块，红枣泡透，生姜去皮切片，白萝卜去皮切块，葱捆成把。烧锅下油，放入姜片、羊肉块，爆炒至香，加入清水，用中火煮净血水，倒出。在炖盅内加入羊肉块、白萝卜块、枸杞、生姜、红枣、葱，注入清汤，调入盐、味精、绍酒、胡椒粉，加盖，炖2小时，去掉葱即可。

中医指出，枸杞能够治疗肝肾阴亏，腰膝酸软；而羊肉则可以温补肾阳，滋补肾脏。经常食用此汤可益精明目、补肾强筋，对肾虚精亏、虚劳体疲、头晕目眩、视物模糊等症有疗效。

2. 枸杞蒸饭

具体做法：准备枸杞子200克，米饭100克，水、油菜、盐各适量。米饭加入深锅中，加水煮沸，注意防止溢出，用文火煮1小时。油菜洗净，去根，放在加盐的热水中焯一下，切成长段。枸杞子若是鲜品，柔软，则不需处理，若是干品，必须浸泡温水中，使其变柔软。粥煮好后，加入盐、青菜、枸杞子，稍煮一下即成。

在日常生活中，枸杞虽然具有很好的滋补作用，但任何滋补品都不要过量食用，枸杞也不例外。那么，要想达到养生保健的效果，一天吃多少枸杞子为宜呢？对于健康的成年人来说，每天吃10克左右的枸杞能达到明目的效果；每天吃15克的枸杞能达到补肾的效果；每天吃 30 克的枸杞可以达到减肥的效果。如果想起到治疗的效果，每天最好吃 30 克左右。

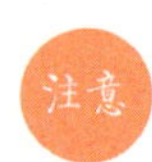

注意 由于枸杞温热身体的效果相当强，正在感冒发烧、身体有炎症、腹泻的人最好不要吃。另外，患有高血压、性情太过急躁的人，或平日大量摄取过多营养导致面泛红光的人最好不要食用。

莲子百合汤，固肾养气的佳品

莲子是经常出现在诗人优美词句中的形象；莲子不仅仅具有高雅的气质，更具有超强的营养价值。

中医在临床中，经常用莲子来预防脾虚，便溏，痢疾，食欲缺乏；或心肾不交，失眠多梦，心悸，五心烦热;或肾虚失摄，精关不固，遗精，滑泄，带下量多，尿频，遗尿，尿失禁等症。莲子有平抑性欲的作用，对于青年人梦多，遗精频繁或滑精者，服食莲子有良好的补肾、止遗涩精作用。

1. 莲子百合汤

具体做法：准备莲子、百合各 30 克，精瘦肉 200 克。将莲子、百合泡好与洗净的精瘦肉一同入锅加适量水，炖熟吃肉喝汤。

莲子、百合均有补肾之功用，莲子所含有的莲子碱，能够有效预防遗精频繁或滑精的病症。

2. 莲子百合香蕉羹

具体做法：准备莲子 100 克，干银耳 15 克，鲜百合 120 克，香蕉 2 根，枸杞 5 克，冰糖 50 克。干银耳泡水 2 小时，拣去老蒂及杂质后撕成小朵，加水 4 杯入蒸笼蒸半个小时取出备用。新鲜百合剥开洗净去老蒂，香蕉洗净去皮，切为 0.3 厘米片。将所有材料放入炖盅中，加调味料入蒸笼蒸半个小时即可。或者，莲子 20 克泡发后，抽去莲心冲洗干净后放入锅内，加清水在火上煮烂熟，备用。粳米 100 克同煮，淘洗干净，放入锅中加清水煮成薄粥，粥熟后掺入莲子，熟后加冰糖或白糖再稍炖分 2 次食用，固肾养气效果相同。

3. 红枣莲子银耳汤

具体做法：准备红枣 100 克，白木耳 50 克，莲子 100 克，红糖适量。将红枣、白木耳、莲子洗净后泡水。锅中加适量的水，放入 3 种材料，煮熟后，加糖调味。

莲子的营养价值较高，含有丰富的蛋白质、脂肪和碳水化合物，莲子中的钙、磷和钾含量非常丰富，除可以构成骨骼和牙齿的成分外，还有促进凝血，使某些酶活化，维持神经传导性，镇静神经，维持肌肉的伸缩性和心跳的节律等作用。丰富的磷还是细胞核蛋白的主要组成部分，帮助机体进行蛋白质、脂肪、糖类代谢，并维持酸碱平衡，对精子的形成也有重要作用。

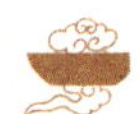 火腿炖甲鱼，肾脏的王牌补品

甲鱼又名为鳖，其肉味鲜美、营养丰富，有清热养阴，平肝熄风，软坚散结的效果。不仅是餐桌上的美味佳肴，更是一种用途很广的滋补药品和中药材料。

在中国很早以前的记载中就有“鳖可补痨伤，壮阳气，大补阴之不足”。自古以来就被人们视为滋补的营养保健品。唐代孟诜说：“妇人漏下五色，羸瘦，宜常食之。”《随息居饮食谱》：“鳖甘平，滋肝肾之阴，清虚劳之热，宜蒸煮食之。”鳖肉具有鸡、鹿、牛、羊、猪 5 种肉的美味，故素有“美食五味肉”的美称。它不但味道鲜美、高蛋白、低脂肪，而且是含有多种维生素和微量元素的滋补珍品，能够增强身体的抗病能力及调节人体的内分泌功能，也是提高母乳质量、增强婴儿的免疫力及智力的滋补佳品。

中医指出鳖肉味甘，性平，无毒。主补中益气，可以用来进补肾脏，能治热气及风湿性关节炎，腹内积热。和五味煮食，有腹泻、妇女漏下、形体消瘦、腹内积气结块及腰痛者，宜常食。还可去血热，进补肾阴虚。作肉羹食，可治久痢，长胡须。做成丸服，治虚劳、脚气。适宜体质衰弱，肝肾阴虚，骨蒸劳热，营养不良之人食用。

现代医学指出，甲鱼富含维生素 A、维生素 E、胶原蛋白和多种氨基酸、不饱和脂肪酸、微量元素，能提高人体免疫功能，促进新陈代谢，增强人体的抗病能力，有进补肾脏，养颜美容和延缓衰老的作用。

1. 甲鱼汤

具体做法：准备甲鱼一只，火腿 100 克，香菇 100 克，姜、蒜、葱、绍酒、盐、味精适量。将宰杀后的甲鱼放在热水中，烫 2 ~ 5 分钟捞出。放凉后用剪刀或尖刀在甲鱼的腹部切开十字刀口，挖出内脏，斩下四肢和尾稍，关键得把腿边的黄油给拿掉；还要把甲鱼全身的乌黑污皮轻轻刮净；就算基本清理完工了。甲鱼加工完成后，放在碗里，把切成片的火腿铺上，香菇、姜蒜葱也可以一起放入，最后加料酒。上炉炖 1 小时左右即可。

甲鱼所含有的维生素 A、维生素 E 及胶原蛋白等元素，可以补气、温补肾脏；而香菇属于菌类，含有大量维生素，能够有效滋补肾脏。

2. 蒸甲鱼

具体做法：准备甲鱼 500 克，猪板油 25 克，熟猪油 50 克，冰糖 10 克，料酒 25 克，

醋 15 克，葱段 15 克，姜片 8 克，酱油 35 克，盐 3 克，湿淀粉 20 克，香油 10 克，鲜汤适量。将宰杀和经过初加工的甲鱼用水洗净，放在案板上，从鱼的腹部正中对半剁开，再将每半切成 3 ～ 4 块，同时取下裙边，一起投入沸水锅中，焯烫 2 ～ 3 分钟，捞起放入冷水盆洗净血渍，以去掉腥味，捞出沥干水；猪板油洗净，切成小丁；将甲鱼肉放在大汤碗内，其上放葱段、姜片和料酒，上屉后架在水锅上，用旺火蒸 1.5 个小时左右，蒸至鱼肉酥烂下屉，拣去葱段，姜片；将锅架在火上，放入猪油烧至六七成热，推入蒸酥的鱼肉，裙边，加入酱油、料酒、醋、盐、猪板油丁和适量鲜汤，加盖，用小火焖 6 ～ 8 分钟，揭盖，转用旺火收汁，汁一转浓即用湿淀粉勾芡，搅匀，淋入香油，装盘，撒上另一半敲碎的冰糖末即成。

此品色泽深红，酥烂脱滑，软糯味浓，适宜肾虚患者经常服用。

中医认为，鳖的主要功能是滋阴养血，还有软坚散结的作用，最适合于阴虚内热的人食用。而久病体虚、阴虚怕冷、消化不良、食欲缺乏者均应慎食。

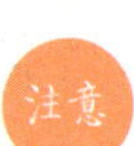

注意

凡脾虚、湿重、孕期及产后泄泻的人也不宜吃，因吃后易引起胃肠不适等症状。还有人吃了甲龟后产生变态反应，皮肤出现风疹块的瘙痒症状，并使胃肠道平滑肌痉挛而出现腹痛、腹泻等症，特别是吃甲鱼时又喝酒，甲鱼中的蛋白质分解产生的蛋白胨，易通过肠黏膜而引起全身性的变态反应。此外，妊娠合并慢性肾炎、肝硬化、肝炎的孕妇也不宜吃甲鱼。

脆脆虾，补肾壮阳的极品

虾是我们餐桌上常见的食物，具有超高的营养价值，并用作中药材，具有补肾壮阳的极佳疗效。我国海域宽广、江河湖泊众多，盛产海虾和淡水虾。海虾是口味鲜美、营养丰富、可制作多种佳肴的海味，有菜中之“甘草”的美称。海虾有对虾、明虾、基围虾、枇杷虾、龙虾等；淡水虾有青虾、河虾、草虾、小龙虾等；还有半咸水虾如白虾等。不管何种虾，都含有丰富的蛋白质，营养价值很高，其肉质和鱼一样松软，易消化，但又无腥味和骨刺，同时含有丰富的矿物质（如钙、磷、铁等），海虾还富含碘质，对人类的健康极有裨益。

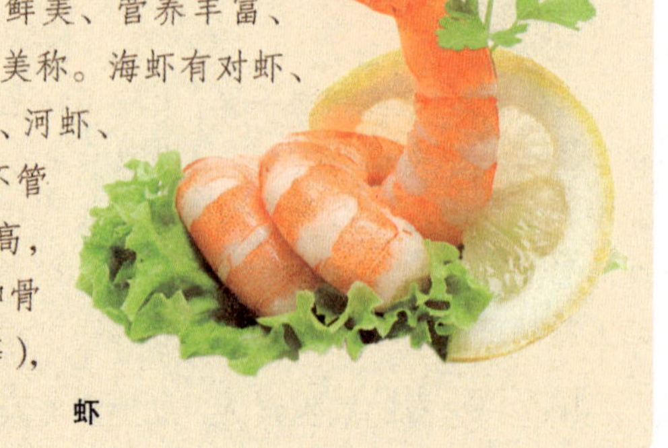

虾

中医认为，虾性温，味甘，入肝、肾二经，具有补肾、壮阳、通乳等作用。《本草纲目》中称“虾，性温，味甘，有补肾、壮阳和通乳的功效”。由此可见，虾为补肾壮阳的佳品，对肾虚阳痿、早泄遗精、腰膝酸软、四肢无力、产后缺乳、皮肤溃疡、疮痈肿毒等症有很好的防治作用。因此，凡是久病体虚、气短乏力、不思饮食的人，都可以将其作为滋补珍品，经常食用可以强身健体。

1. 脆脆虾

具体做法：准备虾500克、青椒50克、红椒50克，椒盐、蒜、料酒、淀粉、植物油适量。剪去虾须，将虾用清水反复冲洗两遍后沥干。青红椒去蒂去籽后切成碎末，把虾放入盘中，淋入料酒搅匀后，撒入干淀粉搅匀，使淀粉能够均匀地包裹在虾身上；大蒜去皮切碎末。锅中倒入油，大火加热至四成热时，放入蒜末，改成小火，慢慢炸成金黄色后捞出；锅中倒入油，大火加热至七成热，一只只地将虾放入油中炸至虾身变成橙红色，约2分钟左右，捞出后充分沥干油。锅中的油倒出不用；将虾倒入锅中加热，撒入椒盐搅匀，倒入炸好的蒜蓉和青红椒碎末，翻炒几下即可出锅。趁热食用，味道和口感最佳。

虾营养价值丰富，脂肪、微量元素（磷、锌、钙、铁等）和氨基酸含量甚多，还含有激素，有助于补肾壮阳。

2. 韭菜炒鲜虾

具体做法：准备韭菜200克，鲜虾250克，生姜3片。将虾去肠去壳，爆香姜片，放入鲜虾炒熟。放入韭菜炒软即可。

此食方主要改善肾虚、阳痿等症。或者，准备虾仁15克，海马10克，子公鸡1只，调味品，清汤适量。将子公鸡宰杀后，去毛及内脏，洗净，装入盆内。将海马、虾仁用温水洗净，泡放在鸡肉上，加调味品、清汤，蒸至烂熟即可。此品同样温肾壮阳，益气补精。对阳痿早泄有帮助。

虾除了补肾壮阳外，还有哪些营养成分呢？我们来看一下。

虾营养丰富，且其肉质松软，易消化，对身体虚弱以及病后需要调养的人是极好的食物。虾中含有丰富的镁，镁对心脏活动具有重要的调节作用，能很好地保护心血管系统，它可减少血液中胆固醇含量，防止动脉硬化，同时还能扩张冠状动脉，有利于预防高血压及心肌梗死。虾的通乳作用较强，并且富含磷、钙，对小儿、孕妇尤有补益功效。

吃虾时，还有很多禁忌：不要同时服用维生素，否则可能会危及生命；吃海虾后，1小时内不要食用冷饮、西瓜等食品；食用海虾时，最好不要饮用大量啤酒，否则会产生过多的尿酸，从而引发痛风。

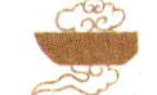

海参羊肉汤，补肾必选之品

海参又名刺参、海鼠，是一种名贵海产动物，古人发现“其性温补，足敌人参”，因补益作用而得名。

海参肉质软嫩，营养丰富，是典型的高蛋白、低脂肪食物，滋味腴美，风味高雅，是久负盛名的名馔佳肴，是海味“八珍”之一，与燕窝、鲍鱼、鱼翅齐名，在大雅之堂上往往扮演着“压台轴”的角色，被视作为中餐的灵魂之一。

据《本草纲目拾遗》中记载：“海参，味甘咸，补肾，益精髓，摄小便，壮阳疗痿，其性温补，足敌人参，故名海参。”

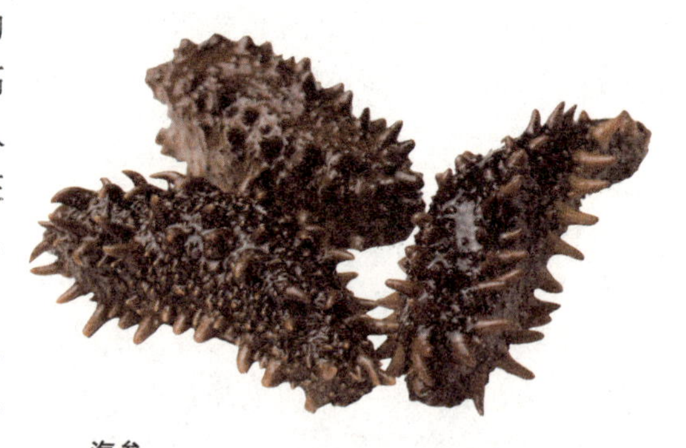
海参

从中医角度讲，肾是人体之本，只要肾脏出现问题，则不仅仅是性生活质量降低的问题，而且其他器官会相应枯竭。而海参对人体的作用主要是补肾固本，也就是俗话说的培元固本。只要人体肾脏强健，各器官经络都会相应强健，最终人体会更加健康，抵抗疾病的能力将会大大增强。

1. 葱烧海参

具体做法：准备海参100克，姜，酱油各25克，白糖15克，熟猪油125克，大葱200克。海参切成宽片，洗净后控去水分，将猪油烧至六成熟时放入葱段，炸至金黄色时捞出，葱油备用。清汤加葱、姜、精盐、料酒、酱油、白糖、海参，烧开后微火煨2分钟，捞出控干。加炸好的葱段、精盐、海参、清汤、白糖、料酒、酱油、糖色，烧开后移至微火煨2～3分钟，上旺火加味精用淀粉勾芡，用中火烧透，收汁，淋入葱油，盛入盘中即可。

2. 海参羊肉汤

具体做法：准备海参50克，羊肉250克，生姜2克，葱5克，胡椒末0.5克，食盐3克。将海参以温水泡软后，剪开参体，除去内脏，洗净，再用开水煮10分钟左右，取出后连同水倒入碗内，泡2～3小时。羊肉洗净，去血水，切成小块，加水适量，小火炖煮，煮至将熟，将海参切成小块放入同煮，再煮沸15分钟左右，加入生姜末、葱段、胡椒末及精盐，即可。温食参肉，饮汤，或供餐用。

海参富含蛋白质、矿物质、维生素等50多种天然珍贵活性物质，能起到延缓衰老的作用。海参体内所含的18种氨基酸能够增强组织的代谢功能，增强机体细胞活力，适宜于生长发育中的青少年食用。海参能调节人体水分平衡，适宜于孕期腿脚水肿的女士食用。海参能消除疲劳，提高人体免疫力，因此非常适合经常处于疲劳状态的中年女士与男士和易感冒、体质虚弱的老年人和儿童等亚健康人群食用。

海参不仅是美味佳肴，而且是良好的滋补药品。海参中的牛磺酸、赖氨酸等在植物性食品中几乎没有。海参特有的活性物质海参素，具有显著的抗炎、成骨作用，尤其对肝炎、结核病、糖尿病、心血管病有辅助治疗作用。

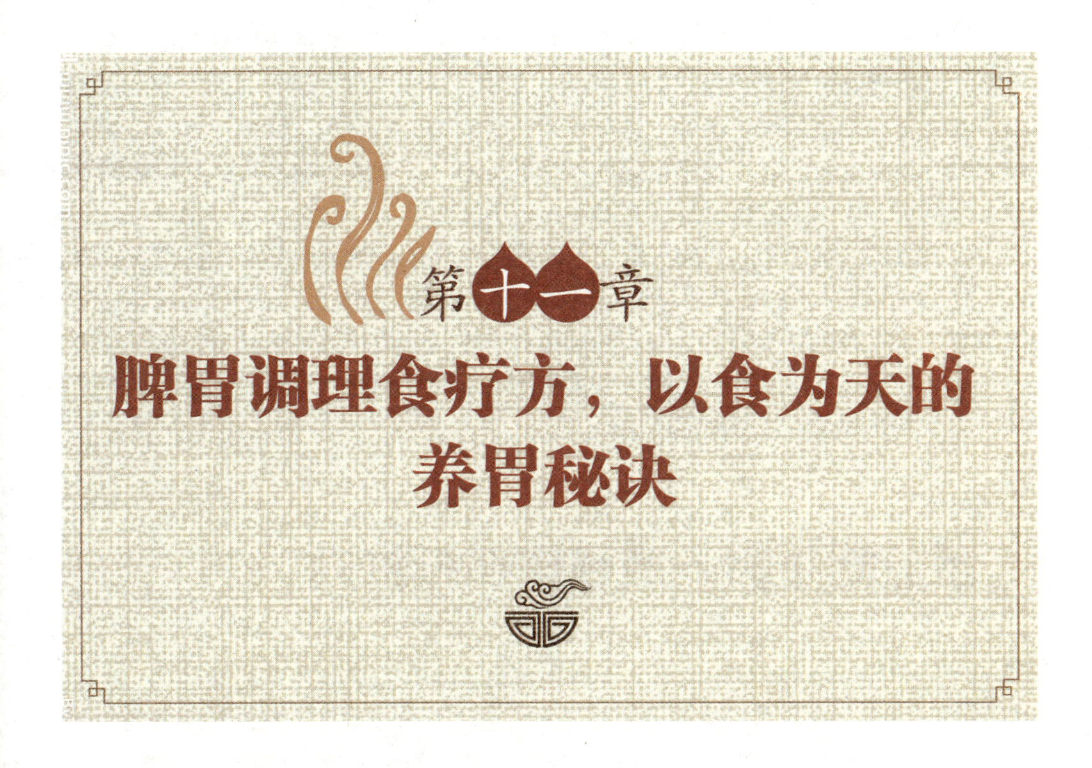
第十一章
脾胃调理食疗方，以食为天的养胃秘诀

常吃藕丝糕可养胃

莲经常以清廉的形象出现在书本中，而藕是我们餐桌上的美味，同时还具有很高的药用价值。

藕微甜而脆，可生食也可做菜，而且药用价值相当高，它的根、叶、花、果实，无不为宝，都可滋补入药。

用藕制成粉，能消食止泻、开胃清热、滋补养性、预防内出血，是妇孺、上年纪的人或体弱多病者，上好的流质食品和滋补佳珍。

中医学指出，藕入药，可以补中养神、除百病。经常服用，可以轻身耐老，延年益寿。还能补益十二经脉血气，平衡体内阳热过盛、火旺，厚肠胃，固精气，强筋骨，补虚损，利耳目，并除寒湿，止脾泄久痢。

藕丝糕

具体做法：将1000克鲜藕去皮切成丝，用糯米粉200克拌匀，平铺在蒸笼内，撒上青梅末、瓜子仁、樱桃等两三种干果各10克。用大火蒸20分钟出笼，凉后切成长方片，装盘后撒些白糖即可食用。

莲藕含铁量较高，故对缺铁性贫血的病人颇为适宜。莲藕的含糖量不算很高，又含有大量的维生素 C 和食物纤维，对于肝病、便秘、糖尿病等一切有虚弱之症的人都十分有益。藕中含有丰富的维生素 K，具有收缩血管和止血的作用。鲜藕汁可预防烦渴、泌尿系感染、鼻血不止，煮烂食用可辅助治疗乳汁不下。藕既可当水果，又可作佳肴，生啖熟食两相宜。藕不论生熟，都具有很好的药用价值。

中医认为，生藕性寒，甘凉入胃，可消瘀凉血、清烦热、止呕渴，适用于烦渴、酒醉、咯血、吐血等症。妇女产后忌食生冷，唯独不忌藕，就是因为藕有很好的消瘀作用，故民间有“新采嫩藕胜太医”之说。熟藕有养胃滋阴、健脾益气的功效，是一种很好的食补佳品。而用藕加工制成的藕粉，既富营养，又易于消化，有养血止血、调中开胃之功效，实为老幼体虚者理想的营养佳品。

番茄炖牛肉，增强胃部抵抗力

番茄，又称为西红柿，因为其含有丰富的营养，又有多种功用被称为“神奇的菜中之果”。番茄内的苹果酸和柠檬酸等有机酸，还有增加胃液酸度，帮助消化，调整胃肠功能的作用。番茄中含有果酸，能降低胆固醇的含量，对高脂血症很有益处。番茄富含维生素 A、维生素 C、维生素 B_1、维生素 B_2 以及胡萝卜素和钙、磷、钾、镁、铁、锌、铜和碘等多种元素，还含有蛋白质、糖类、有机酸、纤维素。

中医学认为，番茄味甘、酸，性凉，微寒，归肝、胃、肺经。能清热止渴、养阴、凉血，具有生津止渴、健胃消食、清热解毒、凉血平肝、补血养血和增进食欲的功效。番茄搭配牛肉，又美味可口又滋补。

番茄炖牛肉

具体做法为：牛肉切大块，西红柿去蒂切块。牛肉洗干净，加热锅中的油，七成热后放入大葱、姜片、桂皮、八角爆香，随后加入牛肉翻炒。调入老抽、白酒和盐，炒匀后放入适量清水，大火烧开，撇出浮沫。汤水量要一次加足，不可中途添水。若汤不够，只能加热水或开水，千万不能中途加凉水，否则开锅的肉遇到凉水，易使肉表面收缩变紧，热量不易内传，肉质会变得既硬又皮，不好嚼咽。汤调好后，再放适量盐。转小火炖 1 个小时这样，一定要炖烂一点，如果你有高压锅就不需要这么长时间了。然后倒入西红柿块，待西红柿熟透，即可关火出锅，放一棵香菜配色。

番茄中的茄红素可以降低热量摄取，减少脂肪积累，并补充多种维生素，保持身体均衡营养。番茄独特的酸味还可刺激胃液分泌，促进肠胃蠕动，以帮助番茄中的食物纤维在肠内吸附多余的脂肪和废弃物一起排泄出来。对于寒性体质或胃肠虚弱的人则可选择加热过的番茄或番茄汁。同时，牛肉含有多种矿物质，可以起到加强胃动力的作用。这个食疗方非常适合胃部不适、胃动力不足的人食用。

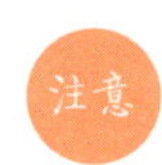

不宜吃未成熟的青色番茄，不成熟的番茄含有毒的龙葵碱。食用未成熟的青色番茄，会感到苦涩，多吃了，严重的可导致中毒，出现头晕、恶心、周身不适、呕吐及全身疲乏等症状，严重的还会发生生命危险。所以，吃番茄还要选成熟的。

猴头菇猪肚可养胃

猴头菇是中国传统的名贵菜肴，肉嫩、味香，鲜美可口，是四大名菜之一。有“山珍猴头、海味燕窝”之称。这种齿菌科的菌类远远望去似金丝猴头，故称“猴头菇”，又像刺猬，故又有“刺猬菌”之称。猴头菌是鲜美无比的山珍，菌肉鲜嫩，香醇可口，有“素中荤”之称。

中医认为，猴头菇性平，味甘，入胃，有利五脏、助消化、滋补身体等功效。现代医学陆续证明猴头菌有良好的药用价值，临床应用表明，猴头菇常用于脾胃虚弱，消化不良。还可用于神经衰弱；胃和十二指肠溃疡、浅表性胃炎、慢性胃炎；食管癌、胃癌、肠癌、消化道肿瘤等多种疾病。

猴头菇还是良好的滋补食品，对神经衰弱、消化道溃疡有良好疗效。近年来，在抗癌药物筛选中，发现其对皮肤、肌肉癌肿有明显抗癌功效。所以常吃猴头菇，无病可以增强抗病能力，有病用其辅助治疗疾病。

猴头菇

1. 猴头菇猪肚

具体做法：准备干猴头菇 30 克，熟猪肚 260 克，韭菜 80 克，再准备植物油、香油、精盐、味精、白糖、胡椒粉、料酒各适量。将干猴头菇用温水泡发，洗净，顺刺切片，入沸水锅汆去苦味，捞出控干水；熟猪肚切成片。炒锅上旺火加植物油烧热，下熟猪肚片、猴头菇片煸炒，加料酒、精盐、白糖、味精、韭菜，淋上香油，炒匀后装盘，撒上胡椒粉即可。

猴头菇能够入胃，可以帮助消化，缓解胃部疾病；而食疗方中的韭菜含有丰富的维生素和挥发性的硫化丙烯，因此具有辛辣味，有促进食欲的作用。经常食用该食疗方能够滋补胃部。

2. 猴头菇鸡蛋汤

具体做法：准备水发猴头菇800克，火腿片20克，青菜心120克，鸡蛋2个，葱段、姜片、精盐、湿淀粉、鸡汤、熟猪油各适量。将水发猴头菇顺刺切片，入沸水锅内氽10分钟，捞出，控干水，放碗内，加葱段、姜片、精盐、鸡汤，上笼蒸35分钟，取出，去汤汁，去葱、姜。在鸡蛋清碗内加湿淀粉、鸡汤调成糊，涂在猴头菇片上，投入烧热的熟猪油锅中炸成黄色出锅。锅内留底油，烧热后下火腿片、青菜心翻炒，投下猴头菇片、鸡汤烧沸，用湿淀粉勾芡即可。

猴头菇是一种高蛋白、低脂肪、富含矿物质和维生素的一种优良食品，富含不饱和脂肪酸，能降低血胆固醇和甘油三酯含量，调节血脂，利于血液循环，是心血管患者的理想食品；猴头菇含有的多糖体、多肽类及脂肪物质，能抑制癌细胞中遗传物质的合成，从而预防和辅助治疗消化道癌症和其他恶性肿瘤。

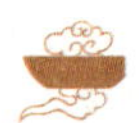

常吃鲜茄炖圣女果，胃部好舒服

圣女果，又称小西红柿，在国外又有“小金果”“爱情之果”之称。味清甜，无核，口感好，营养价值高且风味独特，食用与观赏均可，深受广大消费者青睐。

圣女果中含有谷胱甘肽和番茄红素等特殊物质。这些物质可促进人体的生长发育，特别可促进小儿的生长发育，并且可增加人体抵抗力，延缓人的衰老。另外，番茄红素可提高人体的防晒功能。近些年来科学家发现，番茄制品中的番茄红素不但可防癌、抗癌，特别是可防前列腺癌。圣女果中维生素PP的含量居果蔬之首，维生素PP的作用是保护皮肤，维护胃液的正常分泌，促进红细胞的生成，对肝病也有辅助治疗作用，还可以美容，防晒效果也很好。圣女果所含的苹果酸或柠檬酸，有助于胃液对脂肪及蛋白质的消化。

圣女果

中医学指出，圣女果性甘、酸、微寒，归肝、胃、肺经；具有生津止渴，健胃消食，清热解毒，凉血平肝，补血养血和增进食欲的功效；可治口渴，食欲缺乏等症状。

鲜茄炖圣女果

具体做法：准备茄子两根、圣女果100克。葱花姜丝各少许、糖、蚝油、生抽适量。茄子洗净，切成条。圣女果洗净，对半切开；油锅烧热注入足量油加热至五六成热，下入茄子条，炸至软身，捞出沥油，并轻轻挤压出多余油，放在厨房纸上吸去多余油；炒锅加热适量油，放入葱姜炒香后，放入圣女果块，生抽，糖翻炒成糊，加入茄子条翻炒一分钟；最后加入蚝油，翻炒均匀入味即可出锅。

圣女果味酸，具有开胃的作用，且其中的微量元素和多种维生素能够起到滋养胃部的作用。

圣女果味甘酸、性微寒，对便结、食肉过多、口渴口臭、胸膈闷热、喉炎肿痛等食后有益。大量的维生素 C 是人体结缔组织所需要的成分，圣女果的营养价值极高，可以促进人体的生长发育，特别可促进小儿的生长发育，所以，小孩子可以把圣女果，当作主要水果来吃，那样能促进身体发育。

桑葚蜂蜜膏，养胃有奇效

桑葚，为桑科落叶乔木桑树的成熟果实，味甜汁多，是人们常食的水果之一。成熟的桑葚质油润，酸甜适口，以个大、肉厚、色紫红、糖分足者为佳。

桑葚既可入食，又可入药。中医学认为桑葚味甘酸，性微寒，入心、肝、肾经，为滋补强壮、养心益智、补胃健胃的佳果。具有补血滋阴，生津止渴，润肠燥等功效，主治阴血不足而致的头晕目眩，耳鸣心悸，胃部不适，烦躁失眠，腰膝酸软，须发早白，消渴口干，大便干结等症。桑葚中含有鞣酸、脂肪酸、苹果酸等营养物质，还能帮助脂肪、蛋白质及淀粉的消化，故有健脾胃助消化之功，可用于辅助治疗因消化不良而导致的腹泻。

桑葚蜂蜜膏

具体做法：桑葚、蜂蜜各适量，将桑葚水煎取汁，文火熬膏，加入蜂蜜拌匀饮服，每次 10 ~ 15 克，每日 2 ~ 3 次。

桑葚入胃能补充胃液的缺乏，促进胃液的消化，入肠能刺激胃黏膜，促进肠液分泌，增进胃肠蠕动，因而有补益强壮肠胃之功。

粳米粥，养胃的好补方

粳米也是大米的一种，在中国各地均有栽培，种植历史已有 6900 多年，是中国饮食文化的特产之一。

粳米是我国南方人民的主食，含有大量碳水化合物，约占 79%，是人体热量的主要来源。其味甘淡，其性平和，每日食用，是滋补之物。

唐代医药学家孙思邈在《千金方·食治》中强调说，粳米能养胃气、长肌肉；《食鉴本草》也认为，粳米有补脾胃、养五脏、壮气力的良好功效。粳米所含人体必需氨基酸也比较全面，还含有脂肪、钙、磷、铁及B族维生素等多种营养成分。诗坛寿翁陆游，享年86，他深受粳米粥补养之益，从中悟出吃粥养生是延年益寿最简便有效的妙法。

中医认为粳米性平味甘，有补中益气、健脾养胃、滋养强壮、止渴除烦、固肠止泻等功效。因此，在治疗火热病症需用大剂量苦寒药物时，常取粳米一小撮为药引，以防苦寒败胃，顾护胃气。

1. 猴头菇粳米粥

具体做法：准备猴头菇150克，粳米100克，葱花、姜末少许，盐、味精各适量。将猴头菇用温开水泡发，去柄蒂，洗净，切碎，剁成糊状。粳米淘净后入锅，适量加水，先用大火煮沸，加猴头菇糊，改以小火煮成黏稠粥。粥成时加葱花、姜末、盐、味精，拌和均匀即成。

此粥可以调补脾胃，促进食欲，防癌抗癌。适用于吸收不良综合征、慢性胃炎、消化性溃疡、胃窦炎及消化道癌症的防治。

2. 金银花蜂蜜绿豆粥

具体做法：准备绿豆100克，粳米100克，糯米100克，杏仁50克，金银花100克，蜂蜜200克。绿豆洗净，用清水浸泡1小时；杏仁洗净用开水泡20分钟后，剥去皮，用粉碎机粉碎；粳米、糯米洗净，用清水浸泡1小时后，用粉碎机粉碎；金银花洗净，用开水浸泡1小时，捞出花用其汁。锅置火上，放入绿豆，注入700克清水，煮沸后用小火将绿豆煮至脱皮，捞除绿豆皮。在绿豆汤中倒入杏仁粉、米粉和金银花汁，不断地搅动，煮沸后加入蜂蜜，待绿豆米糊浓稠熟透，离火放凉，倒入平盘中，放入冰箱凉透即成。

粳米米糠层的粗纤维分子，有助胃肠蠕动，对胃病、便秘、痔疮等疗效很好。粳米粥有补脾、和胃、清肺之效。老弱妇孺皆宜的饮食，尤其对病后脾胃虚弱或有烦热口渴的病人更为适宜。米粥汤则有益气、养阴、润燥的功能，由于其含有大量的烟酸、维生素B_1、维生素B_2，并含有一定的无机盐、碳水化合物和脂肪。因此能刺激胃液的分泌，有助于消化，并对脂肪的吸收有促进作用。

用粳米煮粥来养生延年，在我国已有约2000年的历史，粳米粥最上一层粥油能够补液填精，对滋养人体的阴液和肾精大有裨益，最适宜病人、产妇和老人。粳米可用于脾胃虚弱、烦渴、营养不良、病后体弱等病症，但糖尿病患者应注意不宜多食。

栗子炖鸡肉，补胃保健的美食

栗子，有“干果之王”的美称，味道甘甜芳香，属于健胃补肾、延年益寿的上等果品。栗子外形玲珑，色泽鲜艳；果仁呈米黄色，糯性强，甘甜芳香，口感极佳；富含维生素、胡萝卜素、氨基酸及铁、钙等微量元素，长期食用可达到养胃、健脾、补肾、养颜等保健功效，有东方“珍珠”和“紫玉”的美称。

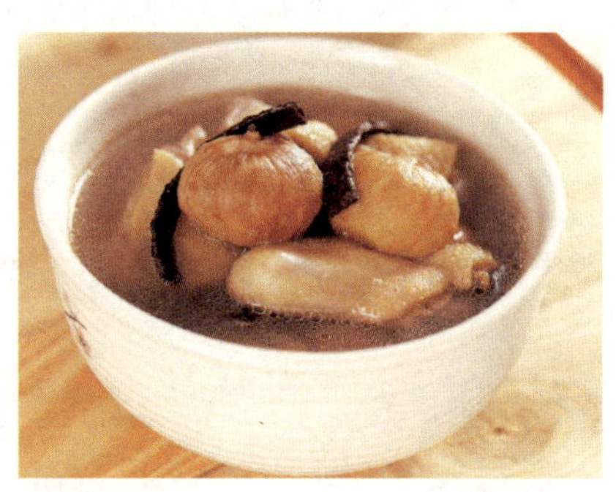

栗子炖鸡肉

栗子营养丰富，维生素C含量比西红柿还要高，更是苹果的十几倍。栗子中的矿物质也很全面，有钾、锌、铁等，虽然含量没有榛子高，但仍比苹果等普通水果高得多，尤其是含钾量比苹果高出3倍多。

《本草纲目》中指出：“栗味甘性温，入脾、胃、肾经。”“栗治肾虚，腰腿无力，能通肾益气，厚肠胃也。”唐代孙思邈说：“栗，肾之果也，肾病宜食之。”吃栗子可以益气血、养胃、补肾、健肝脾；生食还有预防腰腿酸疼、舒筋活络的功效。栗子所含高淀粉质可提供高热量，而钾有助维持正常心跳规律，纤维素则能强化肠道，保持排泄系统正常运作。

1. 栗子炖鸡肉

具体做法：准备鸡腿两个，栗子500克，青红辣椒少许。鸡腿切块，焯水时放料酒去腥。栗子剥出，一分两半，栗子不要用刀切，用手掰，因为栗子本身是有分界的，用刀切容易碎。锅内放油，把栗子炒至发黄，捞出。底油放白糖半勺，化开，倒入鸡块、生姜片、葱段煸炒。鸡块出水完毕倒入五香粉炒一会，那样五香粉被油炸的很香。放一勺黄酒，一勺酱油，两茶匙鸡精。放栗子，翻炒均匀兑一碗热水。大火烧开，小火炖15分钟，调入盐，收汁临出锅5分钟，放青红辣椒段、香油、胡椒粉少许。

栗子可以补中益气，常吃栗子可以增加胃部动力；鸡肉含有维生素C、维生素E等，蛋白质的含量比例较高，种类多，而且消化率高，很容易被人体吸收利用，有增强体力、强壮身体的作用。

2. 栗子鸡翅

具体做法：准备鸡翅200克、栗子300克、红酒、冰糖、盐、油适量。鸡翅洗净，沥干水分；锅内烧热油，放入鸡翅每面煎一分钟；倒入红酒没过鸡翅后再多放一点（栗子稍微难熟一些），加冰糖；待冰糖融化，放入栗子和少许盐，大火烧开，中小火收至汤汁浓稠，大火收汁即可。

栗子主要功效为养胃健脾、补肾强筋，对人体的滋补功能，可与人参、黄芪、当归等媲美，可以辅助治疗反胃、吐血、腰脚软弱、便血等症，对肾虚有良好的疗效。名医孙思邈认为栗子是“肾之果也，肾病宜食之”。栗子对肾虚有良好疗效，故又称“肾之果”。

熟食栗子能和胃健脾，缓解脾虚。将栗子仁蒸熟、磨粉，制成糕饼，适用于饮食少、身体瘦弱的儿童，以增加食欲，调理肠胃。用栗子和粳米熬粥，既有利于脾胃虚寒所致的慢性腹泻患者早日康复，也是老年人消化不良、气虚乏力的食疗验方。

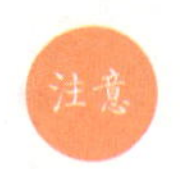

不过栗子生吃难消化，熟食又容易胀气，一次吃得太多会伤脾胃，每天最多吃10个就可以了。

核桃大米粥，一剂补胃的良方

核桃果在国外，人称“大力士食品”“营养丰富的坚果”“益智果”；其卓著的健脑效果和丰富的营养价值，已经为越来越多的人所推崇。核桃可以使人健壮，润肌，黑须发。多吃利小便，去五痔。另外吃核桃使人开胃，通润血脉，骨肉细腻。补气养血，润燥化痰，益命门，利三焦，温肺润肠，治虚寒喘嗽、腰腿重痛、心腹疝痛、血痢肠风，散肿痛，发痘疮。核桃仁细腻质感，常被老百姓称之“肉”，核桃的药用价值主要集中在仁。

李时珍在《本草纲目》中指出，“胡桃肉，味甘，气温，无毒。入肾经。润能生精，涩能止精，更益肾火，兼乌须发，愈石淋。实温补命门之药，不必佐之破故纸始愈腰疼。尤善安气逆，佐人参、熟地、山药、麦冬、牛膝之类，定喘实神。世人但知为食物，而不知用入于补剂，其成功更奇也。”据测定，每100克核桃中，含脂肪50 ~ 64克，核桃中的脂肪71%为亚油酸，12%为亚麻酸，蛋白质为15 ~ 20克，蛋白质亦为优质蛋白，核桃中脂肪和蛋白是大脑最好的营养物质。糖类为10克，以及含有钙、磷、铁、胡萝卜素、维生素B_2、维生素B_6、维生素E、胡桃叶醌、磷脂、鞣质等营养物质。

核桃的药用价值很高，中医应用广泛。中国医学认为核桃性温、味甘、无毒，有健胃、补血、润肺、养神等功效。《神农本草经》将核桃列为久服轻身益气、延年益寿的上品。

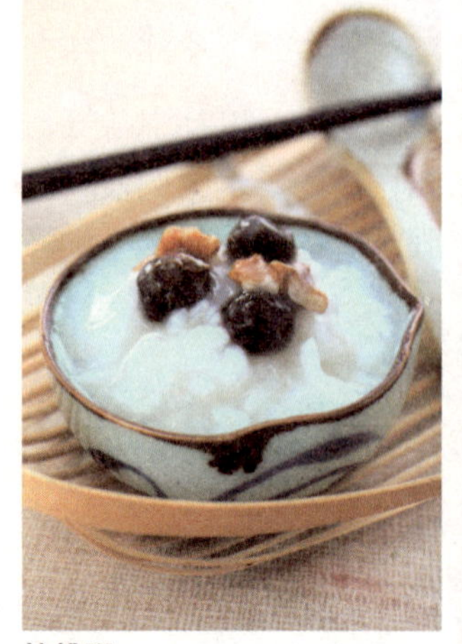
核桃粥

1. 核桃小枣大米粥

具体做法：准备核桃仁150克，大米60克，小枣45克。核桃仁用开水稍泡片刻，剥去外皮，用刀切碎，同淘净的大米用500毫升清水泡上。小枣洗净，上笼蒸熟，取出，去掉皮核，也和核桃仁泡在一起。将核桃仁、大米、小枣一同用石磨磨成细浆，用洁净的纱布过滤去渣。锅洗净，上火，注入清水500毫升，把核桃仁浆倒入锅内，搅动，待煮熟后即成。

本食方中核桃仁富含优质蛋白质，它是维持生命活动的基本营养素，可以有效增加胃动力。大米性平，滋补功效显著。

2. 核桃山楂汁

具体做法：准备核桃仁150克、山楂50克、白糖200克。核桃仁加水少许，用石磨磨成浆，装入容器中，再加适量凉开水调成稀浆汁。山楂去核，切片，加水500毫升煎煮半小时，滤出头汁，再煮取二汁，一、二汁合并，复置火上，加入白糖搅拌，待溶化后，再缓缓倒入核桃仁浆汁，边倒边搅匀，烧至微沸即可。

红枣煮花生，养胃的长生果

花生俗称长生果，是一种药食两用，营养丰富的常见食材，生食可养胃。花生还常被百姓作为吉祥喜庆的象征，是百姓餐桌上的常客。

花生又名落花生，花生被人们誉为“植物肉”，含油量高达50%，品质优良，气味清香。除供食用外，花生也是一味中药。中医认为，花生性平，味甘；入脾、肺经。可以醒脾和胃、润肺化痰、滋养调气、清咽止咳；对营养不良、食少体弱、燥咳少痰、咯血、齿衄鼻衄、皮肤紫斑、产妇乳少及大便燥结等病症有食疗作用。下面为大家介绍一款养胃美食——红枣煮花生。

具体做法：准备60克花生米，60克大枣（干枣最好），白糖适量。先用文火把花生米煮好，再放入大枣一起煮烂。出锅后，可以适当放一些白糖。

每天一次，相当于每天的一顿饭，连汤汁一起吃。花生富含不饱和脂肪酸，不含胆固醇，含有丰富的膳食纤维，是天然的低钠食物。每天吃适量花生，对养胃有一定好处。大枣能够有效补血益气，可以调节脾胃功能。

酸辣白菜，冬季健胃不可或缺

白菜是一种很常见的蔬菜，但是它的功能不能小觑。大白菜营养丰富，含有丰富的粗纤维、维生素C等，它还具有清热解毒的功效。

中医认为白菜微寒，味甘，具有养胃生津、除烦解渴、利尿通便、清热解毒等功能，是补充营养、净化血液、疏通肠胃、预防疾病、促进新陈代谢的佳蔬，适合大众食用。民间素有“鱼生火，肉生痰，白菜豆腐保平安”之说。大众人群普遍适合食用大白菜，尤其适合于偏胖、内热偏盛、脾胃不和、咳嗽有痰的人。

1. 酸辣白菜

具体做法：准备白菜500克，猪油、盐、白糖、味精、香醋、湿淀粉、葱花、干辣椒节、花椒各适量。白菜选用嫩叶，去梗后用刀拍一拍，切成方块，洗净后沥干水分，用少许盐腌一下，挤干水分；将盐、糖、醋、葱花、湿淀粉放入小碗中，调成料汁。烧热锅，放猪油，待油烧至八成热时，将花椒入锅先煸一下取出，再投干辣椒节炸至辣椒呈褐红色时，放白菜，用旺火炒熟后，将料汁倒入炒匀，即可装盘食用。

大白菜性微寒，有清热除烦、利尿通便、养胃生津之功。主治肺胃有热、心烦口渴、小便不利、便秘、丹毒、痈疮。

2. 白菜木耳

具体做法：准备白菜500克、木耳50克、葱、姜、花椒、八角、盐、鸡精适量。白菜用手撕片，木耳用温水泡5分钟变软，摘去根部，洗净，葱、姜切丝。锅中放油，小火加热，放入花椒、八角炒出香味，放入葱、姜炒出香味儿，再放入白菜片，大火翻炒均匀。白菜片炒至微微变软时，倒入老抽翻炒均匀，放入白糖、醋适量。放入泡好的木耳，翻炒几分钟，撒少许盐、鸡精翻炒均匀，出锅即可。

白菜中含有的纤维素，可增强肠胃的蠕动，减少粪便在体内的存留时间，帮助消化和排泄，从而减轻肝、肾的负担，防止多种胃病的发生。

柚子红糖饮，养胃的“水果罐头”

柚子是一种南方普遍种植的水果，味道清香、酸甜，营养很丰富，它含有大量的维生素，对人体有很大的好处。柚子产于我国福建、江西、广东、广西等南方地区。柚子清香、酸甜、凉润，营养丰富，药用价值很高，是人们喜食的名贵水果之一，也是医学界公认的最具食疗效益的水果。柚子茶和柚子皮也都具实用价值。

中医认为，柚子果肉性寒，味甘、酸，有止咳平喘、清热化痰、健脾消食、解酒除烦的医疗作用；柚皮又名橘红、广橘红，性温，味苦、辛，有理气化痰、健脾消食、散寒燥湿的作用；柚核为柚的种子，含黄柏酮、黄柏内酯、去乙酰闹米林等，另含脂肪油、无机盐、蛋白质、粗纤维等。功效与橘核相似，主治疝气；柚叶，含挥发油，具有消炎、镇痛、利湿等功效。

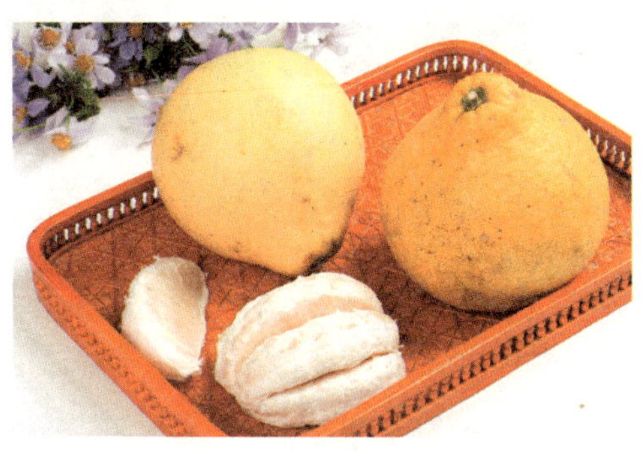
柚子

1. 柚子红糖饮

具体做法：准备柚子 200 克，连皮煎汤，加红糖调味服，用于胃气不和，呕逆少食。

2. 柚子生梨蜜饮

具体做法：准备柚子 100 克，大生梨 100 克，蜂蜜少许。将上述用料一同洗净后煮烂，加蜂蜜或冰糖调服。

本食方中柚子富含胡萝卜素、B 族维生素、维生素 C、矿物质、糖类及挥发油等，能够改善胃部不适的状况。

葡萄汁，补胃的“北国明珠”

中医认为，葡萄味甘微酸、性平，具有补肝肾、益气血、开胃生津、利小便之功效。《神农本草经》载文说，葡萄“主筋骨湿痹，益气，倍力强志，令人肥健，耐饥，忍风寒。久食，轻身不老延年”。

葡萄含糖量高达 10% ~ 30%，以葡萄糖为主。葡萄中的大量果酸有助于消化，适当多吃些葡萄，能健脾和胃。葡萄含有丰富的营养物质，据测定，每日鲜食 100 克葡萄，可满足人体一昼夜需要钙量的 4%、镁量的 1.6%、磷量的 0.12%、铁量的 16.4%、铜量的 2.7% 和锰量的 16.6%。葡萄能补益气血、强筋骨、通经络、通淋消肿、利小便，能起到补肾壮腰、滋神益血、降压开胃的作用，尤其在预防和辅助治疗神经衰弱、胃痛腹胀、心血管疾病等方面有较显著的疗效。

葡萄汁

具体做法：新鲜葡萄 100 克，白糖适量。将葡萄洗净去梗，用清洁纱布包扎后挤汁；取汁，加白糖调匀即成。一日分 3 次服完。葡萄味酸，含有蛋白质、氨基酸、卵磷脂、维生素及矿物质等多种营养成分，特别是糖分的含量很高，而且主要是葡萄糖，容易被人体直接吸收；因此，此汁具有和中健胃，增进食欲的功效。

葡萄的营养价值很高，葡萄汁被科学家誉为“植物奶”。在葡萄所含的较多的糖分中，大部分是容易被人体直接吸收的葡萄糖，所以葡萄成为消化能力较弱者的理想果品。葡萄中含较多酒石酸，更有帮助消化的作用。适当多吃些葡萄能健脾和胃，对身体大有好处。

橘皮茶叶饮，滋补入药的良方

橘子色彩鲜艳、酸甜可口，是秋冬季常见的美味佳果。橘子不仅可口，而且具有调节胃动力的功效。

中医学认为，橘子味甘酸、性温，入肺；具有开胃、止咳润肺的功效。可预防胸膈结气、呕逆少食、胃阴不足、口中干渴、肺热咳嗽等症。

橘子营养也十分丰富，1个橘子就几乎满足人体每天所需的维生素C的含量。橘子中含有170余种植物化合物和60余种黄酮类化合物，其中的大多数物质均是天然抗氧化剂。橘子中丰富的营养成分能够促进胃液分泌，改善胃动力；尤其那些长期没有食欲的朋友，适当吃一些橘子，会收到显著的疗效。橘子还可以对多种原因引起的胃部不适，有很明显的调节作用。

橘皮茶叶饮

具体做法：把洗净的橘子皮切成丝、丁或块，用时可以用开水冲泡，也可以和茶叶一起饮，不仅味道清香，而且具有开胃、通气、提神的功效。

橘子味酸，能够刺激胃部产生饥饿感。还有一个方子，在熬大米粥时，在粥烧滚前，放入几小块干净的橘子皮，等粥煮熟后，不仅芳香可口而且开胃，对胸腹胀满或咳嗽痰多的人，能够起到辅助治疗的作用。

鸡翅菠萝，滋养胃部的鲜果

菠萝作为鲜食，肉色金黄，香味浓郁，甜酸适口。菠萝果形美观，汁多味甜，有特殊香味，是深受人们喜爱的水果。

菠萝味甘、微酸，性微寒，有清热解暑、生津止渴、利小便的功效，可用于伤暑、身热烦渴、腹中痞闷、消化不良、小便不利、头昏眼花等症。而且在果汁中，还含有一种跟胃液相类似的酶，可以分解蛋白，帮助消化。

菠萝含有一种叫“菠萝朊酶”的物质，它能分解蛋白质，溶解阻塞于组织中的纤维蛋白和血凝块，改善局部的血液循环，消除炎症和水肿；菠萝中所含糖、盐类和酶有利尿作用，适当食用对肾炎，高血压病患者有益；菠萝性味甘平，具有健胃消食、补脾止泻、清胃解渴等功用。

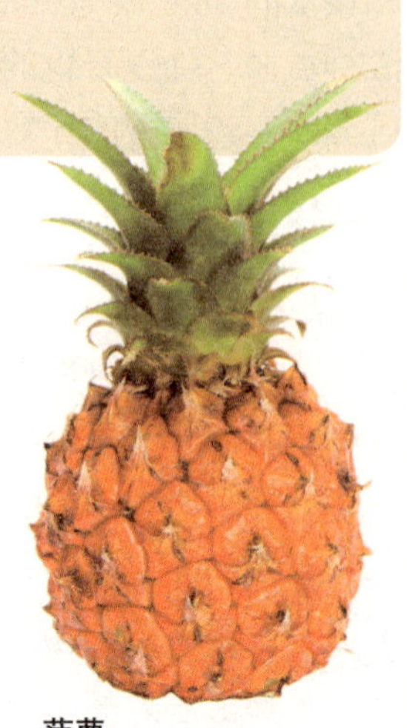
菠萝

李时珍在《本草纲目》中也记载，菠萝可以健脾胃、固元气。当您吃得过饱、出现消化不良时，吃点菠萝能起到助消化的作用，还可以缓解便秘。它之所以能助于消化，主要是其中含有的菠萝蛋白酶在起作用。这种酶在胃中可分解蛋白质，补充人体内消化酶的不足，使消化不良的病人恢复正常消化机能。由于纤维素的作用，对便秘也有预防作用。

菠萝鸡翅

具体做法：准备鸡翅中200克，菠萝300克，盐、白糖、料酒、胡椒粉、高汤各适量。将鸡翅中清洗干净，沥干水分。菠萝洗净，切成小块。炒锅倒入适量油，烧热后放入鸡翅中，煎好一面再煎另一面，然后取出控油。锅内留底油，加入白糖，炒至溶化并转金红色，再倒入鸡翅中，加入盐，料酒，高汤，胡椒粉，大火煮开，加入菠萝块，转小火炖至汤汁浓稠就可以出锅装盘了。

此外，还有一道食疗方对滋养胃部疗效显著。

菠萝布丁

具体做法：菠萝罐头500克，甜杏仁100克，白糖100克，冻粉适量，杏仁精少许。将杏仁用开水稍泡后，捞出去皮剁碎，磨成浆，过滤去渣；菠萝切成小片状；冻粉放入碗中，加入适量清水，上蒸笼蒸化后取出，过滤去渣；将锅放火上，倒入杏仁浆，加入冻粉，用旺火煮沸，然后放入杏仁精，搅匀后盛入碗内，晾凉后装入冰箱冷冻；原锅洗净放火上，加入适量清水、白糖，煮沸后装入盆中，晾凉后放入冰箱冷冻，然后取出待用；将杏仁冻切成菱形块，放入冰糖水中，撒入菠萝片即成。

菠萝富含维生素B_1，能促进新陈代谢，消除疲劳感；含有丰富的膳食纤维，让胃肠道蠕动更顺畅。新鲜菠萝中含有的蛋白酶，可以分解食物中的蛋白质，因此餐后吃些菠萝，能开胃顺气，解油腻，帮助消化。

鲜炸榛子，养胃的“坚果之王”

在“四大坚果”中，榛子不仅被人们食用的历史最悠久，营养物质的含量也最高，有着“坚果之王”的称号。中医认为，榛子有补脾胃、益气力、明目的功效，并对消渴、盗汗、夜尿多等肺肾不足之症颇有益处。

中医学认为，榛子性味甘平，能补脾益气，涩肠止泻。《开宝本草》谓榛子能“益气力，实肠胃，令人不饥，健行。”故性能极似栗子，但少用作补肾强腰的药物，可用于脾胃虚弱、少食乏力、便溏腹泻等。单用或与山药、白术、栗子等配伍。生嚼、熟食均可，但以熟食为好。

1. 鲜炸榛子

具体做法：准备胡榛子仁100克，食盐、生油适量。将胡榛子仁去杂洗净晾干，放入盐水中腌渍。几小时，捞出沥干水，入油锅炸至金黄色，捞出即成。

油炸胡榛子仁含有丰富的蛋白质、脂肪、糖类等营养成分，具有生津润喉的功效。适用于消渴、痢疾等病症。此方具有补脾健胃之功效，胃部不适或胃动力不足的朋友，可以经常采用此方，对胃进行滋补。

2. 藕粉榛子

具体做法：准备榛子仁15克，藕粉30克，白糖适量。先将榛子炒黄，不可炒焦，研成细末，掺入藕粉内，用滚开水冲烫后，加糖调匀食用。一般作早餐或点心，时时服食。

在食用两种食方同时要放松心情；这样对胃的滋养效果更好。食用一段时间后就会收到显著的效果，疼痛感消除了，食欲也明显增加。

榛子富含油脂，有利于其中脂溶性维生素的吸收，对体弱、病后虚羸、易饥饿的人都有很好的补养作用。榛子有天然香气，在口中越嚼越香，有开胃之功效。榛子包含着抗癌化学成分紫杉酚，它是红豆杉醇中的活跃成分，这种药可以辅助治疗卵巢癌和乳腺癌以及其他癌症，可延长病人的生命期。

牛奶粥，每天服用养胃有奇效

牛奶是我们日常生活中，最常见的补品；和牛奶相关的各种滋补品也有很多，牛奶的营养价值尽人皆知。

牛奶的营养价值很高，牛奶中的矿物质种类也非常丰富，除了我们所熟知的钙以外，磷、铁、锌、铜、锰、钼的含量都很多。最难得的是，牛奶是人体钙的最佳来源，而且钙磷比例非常适当，利于钙的吸收。

中医学指出，牛奶味甘，性平、微寒，入心、肺、胃经；具有补虚损，益肺胃，生津润肠之功效；用于久病体虚、气血不足、营养不良、噎膈反胃、胃及十二指肠溃疡、消渴、便秘等病症。

1. 牛奶粥

具体做法：准备鲜牛奶250毫升，大米60克，白糖适量。先将大米煮成半熟，去米汤，加入牛奶，文火煮成粥，加入白糖搅拌，充分溶解即成。

早晚温热服食，注意保鲜，勿变质。可补虚损，健脾胃，润五脏。适用于虚弱劳损、气血不足、病后虚羸、年老体弱、营养不良等症。

2. 胡桃仁牛奶粥

具体做法：准备粳米60克、炸胡桃仁80克、生胡桃仁45克、白糖12克、牛奶200毫升。把粳米洗净，浸泡1小时捞出，滤干水分，和胡桃仁、牛奶加少量水搅拌磨细，用漏斗过滤取汁，将汁倒入锅内加水煮沸，加入白糖搅拌，待全溶后滤去渣，取滤液倒入锅内烧沸即成。

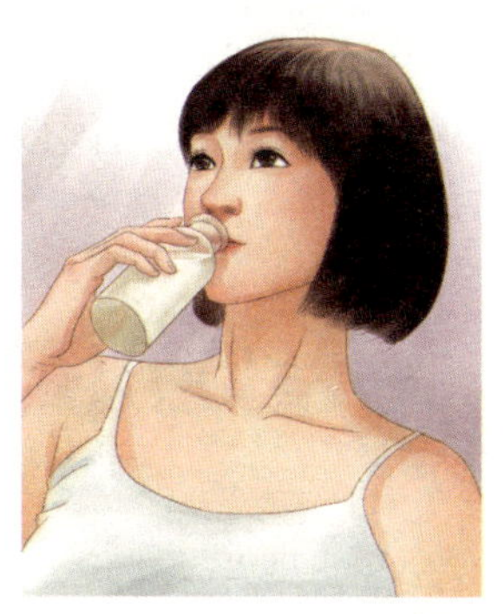

喝牛奶可补充人体所需的多种营养物质

此粥可补脾肾，润燥益肺，适用于咳嗽、气喘、腰痛及津亏肠燥便秘等，并可作为病后体虚、神经衰弱、慢性支气管炎、性功能低下、老年便秘患者的膳食。空腹饮用或早晚佐食均可。

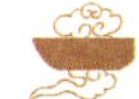

银耳煮龙眼，补脑又健胃

龙眼这个名字，你或许比较陌生，但千万不要小看它的营养价值。龙眼不仅能够健脑，还具有补胃的功效。

龙眼俗称“桂圆”，是我国南亚热带名贵特产，历史上有“南桂圆，北人参”之称说。龙眼果实富含营养，自古受人们喜爱，更视为珍贵补品，其滋补功能显而易见。

1. 银耳煮龙眼

具体做法：准备龙眼25克，红枣30克，莲子30克，干银耳5克。干银耳用水泡发后洗净撕成小块，红枣切开去核。龙眼剥去外壳后，放入热水中浸泡一会儿，比较容易去掉核；银耳和莲子放入锅中，加水煮开后转小火煮约40分钟至银耳黏稠；随后倒入红枣肉和龙眼肉，小火煮约30分钟即可。

龙眼含葡萄糖、蔗糖、蛋白质、脂肪、B族维生素、维生素C，磷、钙、铁等多种营养成分，可以有效缓解脾胃虚弱，食欲缺乏的症状。

2. 鸽蛋龙眼汤

具体做法：准备鸽蛋2只，龙眼20克，枸杞20克，红枣10克，冰糖25克，温水适量。龙眼干、枸杞和红枣用热水冲泡一下，清洗干净；蒸碗倒30℃温水，磕入鸽子蛋，加清洗好的龙眼干、枸杞和红枣、冰糖；放入蒸锅，蒸20分钟即可。

龙眼的味道香甜可口，是来自南方的特产水果。龙眼肉具有益心脾、补气血、安神的功效。这种补血的食物在民间可是非常的有名，一般家庭要补血它绝对是首选，它含有非常丰富的铁质。除此之外，它还含有丰富的维生素A、B族维生素及葡萄糖、蔗糖等，对于健忘、心悸、神经衰弱之不眠症等都有很好的预防作用。龙眼肉有很多的养生做法，尤其是在炖汤的时候放上几粒龙眼肉，味道甜美又营养。

常吃山药，保护胃黏膜

山药又称“光山药”。古代典籍记载，山药对人体有多种滋补功能，尤其是对胃部的调节，效果显著。

大家对山药并不陌生，它可以说是我们餐桌上的常客。《神农本草经》将山药列为主伤中，补虚，除寒热邪气，补中益气，长肌肉，久服聪耳明目的上品。《本草纲目》以为，山药能益肾气，健脾胃，止泻痢，化痰涎，润外相。

山药中富含大量蛋白质、B族维生素、维生素C、维生素E、葡萄糖、粗蛋白氨基酸、胆汁碱、尿囊素等；具有滋阴补阳、增强新陈代谢的功效；而新鲜块茎中含有的多糖蛋白成分的黏液质、消化酶等，可预防心血管脂肪沉积，从而起到保护胃黏膜的作用，有助于胃部的消化和吸收。

1. 羊肉山药

具体做法：准备羊肉500克，山药150克，姜、葱、胡椒、料酒、盐各适量。将羊肉切成片；山药去皮切片；姜洗净后拍破；葱洗净待用。锅内放水，投入羊肉片，加姜烧滚，捞出羊肉片待用。山药与羊肉片一起放入锅中，注入清水适量，加生姜、葱、胡椒、料酒，先用大火烧沸后，撇去浮沫，改小火炖至熟烂。

常食此方可以祛除胃寒，保护胃黏膜不受侵害。

2. 山药木耳

具体做法：准备山药、木耳各100克，蒜50克。盐、蘑菇精适量。山药一小段，去皮洗净，然后切片备用；木耳泡发，洗净，摘小朵备用，把蒜剁碎成末；烧开一锅水，然后将山药片放入焯30秒后捞出备用；热锅放油，放入蒜末爆香后加入焯好的山药片炒半分钟后加入木耳一起焯至熟，加盐和蘑菇精调味即可。

山药中所含尿囊素有助于胃黏膜的修复，大蒜具有杀菌作用，可以祛除胃部细菌，保护胃黏膜不受侵害。

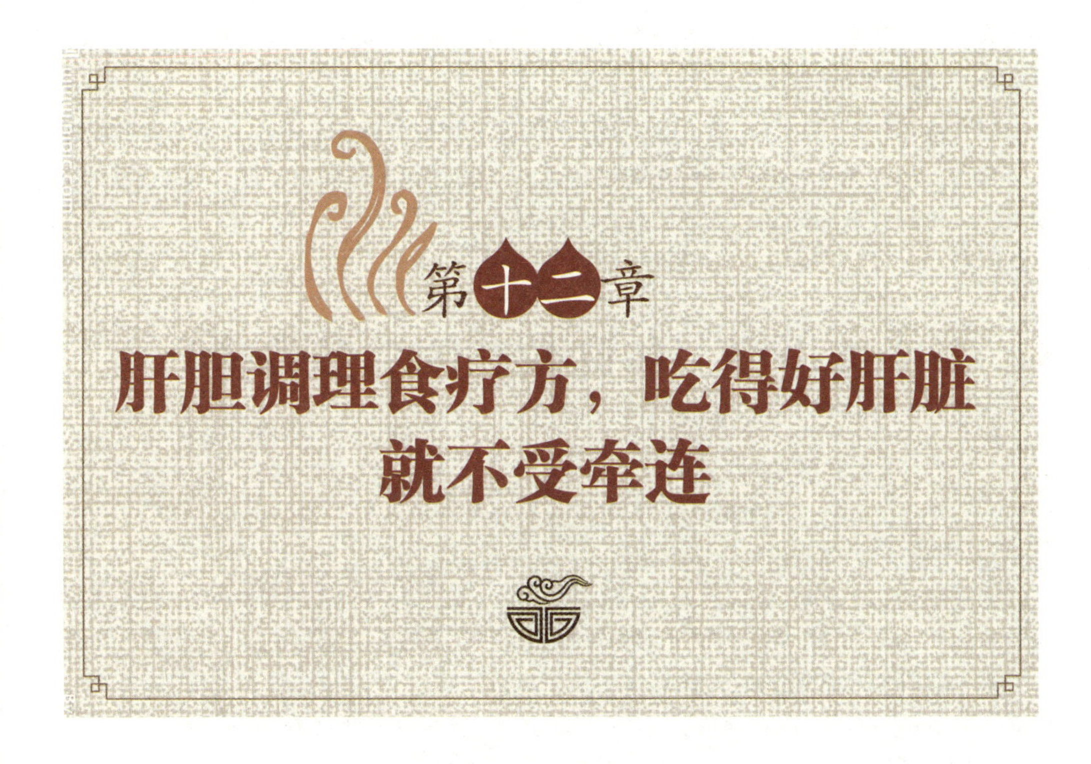

第十二章 肝胆调理食疗方，吃得好肝脏就不受牵连

酸入肝，多食生津止渴食物

肝脏不好的朋友要经常食用一些生津止渴的食物。柠檬就是一个很好的选择，柠檬除了人人熟知的酸性外，对肝脏也有很好的营养功效。

中医认为，酸入肝；为了保证肝脏健康，平时应该多食用能够生津止渴的食物。肝脏不好的朋友，可以多食用一些柠檬。

柠檬，又称柠果。因其味极酸，肝虚孕妇最喜食，故称益母果或益母子。柠檬中含有丰富的柠檬酸，因此被誉为“柠檬酸仓库”；因为味道特酸，故只能作为上等调味料，用来调制饮料菜肴、化妆品和药品。

柠檬味酸甘、性平，入肝、胃经。有化痰止咳，生津，健脾，护肝的功效。主治支气管炎、百日咳、维生素 C 缺乏症、中暑烦渴、食欲缺乏、怀孕妇女胃气不和、纳减、嗳气等。此时喝点柠檬茶可益肝开胃，利于健康，其制作方法如下。

柠檬茶

具体做法：准备柠檬半个，蜂蜜适量，红茶包 3 ～ 4 个，把茶包放入用开水烫过的茶壶，用开水浸一下茶包并倒掉此次的茶水，然后再注入开水泡茶。柠檬切片，每片最好控制在 3 ～ 4 毫米的厚度。把切好的柠檬片放入茶壶中。泡 4 ～ 5 分钟左右，然后就可以倒入杯子里慢慢享受了！

中医理论指出，酸入肝。柠檬味酸，其中的维生素及矿物质能够起到护理肝脏的作用。

另外，柠檬果汁还是一种鲜美爽口的饮料，其制作十分简单方便，直接用鲜果压榨出果汁，再配以糖、冰块、冰水，搅拌后即可饮用。

李子炖土豆，养肝护肝的“营养素”

李子，饱满圆润，玲珑剔透，形态美艳，口味甘甜，是人们喜爱的传统水果之一。它既可鲜食，又可以制成罐头、果脯，可以全年食用。

中医认为，李子味甘酸、性凉，具有清热生津、涤肝泻热、活血解毒、利水消肿之功效。并有解酒毒、醒神的作用，适宜于预防胃阴不足、口渴咽干、大腹水肿、小便不利等症状。

李子对肝病有较好的保养作用，每天食用 3 个李子，对慢性肝炎有很好的疗效，唐代名医孙思邈评价李子时曾说：“肝病宜食之。”李子中的维生素 B_{12} 有促进血红蛋白再生的作用，适度食用对于贫血者大有益处。李子的悦面养容之功十分奇特，经常食用鲜李子，能使颜面光洁如玉，用李树花擦面，可以祛除面部的粉刺，李子酒就有“驻色酒”之称，实为现代美容养颜不可多得的天然之物。

李子红糖甘草

具体做法：准备李子 600 克，甘草 1 克，盐 20 克，赤砂糖 300 克。将李子洗净沥干水分，加入海盐搓揉均匀，再将多余的盐除去；加入甘草粉（磨碎）、赤砂糖与姜汁泥拌匀；腌渍一天就可以吃了。

李子味酸，具有清热解毒的功效，在人体中肝脏是重要的解毒器官，因此多吃李子能够帮助肝脏解毒，有效缓解肝部压力。

李子土豆炖鸡

具体做法：准备柴鸡 1000 克，李子 300 克，洋葱 100 克，土豆 100 克，姜 2 片，黄酒 10 克，八角 1 个，盐 4 克。鸡用淘米水浸泡半小时，这样处理鸡肉又嫩又没异味。再将整鸡汆烫去血水，控干水分装入汤锅。加入切好的洋葱、土豆块。再加入李子、姜片和八角。一次加足清水，旺火煮到沸腾，烹入黄酒，开盖继续煮 10 分钟。加盖转文火煲 60 分钟，加盐调味，醇美的李子果香鸡就可以吃了。

李子还能促进胃酸和胃消化酶的分泌，有增加肠胃蠕动的作用，因而食李还能促进消化，增加食欲，也是胃酸缺乏、食后饱胀、大便秘结者的食疗良品。

李子清肝利水；新鲜李肉中含有多种氨基酸，如谷酰胺、丝氨酸、甘氨酸、脯氨酸等，生食之对于预防肝硬化腹水大有益处。

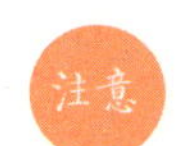

李子不可多吃，因为李子吃多了会危害人体健康。孙思邈说："不可多食，令人虚。"《滇南本草》载："不可多食，损伤脾胃。"《随息居饮食谱》也有"多食生痰，助湿发疟疾，脾虚者尤忌之"的话。生活中证实，多食李子能使人表现出虚热、脑涨等不适之感。发苦涩味和入水不沉的李子有毒，也是不能吃的。李子多食生痰，损坏牙齿，体质虚弱的患者宜少食。

重度脂肪肝患者如何吃

重度脂肪肝是极为危险的信号，它多是由喝酒以及不科学、不规律的饮食造成的。我们必须注意对肝脏的保养。

脂肪肝是指由于各种原因引起的肝细胞内脂肪堆积过多的病变。若脂肪量超过 25% 为重度脂肪肝。造成重度脂肪肝的原因包括：营养失调，主要是指营养过剩，长期食用大鱼大肉，油炸食品，甜食等原因所致，由于脂肪摄入过多，使肝脏的负担加大，从而干扰了脂肪的代谢，脂肪在肝内堆积，而形成脂肪肝。当糖类摄入过多时，过多的糖会转而合成脂肪酸堆积于肝脏。

缺乏体育锻炼是导致糖尿病、肥胖、心血管疾病等慢性病发生的一个重要原因，适量的运动有助于降低血脂，如果运动量过少，过剩的脂肪就容易堆积在肝脏而导致脂肪肝的形成。

1. 素炒蚕豆

具体做法：准备鲜蚕豆 500 克，食用油 40 克，碎葱少许，糖、盐、味精适量。将油烧至八分热，放一些碎葱，然后将蚕豆下锅翻炒。炒时火头要大，使蚕豆充分受热。加水焖煮，一般来说，水量需与蚕豆持平。为保持蚕豆的青绿，嫩蚕豆焖的时间不必太长，蚕豆起"黑线"后，可多加些水，盖锅时间也需长一些。当蚕豆表皮裂开后加盐，用盐量比炒蔬菜略多些。蚕豆烧熟后会有一些苦涩，所以需加入一些糖，再加入适量味精炒匀，盛盘即可。

2. 火腿蚕豆

具体做法：熟火腿 75 克，鲜蚕豆 300 克，白糖 10 克，味精 3 克，奶汤 100 毫升，熟鸡油 10 毫升，精盐 2 克，精制油 30 毫升，淀粉 10 克。将蚕豆剥皮，除去豆眉，用冷水洗净，在沸水中煮熟。熟火腿切成丁。锅置中火上烧热，倒入精制油至热时，将蚕豆倒入，约煸炒10秒钟，把火腿丁下锅，随即放入奶汤，加白糖和精盐，烧1分钟，加入味精，用湿淀粉调稀勾芡，颠动炒锅，淋上鸡油，盛入盘内即可。

蚕豆中的粗纤维有降低胆固醇、止血、利尿、解毒、消肿的功用，因此此食疗方可以保护肝脏，缓解肝脏压力，脂肪肝患者适宜经常食用。

油菜，肝病患者冬季护肝佳蔬

每当冬季来临之际，关于冬季的食疗养生，成为很多人所关注的话题。那么，对于患有肝病的人群来说，吃什么对肝脏好呢？

肝病患者在冬季的饮食中，适宜选择一些绿色蔬菜，如青菜、油菜、菠菜、香菜、芥菜、紫菜等，其含有多种维生素、微量元素和矿物质，经常食用有助于提高自身免疫力，还有养肝护肝、疏肝理气等功效。此外在蔬菜的选择上，还适宜多食用富含维生素C、维生素A等维生素含量高的蔬菜。

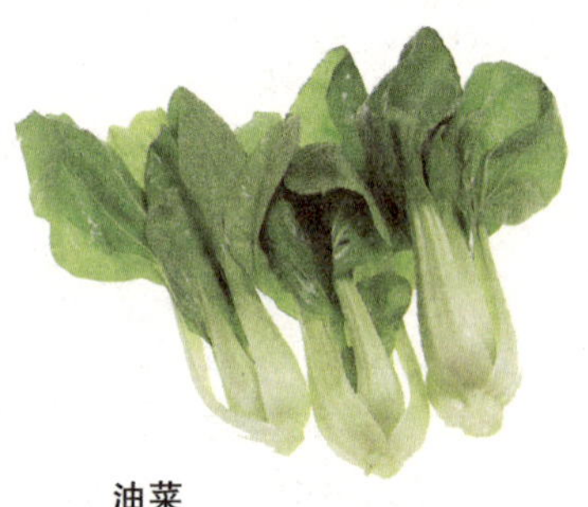

油菜

肝病患者在冬季可以多多食用油菜，油菜是人们喜食的绿叶蔬菜之一。中医学指出，油菜性凉，味甘；入肝、脾、肺经。可以活血化瘀，解毒消肿，宽肠通便，强身健体。主治游风丹毒，手足疖肿，乳痈，习惯性便秘，老年人缺钙，肝功能失常等病症。油菜中含有丰富的钙、铁和维生素C，胡萝卜素也很丰富，是人体黏膜及上皮组织维持生长的重要营养源。

1. 炝炒油菜

具体做法：准备油菜500克，洗净切成3厘米长段。锅烧热，下菜油，旺火烧至七成热时，下油菜旺火煸炒，酌加精盐，菜熟后起锅装盘。

油菜具有活血化瘀，降低血脂的作用，适宜于高血压、高血脂等患者食之。

2. 虾片油菜

具体做法：对虾肉50克，油菜250克，姜、葱适量。将虾肉洗净切成薄片，虾片用酱油；料酒、淀粉拌好；油菜梗叶分开，洗净后切成3厘米长段；锅中加入食油，烧热后先下虾片煸几下即起出，再把油锅熬热加盐，先煸炒油菜梗，再煸油菜叶，至半熟时倒入虾片，并加入佐料姜、葱等，用旺火快炒几下即可起锅装盘。

绿豆南瓜汤，护肝解毒之佳品

绿豆又名青小豆，在中国已有两千余年的栽培史，作为粮食作物在各地都有种植。由于它营养丰富，用途较多，李时珍称其为“食中佳品”。

绿豆具有粮食、蔬菜和医药等用途，是中国人民的传统豆类食物。绿豆蛋白质的含量几乎是粳米的3倍，多种维生素、钙、磷、铁等无机盐都比粳米多。因此，它不但具有良好的食用价值，还具有非常好的药用价值，有“济世之食谷”之说。

绿豆营养丰富，可作豆粥、豆饭、豆酒或发芽做菜，故有“食中佳品，济世长谷”之称。自《开宝本草》记载：“绿豆，甘、寒、无毒。入心、胃经。主丹毒烦热、风疹、热气奔豚、生研绞汁服，亦煮食，消肿下气，压热解毒。”以后历代本草对绿豆的药用功效多有阐发。《本草纲目》云：“绿豆，消肿治痘之功虽同于赤豆，而祛热解毒之力过之。且益气、厚肠胃、通经脉，无久服枯人之忌。外科治痈疽，有内托护心散，极言其效。”并可“解金石、砒霜、草木一切诸毒”。

1. 八宝蒸饭

具体做法：准备绿豆250克，薏仁米50克，青梅、金橘饼、佛手糖萝卜、京糕条各25克，白糖50克，糖水莲子40粒，金丝蜜枣10粒，糖桂花10克，玫瑰花2朵。先将绿豆拣净，用水淘净，放入盆内，上笼用旺火蒸约30分钟，至绿豆蒸酥为止。薏仁米、蜜枣淘洗干净，放入小碗与豆同时蒸煮。然后将青梅、金橘饼、佛手萝卜、京糕条分别切成绿豆大的丁，分成10份。最后，将锅置于中火上，加入开水1200克烧沸，将蒸酥的绿豆、薏仁米、蜜枣、莲子、切好的青梅等果料分撒在小碗里，再把糖桂花、玫瑰花均匀地撒在每碗内大火蒸5分钟即可。

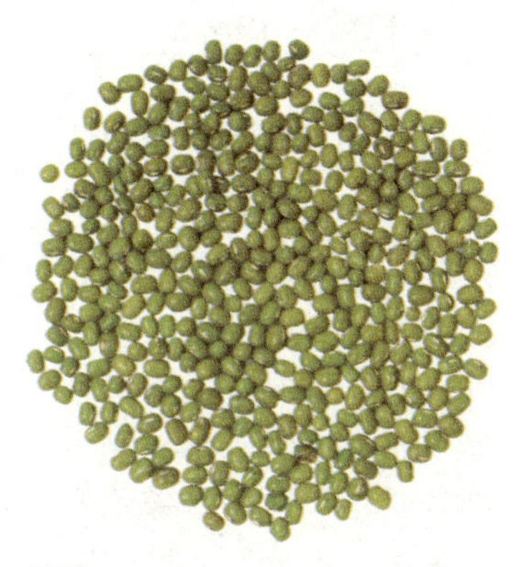

绿豆

绿豆的解毒功效，尽人皆知，绿豆补充无机盐，能够维持水液电解质平衡，因此绿豆可以解毒护肝；而薏仁同样有利水消肿、健脾去湿、舒筋除痹、清热排脓等功效。所以此方能够有效保护肝脏。

2. 绿豆南瓜汤

具体做法：绿豆洗净，南瓜去皮切块；高压锅内放入水，放入洗净的绿豆大火煮沸后，盖阀冒气后，转小火。煮10分钟，关火。放入切好的南瓜，再次开大火，高压锅盖阀冒气后，可以关火了。放冰箱储存，随喝随取，冰凉解渴。

南瓜能够补中益气，化痰排脓，配合绿豆的解毒功效，可以有效保护肝脏。

白糖煮山楂，调节肝脏功能的药果

山楂，是常见的可食用植物，核果类水果，质硬，果肉薄，味微酸涩。山楂是我国特有的药果。

山楂以果实作药用，中医学认为，山楂性微温，味酸甘，入脾、胃、肝经；有消食健胃、活血化瘀、收敛止痢、调节肝功能的功效。对肉积痰饮、痞满吞酸、泻痢肠风、腰痛疝气、产后儿枕痛、恶露不尽、小儿乳食停滞等，均有疗效。中医指出，“酸入肝”，山楂是调节肝脏功能的绝佳药果。

山楂富含多种有机酸，使山楂中的维生素C不受贮存时间的影响，山楂还富含胡萝卜素、钙、齐墩果酸、尿素酸、山楂素等三萜类烯酸和黄酮类等有益成分，能舒张血管、加强和调节心肌，增大心室和心运动振幅及冠状动脉血流量，降低血清胆固醇和降低血压；此外，山楂对心脏活动功能障碍、血管性神经症、颤动性心律失常等症也有辅助治疗作用；山楂还含有槲皮苷，它有扩张血管、促进气管纤毛运动、排痰平喘之功能，故山楂是防治心血管病的理想保健食品，可用于高血压、高血脂、冠心病等的防治。

1. 白糖煮山楂

具体做法：准备山楂500克，白糖200克。以水清洗山楂，去蒂然后加水煮，煮至8成熟将水倒出重新加水，并加糖，将山楂煮开花后即可食用。

2. 山楂饮

具体做法：准备鲜山楂120克，红糖50克。先把鲜山楂洗净捣碎，然后和红糖一起放进锅内，加入清水500毫升，用中火煎煮30分钟。去渣用器皿装好，饭后饮用。或者，准备粳米100克，橘子两个，山楂30克，白糖10克，冷水1500毫升。橘子剥皮，撕去筋络，用竹签去橘子核，切成小三角块。山楂洗净后，去种子。粳米洗净，用冷水浸泡1小时后捞出来，沥干水分。锅内加1000毫升冷水，再加粳米、橘子块、山楂，用旺火烧开，转小火熬成粥，末了再加白糖即可食用。同样能调节肝脏和有益心血管系统。

“酸入肝”，山楂味酸，它含有熊果酸，能降低脂肪在血管壁的沉积，在一定程度上能够减轻动脉硬化和脂肪肝的发生，经常饮酒、应酬较多的人适宜通过山楂食疗方来调理肝脏。

鲜奶鸭梨汤，解毒护肝的良方

梨是“百果之宗”，因其鲜嫩多汁、酸甜适口，所以又有“天然矿泉水”之称。

中医学指出，梨味甘、微酸，性寒，无毒。主治咳热，中风不语，伤寒发热，解丹石热气，惊邪。利大小便，除贼风，止心烦气喘热狂。润肺凉心，祛痰消炎，可解疮毒、酒毒。

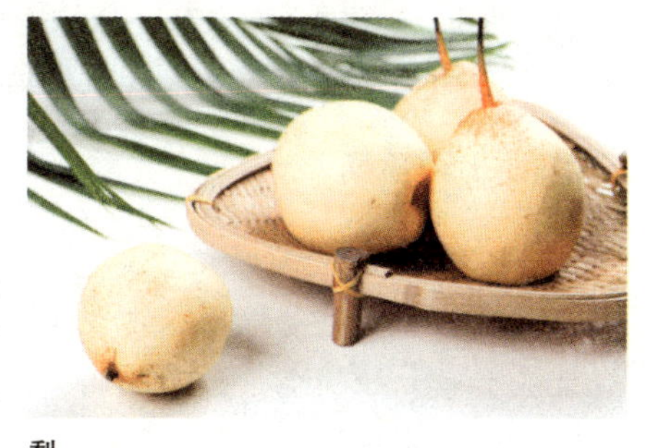

梨

梨含有大量蛋白质、钙、磷、铁和葡萄糖、果糖、苹果酸、胡萝卜素及多种维生素。梨还是治疗疾病的良药，民间常用冰糖蒸梨治疗喘咳，“梨膏糖”更是闻名中外。梨还有降血压、清热镇凉的作用，所以高血压及心脏病患者食梨大有益处。肝炎患者、肝功能失常患者可以多食用。

梨具有降低血压、养阴清热的功效，患高血压、心脏病、肝炎、肝硬化的病人，经常吃些梨大有益处。煮熟的梨有助于肾脏排泄尿酸和预防痛风、风湿病和关节炎。梨具有润燥消风、醒酒解毒等功效，在秋季气候干燥时，人们常感到皮肤瘙痒、口鼻干燥，有时干咳少痰，每天吃一两个梨可缓解秋燥，有益健康。

1. 鲜奶鸭梨汤

具体做法：准备鸭梨 1 个，鸡蛋 1 个，鲜奶半杯，冰糖适量。将鸭梨去皮去核，切成小薄片；将牛奶倒入锅中，放入梨片和冰糖，用小火煮至冰糖溶化、梨片变软，晾凉备用；鸡蛋打散，加入熬好的牛奶中；盛入盘中，去掉表面浮沫，用保鲜膜覆盖入蒸锅大火蒸 15 分钟左右；取出去掉保鲜膜即可。

梨，微酸，能够帮助消化，并有利尿通便、解热功效。牛奶可以去油腻、助消化、利尿解毒，减少附着在肝脏上的脂肪和有害物质。

2. 蜜汁芒果梨

具体做法：准备芒果 3 个，梨 1 个，蜂蜜适量。梨去皮，切丝，备用；芒果取果肉，切丝。将芒果丝和梨丝盛入碗中，淋入适量蜂蜜，拌匀即可。

西瓜鲤鱼汤，调节肝脏必选方

西瓜味道甘甜多汁、清爽解渴，是盛夏的佳果，既能祛暑热烦渴，又有很好的利尿作用。因此有“天然的白虎汤”之称。

西瓜堪称“瓜中之王”，味道甘甜多汁，清爽解渴，是盛夏佳果，西瓜除不含脂肪和胆固醇外，含有大量葡萄糖、苹果酸、果糖、蛋白酸、番茄素及丰富的维生素 C 等物质，是一种富有营养、纯净、食用安全的食品。西瓜消烦止渴，解暑热，疗咽喉肿痛，宽中下气，利尿，止血痢。《本经逢原》记载；西瓜能引心包之热，从小肠、膀胱下泻，能解太阳、阳明中暍及热病大渴，但西瓜性寒，有溃疡的人不能吃。

1. 西瓜鲤鱼汤

具体做法：准备西瓜皮 250 克，茯苓皮 50 克，鲤鱼 1 条（约 500 克），生抽、醋、盐、味精、植物油各适量。西瓜皮洗干净，削去表面绿色硬皮，切成菱形片。茯苓皮洗净，鲤鱼洗干净。炒锅烧热，倒入油，放入鲤鱼稍煎，再加入生抽、醋，盖上锅盖稍焖。加入西瓜皮、茯苓皮和 1 杯半清水，用小火焖入味，最后放盐、味精就可以出锅了。

西瓜皮具有宽中下气，利尿的功效，能够排出体内毒素，滋补肝脏；同时鲤鱼含有大量矿物质，同样具有通利小便、排毒护肝的功效。

2. 西瓜皮西红柿鸡蛋汤

具体做法：准备西瓜皮 200 克，鸡蛋 1 只，西红柿 1 只，盐、味精、香油各适量。西瓜皮削去外层青皮与内层红瓤，切细条。西红柿切片。鸡蛋打散。汤锅加水，放入瓜条煮开，然后再依次下入西红柿片，淋入蛋液，加入盐、味精、香油调味即可。

西红柿味微酸，入肝，能够利尿排毒，常食此方对肝脏有较强的护理作用。

其实西瓜不仅能滋补肝脏，排毒消毒，还有很多其他功效，可以说，西瓜浑身都是宝。成熟果实除含有大量水分外，瓤肉含糖量一般为 5% ~ 12%，包括葡萄糖、果糖和蔗糖，甜度随成熟后期蔗糖的增加而增加。瓜子可作茶食，瓜皮可加工制成西瓜酱。在中医学上以瓜汁和瓜皮入药，功能清暑。中医称瓜皮为“西瓜翠衣”，具有清热解暑、泻火除烦、降血压等作用，对贫血、咽喉干燥、唇裂，以及对膀胱炎、肝腹水、肾炎、肝病患者均有一定疗效。

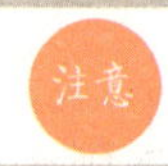

产妇、肾病患者、糖尿病患者、口腔溃疡患者不可多吃西瓜。

乌梅汤，入肝调肝的极品

乌梅别名酸梅，梅子中含多种有机酸，有改善肝脏机能的作用，故肝病患者宜食之。梅子中的梅酸可软化血管，推迟血管硬化，具有防老抗衰作用。

中医学指出，乌梅其性温，味酸涩，性平。归肝、脾、肺、胃、大肠经，质润敛涩。乌梅含有柠檬酸、苹果酸、琥珀酸、糖类、谷固醇、维生素 C 等成分，具有理想的抗菌作用。乌梅是药食同源的制品，是青梅经过加工后的中药材之一。

乌梅食疗方一

具体做法：准备乌梅 8 枚、冰糖少许。乌梅用刀切碎；将碎乌梅连核一起放容器中加2碗清水浸泡30分钟；上灶大火烧沸，再小火烧20分钟；将乌梅汤盛出，加冰糖调味即可。

乌梅食疗方二

具体做法：准备乌梅100克，山楂20克，陈皮10克，桂皮30克，丁香5克，白砂糖500克。将乌梅、山楂择洗好，逐个拍破，同陈皮、桂皮、丁香一道装入纱布袋中扎口，备用；锅中注清水约5500克，把药包放入水中，用旺火烧沸；再转小火熬约30分钟，取出药包，静置15分钟，滤出汤汁，加白糖，溶化即成饮料。

《本草经疏》中记载："梅实，即今之乌梅也，最酸。肝主筋，酸入肝而养筋，肝得所养，则骨正筋柔，机关通利而前证除矣。"经常食用乌梅，有保护肝脏、防老化、清血、增加能量、保护消化系统、消除疲劳、消除便秘、增进食欲等各种作用。

荔枝烧鸡脯，调理肝脏的美味食疗方

"日啖荔枝三百颗，不辞长作岭南人"，这句诗从侧面写出了荔枝的美味。荔枝不仅味道诱人，而且还具有很多营养成分。

荔枝原产于中国，是中国岭南佳果，色、香、味皆美，驰名中外，有"果王"之称。荔枝营养丰富，据分析，每100毫升果汁中含有维生素C13.20～71.72毫克，含有可溶性固形物12.9%～21%，为增进身体健康的营养品。据《本草纲目》载，荔枝具有"止渴、益人颜色、通神、益智、健气、护肝"的功效。

荔枝主入肝经，味辛能行，味苦能泄，性温祛寒，有疏肝理气、行气散结、散寒止痛、疏肝和胃、理气止痛之功。

荔枝烧鸡脯

具体做法：准备鸡脯肉300克，荔枝200克，鸡蛋1个，彩椒、盐、蚝油、水淀粉、花椒粉、鸡精各适量。鸡肉剁成肉末，加入鸡蛋、盐、蚝油、料酒。用手湿水搓成丸子放油锅里中火炸成金黄色。荔枝剥去壳去核，彩椒切成块。炒锅热油，爆香葱姜。下彩椒翻炒。放入荔枝肉、丸子，将花椒粉、鸡精、盐、蚝油、水淀粉调成汁倒入。加葱段，烧沸即可。

《本草纲目》记载，荔枝有强肝健胰的功效，是一种营养很丰富的滋养食物，它除能滋养强身之外，还有消除体内病毒和镇静的作用。所以，荔枝是有益健康的佳品。鸡肉味平，滋养功效很强，可以帮助肝脏功能恢复。经常饮酒的人适宜常食此方。

荔枝除能养肝护脾还可以用来止渴，其益人颜色，提神健脑。可治头晕心胸烦躁不安，背部不适，颈淋巴结结核，脓肿和疔疮，发小儿痘疮。

注意　荔枝气味纯阳，新鲜荔枝食入过多，会出现牙龈肿痛、口痛或鼻出血。所以牙齿有病，及上火病人忌食。贪食荔枝而出现口腔溃疡、口腔黏膜发炎、流鼻血、内火重的人较往日有所增加。患有慢性扁桃体炎和咽喉炎的人，多吃荔枝会加重虚火；容易过敏的人群食用鲜荔枝后，会出现头晕、恶心、腹痛、腹泻、皮疹和瘙痒等过敏症状；吃太多荔枝，特别是空腹食用荔枝有可能引起低血糖，也就是通常所说的荔枝病。

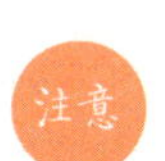

苦瓜芹菜饮，去毒调肝的“药中鲜汤”

相信大家都品尝过苦瓜的味道，提到苦瓜的特殊味道，有很多朋友会敬而远之，但苦瓜却具有很高的营养成分。

脂肪肝，是指由于各种原因引起的肝细胞内脂肪堆积过多的病变。脂肪性肝病正严重威胁国人的健康，成为仅次于病毒性肝炎的第二大肝病，已被公认为隐蔽性肝硬化的常见原因。在某些职业人群中，比如白领人士、出租车司机、职业经理人、个体业主、政府官员、高级知识分子等，脂肪肝的平均发病率为25%。

1. 苦瓜芹菜饮

具体做法：准备苦瓜1条，芹菜2根，蜂蜜少许。将苦瓜洗净去籽，切成小块放入榨汁机中。芹菜去叶洗净，切成小段放入到榨汁机中，与苦瓜一起榨汁，然后加入蜂蜜即可。

2. 凉拌苦瓜

具体做法：准备苦瓜500克，红辣椒30克，香油2茶匙，酱油半茶匙，豆瓣酱少许，蒜泥少许，盐、味精各适量。将苦瓜去瓜蒂、去瓤，切成条，放入开水锅中烫一下，捞出苦瓜用凉白开水过凉，沥干水分，放入盘中待用。将红辣椒去蒂、去籽洗净，切成细丝，用盐腌5分钟，挤干水分；将蒜泥与红辣椒丝拌匀，加酱油、豆瓣酱、味精、香油，一起倒在苦瓜上，拌匀即可。

苦瓜富含膳食纤维和维生素C，维生素C是优秀的抗氧化剂，能提高机体应激能力。苦瓜中的有效成分，可以抑制正常肝脏细胞的病变，护肝作用明显。

中医指出，苦瓜味苦、无毒、性寒，入心、肝、脾、肺经；具有清热祛暑、明目解毒、降压降糖、利尿凉血、解劳清心、益气壮阳之功效；主治中暑、暑热烦渴、暑疖、痱子过多、痢疾、疮肿、结膜炎、目赤肿痛、痈肿丹毒、烧烫伤、少尿等病症。清代王孟英的《随息居饮食谱》中说："苦瓜清则苦寒；涤热，明目，清心。可酱可腌。……中寒者（寒底）勿食。熟则色赤，味甘性平，养血滋肝，润脾补肾。"在《本草纲目》中也记载，苦瓜有"去邪热、解劳乏、清心明目"的功效，还有降血糖、抗肿瘤、抗病毒、抗菌、促进免疫力等作用，还可用于防治中暑、痢疾、恶疮、赤眼疼痛等作用。

综上所述，苦瓜对人体的健康有着重要的作用，人们一般与其他食物一起煮、炒，如苦瓜烧肉，苦味却不入肉中，因此有"君子菜"的美名。我国南方人喜欢食用苦瓜，虽然苦瓜味苦，但是对肝脏有着重要的保护作用，因为苦瓜不仅是一种护肝的好食物，同时也能够降低肝癌的发生率。苦瓜汁含有某种蛋白成分，能加强巨噬能力，临床上对淋巴肉瘤和白血病有效；从苦瓜籽中提炼出的胰蛋白酶抑制剂，可以抑制癌细胞所分泌出来的蛋白酶，阻止恶性肿瘤生长。

猕猴桃煮银耳，调节肝脏的妙方

早在公元前的《诗经》中就有了猕猴桃的记载，李时珍在《本草纲目》中描绘猕猴桃的形、色时说："其形如梨，其色如桃，而猕猴喜食，故有诸名。"

猕猴桃是常见的水果，果实肉肥汁多，清香鲜美，甜酸宜人，深受老百姓的喜欢。中医学指出，猕猴桃味酸、甘，性寒，无毒。别名又称为奇异果，它的含钙量是葡萄柚的 2.6 倍、苹果的 17 倍、香蕉的 4 倍，维生素 C 的含量是柳橙的 2 倍。因此，它的营养价值远超过其他水果。猕猴桃还含有良好的可溶性膳食纤维，作为水果最引人注目的地方当数其所含的具有出众抗氧化性能的植物性化学物质，非常适宜肝病患者食用。

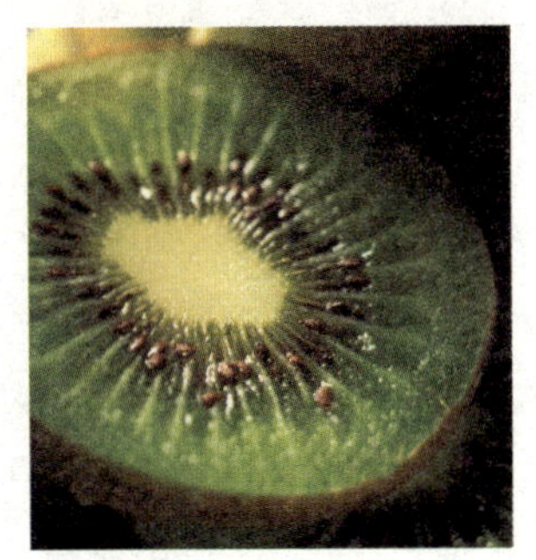

猕猴桃

1. 猕猴桃煮银耳

具体做法：准备猕猴桃 100 克，水发银耳 50 克，白糖适量。将猕猴桃洗净，去皮切片；水发银耳去杂，洗净撕片，放锅内，加水适量，煮至银耳熟，加入猕猴桃片、白糖，煮沸出锅。

此羹具有润肺生津，滋阴养胃的功效。适用于烦热，消渴，食欲缺乏，消化不良，肺热咳嗽，痔疮等病症。

2. 猕猴桃糖水

具体做法：鲜猕猴桃 1000 克，白糖适量。选用熟透的猕猴桃，洗净沥干水分，去皮；将糖放入锅中，加适量清水，熬成糖液，取出一半，将猕猴桃肉放入糖液中，煮沸 15 分钟左右，待果肉煮成透明，无白心时，再倒入另一半糖液，继续煮 20 分钟，边煮边搅；

煮好后，将果肉捣成泥状，离火，略凉，装入瓶中贮藏即可。每次食用 20 克，一日 3 次。

猕猴桃有“果中之王”的美称，关键的一点是猕猴桃具有预防脂肪肝的功效。首先，猕猴桃有降血脂的作用。血脂的下降有利于脂肪肝的防治，一些研究资料指出，猕猴桃降血脂作用比较突出，经常吃猕猴桃的人，血脂水平可以下降至原来水平的1/3左右。其次，猕猴桃富含维生素，有防癌抗癌的作用，猕猴桃被人们称为“抗癌的仙桃”，在癌症的治疗期间，猕猴桃有时被当作疗程中规定的食物。脂肪肝患者适当地食用猕猴桃，可预防疾病恶化成肝癌。再次，猕猴桃是一种中药，处方名为藤梨根，有促进消化、健脾止泻、缓解便秘等功效，对脂肪肝食欲缺乏、恶心呕吐等有一定的缓解作用。猕猴桃含有抗突变成分谷胱甘肽，有利于抑制诱发癌症基因的突变，对肝癌、肺癌、皮肤癌、前列腺癌等多种癌细胞病变有一定的抑制作用。猕猴桃含有大量的天然糖醇类物质肌醇，能有效地调节糖代谢，调节细胞内的激素和神经的传导效应，对防止糖尿病和抑郁症有独特功效。

红枣银耳汤，补肝的不老良药

相信大家都尝过银耳的美味，也有不少朋友明白银耳的滋补功效。但你是否知道银耳对肝脏也有滋补功效呢？银耳既是名贵的营养滋补佳品，又是扶正强身的补药。历代皇家贵族，都将银耳看作是“延年益寿之品”“长生不老良药”。银耳性平无毒，既有补脾开胃的功效，又有益气清肠的作用，还可以滋阴润肺，调肝护肝。

银耳是宴席上珍品佳肴和滋补佳品。用冰糖、银耳各半，放入砂锅中加水，以文火加热，煎炖成糊状的“冰糖银耳汤”，透明晶莹，浓甜味美，是传统的营养滋补佳品；用银耳、枸杞、冰糖、蛋清等一起炖制的“枸杞炖银耳”，红白相间，香甜可口，具有较强的健身功能；用银耳与大米煮粥，也是别具风味的营养佳品。

红枣银耳汤

具体做法：准备银耳（干）20 克，枣（干）100 克，枸杞子 100 克，冰糖 50 克。先把银耳用水泡上，短则 1 个多小时，长则 5 ～ 6 个小时都可以。银耳泡开后用水清洗 2 ～ 3 遍，控水。将银耳黄色的根去掉，用手将银耳撕成小片，待用。将莲子、红枣和枸杞也用水泡上，这个不用很长时间，一般 10 分钟就行了。银耳处理好了，莲子、红枣和枸杞也差不多了。泡好后也要控水。将红枣用手撕开，露出果肉。这么做是为了使红枣香甜的味道容易出来。锅内加入凉水，将银耳、莲子、“露肉”的红枣、枸杞一同放入。水开后调成小火开始慢慢煮。注意千万不要打开锅盖，不然容易熬干。很快你就能闻到红枣的香味了，快煮好时放入冰糖，量依个人口味定。冰糖放入后，搅拌，过几分钟后，香滑美味的红枣银耳汤就可以出锅了。也可放入冰箱中冷却后食用。

肝脏是我们人体唯一的解毒器官，因此它的重要性对我们人体来说不言而喻，因此要多吃些能提高肝脏解毒功效的食物。我们日常中随处可见的银耳就是首选，银耳，甘平，无毒，能润肺生津，益阴柔肝，能提高肝脏解毒能力，有很好的保肝护肝的作用，而且，据现代科学研究，银耳中的多糖，具有治癌防癌的功效，能促进肝脏蛋白质的合成。

芹菜炒猪肝，补血健身调肝的佳品

猪肝是我们餐桌上的常见食物，含有丰富的营养物质，具有营养保健功能，是最理想的补血、调肝佳品之一。猪肝味甘、苦，性温，归肝经；有补肝、明目、养血的功效；用于血虚萎黄、夜盲、目赤、水肿、脚气等症。

猪肝适宜气血虚弱、面色萎黄、缺铁性贫血者食用；适宜肝血不足所致的视物模糊不清，夜盲、眼干燥症，小儿麻疹病后角膜软化症，内外翳障等眼病者食用；适宜癌症患者放疗、化疗后食用；适合贫血患者、常在电脑前工作的人、爱喝酒的人食用。

猪肝中铁质丰富，是补血食品中最常用的食物，食用猪肝可调节和改善贫血病人造血系统的生理功能；猪肝中含有丰富的维生素A，具有维持正常生长和生殖机能的作用；能保护眼睛，维持正常视力，防止眼睛干涩、疲劳，维持健康的肤色，对皮肤的健美具有重要意义；经常食用动物肝还能补充维生素B_2，这对补充机体重要的辅酶，完成机体对一些有毒成分的排除有重要作用。

1. 芹菜炒猪肝

具体做法：准备猪肝250克，笋100克，芹菜200克，胡萝卜、酒、蚝油、糖、胡椒粉、芡汁各适量。猪肝切厚片，放入加有1大匙酒的开水中汆一下，待猪肝变白时捞出，浸入冷水。笋先煮熟再切片；芹菜洗净、切小段；胡萝卜去皮，煮熟再切片；将所有调味料调匀成综合调味料。用2大匙油炒笋片、胡萝卜片和芹菜段，接着放入猪肝同炒，然后淋入综合调味料，炒匀即盛出。

2. 胡萝卜青椒猪肝

具体做法：新鲜猪肝230克，胡萝卜、青椒、水发木耳、葱、姜各适量。盐、生抽、糖、醋、味精、淀粉、料酒各适量。葱、姜切末，木耳掰成小朵，青椒、胡萝卜切片，猪肝切薄片；胡萝卜开水焯过备用；切好的猪肝在开水中焯一下，变色后捞出，起油锅，油热后，爆香葱姜末；依次加入胡萝卜、青椒和黑木耳大火翻炒两分钟，烹入料酒、生抽、糖、醋拌匀，加入焯水的猪肝大火翻炒1分钟，调入适量盐和味精调味，淋入勾好的薄芡，待汤汁黏稠即可关火装盘。

猪肝含有丰富的蛋白质、维生素A和B族维生素以及钙、磷、铁、锌等矿物质，经常食用猪肝可以明目补血、调节肝功能。

 黄豆炖萝卜，补养肝脏的美味

黄豆有“豆中之王”之称，被人们叫作“植物肉”“绿色的乳牛”，具有很高的营养价值。

中医学指出，黄豆味甘，性平；能健脾利湿，益血补虚，解毒。黄豆的营养丰富，干黄豆中含高品质的蛋白质约40%，为其他粮食之冠。现代营养学研究表明，1千克黄豆相当于2千克多瘦猪肉，或3千克鸡蛋，或12千克牛奶的蛋白质含量。脂肪含量也在豆类中占首位，出油率达20%；此外，还含有维生素A、B族维生素、维生素D、维生素E及钙、磷、铁等矿物质。黄豆加工后的各种豆制品，不但蛋白质含量高，并含有多种人体不能合成而又必需的氨基酸，豆腐中蛋白质的消化率高达95%，为理想的补益食疗之品。

中医认为，服食黄豆可令人长肌肤，益颜色，填精髓，增力气，补虚开胃，是适宜虚弱者食用的补益食品，具有益气养血，健脾宽中，健身宁心，补肝护肝，下利大肠，润燥消水的功效。下面为大家介绍一款护肝菜——黄豆炖萝卜。

具体做法：准备黄豆仁200克、萝卜干200克、白糖半茶勺。萝卜干洗净切成丁备用，热锅入油，油温后下黄豆仁煸炒1分钟，然后下萝卜干煸炒；加入少许清水，调入白糖，中火煮2分钟，出锅装盘即可。

黄豆具有解毒的功效，所以黄豆可以用来辅助肝脏进行解毒，并可以对肝脏进行调理和保护。

经常食用黄豆及豆制品，可以为身体提供很多营养。提升免疫。大豆含植物性蛋白质，人体如果缺少蛋白质，会出现免疫力下降、容易疲劳的症状。吃黄豆补蛋白，可避免吃肉胆固醇升高的问题。让头脑聪明。黄豆富含大豆卵磷脂，它是大脑的重要组成成分之一。多吃黄豆有助于预防老年痴呆症。此外，大豆卵磷脂中的固醇，可增加神经机能和活力。

 金针菇拌豆腐，补肝益智的佳品

中医学指出，金针菇补肝，益肠胃，抗癌；主治肝病、胃肠道炎症、溃疡、癌瘤等病症，经常食用金针菇还可以增加智力。

金针菇含有人体必需氨基酸成分较全，其中赖氨酸和精氨酸含量尤其丰富，且含锌量比较高，对增强智力尤其是对儿童的身高和智力发育有良好的作用，人称“增智菇”。

金针菇还有很多营养成分，能有效地增强机体的生物活性，促进体内新陈代谢，有利于食物中各种营养素的吸收和利用，对人体生长发育也大有益处，金针菇还可抑制血脂升高，降低胆固醇，防治心脑血管疾病；食用金针菇具有抵抗疲劳，抗菌消炎、清除重金属盐类物质、抗肿瘤的作用。经常食用金针菇，不仅可以预防和辅助治疗肝脏病及胃、肠道溃疡，而且也适合高血压患者、肥胖者和中老年人食用。

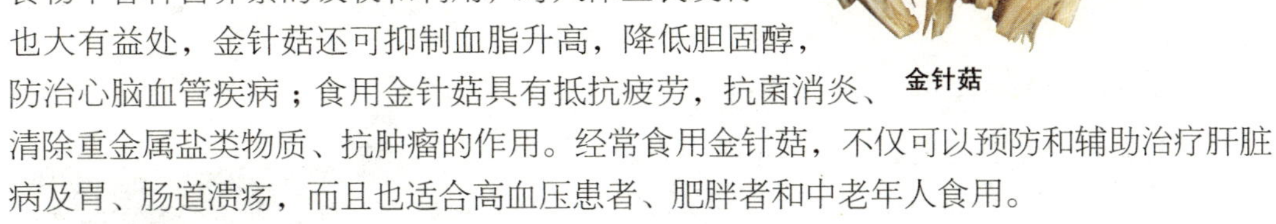

金针菇

1. 金针菇拌豆腐

具体做法：准备豆腐 1 块，金针菇 1 把，肉末少许。金针菇去根洗净，焯水后切段；油热后放入肉末煸炒，加适当料酒、生抽调味；肉末八分熟后，倒入金针菇和切成小块的豆腐，炒熟即可。

金针菇中含有一种叫朴菇素的物质，有增强机体对抗癌细胞的作用，常食金针菇还能降低胆固醇，预防肝脏疾病和肠胃道溃疡，增强机体正气，防病健身。而豆腐具有降血压，降血脂，降胆固醇的功效，二者搭配可以有效缓解肝脏的排毒压力。

2. 凉拌金针菇

具体做法：准备金针菇 200 克，黄瓜 1 根。鸡精、精盐、味精、姜粉、植物油、醋、葱蒜适量。金针菇去根洗净，放入开水焯后再放入凉水中浸凉沥水。黄瓜切丝备用。将金针菇黄瓜丝放在一起放上葱蒜、鸡精、味精、盐。锅内放入植物油，加热后倒在上面，加醋搅拌即可享用。

金针菇之所以受到人们的喜爱，是因为它具有很多营养成分和功效。它可以降低胆固醇含量，健康的人体内胆固醇含量是很正常的，但是近年来人们的生活水平提高了，人们在饮食的时候很不注意，导致体内的胆固醇含量增高，诱发各种心脑血管疾病，特别是一些中老年人的胆固醇含量很高，如果不能及时控制会影响到身体健康，平时老年多吃些金针菇可以有效降低体内的胆固醇含量。

此外，金针菇还能提高身体免疫力。我们都知道身体免疫力越强的人越不容易患病，很多体弱多病的人就是因为身体免疫力太差了。平时除了通过锻炼来提高自身的免疫力外，饮食也可以促进身体免疫力的提高，金针菇中含有一种可提高免疫力的蛋白质，大家多食用金针菇来提高免疫力吧。

茄汁青鱼，轻度脂肪肝患者的美味食方

脂肪肝是肝脏脂代谢失调的产物，同时又是加重肝脏损伤的致病因素，这是一种互为因果、恶性循环的发展。肝细胞中脂滴增多，使肝细胞脂肪变性、肿大，细胞核被挤压偏离中心，脂肪在肝细胞中的代谢受到影响，进而影响其他营养素、激素、维生素的代谢。

轻度脂肪肝在临床中，一般表现为：

（1）食欲缺乏、乏力、肝区不适或疼痛。这是肝病患者常见的症状，患者若出现食欲缺乏、乏力、厌油、腹胀、肝区隐痛等，排除了感冒、急性胃炎以及其他肝病，均应怀疑患有脂肪肝的可能。

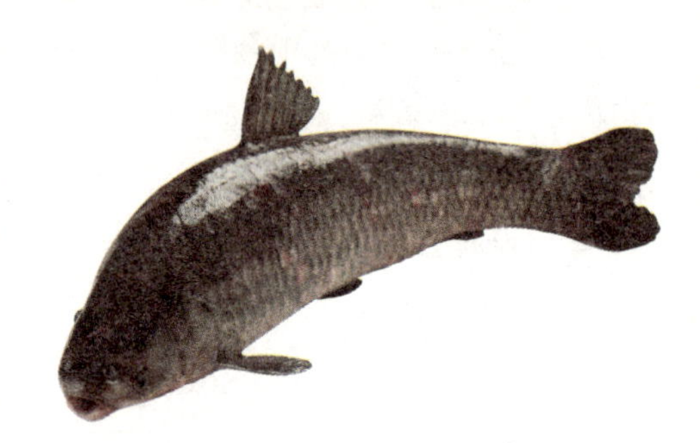

青鱼

（2）恶心呕吐。轻度脂肪肝的症状也会出现恶心、呕吐等，脂肪肝若伴有肝功能损害，可伴恶心欲呕、厌油、上腹胀等肝系症状。

（3）肝脏肿大。脂肪肝常伴有肝脏肿大，这是引起肝区不适及肝区疼痛等症状的主要原因。可伴反跳痛，发热，白细胞增多。轻度脂肪肝无肝肿大或有轻微肝肿大。触诊肝脏检查时其质地正常，或稍觉柔软，有时难以发现。

茄汁青鱼

具体做法：准备青鱼1条、西红柿2个，葱、番茄沙司、姜、蒜各适量，啤酒1瓶，花椒、大料、盐、糖、老抽各适量。青鱼洗净切段沥干，西红柿切成小块，姜拍扁、葱切段、蒜切片。炒锅放火上，用姜片擦锅，放油，烧热后放入大料、花椒烹出香味，放入青鱼段，葱姜蒜、1/4瓶啤酒、西红柿、番茄沙司，翻炒一会儿，再倒入剩下的啤酒、糖、盐、老抽。开锅后，调好口味，连鱼带汤倒入高压锅里，盖锅盖、盖阀，大火放气二三分钟后改小火，焖半个小时，中间会闻到香味飘出来。等高压锅冷却不再放气后，打开锅盖，一锅色香味俱全的茄汁青鱼就做好了，连刺都酥透了，美味又营养。

青鱼肉性味甘、平，无毒，有益气化湿、和中、截疟、养肝的功效，最适合轻度脂肪肝患者食用。

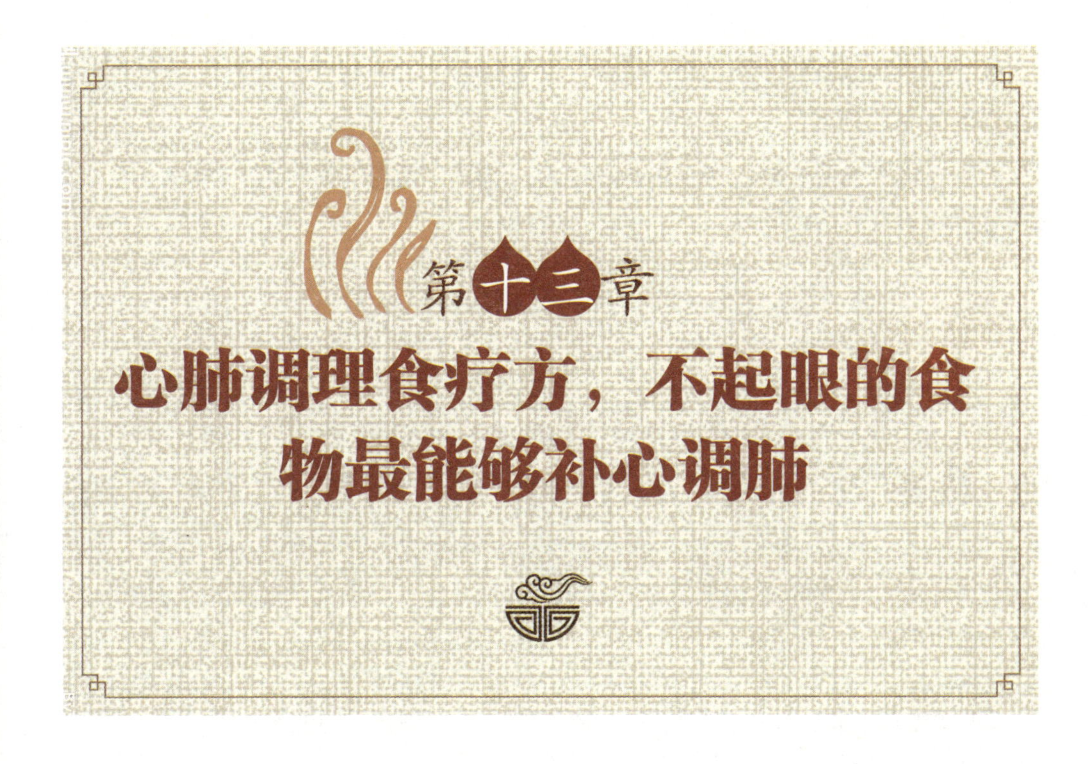
第十三章
心肺调理食疗方，不起眼的食物最能够补心调肺

红薯，可以经常食用的“补心安神食品”

红薯，又名山芋、地瓜等，富含多种维生素及矿物质，有“长寿食品”之誉。具有抗癌、保护心脏、预防肺气肿、糖尿病等功效。

红薯富含有膳食纤维、胡萝卜素、维生素A、B族维生素、维生素C、维生素E及钾、铁、铜、硒、钙等，营养价值很高，是世界卫生组织评选出来的“十大最佳蔬菜”的冠军。

红薯不仅是健康食品，还是祛病的良药。《本草纲目》记载，红薯有“补虚乏，益气力，健脾胃，强肾阴”的功效。“红薯蒸、切、晒、收，充作粮食，称作薯粮，使人长寿少疾。”《本草纲目拾遗》说，红薯能补中、和血、暖胃、肺五脏。

1. 红薯粉发糕

具体做法：准备红薯粉1000克，面粉100克，白糖100克，红薯粉开水调拌均匀，发酵完全后放入蒸笼内用大火蒸熟。离火晾至温热程度时，在其表面适当涂抹香油，撒上青红丝、芝麻，切块食用。若配料时适量增加些食用色素、红枣等，则成为花色发糕，或红枣发糕，其色好看，松软可口。

2. 红薯饼

具体做法：将红薯洗净蒸熟，去皮后捣成糊状，加等量的面粉和适量的温水、葱、花椒面、食盐等拌匀，成手掌大小圆饼，放进平底锅，用油烙熟即成。该饼色泽金黄，葱香扑鼻，口感甜美。

红薯含有丰富的淀粉、维生素、纤维素，能够有效地补中益气，安神补心，对于失眠等症状有着显著的疗效。

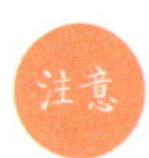

注意 红薯的糖分多，身体一时吸收不完，剩余部分停留在肠道里容易发酵，使腹部不适。中医认为，湿阻脾胃、气滞食积者应慎食红薯。

桂圆炖猪蹄，安神补气效果佳

桂圆又称“龙眼”，其果实富含营养，自古深受人们喜爱，更视为珍贵补品，其滋补功能受人们的认可。

李时珍曾有“资益以龙眼为良”的评价。这里的“龙眼”指的就是桂圆，它有壮阳益气、补益心脾、养血安神、润肤美容等多种功效，可预防贫血、心悸、失眠、健忘、神经衰弱及病后、产后身体虚弱等症。现代医学实践证明，它还有美容、延年益寿之功效。

桂圆具有非常强效的安神功效，可以辅助治疗失眠、健忘、惊悸的症状。古人很推崇桂圆的营养价值，有许多本草书都介绍了桂圆的滋养和保健作用。早在汉朝时期，桂圆就已作为药用。《名医别录》称之为“益智”，言其功能养心益智，故有滋补强体、补心安神、养血壮阳、益脾开胃、润肤美容的功效。

1. 桂圆炖猪蹄

具体做法：准备猪蹄500克，桂圆100克，红枣50克，姜、糯米、黄酒、盐、黄豆、酱油各适量。猪蹄剁成块，放进冷水里煮沸，捞起过冷水；沥干水的猪蹄下热油锅爆炒5分钟，倒入黄酒和适量清水在炒锅里煮沸；炖锅里放入桂圆与红枣，倒入黄酒与猪脚，放上拍碎的大姜块；大火烧开后，小火炖至猪脚桂圆酥烂，起锅前放盐，倒酱油调色，最后大火收汁。

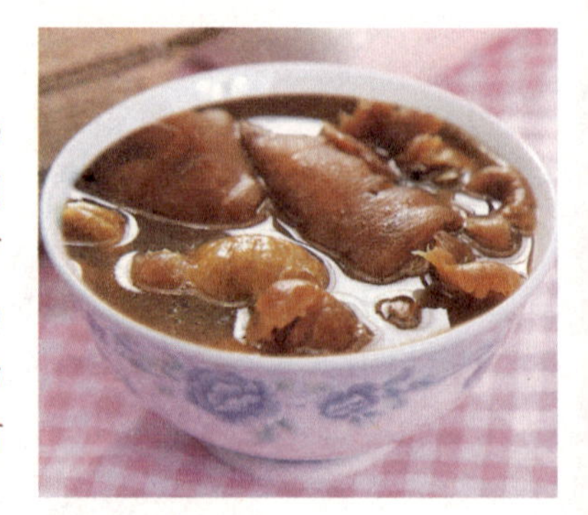

桂圆炖猪蹄

2. 桂圆鸡翅

具体做法：准备鸡翅1对，菜心50克，桂圆肉20克，红葡萄酒、花生油、白糖、酱油、盐、湿淀粉、姜、葱、高汤各适量。鸡翅膀洗净，用酱油、盐腌片刻；葱洗净切段，姜切片，菜心切整齐；将油倒入锅中烧热，放入鸡翅膀炸至呈金黄色时捞出；锅内留少许油烧热，放入葱段、姜片，煸炒出香味，加高汤、红葡萄酒及鸡翅膀，放盐、白糖，将鸡翅膀烧至熟透，脱骨，码入盘中；将菜心、桂圆入锅烫熟，摆放在鸡翅的周围；将余下的葱用油煸出香味，把烧鸡翅的汤汁滤入，用湿淀粉勾芡，浇在鸡翅膀上即可。

桂圆肉味甘性温，归心、脾经，适用于心脾两虚证及气血两虚证患者。中医认为心主血脉与神志，与精神、意识思维活动有关。如果人们思虑过度，劳伤心脾，可导致心悸怔忡，失眠健忘，神疲乏力等症状。桂圆肉甘温滋补，入心脾两经，功善补益心脾，而且甜美可口，不滋腻，不壅气，实为补心健脾之佳品。久病体虚或老年体衰者，常有气血不足之证，而表现为面色苍白或萎黄，倦怠乏力，心悸气短等症，桂圆肉既补心脾，又益气血，甘甜平和，有较好疗效。

荸荠狮子头，助你去火补益

荸荠皮色紫黑，肉质洁白，味甜多汁，清脆可口，自古有地下雪梨之美誉，北方人视之为江南人参。荸荠既可作为水果，又可算作蔬菜，是大众喜爱的时令之品。

中医学指出，荸荠味甘，性寒，无毒。主治消渴，去体内痹热，温中益气。开胃消食，治呃逆，消积食，饭后宜食此果。

荸荠狮子头

具体做法：准备去皮荸荠5只，瘦肉馅300克，菜心50克，盐5克，酱油20克，糖15克，鸡蛋1只，生粉，葱末、姜末、味精、料酒、湿淀粉各适量。将荸荠斩成米粒大小，拌进肉馅中，加盐、鸡蛋、料酒、湿淀粉、味精、葱姜末拌匀，做成四个大肉圆；炒锅上火，倒入油，油热后放入肉圆煎至微黄时，烹入料酒，加酱油，糖，倒高汤，用小火焖烧15分钟，将狮子头盛入用菜心垫好底的盆中，把卤汁勾芡浇于面上。

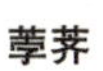

荸荠

荸荠鸡丁

具体做法：准备嫩鸡肉150克，干淀粉6克，泡辣椒6克，酱油、白糖、精盐、菊花、姜、湿淀粉、黄酒、香醋、味精各适量，鸡蛋1只，荸荠丁200克。鸡肉切成块形小丁，加入鸡蛋清、干淀粉、精盐调拌均匀，连同配料、荸荠丁放入热油锅内炒10秒钟后，沥去油，放入泡辣椒、葱、姜等同炒；将糖、黄酒、酱油和湿淀粉、醋等调和，趁热倒入锅内炒几下即可。

荸荠质嫩多津，可预防热病津伤口渴之症，荸荠食疗方适宜体内虚火旺盛的朋友食用。

荸荠口感甜脆，营养丰富，含有蛋白质、脂肪、粗纤维、胡萝卜素、B族维生素、维生素C、铁、钙、磷和碳水化合物。可以生吃，也可以用来烹调，还可制淀粉。

牡蛎粳米粥，营养丰富补心美食

牡蛎美味诱人，而且营养丰富，素来就有"海底牛奶"的称号，其补心安神的功效深受人们喜爱。

牡蛎，又称蚝、生蚝、蚵仔，别称海蛎子、蛎黄、蚝白、青蚵、牡蛤、蛎蛤、砺等，属软体动物门双壳纲。牡蛎肉由于味鲜美，营养全，兼能"细肌肤，美容颜"及降血压和滋阴养血、健身壮体等多种作用，因而被视为美味海珍和健美强身食物。在诸多的海洋珍品中，许多人唯独钟情于牡蛎。中医学指出，牡蛎味咸、涩，性微寒；归肝、心、肾经；质重镇降，可散可收，是唯一可以生食的贝类。

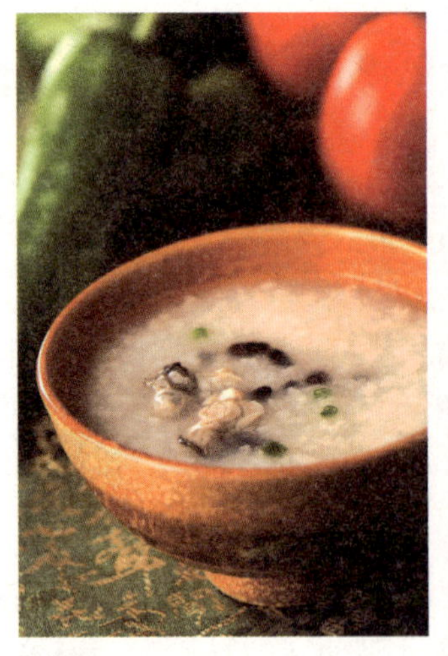

牡蛎粥

崔禹锡在《食经》中说，"牡蛎肉治夜不眠，治意不定"。经常食用可以减少阴虚阳亢所致的烦躁不安、心悸失眠、头晕目眩及耳鸣等症状。牡蛎中所含的多种维生素与矿物质特别是硒可以调节神经、稳定情绪。

1. 牡蛎粳米粥

具体做法：准备皮蛋2个，鲜牡蛎肉100克，粳米100克，葱花、油、鱼露适量。将皮蛋除泥料及外壳，每个切成12等份，牡蛎肉洗净。把粳米淘洗干净，放入锅内加适量清水，煮成稀粥，再加入皮蛋、牡蛎肉、葱花、鱼露、油适量调味，再煮沸片刻，即可食用，每天2次，连用5天。

2. 牡蛎丝瓜

具体做法：准备牡蛎200克、丝瓜300克、姜米、葱花、精盐、胡椒粉、湿淀粉、色拉油各适量。牡蛎洗净后，用沸水烫一下即捞出；丝瓜刮掉粗皮洗净，切成滚刀片。净锅上火，放色拉油烧热，投姜米和葱花爆香，放入丝瓜片略炒，即掺适量清水，下入牡蛎，烧沸后调入精盐、胡椒粉，最后用湿淀粉勾薄芡，起锅装盘即成。

丝瓜碧绿，牡蛎鲜美，清淡爽口。此方子中的丝瓜味甘，性凉，有清热利肠、凉血解毒、活络通经等功效。牡蛎味甘、咸，性平，具有滋阴补血、镇静解毒的功效。可辅助治疗心神不宁、烦躁不安、火眼等疾。

《医林纂要》说牡蛎有“清肺补心”的功效，主治心肺阴虚，虚热内盛证。常见症状有神志恍惚，头昏目眩，心烦失眠，坐卧不安，欲食不食等。

研究发现，牡蛎含 18 种氨基酸、肝糖、B 族维生素、牛磺酸和钙、磷、铁、锌等营养成分，常吃可以提高机体免疫力。牡蛎所含牛磺酸具有降血脂、降血压、安神的作用。

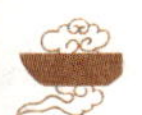

灵芝炖猪蹄，滋补养心有奇效

灵芝自古以来就被认为是吉祥、富贵、美好、长寿的象征，有“仙草”“瑞草”之称，中华传统医学长期以来一直视之为滋补强壮、固本扶正的珍贵中草药。

中医学指出，灵芝味甘、微苦，性平。能补气养血，养心安神，止咳平喘。灵芝含多糖、蛋白质、多种氨基酸、多肽类、麦角固醇、甘露醇、生物碱、香豆精、甾体皂苷、腺嘌呤、多种酶、多种微量元素，对人体有着极强的补益功效。

灵芝有抗衰老作用，能增强机体的免疫功能；有祛痰、止咳、平喘作用；有强心作用，能增加心肌血流量，增加冠脉血流量，降低心脏耗氧量，增强耐缺氧能力；能降低血脂，调节血压，保护肝脏，升高白细胞；有一定抗肿瘤作用。可以用于体虚乏力，饮食减少，头昏；心脾两虚，心悸怔忡，失眠健忘；肺气虚，喘咳短气；高血压病，高脂血症，冠心病；白细胞减少症；慢性病毒性肝炎。

1. 灵芝炖猪蹄

具体做法：取灵芝 15 克，猪蹄 1 只，料酒、精盐、味精、葱段、姜片、猪油适量。将猪蹄去毛后洗净，放入沸水锅中焯一段时间，捞出再洗净，灵芝洗净切片。锅中放入猪油，烧热加葱姜煸香，放入猪蹄、水、料酒、味精、精盐、灵芝、武火烧沸，改用文火炖至猪蹄熟烂，出锅即成。

2. 鹌鹑蛋灵芝红枣汤

具体做法：鹌鹑蛋 12 个，灵芝 60 克，红枣 12 个，将灵芝洗净，切成细块；红枣洗净；鹌鹑蛋煮熟，去壳。把全部用料放入锅内，加清水适量，武火煮沸后，文火煲至灵芝出味，加白糖适量，再煲沸即成。

灵芝含有多种氨基酸，对神经系统有抑制作用，所以灵芝食疗方，对于预防和辅助治疗失眠多梦、精神亢奋等症状，效果十分显著。

冬菇樱桃，安神功效显著

樱桃有早春第一果的美誉，号称“百果第一枝”。其果实虽小，但色泽红艳光洁，玲珑如玛瑙宝石一样，味道甘甜而微酸，既可鲜食，又可腌制或作为其他菜肴食品的点缀，备受青睐。

在水果家族中，一般铁的含量较低，但樱桃却是个例外，每百克樱桃中含铁量多达59毫克，居于水果首位；维生素A含量比葡萄、苹果、橘子多4～5倍。此外，樱桃中还含有维生素A、B族维生素、维生素C及钙、磷等矿物元素。

中医药学认为，樱桃味甘，性温、无毒，具有调中补气、安神、祛风除湿功能。长期食用，可明显提高人体免疫力，是公认的“绿色保健食品”。樱桃有调中益脾之功，对调气活血、平肝去热有较好疗效，并有促进血红蛋白的再生作用，对贫血患者、老年人骨质疏松、儿童缺钙、缺铁均有一定的辅助治疗作用，深受消费者青睐。

1. 冬菇樱桃

具体做法：水发冬菇80克，鲜樱桃50枚，豌豆苗50克，白糖、姜汁各适量。水发冬菇、鲜樱桃去杂洗净；豌豆苗去杂和老茎，洗净切段；炒锅烧热，下菜油烧至五成热时，放入冬菇煸炒透，加入姜汁、料酒拌匀，再加酱油、白糖、精盐、鲜汤烧沸后，改为小火煨烧片刻，再把豌豆苗、味精加入锅中，入味后用湿淀粉勾芡，然后放入樱桃，淋上麻油，出锅装盘即成。

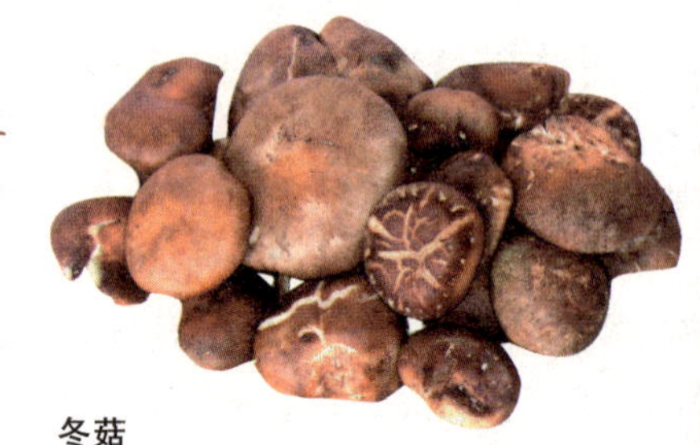

冬菇

2. 冰糖银耳樱桃

具体做法：银耳30克，红樱桃脯20克，冰糖适量。银耳用温水泡发后去掉耳根，洗净，上蒸笼蒸约10分钟；汤锅加清水放入冰糖，微火溶化后放入樱桃脯，再用旺火烧沸，起锅倒入银耳碗内即成。

古语说：“心者，五脏六腑之主也……心动则五脏六腑皆摇。”中医认为，吃红色食物可补血养心，樱桃是非常不错的红色食物之选。食用樱桃，不仅有助于调气活血、平肝祛热、补血养心，而且能帮助身体及时排出毒素，缓解气短心悸、失眠、倦怠少食、咽干口渴等症状。

另外，樱桃还有抗贫血的功效。樱桃含铁量高，位于各种水果之首。铁是合成人体血红蛋白、肌红蛋白的原料，在人体免疫、蛋白质合成及能量代谢等过程中，发挥着重要的作用，同时也与大脑及神经功能、衰老过程等有着密切关系。常食樱桃可补充体内对铁元素量的需求，促进血红蛋白再生，既可防治缺铁性贫血，又可增强体质，健脑益智。

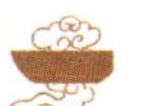

百合绿豆粥，补心润肺的食疗佳品

提到百合，大多数人们会认为，百合的主要应用价值在于观赏。其实，百合还可作为蔬菜食用和药用。

中医认为百合性微寒平，具有清火、润肺、安神的功效，其花、鳞状茎均可入药，是一种药食兼用的花卉。

中医认为百合具有润肺止咳、清心安神的作用，尤其是鲜百合更甘甜味美。百合特别适合养肺、养胃的人食用，比如慢性咳嗽、肺结核、口舌生疮、口干、口臭的患者，一些心悸患者也可以适量食用。但由于百合偏凉性，胃寒的患者少用。冬季到来，需要润肺、养胃的人越来越多。百合可清心润肺、安神定志，很适合被失眠困扰的人食用。

1. 百合绿豆粥

具体做法：准备绿豆 100 克，粳米或糯米适量，加水适量煮熟，再加入 50 克洗净的鲜百合略煮片刻即可。在食用之前，加入白砂糖或者冰糖调味。

这个方子可以清热解毒、利水消肿。适用于患有咽喉干咳、热病后余热未尽、烦躁失眠等症者食用。

2. 百合莲子粥

具体做法：准备净百合 30 克，莲子 25 克，糯米 100 克，加红糖适量，共煮粥食。

此方可以养胃缓痛、补心安神。患有脾胃虚弱的胃脘痛、心脾虚或心阴不足的心烦不眠症者宜常食用。

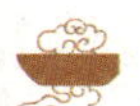

芹菜红枣汤，以保肝来养心

如果人的心经出了问题，主要表现有心前区疼痛、心烦、心慌、咽干、口渴、眼睛发黄、胁痛、手臂内侧外缘那条线疼痛或者麻木、手心发热、失眠、多梦、健忘、情绪低落等症状。

心脏是人体最重要的器官之一，它既推动着人体血液的运行，又主宰着人的精神、意志和思维活动。《灵枢·口问》中说：“心动则五脏六腑皆摇。”意思是说，如果心脏的功能不能正常发挥，那么其他脏腑都会受到影响。而心脏类的疾病又是湿热体质者易患的疾病之一。

芹菜红枣汤

具体做法：取鲜芹菜（取根茎处）60克，红枣30克。每次加入500毫升清水煎煮，然后将两次煎煮的汁液合并起来。分早晚两次服用，连服一个月。

芹菜味辛、甘，性凉，可清肝热、养血。《本草推陈》中说，芹菜“治肝阳头痛，面红目赤，头重脚轻，步行飘摇等症”。这就指出，芹菜有助于治疗肝火过盛引起的头痛、头晕等症。若取300克鲜芹菜，用纱布绞出汁液后，每日分2次服用，则可缓解湿热体质者因肝热或肝阳上亢而出现眩晕头痛、烦热、面红目赤的症状。

红枣味甘，性温，有养血益气、补肝养肾、降压生津、治虚劳损的功效。同时，红枣还可扩张血管，增强心肌收缩力，改善心肌营养。常从事脑力劳动或有心悸、心慌、失眠症状的人，每晚临睡前用10枚红枣煮汤食用，能安心养神，解除失眠之苦。红枣也有保肝健脾、降低胆固醇的作用。因此，红枣也是中医里辅助治疗肝病的常用药物，传统的中药方剂“小柴胡汤”“桂枝汤”中都有红枣的身影。

芹菜红枣汤可保肝养心、益气养血、清热降火、同时能降血压，降血脂。因此，肝火旺盛，心火上炎，有高血压、高脂血症的湿热体质者日常生活中也可适当地食用。

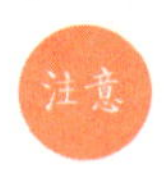

心主神志，心火过旺，人就会表现出烦躁不安、易怒等症状。所以名医朱丹溪说：“盖相火藏于肝肾阴分，君火不妄动，相火惟禀命守位而已，焉有燔灼之虐焰，飞走之狂势也哉！”要防止相火妄动就要“正心、收心、养心”，保持精神安静内守。

多喝小米粥，能够安神助眠

小米又称粟米，是百姓餐桌上常见的食品。小米熬粥营养价值丰富，有“代参汤”之美称。

中医认为，小米味甘咸，有清热解渴、健胃除湿、和胃安眠、补心安神等功效。用小米煮粥，睡前服用，易使人安然入睡。每100克小米含蛋白质9.7克，比大米高；脂肪1.7克，碳水化合物76.1克，都不低于稻、麦。一般粮食中不含有的胡萝卜素，而每100克小米中胡萝卜素达0.12毫克，维生素B_1的含量也位居所有粮食之首。

小米含有多种维生素、氨基酸、脂肪和碳水化合物，营养价值很高。尤其值得一提的是，小米富含色氨酸，通过代谢，能够生成抑制中枢神经兴奋度、使人产生困倦感的5-羟色胺。5-羟色胺还可以转化生成具有镇静和诱发睡眠作用的褪黑素。此外，小米含有大量淀粉，吃后容易让人产生温饱感，可以促进胰岛素的分泌，提高进入脑内的色氨酸数量，是不可多得的助眠食物。

小米粥

具体做法：准备小米50克，鸡蛋1个。先以小米煮粥，再打入鸡蛋，稍煮，即可服用。

临睡前以热水泡脚，并饮此粥，然后入睡。小米中含有的维生素可以抑制神经兴奋，令人产生倦怠感，所以此方养心安神，用于心血不足、烦躁失眠等症状。

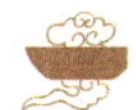

多吃玉米粥，可以加强对心脏的呵护

玉米的营养价值非常高，是重要的粮食作物和重要的饲料来源，也是全世界总产量最高的粮食作物。

中医学认为，玉米性平味甘，有开胃、健脾、除湿、利尿等作用，主治腹泻、消化不良、水肿等。玉米中含有丰富的不饱和脂肪酸，尤其是亚油酸的含量高达60%以上，它和玉米胚芽中的维生素E协同作用，可降低血液胆固醇浓度并防止其沉积于血管壁。因此，玉米对冠心病、动脉粥样硬化、高脂血症及高血压等都有一定的预防和辅助治疗作用。维生素E还可促进人体细胞分裂，延缓衰老。

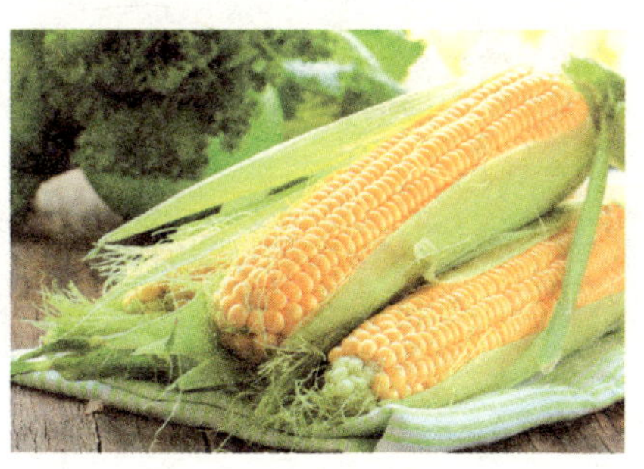

玉米

玉米中还含有一种长寿因子——谷胱甘肽，它在硒的参与下，生成谷胱甘肽氧化酶，具有恢复青春、延缓衰老的功能。而丰富的钙、磷、镁、铁、硒等矿物质，及维生素A、维生素B_1、维生素B_2、维生素B_6、维生素E和胡萝卜素等，对胆囊炎、胆结石、黄疸型肝炎、冠心病和糖尿病等有辅助治疗作用。

1. 玉米青豆胡萝卜香菇汤

具体做法：准备玉米粒500克，青豆80克，泡开香菇40克，胡萝卜丁80克。盐、高汤、糖、淀粉水、香油。将玉米粒、胡萝卜丁、青豆用开水汆烫。锅热加入适量油烧到中温，将所有材料下锅拉油捞起。锅内留油1汤匙倒入材料及调味料翻炒均匀加入淀粉水勾芡，淋上香油盛于盘上即成。

2. 玉米粥

具体做法：准备玉米粉50克，粳米50克。将玉米粉用适量的冷水调和，再将淘洗干净的粳米入锅，加水适量，用武火烧开。加入玉米粉，转用文火熬煮成稀粥。每日早、晚温热服用。

3. 松仁玉米

具体做法：准备玉米300克，松仁100克，红菜椒、葱末、白糖、盐适量。红菜椒去籽洗净，切成1厘米大小的菱形片；玉米棒去皮和须，剥下玉米粒。大火将平底煎锅烧热，撒入生松仁，调小火焙干。要用锅铲经常翻炒，使松仁滚动，颜色均匀。当焙至松仁全部为金黄色时，盛出摊在大盘中晾凉。煮锅中放水，大火烧沸，将玉米粒放入，调中火煮5分钟，然后取出沥干水分。大火烧热炒锅，倒入油，待油温升至六成热时，先放葱末煸香，随后再放入玉米粒和红菜椒片，调入适量盐和白糖翻炒片刻。沿锅边加入约15毫升的清水，再盖上锅盖焖3分钟。打开锅盖，加入松仁，大火翻炒均匀即可。

玉米中除含有碳水化合物、蛋白质、脂肪、胡萝卜素外，玉米中还含有核黄素、维生素等营养物质。这些物质对预防心脏病有着显著效果，所以，玉米食疗方对心脏有着非常强的保护作用。

燕麦糯米粥，安神补血的极品

燕麦是一种时下很流行的健康食品。对于心脑血管人群、肝肾功能不全者、肥胖者、烦躁易怒的人，还有想要减肥的女性来说，都是保健佳品。

燕麦性平，味甘，归肝、脾、胃、心经；具用益肝和胃、安神益气之功效，用于肝胃不和所致食少、纳差、大便不畅和烦躁易怒等症。

燕麦的脂肪含量居所有谷物之首，相当于大米、白面的4～5倍，且其脂肪主要由单一不饱和脂肪酸、亚麻油酸和次亚麻油酸所构成，单是亚麻油酸就占了全部不饱和脂肪酸的35%～52%。燕麦还含有人体所需的8种氨基酸与维生素E，其含量亦高于大米与白面。燕麦还含有维生素B_1、维生素B_2与叶酸，以及钙、磷、铁、锌、锰等多种矿物质与微量元素。燕麦不但营养成分丰富，而且营养价值极高，已被列为保健食品。

1. 燕麦糯米粥

具体做法：准备糯米100克、燕麦片30克、白砂糖10克。将糯米淘洗干净放入锅内，加入约1000毫升冷水，先用旺火烧沸，然后改用小火熬煮。粥熬至半熟时，将燕麦粉用冷开水调匀，放入锅内，搅拌均匀，待糯米熬至烂熟以后，加白糖调味，即可盛起食用。

2. 燕麦汤圆

具体做法：准备燕麦片50克，糯米粉50克，枣泥馅适量。将麦片切碎一些，使麦片颗粒小一些即可，不必切成碎末；切好的麦片碎和糯米粉混合，倒入温水约100毫升，揉成面团，面团上要盖上一块湿布，以防表面风干变硬；将面团分成小份，揉圆后压成小饼状，包入馅料；收口再揉成圆形，汤圆即包好；锅中水烧开后，倒入包好的汤圆，煮的过程中火调小一点，煮至汤圆全部浮起，再略煮片刻即可。经常服用此方，可以达到安神补血的效果。

除了安神益气外，燕麦还可以有效地降低人体中的胆固醇，经常食用，即可对心脑血管病起到一定的预防作用。

白萝卜炖羊肉，润肺化痰有奇招

白萝卜是一种常见的蔬菜，生食熟食均可，其味略带辛辣味。现代研究认为，白萝卜含芥子油、淀粉酶和粗纤维，具有促进消化、增强食欲、加快胃肠蠕动和止咳化痰的作用。

中医理论认为，白萝卜味辛甘，性凉，入肺、胃经，为食疗佳品，可以预防或辅助治疗多种疾病，《本草纲目》称之为“蔬中最有利者”。具有下气消食、除痰润肺、解毒生津、和中止咳、利大小便的功效。煮食可治肺萎肺热吐血，气胀食滞，饭食不消化，痰多，口干舌渴，小便不畅，酒毒；生捣汁服食则可止消渴，治吐血、衄血，声嘶咽干，胸膈饱闷，大小便不畅。萝卜及秧苗和种子，在预防和辅助治疗流行脑炎、煤气中毒、暑热、痢疾、腹泻、热咳带血等病方面，有较好的药效。

1. 白萝卜炖羊肉

具体做法：准备羊肉 400 克，白萝卜 300 克，香菜 10 克，酱油 2 克，黄酒 6 克，盐 3 克，色拉油 15 克，大葱 10 克。羊肉洗净切片，用酱油、绍酒浸入味。萝卜洗净去皮切片，香菜切碎。用油将葱、羊肉炒一下，加入适量清水，加萝卜，中火 40 分钟，下香菜调味。

2. 白萝卜番茄糊

具体做法：准备白萝卜 300 克，番茄 150 克，小麦面粉 30 克，番茄酱 50 克，盐 3 克，味精 2 克。萝卜洗净切丝，西红柿洗净切丁，坐锅点火倒油，待油烧至三成热时拌入面粉，再放番茄酱炒出红油，加适量水及萝卜丝，用文火煮至酥软。最后放入西红柿丁，加精盐、味精调味煮沸，即可起锅。

白萝卜还可以辅助治疗咳嗽咳痰，最好切碎蜜煎细细嚼咽；咽喉炎、扁桃体炎、声音嘶哑、失音，可以捣汁与姜汁同服；鼻出血，可以生捣汁和酒少许热服，也可以捣汁滴鼻；咯血，与羊肉、鲫鱼同煮熟食；预防感冒，可煮食。

辛入肺，薄荷宣肺气

薄荷虽然是一种平淡的花，但它的味道沁人心脾，清爽从每一个毛孔渗进肌肤。另外，薄荷还具有很强的滋补功效。薄荷是常用中药之一。它是辛凉性发汗解热药，治流行性感冒、头疼、目赤、身热及咽喉、牙床肿痛等症。外用可治神经痛、皮肤瘙痒、皮疹和湿疹等。温室采摘的薄荷又是春节餐桌上的鲜菜，清爽可口。平常以薄荷代茶，清心明目。

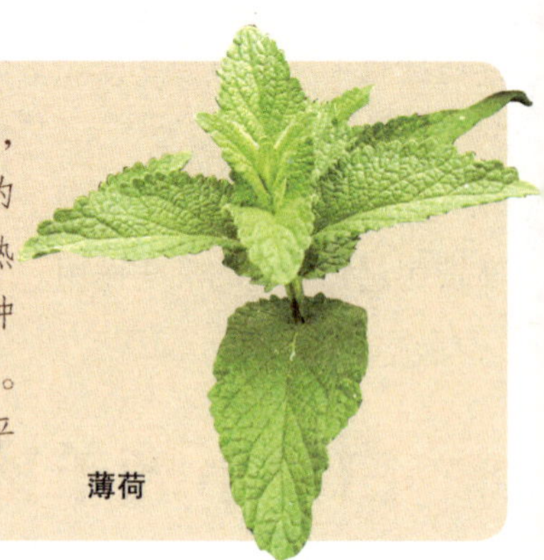
薄荷

中医学指出，薄荷入肺经、肝经。具有疏散风热、清利头目、利咽透疹、疏肝行气的功效。主治疏风、散热、辟秽、解毒、外感风热、头痛、咽喉肿痛、食滞气胀、口疮、牙痛、疮疥、隐疹、温病初起、风疹瘙痒、肝郁气滞、胸闷胁痛等症状。

薄荷食方（一）

具体做法：准备豆腐 2 块，鲜薄荷 50 克，鲜葱 3 根，加 2 碗水煎，煎至水减半，即趁热食用。

此方可辅助治疗伤风鼻塞、打喷嚏、流鼻涕等症。

薄荷食方（二）

具体做法：取糯米、绿豆各 500 克，薄荷 15 克，白糖 25 克，桂花少许。先将绿豆煮至烂熟，再加入白糖、桂花和切碎的薄荷叶做成馅备用。把糯米焖熟，放入盒内晾凉，然后用糯米饭包豆沙馅，用工具压扁即成。

此方十分清凉，疏风散热，清咽利喉。

“辛入肺”，食用薄荷感到肺部清新，这就是薄荷进入肺造成的。薄荷含有挥发油、薄荷精以及单宁等物质，它们有助于抚平愤怒、沮丧等负面情绪，是消除疲劳、缓解压力、平心静气的心灵补药。

常食丝瓜炒鸡蛋，可以祛风化痰

丝瓜是我们的家常菜，具有相当丰富的营养，但很少有人能够全面了解它的价值。

丝瓜为夏季蔬菜，所含各类营养在瓜类食物中较高，所含皂苷类物质、丝瓜苦味质、黏液质、木胶、瓜氨酸、木聚糖和干扰素等特殊物质具有一定的特殊作用。成熟时里面的网状纤维称丝瓜络，可代替海绵用作洗刷灶具及家具，还可供药用，有清凉、利尿、活血、通经、解毒之效。

丝瓜味甘，性凉，入肝、胃、肺经，有清暑凉血、解毒通便、祛风化痰、润肌美容、通经络等功效，还能用于预防热病，身热烦渴、痰喘咳嗽、肠风痔漏、崩漏、带下、血淋、疔疮痈肿。

丝瓜炒鸡蛋

具体做法：准备丝瓜 2 根、鸡蛋 3 个，丝瓜去皮切滚刀片，锅中烧水，水开倒入丝瓜焯水，倒入丝瓜后，水再次开后就可以捞出来了。如果想使颜色保持翠绿，要用冷水冲凉一下。将鸡蛋打入碗中，加盐，用筷子充分搅打均匀待用。锅里放油 3 汤匙烧热，将鸡蛋放入锅中炒熟盛出待用。锅中留底油，油微热放姜末爆香，倒入焯过水的丝瓜，加盐翻炒。大火翻炒 30 秒后，加入炒好的鸡蛋，翻炒均匀即可。

丝瓜银耳汤

具体做法：准备水发银耳 20 克，丝瓜 200 克，竹荪 10 克，葱花、姜片、盐、清汤、植物油各适量。银耳洗净，去蒂，撕成小朵；丝瓜去皮，切条。竹荪用温水发 10 分钟，洗净，切段。炒锅放植物油烧热，放入姜片、葱花爆香，倒入清汤烧沸。汤倒入瓦罐，下丝瓜、银耳、竹荪，煮滚后，加盐调味即可。

丝瓜不仅是美味的家常菜肴，还是消雀斑、增白、去除皱纹的不可多得的天然美容剂。长期食用丝瓜或用丝瓜液擦脸，能使人皮肤变得光滑、细腻。

无花果杏仁糊，润肺的佳品

无花果的果实非常甜，很多人都喜欢吃。无花果在国内外市场极为畅销。无花果汁具有独特的清香味。

中医学指出，无花果味甘，性平，能补脾益胃，润肺利咽，润肠通便。可用于脾胃虚弱，消化不良，或产后缺乳；肺经燥热，咽喉疼痛或咳嗽；肠燥便秘，或痔疮出血，脱肛等症。

无花果属浆果树种，可食率高达 92% 以上，果皮薄无核，肉质松软，风味甘甜，具有很高的营养价值和药用价值。

无花果的果实中含有大量的果胶和维生素，果实吸水膨胀后，能吸附多种化学物质。所以食用无花果后，能使肠道内各种有害物质被吸附，然后排出体外，能净化肠道，促进有益菌类增殖，抑制血糖上升，维持正常胆固醇含量，迅速排出有毒物质。无花果含有丰富的蛋白质分解酶、脂酶、淀粉酶和氧化酶等酶类，它们都能促进蛋白质的分解。所以，当人们多食了富含蛋白质的荤食以后，以无花果做饭后的水果，能帮助消化。此外，无花果还有抗炎消肿之功效，可利咽消肿。

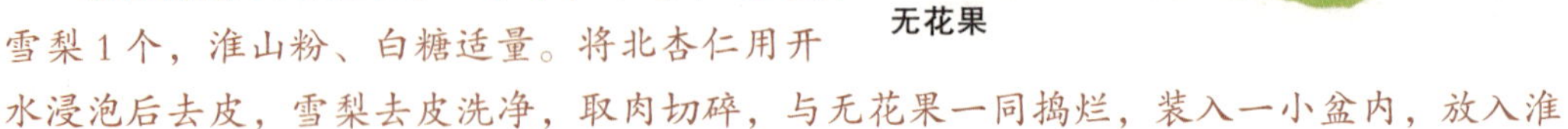

无花果

无花果杏仁糊

具体做法：无花果5～7个，北杏仁15克，雪梨1个，淮山粉、白糖适量。将北杏仁用开水浸泡后去皮，雪梨去皮洗净，取肉切碎，与无花果一同捣烂，装入一小盆内，放入淮山粉、白糖，加适量清水调成糊状，然后倒入沸水锅内不断搅拌煮熟。

此方有养阴生津、润肺化痰之功效。适用于肺癌、胃癌之虚烦躁热及放疗中肺阴受灼，症见干咳或咳痰黄稠、口干咽燥、声音嘶哑、食欲不佳，亦适用于肠癌燥结便秘者。

无花果干

具体做法：无花果500克洗净，放入锅中，用勺将每个果实压扁，加入白糖腌渍1日。待果实浸透糖汁后，再用小火熬至汁液微干，停火待冷，再拌入白糖250克，放盘中风干数日，即可食用。

此果具有消食开胃、清利咽喉之功效。可辅助治疗脾胃虚弱、食欲缺乏、气滞胸闷、咽喉肿痛、声音嘶哑以及咳痰不爽等症。

无花果含有苹果酸、柠檬酸、脂肪酶、蛋白酶、水解酶等，能帮助人体对食物的消化，促进食欲，又因其含有多种脂类，故具有润肠通便的效果。无花果所含的脂肪酶、水解酶等有降低血脂和分解血脂的功能，可减少脂肪在血管内的沉积，进而起到降血压、预防冠心病的作用。

冬菇竹笋汤，止咳化痰的“珍品”

竹笋，在我国自古被当作“菜中珍品”，根据当代科学家研究，竹笋含有丰富的蛋白质、氨基酸、脂肪、糖类、钙、磷、铁、胡萝卜素、维生素B_1、维生素B_2、维生素C。每100克鲜竹笋，含干物质9.79克、蛋白质3.28克、碳水化合物4.47克、纤维素0.9克、脂肪0.13克、钙22毫克、磷56毫克、铁0.1毫克。

中医学指出，竹笋味甘、性微寒，归胃、肺经。具有滋阴凉血、和中润肠、清热化痰、解渴除烦、清热益气、利膈爽胃、利尿通便、解毒透疹、养肝明目、消食的功效，还可开胃健脾，宽肠利膈，通肠排便，开膈豁痰，消油腻，解酒毒。竹笋主治食欲缺乏、胃口不开、脘痞胸闷、大便秘结、痰涎壅滞、形体肥胖、酒醉恶心等病症。

冬菇竹笋汤

具体做法：湿发冬菇约 50 克，冬笋 90 克，当归约 10 克，油面筋约 320 克，素上汤适量。当归切薄片；冬笋去壳去头尾，氽水后切块；油面筋氽水过冷，切 3 毫米厚片；冬菇去蒂切半。冬菇、面筋、三分之一的当归、冬笋片放入煮沸素上汤内，煮 30 分钟后捞起沥干（拣去当归），汤留下备用。取圆碗一个，碗内抹匀花生油，冬菇片排放在碗底两边，再放入冬笋片，倒入少许煮冬菇汤；另用小碗一个，放入所剩的当归和半杯水；把两碗同在蒸笼里用旺火蒸 20 分钟，取出，将圆碗里的蒸料倒扣在大汤碗中，面筋铺放在半边冬菇面上。把煮冬菇的上汤煮沸，加上所蒸的当归汤调匀，轻轻浇入大汤碗里即成。

香菇竹笋肉丝汤

具体做法：准备竹笋 300 克，火鸡肉（猪肉或牛肉）50 克，香菇 5 个，石耳 3 个，青椒 1 个，盐、面粉、葱、蒜、盐、酱油、胡椒面、芝麻各适量。把竹笋分半切成片，并以盐调味炒出来。把肉切丝用调好的佐料炒出来。把泡的香菇和石耳切成丝。把青椒分半并切成细丝。在炒的肉里放香菇、石耳、青椒炒后，放在冲白面的水里煮熟，并与炒好的竹笋混在一起盛在碗里，即可服用。

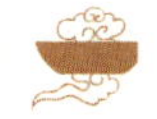

常饮糯米杏仁露，宣肺润肺有奇效

杏仁有甜杏仁和苦杏仁之分，两种杏仁都对人体有很强的滋补营养作用。

中医学指出，甜杏仁性味甘、辛，苦杏仁性味苦、温；具有宣肺止咳，降气平喘，润肠通便，杀虫解毒的功效。主治咳嗽，喘促胸满，喉痹咽痛，肠燥便秘，虫毒疮疡等症状。

1. 西芹炒虾仁

具体做法：准备虾仁 100 克、西芹 100 克、熟杏仁 20 个，蒜、葱若干、料酒、盐、糖、生抽、白胡椒粉、水芡粉适量。虾仁开背去黑线，洗净，用适量盐、白胡椒粉腌 5 分钟；西芹撕去老筋洗净，斜切成段，在开水中焯一下，捞出浸入凉水备用；将调料倒入小碗中和匀；热锅，7 分热的油，放入拌过芡粉的虾仁迅速滑炒，虾仁变色、弯曲后就盛出来；热锅，入少量油，爆香蒜、葱后倒入调料，依次倒入西芹、虾仁和杏仁，翻炒匀，即可出锅。

2. 糯米杏仁露

具体做法：准备杏仁 200 克、糯米 100 克、冰糖 10 克。杏仁用清水浸泡 10 分钟，撕去外面的果皮。糯米淘洗干净后浸泡5～8小时；将泡好的糯米、杏仁一起放入搅拌机内，加入200毫升左右的清水，用低速搅打，直到颜色变得奶白。将打好的杏仁茶倒入漏网，过滤好的汁留在汤锅中，加入冰糖，用小火慢慢搅拌至冰糖溶化即可。

杏仁含有丰富的黄酮类和多酚类成分，这种成分不但能够降低人体内胆固醇的含量，还能显著降低心脏病和很多慢性病的发病危险。杏仁还有美容功效，能促进皮肤微循环，使皮肤红润有光泽。杏仁还有抗肿瘤作用，杏仁抗肿瘤作用主要是由于苦杏仁中含有一种生物活性物质，苦杏仁苷，可以进入血液专杀癌细胞，而对健康细胞没有作用，因此可以改善晚期癌症病人的症状，延长病人生存期。同时，由于苦杏仁含有丰富的胡萝卜素，因此可以抗氧化，防止自由基侵袭细胞，具有预防肿瘤的作用。

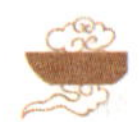

山药——白色润肺食物的代表

山药具有非常高的食疗价值，而且味道诱人，是大家非常喜欢的食物。

中医学认为，山药味甘、性平，不燥不腻，入肺、脾、肾经；《本草纲目》指出，山药“益肾气，健脾胃，止泻痢，化痰涎，润皮”。山药具有健脾补肺、益胃补肾、固肾益精、聪耳明目、助五脏、强筋骨、长志安神、延年益寿的功效，用于脾胃虚弱、饮食减少、便溏腹泻、妇女脾虚带下、肺虚久咳咽干、肾虚遗精等症状。

1. 乌鸡山药汤

具体做法：准备西洋参15克，淮山药30克，红枣20克，乌鸡250克，生姜3片。将西洋参洗净切薄片，淮山、红枣洗净。乌鸡洗净，斩成段，放入沸水中煮3分钟，捞起备用。把全部用料放入瓦煲内，加入清水适量。先用武火煮沸，继用文火煮1小时左右，调味即可饮汤食肉。

2. 羊肉山药片

具体做法：羊肉500克，山药150克，姜、葱、胡椒、料酒、盐各适量。将羊肉切成片；淮山去皮切片；姜洗净后拍破；葱洗净待用。锅内放水，投入羊肉片，加姜烧滚，捞出羊肉片待用。山药与羊肉片一起放入锅中，注入清水适量，加生姜、葱、胡椒、料酒，先用大火烧沸后，撇去浮沫，改小火炖至熟烂。

山药含有皂苷、黏液质，有润滑，滋润的作用，故可益肺气，养肺阴，预防肺虚咳嗽久咳之症。

此外，山药健脾益胃、助消化；山药含有淀粉酶、多酚氧化酶等物质，有利于脾胃消化吸收功能，是一味平补脾胃的药食两用之品。

南瓜能补中益气、益心敛肺

南瓜又被称为“金瓜”。古人经常巧用南瓜，利用南瓜的补中益气功能，来调节人体的心肺。

祖国医学认为南瓜性温味甘，入脾、胃经。具有补中益气、消炎止痛、解毒杀虫的功能。可用于气虚乏力、肋间神经痛、疟疾、痢疾、支气管哮喘、糖尿病等症，还可解毒，驱蛔虫。《本草纲目》中说南瓜能“补中益气”。《医林记要》记载它能“益心敛肺”。科学家还发现南瓜中还有一种“钴”的成分，食用后有补血益气作用。南瓜含有丰富的维生素A、B族维生素、维生素C及矿物质，及人体必需的8种氨基酸和儿童必需的组氨酸，可溶性纤维、叶黄素和磷、钾、钙、镁、锌、硅等微量元素。近代营养学和医学研究表明，多食南瓜可有效防治高血压，糖尿病及肝脏病变，能提高人体免疫能力。清代名医陈修园说：“南瓜为补血益气之妙品”。

南瓜蔬菜汤

具体做法：准备南瓜200克，胡萝卜50克，洋葱50克，西芹100克。肉桂粉、豆蔻粉、黑胡椒粉、咖喱粉、盐各适量。将南瓜洗净，切块，放入蒸锅蒸熟。将蒸好的南瓜取出，去皮切小丁；胡萝卜洗净后去皮切片；洋葱切片；西芹洗净切薄片备用。炒锅内放入一小块黄油（也可以用橄榄油、普通炒菜油），然后依次放入洋葱片、胡萝卜片、西芹片、南瓜丁翻炒，然后加入高汤，煮滚后转小火再煮15分钟左右。加入所有调料煮滚就可以了。

经常食用此方可以达到补气益气的效果。

肤色不佳，润肺多吃白色食物

白色食物能够活化身体机能，引导出生命的基本原动力，并且能够将这种能源提升、保持。白色食物是维持正常生命运行必不可少的。而且白色食物还具有润肺功效。

按照中医五色入五脏的说法，白色食物润肺、清肺效果最佳。常见的白色食物很多，蔬菜有白萝卜、白菜、花椰菜、荸荠、莲藕等；水果中的白色食物有甘蔗、雪梨等，其中，雪梨的水分大，性略寒，可以起到生津润燥、清热化痰的作用。中药材有杏仁、山药、茯苓、白芝麻、百合、白芍等，其中，百合不仅有养阴清热、润肺止渴的作用，还有良好的止咳作用，可增加肺脏内血液流量，改善肺部功能。肉食中的猪肝有不错的养肺功能，主要是去肺火，对干咳无痰等症状有一定效果。

想要润肺，不仅要选好食物，还要注意吃法和烹饪手法。其中，莲藕的清热润肺效果虽好，但要生吃才行，熟吃起到的是健脾开胃、滋阴补肺的作用；雪梨生吃可清肺热、去实火，而熟吃则主要是养肺阴、清虚火；白萝卜生吃能清肺热、止咳嗽，熟吃则能润肺化痰。

入秋季后，天气干燥，很多人容易犯咳嗽的老毛病，而且皮肤也变得干燥，肤色很不好。有时候，半夜咳嗽起来难以入睡。此时，宜多吃一些白色食物。在此给大家推荐几个润肺止咳的食疗方。

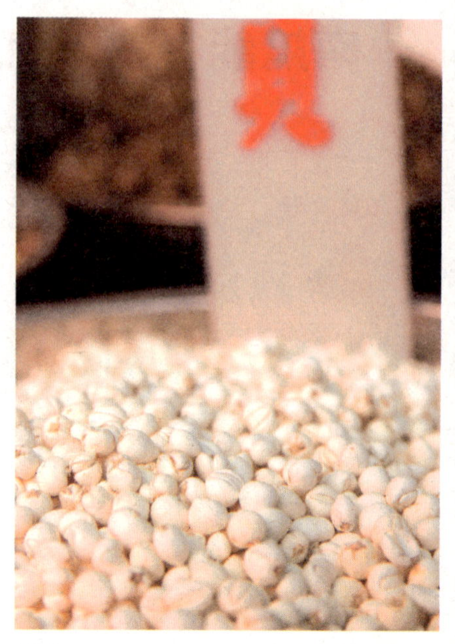

川贝

1. 川贝雪梨

具体做法：准备川贝 12 克，百合（干）40 克，雪梨 150 克，陈皮 10 克，冰糖 10 克。把川贝、百合和陈皮用水浸透洗净；雪梨用水洗净，连皮切块，去核、去心、去蒂；将川贝、百合、陈皮、雪梨等材料连同冰糖一起放入炖盅内，加适量凉开水，盖上盅盖；隔水炖 3 小时，即可食用。

此方可清热润肺，对于痰多黄稠、咳嗽、咽喉红肿以及喉咙疼痛等病症能起到预防和辅助治疗的作用。

2. 胡萝卜鸡蛋汤

具体做法：准备胡萝卜 150 克，鸡蛋 50 克，蜂蜜 5 克，香油 3 克。将胡萝卜搅碎取汁；将水烧开；将鸡蛋打碎，倒入沸水中；再加入胡萝卜汁、蜂蜜、香油即可食用。

此方除了能调养肺、辅助治疗咳嗽之外，还能起到益智补脑的作用。

3. 白萝卜蜂蜜

具体做法：准备白萝卜 100 克，蜂蜜 20 克。先将白萝卜洗净去皮切成小块；白萝卜块放入砂锅内，加适量清水煮熟；在白萝卜汤中加入适量蜂蜜调味，即可饮用。每天一剂，连服 20 剂。

此方有润肺化痰、止咳的功效，对于支气管哮喘有辅助治疗作用。

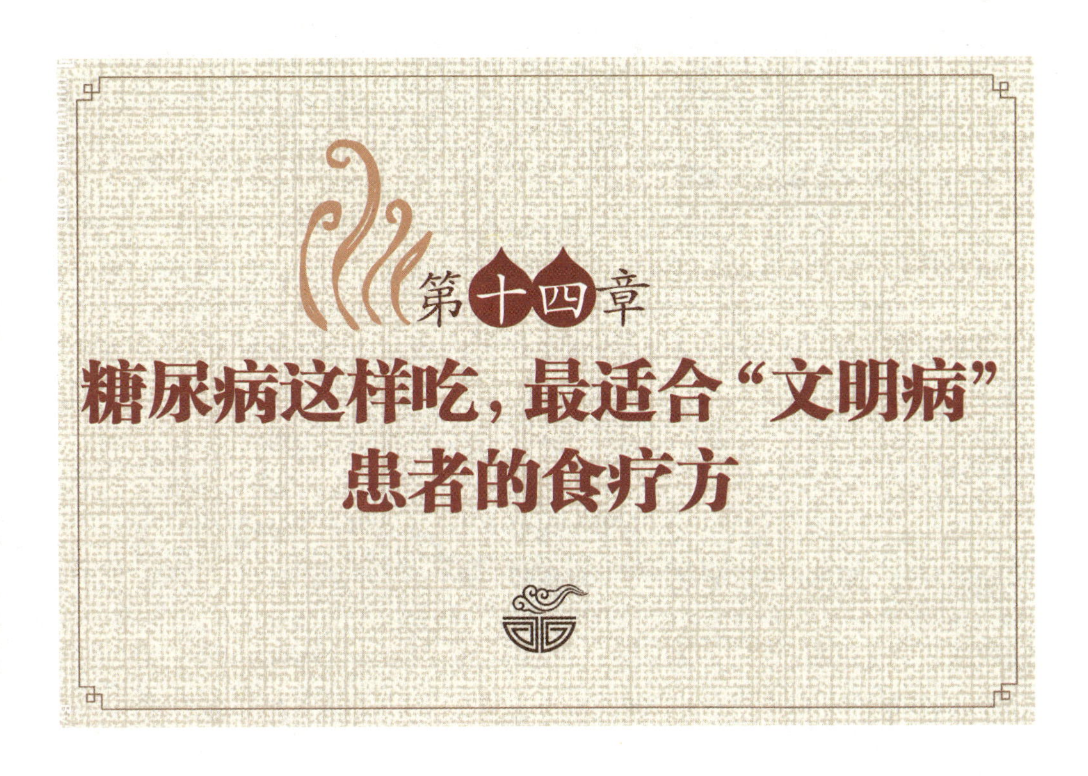

第十四章 糖尿病这样吃，最适合“文明病”患者的食疗方

生菜，降低血糖，防治心血管并发症

我们在做凉菜的时候，很多人都会想到生菜。从名字我们就不难看出，生菜是最合适生吃的蔬菜。生菜含有丰富的营养成分，其纤维素和维生素C含量非常丰富。

生菜含水量很高，富含各种维生素、微量元素、膳食纤维以及多种矿物质，被誉为“蔬菜皇后”，生熟食均可。具有清热爽神、清肝利胆、养胃、催眠作用，是一种保健型蔬菜。生食清脆、爽口，特别鲜嫩。

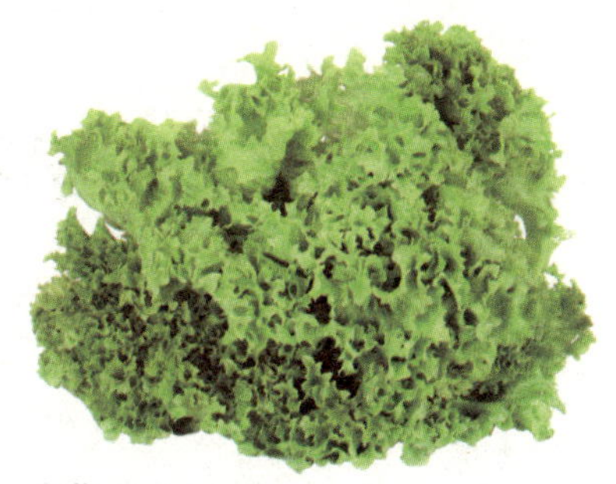

生菜

生菜能防止餐后血糖升高，对预防糖尿病，心血管并发症有着显著的疗效。生菜还具有镇痛催眠、降低胆固醇、辅助治疗神经衰弱、利尿、促进血液循环、抗病毒等功效。另外，生菜还有杀菌、消炎的作用，甚至还可以补脑。生菜含有丰富的维生素，具有防止牙龈出血以及维生素C缺乏等功效，对脘腹冷痛、痢疾、泄泻、肺痨、百日咳、感冒、疟疾等症有一定的食疗作用。

生菜食方（一）

具体做法：准备鲜嫩生菜150克，扇贝250克，水发香菇25克，冬笋肉25克，胡萝卜25克，青豆10克，蒜头2瓣，生姜3克，青葱3克。植物油、黄酒、精盐、白糖、蚝油、胡椒粉、麻油、味精各适量。生菜漂洗干净，冷开水冲淋一下沥干装盆。扇贝洗净、沥干，切成细粒；香菇、胡萝卜以及在淡盐水中煮熟的笋肉分别切成小丁；青豆于沸水中氽熟冷水冲凉后待用。锅内加植物油50克，烧熟后降温至6成热，投入剁成茸的蒜末、生姜末、葱末，随即投入扇贝粒爆至肉质稍硬，放入香菇丁炒匀，烹上黄酒，加入笋丁、胡萝卜丁，以及盐、糖、蚝油、少许清水，旺火煮沸后，文火焖煮3分钟左右，倒入青豆，并用水生粉勾薄芡，淋入麻油起锅装盆。菜面撒上胡椒粉上桌，随跟生菜盆。食用时取生菜叶，舀上少许三丁扇贝粒，包卷后进食。

生菜食方（二）

具体做法：准备猪肉馅100克，生菜、胡萝卜、冬笋、蘑菇、粉丝、葱、姜、蒜、盐、料酒、豆瓣酱、鸡精、食用油各适量。将蘑菇、胡萝卜、冬笋、葱、姜、蒜洗净切成末，生菜洗净；坐锅点火放油，油温八成热放入粉丝炸一下捞出沥干油压成碎末。锅内留余油，油温六成热放入葱姜末、肉末炒出香味，烹入料酒加入酱油、豆瓣酱炒匀，倒入蘑菇末、胡萝卜末、冬笋末、盐、鸡精、蒜末、粉丝末翻炒均匀出锅装入生菜叶中即食。

生菜食方（三）

具体做法：准备生菜200克。辣椒粉、酱油、米醋、白糖、葱花适量。先在辣椒粉里放酱油、米醋和少量白糖，把生菜洗净，捞出后，把水沥干；把葱花、生菜和佐料酱一同拌匀即可。

生菜自身脂肪含量极低，并具有降低体内胆固醇、血糖量，清理肠胃，加快新陈代谢的作用，因此多吃生菜可以预防由“三高”诱发的多种疾病。

卷心菜，调节糖代谢，预防心脏病等并发症

卷心菜，是市场上大量供应的蔬菜品种之一。卷心菜不但供应时间较长，而且滋味鲜美，很受人们喜爱，是家庭餐桌上常用的一种蔬菜。

据《本草纲目》中记载，卷心菜，煮食甘美，其根经冬不死，春亦有英，生命力旺盛。故人们誉称为“不死菜”。卷心菜又名结球甘蓝，别名大头菜、洋白菜等。属于甘蓝的变种。

卷心菜和大白菜一样产量高、耐储藏，是四季的佳蔬。德国人认为，卷心菜才是菜中之王，它能治百病。西方人用卷心菜治病的“偏方”非常常见。卷心菜特别适合动脉硬化

患者、胆结石症患者、糖尿病患者、肥胖患者、孕妇及有消化道溃疡者食用。

中医指出，卷心菜性平、味甘，归脾、胃经；可补骨髓、润脏腑、益心力、壮筋骨、利脏器、祛结气、清热止痛。

卷心菜食方（一）

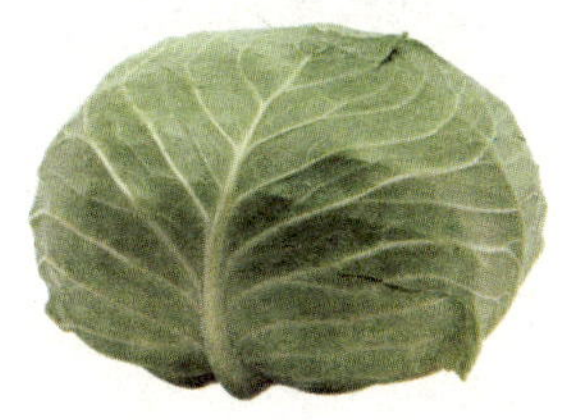
卷心菜

具体做法：准备卷心菜200克，腊肉少许，青蒜、红尖椒、盐、味精、豆豉、色拉油适量。卷心菜洗净、切块。青蒜切段，红尖椒切块。腊肉过水后切成薄片。卷心菜和腊肉分别用沸水焯一下。锅内放少许色拉油，下入腊肉炒香，加适量盐、味精、豆豉。放入卷心菜和青蒜翻炒数下，起锅装盘，摆上红尖椒做装饰即成。

卷心菜食方（二）

具体做法：准备紫卷心菜100克，卷心菜100克，胡萝卜、柿子椒、芹菜、洋葱，白糖、醋精、盐、丁香、香叶、干辣椒各适量。将紫卷心菜和卷心菜去掉老叶洗净，切成斜象眼块。胡萝卜、洋葱去皮切成三角块，芹菜摘去叶洗净切成寸段；将紫卷心菜、柿子椒、胡萝卜、芹菜、洋葱放到开水中焯一下捞出，用凉开水过凉，控干水分；坐锅点火放入水、白糖、丁香、香叶、干辣椒烧开，撇去浮沫倒入盆中晾凉；将晾好的糖水，放入盐、醋精调好味，加入烫好的紫卷心菜、卷心菜、胡萝卜、柿子椒、芹菜、洋葱泡一天后即可食用。

现代医学证实，卷心菜能够调节人体内的糖代谢，可预防心脑血管疾病等及多种糖尿病并发症。经常食用卷心菜食疗方，可以有效调节体内血糖。

空心菜，帮助Ⅱ型糖尿病患者控制血糖

空心菜，又名通心菜、无心菜、竹叶菜，开白色喇叭状花，其梗中心是空的，故称"空心菜"。它是中国南方农村普遍栽培的蔬菜。

空心菜含丰富的维生素与微量元素，它所具有的钙、钾、维生素C、胡萝卜素、核黄素的含量均比一般蔬菜高一至数倍。其食用部位为幼嫩的茎叶，可炒食或凉拌，做汤菜等同"菠菜"。中医学认为，空心菜菜味甘咸、性寒滑，其有清热、解毒、凉血、利尿作用，对热痢、痔疮、便秘、便血、虫咬皮炎及湿疹，都有一定的食疗作用。其中紫色的空心菜还含有胰岛素样成分，有利于糖尿病患者。

空心菜食方（一）

具体做法：准备空心菜400克，腐乳30克，大蒜3克，姜3克，色拉油40克，盐1克，

酱油 5 克，料酒 5 克，白砂糖 5 克。把空心菜洗干净，切掉根部，剩下的部分则切成长段；蒜头、生姜切末；把锅加热后倒入色拉油，爆香姜蒜末，用大火炒空心菜；再加入适量的盐、酱油、酒、砂糖用捣碎的豆腐乳，搅匀即可。

空心菜食方（二）

具体做法：准备空心菜 300 克，水发粉丝 200 克。盐、蒜泥、生抽、腐乳汁、鸡精、辣椒油、香油、白糖、熟芝麻末、食用油。将空心菜洗干净，粉丝用温水泡一下，再将空心菜和粉丝分别用开水焯一下，捞出过凉，沥干水分，分别切成寸段，放入器皿中；将蒜泥、盐、生抽、白糖、鸡精、辣椒油、香油调制均匀待用；将以上调料倒入装有空心菜和粉丝的器皿中搅拌均匀即食。

空心菜食方（三）

具体做法：准备空心菜 200 克，粳米 100 克，精盐少许，清水适量。将空心菜择洗干净，切细；粳米淘洗干净。锅置火上，放适量清水、粳米，煮至米熟时，加入空心菜、精盐，再煮 20 分钟即可。

空心菜是碱性食物，并含有钾、氯等调节水液平衡的元素，食后可降低肠道的酸度，预防肠道内的菌群失调，对防癌有益。所含的烟酸、维生素 C 等能降低胆固醇、甘油三酯，具有降脂减肥的功效。空心菜中的叶绿素有“绿色精灵”之称，可洁齿防龋除口臭，健美皮肤，堪称美容佳品。

另外，空心菜含有大量的纤维素和半纤维素、胶浆、果胶等食用纤维素，这些成分可提高饱腹感，且含糖量极低，这些营养对人体胃肠也有很大好处，可以帮助胃肠蠕动，有利于人体消化，起到通便的效果。

芹菜，防止餐后血糖值迅速上升

芹菜是高纤维食物，它经肠内消化作用产生一种物质是一种抗氧化剂，具有延缓衰老和消除自由基的作用。常吃芹菜，尤其是吃芹菜叶，对预防高血压、动脉硬化、糖尿病等都十分有益，并对糖尿病有辅助治疗作用。

中医指出，芹菜性凉，味甘辛，无毒；入肝、胆、心经。能清热除烦，平肝，利水消肿，凉血止血。对高血压、头痛、头晕、暴热烦渴、黄疸、水肿、小便热涩不利，妇女月经不调、赤白带下、瘰疬、痄腮等病症有帮助。芹菜性凉质滑，故脾胃虚寒，肠滑不固的朋友应小心服用。《本草纲目》指出，“旱芹，其性滑利”。意思就是芹菜能清肝利水，可帮助有毒物质通过尿液排出体外。

经过科学研究发现，芹菜可以防止餐后血糖迅速上升。有很多朋友进餐时候，吃得太多太饱;餐后又不注意及时运动,导致了血糖迅速上升,容易诱发糖尿病及其他并发症。

芹菜食方（一）

具体做法:准备芹菜40克,粳米50克。把芹菜洗净去根备用,倒入花生油烧热,爆葱,添米、水、盐，煮成粥，再加入芹菜稍煮，调味精即可。

芹菜食方（二）

具体做法：准备芹菜250克，豆干300克。芹菜洗净切去根头，切段；豆干切细丝，备用。下锅煸炒姜、葱，加精盐，倒入豆干丝再炒5分钟，再加入芹菜翻炒，味精调水倒入，炒熟起锅即成。

芹菜利水，能够有效排出体内毒素和多余糖分，而且对于血糖还有控制作用;因此，在吃饭的时候适量吃一些芹菜，可以控制饭后的血糖值。

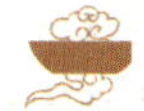

多吃南瓜鸡蛋饼，可分泌胰岛素

南瓜可做蔬菜，是夏秋季的瓜菜之一，味甘适口。也可以代糖，不少地方称之为“饭瓜”。南瓜含有淀粉、蛋白质、胡萝卜素、B族维生素、维生素C和钙、磷等成分。其营养丰富，为农村人经常食用的瓜菜，并日益受到城市人的重视。

南瓜,每100克可食部分含蛋白质0.6克,脂肪1克。碳水化合物5.7克,粗纤维1.1克,灰分6克，钙10毫克，磷32毫克，铁0.5毫克，胡萝卜素0.57毫克，核黄素0.04毫克，烟酸0.7毫克，维生素C5毫克。此外，还含有瓜氨酸、精氨酸、天门冬素、葫芦巴碱、腺嘌呤、葡萄糖、甘露醇、戊聚糖、果胶等成分。

南瓜不仅有较高的食用价值。而且有着不可忽视的药用功效。据《滇南本草》载：南瓜性温，味甘无毒，入脾、胃二经，能润肺益气，化痰排脓，驱虫解毒，治咳止喘，疗肺痈便秘，并有利尿、美容等作用。国内外医学专家、学者研究实验表明，食用南瓜，还有预防前列腺肥大、前列腺癌、动脉硬化与胃黏膜溃疡、化结石的作用。另外，南瓜还可以提高糖尿病患者分泌胰岛素的水平。因此常吃南瓜，是糖尿病患者的最佳选择。

南瓜鸡蛋饼

具体做法：准备鸡蛋2个，南瓜200克，面粉、盐、鸡精、香葱适量。南瓜刨成丝，香葱切末；南瓜丝和香葱末放在一起，撒一点点面粉；打一个鸡蛋放入面糊中，放鸡精、盐，并拌匀；平底锅烧热，倒一点点油，小火，舀一勺拌好的南瓜糊，然后压平，上锅煎熟即可。

南瓜丸子

具体做法：准备南瓜、面粉各500克，精盐、白糖、醋、淀粉、植物油各适量。将南瓜去皮、瓤，洗净切块，上笼蒸熟后，取出，控水，加面粉、白糖、食盐，揉成面团状；锅内放油，烧至七成热，把南瓜挤成小圆球状丸子入油中炸至金黄色时捞出；锅内放入底油，倒入清水100毫升，加白糖和少许精盐勾芡，淋入少许香醋倒入丸子调匀即可。

南瓜紫菜蛋汤

具体做法：准备老南瓜100克，紫菜20克，虾皮20克，鸡蛋1枚，酱油猪油、黄酒醋、味精、香油各适量。先将紫菜泡水，洗净，鸡蛋打入碗内搅匀，虾皮用黄酒浸泡，南瓜去皮、瓤，洗净切块；再将锅放火上，倒入猪油，烧热后，放入酱油炝锅，加适量的清水，投入虾皮、南瓜块，煮约30分钟，再把紫菜投入，10分钟后，将搅好的蛋液倒入锅中，加入作料调匀即成。

南瓜中含有多种矿物质，可以刺激人体分泌胰岛素；而胰岛素是控制人体血糖量，缓解糖尿病的必要元素。所以，糖尿病患者应该经常食用南瓜食疗方。

此外，南瓜还能提高机体免疫功能，促进细胞因子生成，通过活化补体等途径对免疫系统发挥多方面的调节功能。南瓜中丰富的类胡萝卜素在机体内可转化成具有重要生理功能的维生素A，从而对上皮组织的生长分化、维持正常视觉、促进骨骼的发育具有重要生理功能。

南瓜中高钙、高钾、低钠，特别适合中老年人和高血压患者，有利于预防骨质疏松和高血压。此外，还含有磷、镁、铁、铜、锰、铬、硼等元素。南瓜中含有人体所需的多种氨基酸，其中赖氨酸、亮氨酸、异亮氨酸、苯丙氨酸、苏氨酸等含量较高。此外，南瓜中的维生素C氧化酶基因型与烟草相同，但活性明显高于烟草，表明了在南瓜中免疫活性蛋白的含量较高。南瓜种子中的脂类物质，还对泌尿系统疾病及前列腺增生具有良好的预防作用。淀粉进入人体会转化为葡萄糖，而且南瓜中的淀粉有一定的其他营养元素，能增强人体的抵抗力。

常吃青椒炒茄丝，可调节体内血糖

青椒营养丰富，辣味较淡，又因为其颜色鲜艳，有红、黄、紫等多种颜色，是群众喜爱的蔬菜之一。

中医学指出，青椒味辛、性热，入心、脾经。有温中散寒，开胃消食的功效。常用于寒滞腹痛、呕吐、泻痢、冻疮、脾胃虚寒、伤风感冒等症。青椒还具有辅助调节人体内血糖的功效，糖尿病患者可以适当多吃一些青椒。

1. 青椒炒茄丝

具体做法：准备茄子1个、青椒3个。茄子洗净切丝，用盐水浸泡待用，青椒切丝。锅内油烧热，将茄丝沥干水分后放入煸炒至软盛出。将青椒丝加少许盐煸炒一会儿，加入茄丝炒匀。最后加适量的盐调味，出锅装盘即成。

茄子切好后放入盐水中浸泡可防止变色及减少吸油的量；做茄子放油要比平常炒菜多些，但切成丝的茄子没有切块的茄子那么吸油。

2. 青椒炒鸡蛋

青椒

具体做法：准备皮蛋3枚、青椒1个、大葱1小段、盐10克、油30克。皮蛋去壳切小块，青椒和大葱切片；锅中油烧至七成热，将皮蛋先下锅过油2分钟左右后，捞出备用；用锅中留的底油爆香大葱片，下青椒翻炒至七成熟时，下入过油的皮蛋翻炒均匀加盐即可。

青椒中强烈的香辣味能刺激唾液和胃液的分泌，能增加食欲，促进肠道蠕动，帮助消化；同时青椒所含的辣椒素，能够促进脂肪的新陈代谢，防止体内脂肪积存，有利于降脂、减肥、防病。

除降低血糖的功效外，青椒还能够解热、镇痛。青椒辛温，能够通过发汗而降低体温，并缓解肌肉疼痛，因此具有较强的解热镇痛作用。青椒的有效成分，辣椒素是一种抗氧化物质，它可阻止有关细胞的新陈代谢，从而终止细胞组织的癌变过程，降低癌症的发生率。青椒强烈的香辣味能刺激唾液和胃液的分泌，增加食欲，促进肠道蠕动，帮助消化。青椒所含的辣椒素，能够促进脂肪的新陈代谢，防止体内脂肪积存，有利于降脂减肥防病。

 红小豆薏米粥，利水消肿稳血糖

我们知道，每一种食物会引起的血糖反应是各不相同的，有的糖尿病患者对红小豆情有独钟，可是又担心它含有较高的糖分，会影响自己的血糖水平。其实，红小豆不仅不会影响你的血糖，反而有利于血糖的控制，对于糖尿病引起的全身水肿很有效果。

红小豆又被称为赤小豆、红赤豆、红豆，由于它的淀粉含量较高，又被人们叫作“饭豆”。一直以来，红小豆都受到人们的喜爱，或把它加入米饭中，或把它加入各种汤里，各种吃法，应有尽有。同时，红小豆还有很好的医疗作用，是糖尿病患者的理想食物。

红小豆富含多种营养成分，如蛋白质、脂肪、碳水化合物及B族维生素、膳食纤维等，

其中蛋白质、淀粉、食物纤维还超过了小麦和玉米。它的营养成分与我们熟悉的绿豆相近，有的营养成分还超过了绿豆。药王李时珍就曾经把红小豆称为“心之谷”，将它的功效总结为“生津液，利小便，消胀，除肿”，并治“下痢，解酒毒，除寒热痛肿，排脓散血，而通乳汁……”；另外根据《本草再新》的记载，红小豆具有“清热和血，利水通经，宽肠理气”的作用；现代医学研究也表明，红小豆富含膳食纤维、维生素E及钾、镁、磷、锌、硒等活性成分，热量很低，是典型的高钾食物，具有很好的降血糖作用，非常适合糖尿病人食用。如果将红小豆与薏米搭配食用，利水消肿功效更显著。

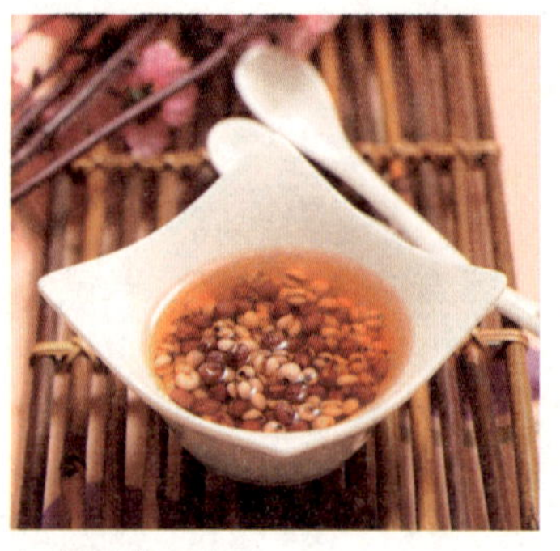
红小豆薏米粥

红小豆薏米粥

具体做法：准备红小豆、薏米各50克；将红小豆、薏米分别淘洗干净；红小豆用水浸泡3小时；薏米用水浸泡1小时；锅置火上，放入红小豆，加入1200克清水，大火煮开后改小火煮约40分钟后，放入薏米煮30分钟，大火煮沸后，改小火煮20分钟即可。

由于红小豆中所含有的可溶性膳食纤维能够延缓饭后血液中葡萄糖的吸收，因此在食用后不会出血糖明显上升情况，并且还能够稳定饭后的血糖水平，促进胰岛素的分泌。

无糖绿豆玉米粥，消暑祛热降血糖

有的人认为，绿豆一般会做成甜食，因此不适合糖尿病人食用。事实上，只要掌握一些饮食小窍门，绿豆也能够成为糖尿病患者消暑祛热降血糖的好帮手，尤其对于虚热烦渴的糖尿病患者更是如此。

每到炎热的盛夏季节，气温不断地升高，人们往往会选择不同的饮食来达到消暑祛热的目的，其中绿豆一直是被人们所推崇的祛暑“圣品”。绿豆又名青小豆、文豆等，营养价值非常高。绿豆中含有蛋白质、糖类、钙、磷、铁、胡萝卜素、维生素B_1、维生素B_2、烟酸、磷脂等，明代李时珍就曾经说过：“绿豆能够解热毒、除烦渴、利小便、厚肠胃、消肿胀、散风火……解一切药草牛马金石诸毒。”我国古代文献《本草备要》中记载：“绿豆甘寒，清热解毒，利小便，止消渴。”现代医学研究也认为，绿豆有降低血中胆固醇的作用，并具有解毒保肝的作用。

绿豆玉米粥

具体做法：准备绿豆、玉米碴、糯米各30克，然后将绿豆、玉米碴、糯米分别淘洗干净；糯米浸泡1小时；玉米碴浸泡6小时；绿豆提前一晚浸泡，用蒸锅蒸熟，待用；锅置火上，放入适量清水，加入玉米碴大火煮沸后放入糯米，转小火后熬煮 10 分钟，加入绿豆再煮 5 分钟即可。

一般情况下，糖尿病患者会对淀粉类、糖类食物比较敏感，因此在平时的饮食中应当尽量避免食用过甜的食物。尽管绿豆含有淀粉和糖类，不过它的淀粉中还含大量的低聚糖，对于糖尿病患者的空腹血糖、餐后血糖的降低都有一定的作用，而且其产生的热能也很低，不会引起肥胖，很适合糖尿病患者食用。

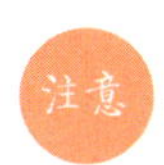

在制作绿豆玉米粥的时候，最好不要放糖，或者放少量的“木糖醇”即可。同时，煮的时间也不宜过久，那样可能会将绿豆煮烂，破坏绿豆内的有机酸和维生素，降低清热解毒的功效。

糖醋黄瓜拌鲔鱼，调节血糖低热量

大黄瓜具有降糖功效，是糖尿病患者最好的食物，为什么这样说呢？那是由于大黄瓜所含的糖类，通常不参与人体的糖原代谢，因此糖尿病患者食用大黄瓜不但不会使血糖升高，反而能够有效地降低血糖。

大黄瓜又被称为水黄瓜、旱黄瓜，它的水分含量高达 98%，另外还含有葡萄糖、半乳糖、甘露糖、鼠李糖、果糖、挥发油、葫芦素及多种游离氨基酸。经常食用大黄瓜，可以清热利水、解毒消肿、生津止渴，对治疗身热烦渴、湿热黄疸、小便不利等有益。当然，大黄瓜最大的好处，就是低热量与低升糖指数的特性，非常适合糖尿病患者食用。

1. 糖醋黄瓜拌鲔鱼

具体做法：准备大黄瓜 200 克、鲔鱼 70 克，熟白芝麻和醋各 2 小匙、酱油小匙、代糖 1/2 大匙、料酒大匙、盐和胡椒粉少许；将鲔鱼用盐、胡椒粉腌 2 分钟，烤熟备用，鲔鱼切丁；大黄瓜切片，与鲔鱼丁拌匀盛盘备用；将酱油、醋、代糖入锅，略煮再加入白芝麻做成汤汁，将汤汁淋在大黄瓜片和鲔鱼丁上即可。

2. 番茄黄瓜炒鸡蛋

具体做法：准备大黄瓜 150 克、番茄 100 克、鸡蛋液 75 克、蔬菜高汤 1 杯、盐 1/4 小匙、水 3 大匙、淀粉和酱油各 1 小匙、料酒和橄榄油各 2 小匙；将番茄洗净切块，蛋液加调味料；橄榄油入锅加入番茄、大黄瓜略炒；最后加蛋液略炒

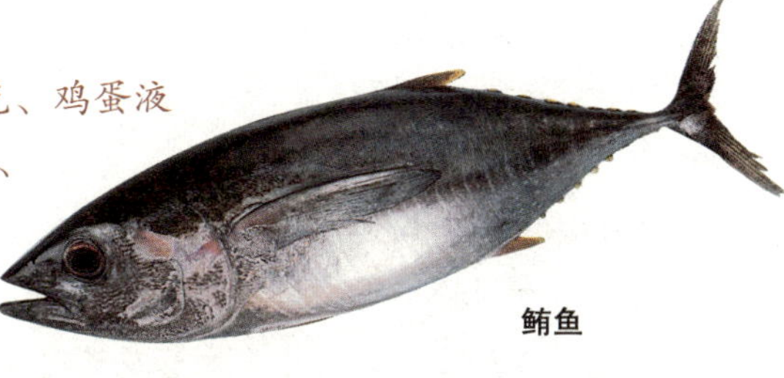
鲔鱼

焖至 8 分熟即可。

黄瓜与番茄皆属低热、低糖的蔬菜。番茄富含茄红素，能保护人体不受自由基伤害，适合高血糖患者食用。

有的糖尿病患者可能还不明白，为什么大黄瓜对血糖调节有好处呢？首先，大黄瓜中含有葡萄糖苷、果糖、膳食纤维，糖尿病患者可以用它来代替部分淀粉类食物，不但有饱足感，而且血糖不易升高，还有降血糖的效果；其次大黄瓜含有丙醇二酸，可以抑制糖类转化为脂肪，非常适合身体肥胖的糖尿病患者；最后，大黄瓜中含有的果胶成分，能够缓解糖类的吸收，从而达到稳定血糖的目的。

葱香荞麦饼，激活胰岛更健康

荞麦是一种深受大众喜爱的粗粮食品，也非常适合糖尿病患者食用，因为荞麦中含有一种叫作荞麦糖醇的物质，它能够调节胰岛素活性；另外荞麦中还含有一种特有的物质——芦丁，它能够有效地促进胰岛素分泌。

我们知道，人体调节血糖的唯一器官就是胰岛，而大多数人患上糖尿病的根本原因就是胰岛功能受到损害。根据有关部门的研究数据表明，在所有被确诊为糖尿病的患者中，其胰岛功能还不如正常人的 60%。如果患者在治疗的过程，胰岛功能没有得到很好的恢复，那么就会以每年 3% ～ 5% 的速度不断衰竭，而随着病程的不断延长，最后患者只能够频繁换药，并且终身依赖胰岛素。糖尿病患者如果想避免这样的情况发生，好好地保护自己的胰岛功能，那么在药物治疗的同时，还可以辅助食用一些有益于胰岛的食物，比如荞麦。

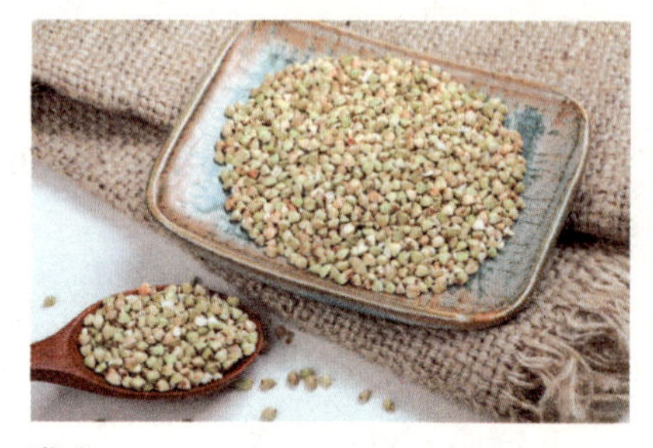
荞麦

荞麦含有丰富的赖氨酸成分，各种微量元素也比一般的谷物高。其中，铁的含量是小麦面粉的 3 ～ 20 倍；镁的含量是大米、小麦面粉的 2 倍左右；烟酸含量比白面多 3 ～ 4 倍；荞麦还含有其他食物所不具有的芦丁。荞麦中的镁能够促进人体纤维蛋白溶解，促使血管扩张，抑制凝血酶的生成；烟酸和芦丁还具有降低血脂的作用。当然，荞麦的最大功能，就是能够调节胰岛素活性，从而达到调控血糖的作用。下面为大家介绍一款美味荞麦食品——葱香荞麦饼。

具体做法：准备荞麦面 200 克，葱花、植物油各 10 克，盐 4 克；将荞麦面倒入足够大的容器中，加适量温水，和成光滑的软面团，饧发 30 分钟；葱花拌入少许植物油和盐；再将发好的面团擀成面片，把葱花均匀地撒在上面，卷成面卷，分成 3 等份；将面卷露出葱花的两头捏紧，按成圆饼状，用擀面杖擀薄，放入煎锅中烙熟即可。

由于荞麦属于粗粮食品，含有丰富的食物纤维，还可以帮助糖尿病患者调整血糖水平，减少患者对药物和胰岛素的依赖性。另外，像荞麦这样的高纤维素食品，还可以抑制体内脂肪的蓄积，起到减肥瘦身的作用。

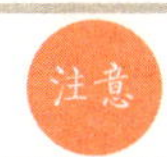

荞麦性凉，脾胃虚寒、消化功能差、经常腹泻的人不宜食用。

冬瓜海米汤，控糖减肥两不误

冬瓜又被称为“减肥瓜”，是一种低热能、含糖量极低的高钾低钠蔬菜，对血糖的影响非常小。冬瓜中含有丙醇二酸和葫芦巴碱，能有效抑制体内的糖类转化为脂肪，对于中老年Ⅱ型糖尿病患者中的肥胖者十分有益。

如果你细心观察一下就会发现，大多数糖尿病患者（主要是Ⅱ型糖尿病）都呈现出体重偏胖的现象，这也说明长期肥胖的人比普通人更容易患上糖尿病。因此，糖尿病患者在控制血糖的同时，还应该适当地减肥，最好能够通过简单的食物疗法，控糖减肥两不误。那么，哪些食品能够帮助糖尿病患者达到这样的效果呢？冬瓜就是最好的选择。

冬瓜鲫鱼汤

具体做法：准备冬瓜 100 克、鲫鱼 300 克，植物油、盐各 5 克，料酒、葱段、姜片各 10 克，香菜段少许；将鲫鱼去鳞，除鳃和内脏，洗净，切段，控水；冬瓜去皮去籽，洗净，切成薄片；锅置火上，放植物油烧热，先下葱段、姜片爆香，然后放入鲫鱼，待鱼皮煎黄后，加料酒、盐，至酒香溢出时，加冷水 3 大碗煮沸；将鲫鱼连汤倒入砂锅内，加冬瓜片，小火慢煨约半小时，至鱼汤呈奶白色，鱼肉熟烂，放上香菜段即可。

冬瓜海米汤

具体做法：准备冬瓜 500 克，海米 20 粒，葱花、姜末各 5 克，料酒 10 克，盐克，鸡精少许，植物油 10 克；将冬瓜削去外皮，去掉内瓤及子，冲洗干净，切成片，用少许盐腌 5 分钟；海米用温水泡软；炒锅烧热，倒入油烧至六成热，放入冬瓜片炒至嫩绿时捞出控油；锅内留少许底油，放入葱花、姜末炝锅，倒入水、盐、料酒、鸡精、海米，烧开后放入冬瓜片，用大火翻炒均匀，待烧开后转小火焖烧至冬瓜透明入味即可。

冬瓜含有葫芦巴碱、腺嘌呤、组氨酸、各类维生素、胡萝卜素、钙、磷、烟酸等，具有清热生津，消暑除烦功效。冬瓜中含有丙醇二酸和葫芦巴碱，能有效地抑制糖类转化为脂肪，对于防止人体发胖具有重要意义。

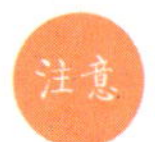
由于冬瓜性寒凉，会加重体内寒气，因此营养学专家建议脾胃虚弱、肾脏虚寒、腹泻、四肢寒冷者尽量少食。

鲜榨苦瓜汁，健脾补肾调血糖

一直以来，苦瓜都是人们养生保健的必备佳品，尤其对于糖尿病患者来说，苦瓜还有降低血糖、健脾补肾的“特殊功效”。苦瓜是一种十分常见的蔬菜，又被称为凉瓜、红羊荔、“癞葡萄”，其外形呈长圆筒形或者纺锤形，表面凹凸不平，色彩青翠悦目。苦瓜中含有丰富的营养成分，其中维生素C含量为番茄的2倍，苹果的10倍。一般绿苦瓜的维生素含量比白苦瓜的维生素含量要高。

关于苦瓜的药用价值，在《泉州草本》中记载，苦瓜“主治烦热消渴引饮，风热赤眼，中暑下痢”；在《镇南本草》也记载，苦瓜“泻六经实火，清暑，益气，止渴”；而在药圣李时珍的《本草纲目》中记载，苦瓜能够“除邪热，解劳乏，清心明目”。如果从现今的医学出发，苦瓜无疑是人们追求无毒降糖的首要选择，因为它对于糖尿病患者所表现出的中医症候——“热”“乏”“视力模糊”等症状，具有很强针对性。

1. 苦瓜汁

具体做法：准备苦瓜1根，苏打水、果汁、蜂蜜或砂糖适量，将苦瓜放入果汁机中，搅拌、过滤，取出汁液；搭配苏打水和其他果汁等，再加入蜂蜜或砂糖调味即可饮用。

这种苦瓜汁含有类似胰岛素的物质，它能降低人体血糖，对糖尿病有良好的防治作用。

2. 苦瓜绿茶

具体做法：准备苦瓜1根，绿茶适量，将苦瓜的上端切开，去瓤，装入适量的绿茶，挂在通风的地方阴干；待苦瓜将阴干之后，取下洗净，连同绿茶切碎、混匀；取出10克放入杯中，用沸水冲沏饮用。

绿茶是抗氧化和镇静的佳品，与苦瓜一同泡饮，能够帮助糖尿病患者降糖去脂，解乏除困。

3. 苦瓜炒胡萝卜

具体做法：准备苦瓜2根，胡萝卜3根，花生油、葱、盐、鸡精各适量；将苦瓜和胡萝卜切成薄片，锅内加油烧热，放入苦瓜片和胡萝卜片，用旺火快炒5分钟，加入适量的葱末、盐和鸡精等调味品，转中火炒匀即可盛盘食用。

苦瓜与胡萝卜配合食用，不仅味道鲜美，还能够降低血糖，达到降压、强心的作用。

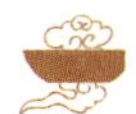

凉拌蒜香海带，降低血糖促代谢

大蒜不仅是一种调味品，也是一种有助于降血糖的药用食材。大蒜中含有一种物质，名叫“蒜素”，它能够刺激胰岛素的分泌与作用，从而帮助糖尿病患者调节血糖的新陈代谢。

早在遥远的古代，人们就开始把大蒜当作一种调味品了。现代研究也已经表明，大蒜能够通过刺激胰岛素分泌降低血糖，促进患者体内的血糖代谢，因此“糖友”在使用药物治疗和饮食治疗的同时，也可以适当地吃一些大蒜。大蒜就像一座营养宝库，它富含大蒜素、脂肪酸、B族维生素和维生素C、镁、钙、生物活性杀菌素和很多其他的微量元素。

1. 大蒜降糖方

具体做法：准备大蒜3瓣、米100克、枸杞子5克、油和盐各3克；将大蒜去皮，切碎；大米淘洗干净，浸泡5分钟；然后将大米放入锅内，加清水大火煮沸；转小火煮约20分钟，加入蒜粒、枸杞子，煮3分钟成粥，下盐调味，淋上香油即可。

2. 凉拌蒜香海带

具体做法：准备海带100克、大蒜3瓣、熟黑芝麻5克、姜片5克，盐3克，香油少许，酱油和醋各8克；然后将大蒜和姜片分别磨成泥，备用；海带洗净后过滚水汆烫沥干；再将海带切成条，倒入蒜泥和姜泥，再浇上酱油、醋、香油、盐和黑芝麻搅拌均匀即可。

大蒜所含的蒜素加上维生素B_1，可促进肠道蠕动帮助排便，并能有效促进维生素B_1吸收，改善血糖的代谢与利用，使血糖下降；而且蒜素可以促进胰岛素的作用和肝糖的合成，帮助糖尿病患者体内糖类的新陈代谢。所以经常食用一些大蒜，或者补充一些大蒜的提取物，不仅能够帮助糖尿病患者调节血糖水平，还可以防止或者缓解一些糖尿病并发症的症状。

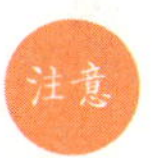

大蒜可以生吃，也可以熟吃。不过，将大蒜煮熟或炒熟吃的时候，可能会破坏它本身的营养成分，因此最好的方法就是把大蒜切成片或者捣碎，搁置15分钟之后再直接食用。

生姜当归羊肉汤，温阳祛寒保胰岛

生姜中含有一种叫姜辣素的物质，它可以促进人体血液循环、新陈代谢和加速燃烧脂肪，帮助体内脂肪减少，使血糖值降低并且使淀粉较不易转化为糖分；还可以调节胰岛素的分泌水平，减少糖尿病患者的负担。如果把生姜与羊肉搭配食用，还可以达到温阳祛寒保胰岛的功效。

生姜中含有多种维生素、矿物质及生姜醇、姜烯酚等，又含辣味成分姜辣素，分解生成姜酮、姜烯酮等。姜酮醇能够促进脂肪细胞增多，脂肪细胞可吸入血液中的葡萄糖成分，从而起到降低血糖值的效果。

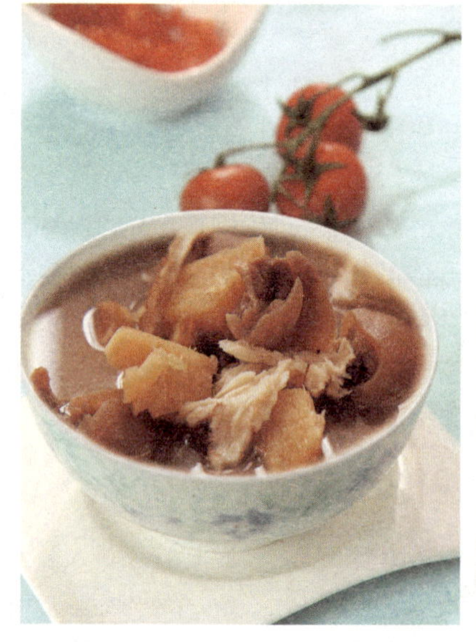

生姜当归羊肉汤

1. 生姜豆芽粥

具体做法：准备黄豆芽 50 克、大米 100 克、生姜 10 克；将生姜和黄豆清洗干净，生姜切成细丝，黄豆芽除去根须；大米淘洗干净；然后将大米、黄豆芽、生姜同放锅内，加清水适量，置大火上烧沸，再用小火煮 30 分钟即可。

2. 生姜当归羊肉汤

具体做法：准备羊肉 200 克、当归 20 克、生姜 10 克、盐 3 克、香油 5 克，将羊肉清洗干净，切成小块，用沸水焯烫去血水；然后将当归洗净浮尘，包入纱布袋中；砂锅放入羊肉、当归、生姜后置火上，倒入没过锅中食材的清水，大火煮开后转小火煮至羊肉烂熟，取出当归和姜片，加盐调味，淋入香油即可。

生姜是我们生活中常见的一种调味品，它又可分为嫩姜、粉姜和老姜。嫩姜是最好吃的阶段，也称为“子姜”，糖尿病患者可以用它做酱姜、醋姜等，也可以直接生食；粉姜则是再长大些，也称“肉姜”；老姜肉质纤维化口感较硬，可做调味能去除腥味或煮姜汤、泡姜酒等。生姜含有多量的姜辣素，尤以老姜为最。姜辣素会产生一种抗氧化酶有抵抗有害物质的功能，对心脏、血管亦有刺激作用，使心跳加快、血管扩张，促进血液循环，活血暖身，使身体感觉温热，排汗散热并排毒可祛风寒、改善冠心病、风湿病。

注意

腐烂的生姜会产生致癌物质——黄樟素，诱发肝癌、食管癌等。另外，姜食用过量会口渴、喉咙痛、便秘。一般人也应避免姜与酒、羊肉等温热或辛辣食材一起食用，以免过于燥热。

玉米须煲鲜蚌，辅助治疗并发症

当人们尝试各种饮食降糖方法时，却忽略了日常生活中被我们随手扔掉的“废物”——玉米须。殊不知，玉米须也是一种非常好的降糖食品，只要糖尿病患者稍加利用，就可以“变废为宝”，辅助治疗糖尿病及其并发症。

现在大街上、菜市场有很多卖玉米的，无论春夏秋冬都可以买到。有许多家庭喜欢买一些玉米回家，煮粥或者熬汤喝，不过一般情况下都会把玉米须扔掉。其实，这些被扔掉的玉米须，也是降糖的佳品呢！

近几年的医学研究发现，玉米须含有大量的营养物质和药用物质，比如含脂肪油 2.5%、树胶样物质 3.8%、苦味糖苷 1.15%、树脂 2.7%、挥发油 0.12%、皂苷 3.18%，此外还含有谷固醇、豆固醇、维生素 B_2、维生素 C、维生素 K、泛酸、草酸、苹果酸、酒石酸、柠檬酸、尿囊素、肌醇、生物碱等多种活性成分。在《岭南采药录》中就有这样的记载：“玉米须和猪肉煎汤治糖尿病。”《现代实用中药》也说：“玉米须为利尿药，对肾病、水肿性疾病、糖尿病等有效。”而且在中国民间很早就流传着用玉米须降糖的方法。这些都说明玉米须对于降糖确有功效。

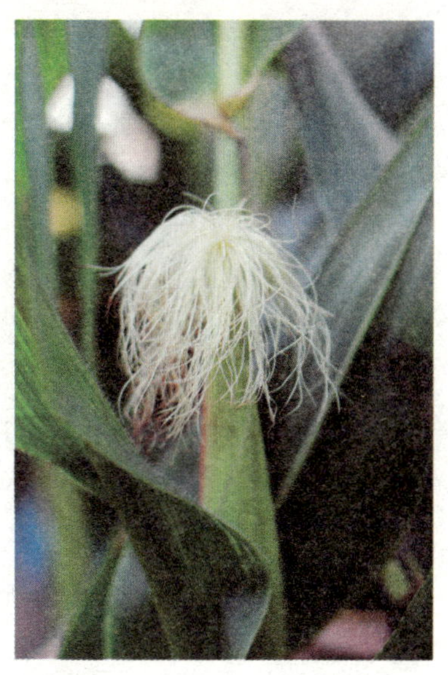

玉米须

1. 玉米须煲鲜蚌

具体做法：准备玉米须 60 克、鲜蚌肉 100 克、西芹 100 克，姜片、葱段、盐各 5 克，植物油 10 克。将玉米须、鲜蚌肉、西芹清洗干净，蚌肉切成薄片，西芹切成 5 厘米的小段；然后将玉米须、蚌肉放入炖锅中，掺入适量的冷开水；用大火煮沸，再用小火煮 20 分钟；最后放入西芹段、蚌肉稍煮，去玉米须，吃肉喝汤。

2. 玉米降糖饮料

具体做法：准备玉米须 100 克，山药、花粉、生地黄、玉竹各 20 克，将玉米须洗净放入锅中，加 500 毫升的水，再加入山药、花粉、生地黄、玉竹，煮 1 ～ 2 个小时即可饮用。

在中医上，玉米须又被称为“龙须”，能够辅助多种顽固的疾病，其中又以对糖尿病的防治最有效。为什么玉米须能够防治糖尿病及其并发症呢？医学研究发现，玉米须中所含的皂苷，具有降低糖尿病病人血糖的特殊功效；而玉米须中含有铬，又是糖耐量因子的重要组成部分，能够促进胰岛素的功能；此外，玉米须中的黄酮类物质的含量，比玉米粒中的黄酮含量高得多，它们可以减少并抑制自由基的产生，具有很好的抗氧化功能；并且医学专家从玉米须中提取的物质，其清除自由基的能力远远高于大豆异黄酮，能够很好地预防糖尿病并发症的发生。

尽管玉米须的降糖作用，已经逐渐得到大众的认可，不过也不能够用玉米须代替降糖药物。如果糖尿病患者能够在服用降糖药物的同时，利用玉米须的食疗方进行辅助治疗，那么肯定会取得很好的效果。

苹果炒鸡柳，让胰岛更“敏感”

苹果是我们日常生活中最为常见的一种水果，它不仅含糖量较低，而且营养价值丰富，对于糖尿病患者来说，无疑是再适合不过的选择了。

苹果含有多种维生素，如B族维生素、维生素C、维生素E；含有多种矿物质如钙、钾、铁、镁、磷等；还有许多有机酸如苹果酸、柠檬酸、酒石酸等。

苹果对于糖尿病患者来说，真是益处多多。首先，苹果皮中含有丰富的乌索酸，而乌索酸可以控制胆固醇以及血液中的血糖；其次，苹果可以减轻患者的胰腺负担，帮助其吸收到丰富的维生素、矿物质和果胶，平衡饮食。而其中的很多微量元素对于提高、改善糖尿病患者体内胰岛素的活性也是很有帮助的。

1. 苹果炒鸡柳

具体做法：准备苹果、鸡胸各150克，葱花、生姜各5克，水淀粉、料酒各10克，盐3克，植物油10克。然后将苹果洗净、去核、切成小条，把鸡胸肉洗净、切成条，用料酒和水淀粉抓匀，腌渍15分钟；在锅里倒上植物油，烧至七分热，再放入葱花、姜丝炒香；最后放入鸡肉条煸熟，倒苹果条翻炒1分钟，用盐调味即可食用。

2. 苹果胡萝卜汁

具体做法：准备苹果200克、胡萝卜200克、青椒30克、盐和蜂蜜适量；分别将苹果、胡萝卜、青椒洗净切碎，放入果汁机中，加入适量的冷开水搅匀，再放入锅中煮沸，等稍凉后再加入盐和蜂蜜调味即可食用。

生活中有很多人都喜欢吃苹果，可是有的糖尿病患者认为苹果是甜的，肯定含有大量的糖分而不敢食用。

许多营养学专家都一致认为，糖尿病患者是可以适当地吃一些苹果的，因为苹果可以让患者的胰岛更“敏感”。这是因为苹果中含有一种叫“铬”的物质，它能够改善糖尿病患者体内胰岛素的活性，同时也能提高糖尿病患者对胰岛素的敏感性。

注意 俗话说：“早上的苹果是金子，中午的苹果是银子，晚上的苹果是铜钱。”所以，我们吃苹果最好选择在早上，另外，由于苹果的糖含量相对较高，因此糖尿病患者在食用的时候应注意不要过量。每次吃完苹果之后，还应该记得刷牙、漱口，以免蛀牙。

粉红樱桃醋饮，降糖美容好帮手

糖尿病患者不能吃高糖水果，这是众所周知的常识问题，不过这并不是说糖尿病人就应该忍受着不吃水果的痛苦，一些低糖水果不仅不会影响糖尿病人的身体健康，还能帮助糖尿病人降低血糖呢！而在所有低糖水果中，樱桃就是最有代表性的一位成员。

随着人们生活水平的不断提高，患上糖尿病的人也越来越多，对于糖尿病患者是否应该忌口的问题，营养学专家解释说：“并不是全部带有甜味的东西都不能吃，一些含糖量较少的水果糖尿病患者也可适量食用。”这样的回答无疑给糖尿病患者带来了福音。有的人平时就很爱吃水果，自从不幸患上糖尿病之后，就不得不忌口了。

其实，糖尿病患者完全不用有这样的顾虑。樱桃的糖含量仅为 9.9 克 /100 克，其血糖指数是 22，属于低糖水果。此外，樱桃中还含有胡萝卜素、维生素 C、维生素 B_2、铁、钾、磷、钙等对人体有益的营养成分。其中，丰富的维生素 C，可抗氧化，促进糖类代谢，稳定血糖浓度；铁可以促进血红蛋白再生，防治缺铁性贫血；钾可以稳定心律促进血液循环，维护心肌神经功能正常；樱桃具备高碱特性有助于人体的酸碱平衡，能降低尿酸值，预防痛风；樱桃富含非水溶性果胶纤维可以减缓人体对葡萄糖的吸收。

除了以上这些功能，樱桃中还含有一种可以促进胰岛素分泌的化学物质——花青素。樱桃的外表之所以呈现鲜艳的红色，就是由于含有花青素。曾经有研究者从樱桃中提取出花青素，然后从啮齿类动物体内提取出胰岛素的胰腺细胞，检测花青素会对这些细胞产生怎样的作用。实验结果表明，这些胰腺细胞在接触到花青素之后，胰岛素生成会升高一半以上。这样的实验结果让医学家们感到振奋不已，因为这可能会帮助他们找到治疗糖尿病的新方法。

1. 粉红樱桃醋饮

具体做法：准备樱桃 200 克、代糖 2 小匙、醋 2 大匙，将樱桃的核去掉，切成小丁备用，然后将樱桃丁和调味料加入果汁中，以适量凉开水分次加入搅拌均匀即可食用。

这样食用樱桃，能够控制人体胆固醇，防止血管病变，非常适合糖尿病患者食用。

2. 樱桃牛奶

具体做法：准备樱桃 100 克、牛奶 480 克；将樱桃洗净，去核，榨成果汁，兑入牛奶搅匀后即可饮用。

由于樱桃和牛奶的血糖指数比较低，而且富含维生素 A、维生素 E、维生素 B_2，能促进胰岛素分泌，缓解血糖生成速度。所以此食方非常适合糖尿病患者食用。

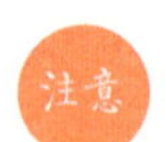

樱桃虽好，也不能无节制地食用。由于樱桃属性温热，食用过量容易上火引发恶心、胸闷等症状。体质燥热者、牙龈喉咙肿痛、便秘、痔疮者都不宜食用，否则可能会流鼻血或失眠。另外，购买樱桃的时候，应该选择有果蒂、色泽光艳、表皮饱满的，如果当时吃不完，可以在零下 1℃的冷藏条件下进行保存。樱桃容易受农药污染，食用前一定仔细清洗，但是清洗时间不宜过久，以免表皮腐化褪色。最好在食用前再洗，以免樱桃遇水腐烂。

白菜，低糖蔬菜，具有降血糖的功效

大白菜是冬季上市最主要的蔬菜种类，有“菜中之王”的美称。由于大白菜营养丰富，味道清鲜适口，做法多种，又耐贮藏，所以是人们冬季食用的主要蔬菜。

大白菜的营养价值很高，对人体有很好的保健作用。《本草纲目》中说大白菜“甘渴无毒，利肠胃”。中医认为，大白菜味甘，性平，有养胃利水、解热除烦之功效，可用于治感冒、发烧口渴、支气管炎、咳嗽、食积、便秘、小便不利、冻疮、溃疡出血、酒毒、热疮。由于其含热量低，还是肥胖病及糖尿病患者很好的辅助食品；此外，常吃大白菜还能防癌。

白菜偏方（一）

具体做法：准备白菜 500 克，栗子 100 克，火腿 50 克，油、麻油、盐适量。栗子用热水焯烫，趁热搓去外皮，每个切两半；大白菜洗净择好，切成长条；火腿洗净，也切成条；冬菇用清水泡发，洗净，切成条；热锅放 1 汤匙油，放姜片炒香，放水、栗子和香菇，煮至快熟；放入大白菜、火腿，煮至熟，下盐和少许麻油调味即可食用。

栗子和白菜甜味有余、鲜味不足，因此加火腿增加汤水的鲜醇。此方能够补肾强腰，清肺热、利尿，益脾养胃，降低血糖。

白菜偏方（二）

具体做法：准备白菜心 250 克，海米 30 克，高汤 500 克，火腿 6 克，水发冬菇 2

个，精盐3克，味精2克，鸡油6克。将白菜心切成长条，用沸水稍烫，捞出控净水，海米用温水泡片刻，火腿切成长条片，把冬菇择洗净，挤干水后，切两半。汤勺内加高汤、火腿、冬菇、海米、白菜条、精盐烧开，撇去浮沫，待白菜烂时加味精，淋上鸡油即成。

白菜属于低糖蔬菜，且含有丰富的粗纤维，不但能起到润肠、促进排毒的作用，还能刺激肠胃蠕动，促进大便排泄，帮助消化，有效减少了血糖和脂肪在体内的储存。所以此方同样具有降低血糖的功效，糖尿病患者可以经常服用。

菠菜，使血糖保持稳定

在古代，中国人称菠菜为“红嘴绿鹦哥”。菠菜含有很强的降血糖的功效。

菠菜含大量维生素A、B族维生素、维生素C，尤其含有造血不可缺少的元素——铁，以及蛋白质、钙、叶酸、草酸和纤维等营养元素。

中医认为菠菜性甘凉，具有养血、止血、敛阴、润燥的功效。菠菜中含有丰富的铁，维生素C能够提高铁的吸收率，并促进铁与造血的叶酸共同作用，有效地预防贫血症。在日常生活中，人们在择菠菜时，习惯将菠菜根丢掉。其实，菠菜根营养丰富，其含有多种纤维素、维生素和矿物质，如果扔掉实在可惜。将菠菜根配以生姜食用，可预防糖尿病。

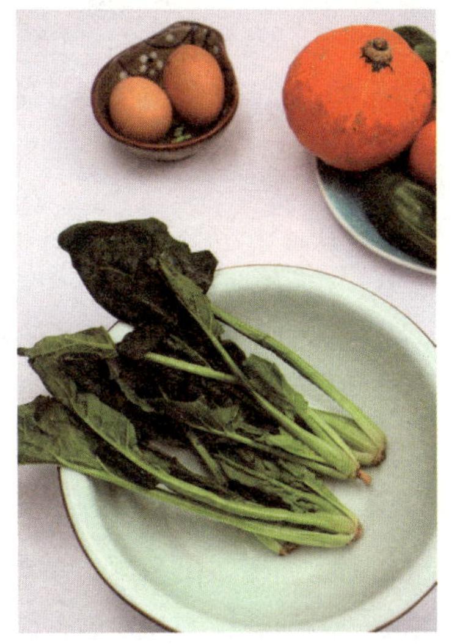

菠菜

1. 菠菜拌鸡丝

具体做法：准备菠菜500克、鸡腿肉100克、粉丝100克、盐、糖、醋、麻油适量。菠菜洗净，用沸水汆熟，放入凉水中过凉。挤去菠菜中的水分，切寸段。粉丝用温水泡软，放入沸水中煮熟，放入凉水中过凉，滤干，用剪刀剪短。鸡腿事先煮熟，去皮、去骨，将鸡肉撕成一丝丝。将菠菜、粉丝、鸡丝放在一起。加入盐、醋、糖、麻油拌匀即可。

2. 凉拌菠菜

具体做法：准备鲜豆腐皮1张、菠菜300克、胡萝卜50克、水发木耳15克。盐3克、味精少许、白糖少许、香油少许、鸡蛋液少许。将豆腐皮放在水中浸泡10～15分钟，然后取出控干水分。菠菜洗净，汆水，汆水后要立即过凉，取出切段，并控去多余的水分。胡萝卜洗净去皮，切丝；木耳泡发后洗净切丝，然后将胡萝卜丝和木耳丝分别汆水后冲凉。将以上的菠菜，胡萝卜丝，木耳丝控去水分后加入盐，白糖，味精，香油拌好，备用。将拌好的原料卷入豆腐皮中，制成卷，边上抹鸡蛋液粘好，上屉蒸约 5 分钟，然后取出改刀切段即可。

菠菜中含有一种类胰岛素样物质，其作用与胰岛素非常相似，能使血糖保持稳定。此方能够补中益气，降低血糖。

 韭菜，改善糖尿病症状，防治并发症

韭菜具健胃、提神、止汗固涩、补肾助阳、固精等功效。在中医里，韭菜有一个名字叫“壮阳草”，还有人把韭菜称为“洗肠草”。

中医指出，韭菜其根味辛，入肝经，具有温中、行气、散瘀等作用，叶味甘辛咸，性温，入胃，肝，肾经，能温中行气，散瘀。韭菜活血散瘀，理气降逆，温肾壮阳，韭汁对痢疾杆菌，伤寒杆菌，大肠杆菌，葡萄球菌均有抑制作用。

1. 鱿鱼丝炒韭菜

具体做法：准备干鱿鱼 3 条，韭菜 1 把，红青椒、葱、姜、蒜适量。花椒、八角、桂皮、老抽、料酒、盐、生抽适量。将干鱿鱼用食用碱水泡发 12 小时，然后再用清水泡 2 小时，去除碱味；泡好后将鱿鱼清洗干净；将鱿鱼切成丝，韭菜切成段；锅中入油，爆香葱、姜、蒜，倒入鱿鱼丝，调入花椒、八角、桂皮、老抽、料酒、盐、生抽煸炒 9 成熟，再加入韭菜煸炒 2 分钟即可。

韭菜含有挥发性的硫化丙烯，能增强人的食欲，同时能减少人体对胆固醇的吸收，起到预防动脉硬化、冠心病等疾病的作用；糖尿病患者常吃韭菜，可以改善糖尿病症状，并预防多种糖尿病并发症。因此，糖尿病患者适宜经常食用此方。

2. 韭菜豆渣饼

具体做法：豆渣 50 克、玉米面适量、韭菜 50 克、鸡蛋 1 个；盐、香油适量。豆渣放入玉米面中，混合均匀；鸡蛋打入豆渣玉米面混合匀；韭菜洗净切碎，倒入面中，调入盐和香油；材料混合均匀，能够成团即可；取一些面团，团成圆形，略压成小饼状；平底锅中倒少许油，放入小饼小火煎；一面煎金黄后，翻面，至两面都成金黄即可。

3. 韭菜鸡蛋饼

具体做法：准备韭菜 160 克，鸡蛋 3 只，生油 10 克，生粉 10 克，清水 20 克，鸡粉 20 克，麻油、胡椒粉少许。韭菜洗净切小段；生粉用水拌匀制成生粉水，待用；将调料、韭菜、

生粉水一起拌匀；在大碗内搅散鸡蛋；炒锅烧热，放入三汤匙生油，待油热后，倒入韭菜、蛋液，快炒至凝固，即可装盘食用。

洋葱，刺激胰岛素的合成和分泌，防治糖尿病并发症

洋葱因为味道辛辣，很多人都不愿意吃，特别是切洋葱的时候对眼睛的刺激，更是痛苦不堪。但是吃洋葱是有很好的保健作用，尤其是糖尿病患者。

洋葱性温，味辛甘。有祛痰、利尿、健胃润肠、解毒杀虫等功能。可辅助治疗肠炎、虫积腹痛、赤白带下等病症。能刺激胃、肠及消化腺分泌，增进食欲，促进消化，且洋葱不含脂肪，其精油中含有可降低胆固醇的含硫化合物，可以用于辅助治疗消化不良、食欲缺乏，洋葱所含的前列腺素 A，具有明显降压作用。

洋葱中含有与降血糖药甲磺丁胺相似的有机物，并在人体内能生成具有强力利尿作用的物质。糖尿病患者每餐食洋葱 25~50 克能起到较好的降低血糖和利尿的作用。而且不论生食或熟食，都同样有效果。洋葱里有一种抗糖尿病的化合物，类似常用的口服降血糖剂甲磺丁胺，具有刺激胰岛素合成及释放的作用，从而可以有效防治糖尿病并发症。

1. 土豆洋葱蒸饭

具体做法：准备洋葱 100 克，土豆 100 克和大米 500 克。土豆洗净，去皮切成小丁。洋葱洗净，去皮去根蒂，取一部分洋葱肉，切碎。大米淘洗干净，置于电饭煲的内胆内。然后加入适量的煮米水，放在一边待用。锅烧热，加油烧热，入洋葱碎翻炒出香味。加入切好的土豆丁，炒香后关火。把炒好的洋葱和土豆一并倒入电饭煲的内胆里。撒上些盐调味，连同米、水搅匀，焖熟即可。

此方具有降血糖，刺激体内胰岛素分泌的作用。

2. 洋葱炒鸡蛋

具体做法：准备洋葱 3 个、鲜鸡蛋 3 个。洋葱洗干净去皮切丝。鲜鸡蛋磕在碗里，加点盐打散。锅洗净倒食用油，油热后倒入蛋液翻炒，出香味即可盛起来待用。锅中再加点食用油，油热后放姜片、辣椒丝爆香，倒入洋葱翻炒，然后加盐，鸡精再翻炒几下。盖上锅盖焖两分钟后揭盖，把鸡蛋倒入翻炒几下就可以出锅了。

洋葱中含糖、蛋白质及各种无机盐、维生素等营养成分对机体代谢有一定作用，能

较好地调节神经，增长记忆，其挥发成分亦有较强的刺激食欲、帮助消化、促进吸收等功能。所含二烯丙基二硫化物及蒜氨酸等，也可降低血中胆固醇和甘油三酯含量，从而可起到降低血糖的作用。所以，洋葱食疗方对于糖尿病患者有着十分积极的作用。

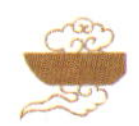

黄豆芽，辅助降血糖，防治心血管并发症

黄豆芽又名大豆芽、清水豆芽，我国的豆芽菜是当今世界上最“天然”“健康”的食物之一。黄豆芽还具有降血糖的功效。

黄豆芽含有丰富的营养成分，富含维生素A、维生素B_2、维生素C、维生素E、胡萝卜素、叶酸等维生素类营养素，还有钙、铁、磷、镁、锌、硒等多种矿物质元素。黄豆芽所含有的维生素B_1和烟酸有调节胰岛素分泌及降低血糖的功效。黄豆芽中大量的膳食纤维可减少消化系统对糖分的吸收。另外，黄豆芽中维生素C的含量丰富，不但能降低血糖，还能降低胆固醇，常吃可防治由糖尿病引起的心血管并发症。糖尿病患者以每天食用50克为宜。

黄豆芽炖豆腐

具体做法：准备黄豆芽250克，北豆腐300克，食用油40毫升。盐、胡椒粉各5克，味精3克，姜、葱各10克，香油10毫升，清汤适量。将黄豆芽摘去须、根，洗净。豆腐切成1.5厘米长、1.2厘米宽、1厘米厚的块，入沸水锅内焯水后捞出，姜切片，葱切花。锅中倒油烧热，加入200毫升清汤以大火烧沸。下豆芽、豆腐、盐、味精、姜片转小火烧透入味，调入葱花、胡椒粉、香油即可。

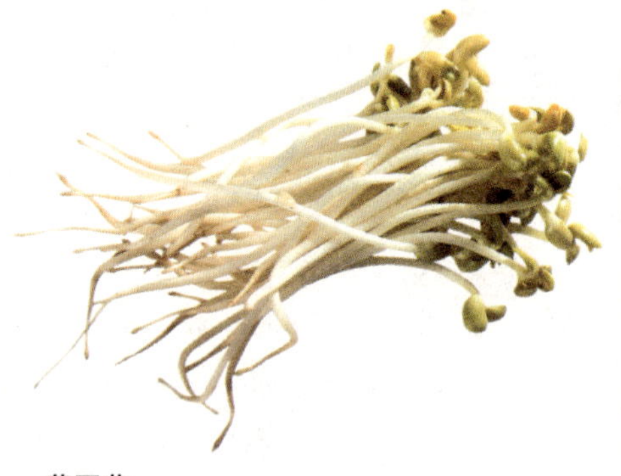

黄豆芽

黄豆芽具有补气养血、降低胆固醇等功效。豆芽中所含的维生素E能保护皮肤和毛细血管，防止动脉硬化，降低血糖。豆腐也可以降低血脂，降低胆固醇。此方适宜糖尿病患者经常食用。

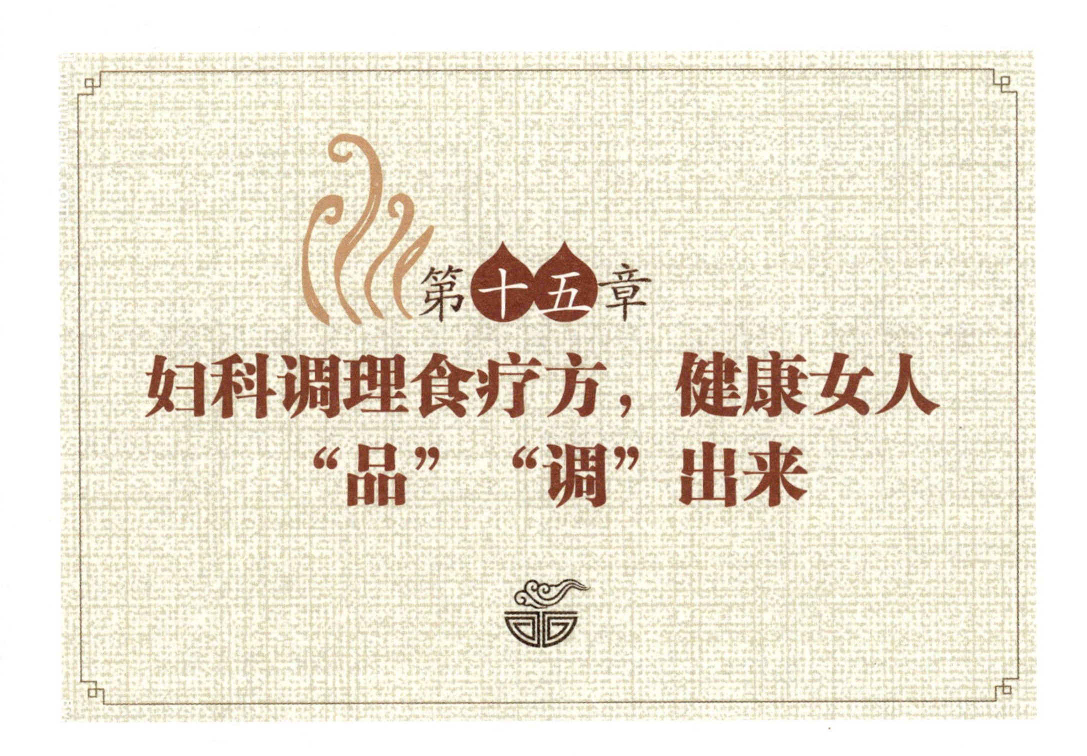

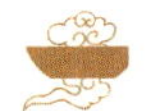 乌豆蛋酒汤，痛经远离我

乌豆蛋酒汤以乌豆、鸡蛋为主要原料煮制，具有调中、下气、止痛的功效。适用于妇女气血虚弱型痛经，并有和血润肤功效。

月经期间发生剧烈的小肚子痛，月经过后自然消失的现象，叫作痛经。多数痛经出现在月经时，部分人发生在月经前几天，月经来潮后腹痛加重，月经后一切正常。

痛经可分为原发性痛经和继发性痛经两种。原发性痛经是指从有月经开始就发生的腹痛，继发性痛经则是指行经数年或十几年才出现的经期腹痛，两种痛经的原因不同。原发性痛经的原因为子宫口狭小、子宫发育不良或经血中带有大片的子宫内膜。继发性痛经的原因，多数是疾病造成的，其病机有气滞血瘀、寒湿凝滞、气血虚弱、肝肾亏损等。

乌豆蛋酒汤

具体做法：准备乌豆（黑豆）60克，鸡蛋2个，黄酒或米酒100毫升；将乌豆、鸡蛋、酒加水同煮即可。

本方具有调中下气止痛之功能，除了调理痛经证候，还可起到和血润肤的作用。《本草纲目》中有记载："常食黑豆，可百病不生。"用于肾虚阴亏，消渴多饮，小便频数；肝肾阴虚，头晕目眩，视物昏暗，或须发早白。乌豆鸡蛋汤具有很好的调中、下气、止痛的功效。

最后，额外补充一点，对于痛经的朋友，中成药乌鸡白凤丸因具有显著的益气补血和止痛作用，可以根据自己的症状或在医生的建议下试一试，每次一丸，每天两次即可。

肾虚型月经不调可多喝玉竹人参鸡汤

肝肾亏虚引起的月经不调，一般痛的不是很剧烈，只是小肚子隐隐作痛，月经的颜色会比较淡，月经量较少，一般还会伴有腰酸背痛，脑袋发空，头晕耳鸣和记性差等症状。

肾虚也会导致月经不调，它的主要表现是月经先后无定期，月经量比较少，颜色淡，同时伴有头晕耳鸣、腰腿酸软和小便多等症状。中医认为先天不足或者房事过多、大型手术后都会导致肾气不足。肾虚则肾精不能转化成血液，新鲜血液不能及时营养冲脉和任脉，冲任失调，月经就会先后不定。肾虚型月经不调患者可常用玉竹人参鸡汤来补肾，其制作方法如下。

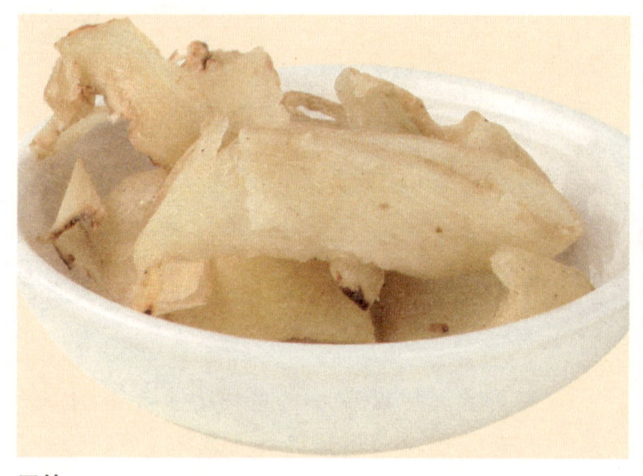
玉竹

具体做法：准备鸡腿1只，玉竹8克，人参片4克，辅料有盐1小匙，料酒1大匙。先将鸡腿剁块，洗净；再将玉竹以清水冲净，鸡块、人参片一道放进炖锅内，加调味料和4碗清水，并以保鲜膜覆盖住锅口。隔水蒸约30分钟后，待鸡肉熟透即可食用。

玉竹味甘，性平，药效缓和，其补益的力量平和，壮阳而不助火，滋阴而不碍腻，收敛而不留邪。不适宜用于急症，但常食便可知它的妙处，它不仅能除去面部黑斑，美容增白，而且有润心肺、补五劳七伤、降血糖的作用，能抗机体老化，延缓衰老。

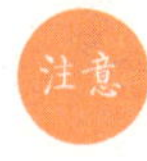
注意

玉竹也是治疗中风发热、头痛腰痛的常用药。不过，胃有痰湿气滞者不宜服用。

 月经不调不担忧，浓茶红糖能调养

红糖所含有的葡萄糖释放能量快，吸收利用率高，可以快速补充体力。有中气不足、手脚冰冷、月经不调等病症的女性，平日可适量饮用红糖水。受寒腹痛、月经来时易感冒的人，可用红糖姜汤祛寒。

月经不调表现为月经周期或出血量的异常，或是月经前、经期时的腹痛及全身症状，为妇科常见病。中医一般将月经失调称为月经不调，又将月经不调归纳为月经先期、月经后期、月经过多或月经过少。

一般症状是：

（1）不规则子宫出血。包括：月经过多或持续时间过长；月经过少，经量及经期均少；月经频发，即月经间隔少于25天；月经周期延长，即月经间隔长于35天；不规则出血，即出血全无规律性。以上几种情况可由局部原因、内分泌原因或全身性疾病引起。

（2）功能性子宫出血。指内外生殖器无明显器质性病变，而由内分泌调节系统失调所引起的子宫异常出血。这是月经失调中最常见的一种，常见于青春期及更年期。

（3）绝经后阴道出血。指月经停止6个月后的出血，常由恶性肿瘤、炎症等引起。

（4）闭经。指从未来过月经或月经周期已建立后又停止3个周期以上。

有以上症状人群可常饮浓茶红糖水来调节。其做法如下。

具体做法：取红茶、红糖各适量。煮浓茶一碗，去渣，放红糖溶化后饮。

红糖的好处在于“温而补之，温而通之，温而散之”，也就是我们俗称的温补。中医认为，红糖具有益气养血，健脾暖胃，祛风散寒，活血化瘀之效，特别适于产妇、儿童及贫血者食用。

 黑木耳红枣汤，可治气虚型月经不调

气虚型月经不调主要是因为女人的脾气损伤导致月经量过多。对于此种情况的月经不调只要改善气虚的体质就可痊愈。

气虚可以导致月经不调，中医中所谓的气虚，主要表现为形体消瘦或偏胖、体倦乏力、面色苍白、语声低怯、动则汗出、心悸食少、精神疲惫、腰膝酸软、小便频多、白带清稀。比如说，当女人发现自己和别人有同样大的活动量时，别人呼吸畅通，而自己却上气不接下气，觉得氧气不够，这往往就是气虚的表现。气虚可能是因为女人身体先天不足，也可能是女人后天调养不当，例如偏食、厌食、过度节食，就会导致营养不良，

最终导致气虚；工作压力大、精神紧张，也会使女人身体能量消耗过大，从而导致气虚。这时可常喝黑木耳红枣汤来进行调养。

黑木耳红枣汤

具体做法：将准备好的30克黑木耳和20枚红枣，放入300毫升的水中煮汤，可加入适量红糖进行调味，也可根据自己的口味进行调味。每天服用一次，连续服用7天即可。

红枣具有补中益气、养血安神、缓和药性的作用，尤其是对脾胃有好处。黑木耳营养丰富，含有蛋白质、碳水化合物、矿物质、纤维素和少量维生素等营养成分。黑木耳中的多糖有升高白细胞的作用，有益气滋阴、养胃生津的作用，还有活血行瘀，使血脉通畅的作用。黑木耳和红枣的组合既补中益气又养血止血，对气虚型月经不调真是非常对症。

当归乌鸡汤，防治月经不调

女人们都了解，月经不调表现为月经周期或出血量的异常，或是月经前、经期时的腹痛及全身症状，为妇科常见病。但不能因为常见就视而不见。

对于月经不调，中医一向主张应该以调养为主，而这一主张也已经在实践中得到了印证。身体的调整是项复杂工程，确实不是几片药就能解决的事。

古代医学大家李时珍对此有着自己的见解。他认为乌骨鸡对妇科病的疗效十分理想。他在《本草纲目》中记载："乌骨鸡味甘、微温，治女人崩中带下，一切虚损诸病。"现代研究发现，乌骨鸡具有强壮机体，提高生理机能，特别是对各种妇科疾病有疗效。常与枸杞子、当归配伍，能够调补肝肾。养血调经。适用于肾气不足、精血亏虚所致的月经后期、月经过少者。

当归乌鸡汤

具体做法：先准备当归片20克，枸杞子20克，雌乌骨鸡1只。然后将乌骨鸡宰后去毛皮及内脏，当归片及枸杞子洗净后放入鸡腹内，用炖盅盛好，加冷开水1碗，炖3小时即成，食盐调味。食鸡饮汤，每日1次服完。

而对于那些经期内血量过多的女性朋友也有相应的保养方。因为这类女性从体质上说多半属于气虚体质。所以，饮食上一定要注意补气。下面另外介绍两款补气食方的制作方法。

山药薏仁茶

具体做法：取淮山药、薏苡仁各9克。水煎代茶饮用。

常饮山药薏仁茶可使中气足、精神好、脸色佳。

月季花汤

具体做法：取月季花 15 克，红糖 100 克，甜酒 2 匙。将月季花加水煎汤，去渣，调入红糖、甜酒服用。每日 1 剂。

此方可活血，养血，调经。适用于女性月经先后不定期。对于月经量少的女性呢，首先找到病因是否是血虚，也就是我们所说的贫血。血虚的女性，生下来的孩子也会体弱多病，因此女性平时一定要多吃菠菜，因为菠菜可以辅助治疗缺铁性贫血。另外，猪血也是补血的好食品。

总之，在最适合的情况下，吃最适宜的食物，是养身的常识，也是我们每个人都应该去学习的。

艾叶炖母鸡，缓解宫寒型痛经

艾叶芳香、苦燥辛散，能理气血、温经脉、逐寒湿、止冷痛，为妇科要药。可治脘腹冷痛，经寒不调，宫冷不孕等症，如艾附暖宫丸。

宫寒型痛经主要是由于月经期间淋雨、游泳、受寒、吃冷饮而导致的宫寒，进而引起的痛经。主要表现在月经量少、颜色暗、有血块、怕冷、小肚子冷痛。患有宫寒性痛经的人群可常食用艾叶炖母鸡来进行调养，其制作方法如下。

具体做法：老母鸡 1 只，艾叶 15 克。将老母鸡洗净，切块，同艾叶一起煮汤，分 2 ~ 3 次食用。月经期连服 2 ~ 3 剂。

艾叶是很好的温阳散寒之品。老母鸡肉性温且属阴性，可以让艾叶的功效更好地作用于血脉这一阴性物质之中，有类似于引经药的作用。本品具有补气摄血，健脾宁心；适用于体虚不能摄血而致月经过多，心悸怔忡，失眠多梦，少腹冷痛等。对于辅助治疗寒凝血瘀型痛经有很好的作用。

宫颈炎症怎么办，喝喝鸡冠花瘦肉汤

花序酷似鸡冠的鸡冠花，不但是夏秋季节一种妍丽可爱的常见花卉，还可制成良药和佳肴，且有良好的强身健体功效。鸡冠花以花和种子入药。花可凉血止血，有止带、止痢功效。主治功能性子宫出血、白带过多、痢疾等，是一味妇科良药。

宫颈炎是一种常发生在育龄妇女身上的常见妇科病，分为急性和慢性两种。急性宫

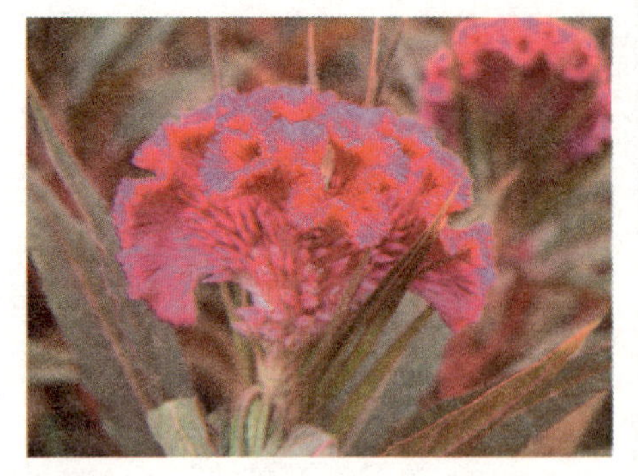
鸡冠花

颈炎常与急性子宫内膜炎或者急性阴道炎同时存在，主要症状表现为白带呈脓性，伴有下腹及腰骶部坠痛，或有尿频、尿急、尿痛等膀胱刺激征。在这两种宫颈炎中，慢性宫颈炎的发病率要高一些。它的症状主要表现为白带增多，呈黏稠的黏液或脓性黏液，有时可伴有血丝或夹有血丝。一般导致慢性宫颈炎的原因多是宫颈受到行经或性生活的刺激所致。这两种宫颈炎是可以转化的，若是急性宫颈炎没有得到很好的治疗就会转化成慢性宫颈炎。

中医中一般认为宫颈炎是由内在脏器的不调和导致的。从病因角度来看，急性宫颈炎可分为湿热蕴结型、肝热脾湿型、热毒内蕴型；慢性宫颈炎可分为脾虚型、肾阳虚型、肾阴虚型、湿毒内侵型。病因不同则病症不同，医治的方法也就不同。日常饮食调养对预防宫颈炎症辅助效果明显，下面为大家介绍一款可日常饮用的对治疗宫颈炎症有良好辅助疗效的汤品——鸡冠花瘦肉汤。

具体做法：取鸡冠花20克，猪瘦肉100克，红枣10个。将鸡冠花、红枣（去核）、猪瘦肉洗净。把全部用料一起放入砂锅，加清水适量，大火煮沸，改小火煮30分钟，调味即可，随量饮用。

脾虚型宫颈炎多是因为脾阳不足，不能温运水湿，水湿内生，流注下焦，损伤任带而致。治疗这种病症，应当温中健脾，化湿止带。本款食疗方就具有清热利湿止带的功效，适用于湿热型子宫炎。

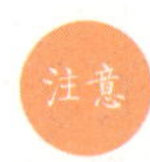

注意 鸡冠花有白色、红色两种，白色者以渗湿清热为主，治白带；红色者除清热利湿，尚能入血分以治赤白带，使用时可按症候不同选用。

冰糖冬瓜仁汤，白带异常变正常

冬瓜仁，即冬瓜种子，味甘、性凉、无毒。内含脂肪油酸、瓜氨酸等成分，它的主要功效是净白肌肤。对缓解面色枯黄、容颜憔悴、面色晦暗等症有帮助，是古代常用的美容护肤品之一。美女赵飞燕就曾长期将冬瓜仁磨成粉服用，所以她的肌肤非常的光滑细腻，白里透红。

白带异常一直是困扰广大女性朋友的一个难题，很多人为此既花时间又花精力，试过很多种药，也花了很长时间，就是没有治愈。其实与其奔波于医院之间，花昂贵的医药费，不如试一下中医传统里的小偏方，有时候小偏方也可以解决大问题，但是如果患者使用偏方后并不见效，则应及时就医。

在《金匮要略心典》中就有“带下者，带脉之下。古人列经脉为病，凡三十六种，皆谓之带下病，非今人所谓赤白带下也”的记载。也就是说，白带如何是与身体内的脏腑相关的，白带的异常就有可能是脏腑出现异常的反映，所以要引起足够的重视。在日常饮食中可常食用以下两种食疗方。

冰糖冬瓜仁汤

具体做法：取冰糖 30 克、冬瓜仁 30 克。将冬瓜仁洗净，碾成粗末放入碗内，加入冰糖与适量水，隔水炖服，每日 2 次，连服数日。

此方中的冬瓜仁为葫芦科植物冬瓜的种子。具有清肺化痰、消痈排脓、利湿的功效。主治痰热咳嗽、肺痈、肠痈、白浊、带下等。

木槿花椿根皮茶

具体做法：白木槿花 9 克、椿根皮 15 克加水煎服，每日 2 次。

白带异常的防治首先在饮食上要少食辛辣和油腻生冷食品，应多食用一些益脾补肾和清热利湿的食物，如莲子、大枣、山药、薏苡仁、冬瓜仁等。

米酒蚌肉汤，白带增多不用愁

米酒蚌肉汤，可以滋阴清热、明目解毒、滋养肝肾、补益虚损、凉血清热，非常适用于阴虚内热、久病虚损以及无病强身的女人食用。

白带过多真的是一件令女性非常头疼的事情，不仅仅是白带过多给女人带来的潮湿感，有时候伴随白带过多还会有其他症状出现，比如说腰酸腿软、头晕耳鸣，等等。

出现白带异常，如白带无原因地增多，或伴有颜色、质地、气味的改变，女性朋友就应该提高警惕，立即到正规医院检查。因为白带和月经一样，是女性一种正常的生理表现。一旦异常，可能就预示着健康出现了问题。除了进行相关检查和治疗，饮食上也要进行一定的调整，可常食用米酒蚌肉汤，常饮此汤对白带增多有良好的辅助治疗效果，其制作方法如下。

具体做法：取 150 克蚌肉，再准备少许米酒和生姜。将蚌肉洗净，生姜榨汁（也可直接买些现成的姜汁），备用。先在锅中放入适量的花生油，再将蚌肉放入锅中翻炒，等到炒出香味后，向锅中加入 2 ～ 3 匙米酒和 1 匙姜汁，再加入适量清水，最后用少许盐调味即可食用。

蚌肉为蚌科动物蚌类的肉，可以滋阴清热、明目解毒、滋养肝肾、补益虚损、凉血清热，非常适用于阴虚内热、久病虚损以及无病强身的女人食用。因此，蚌肉经常被用于治疗虚热心烦、消渴、血崩、带下、痔血等症。

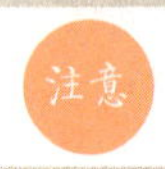

注意　有脾胃虚寒、肠滑便泻症状的女人不适宜食用蚌肉。

凤仙花梗、莲蓬壳有助于治疗白带过多

凤仙花梗，又叫凤仙透骨草，中医认为它味苦、辛，性温，有小毒；归肝、脾经。具有祛风湿、活血、解毒的功效；莲蓬壳常被中医用于治疗白带过多、崩漏、月经过多、瘀血腹痛等病症。

中医学认为，白带过多主要由湿邪影响任、带二脉，以致带脉失约，任脉不固所成。而湿热带下的成因则更为复杂；有的女性是因为经行产后，胞脉空虚，摄生不慎，感染湿热邪毒；有的女性是因为久居阴湿之地，或者是因为手术损伤，以致湿邪乘虚而入，蕴而化热，伤及任、带，发为带下；也有的女性是因为本身肝经湿热，下注而导致白带过多。

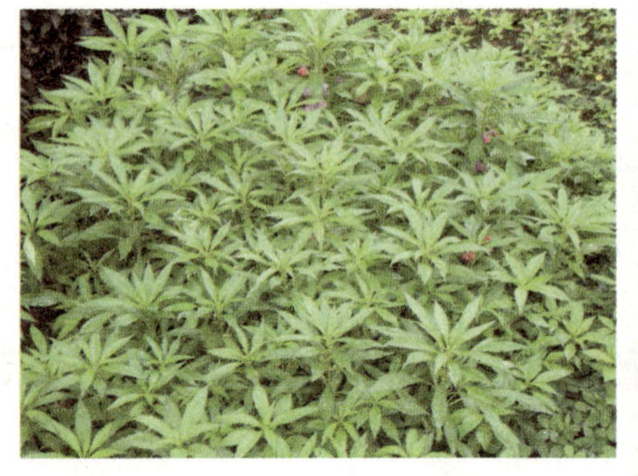

凤仙花

1. 凤仙花汁

具体做法：取白凤仙花茎、清水或白酒适量。先将花茎的叶、花、子去掉，再将茎切碎。每次使用干花茎 9 克，鲜花茎 30 克，用白水或者酒煎后服用。

《贵州民间方药集》中记载，凤仙花茎能够“散血通经，治月经病，止红崩，净白带；还可用于跌打损伤，可接骨，消伤肿，止伤痛，软坚透骨，治骨卡喉等”。正是由于凤仙花茎可以祛风湿，所以对治疗湿热型白带过多有帮助。

2. 莲蓬鸡蛋丸

具体做法：取莲蓬壳适量、鸡蛋清适量。将晒干的莲蓬壳研细为末，越细越好。再将莲蓬壳的细末与鸡蛋清混合均匀制成丸状，如梧桐子那么大就可以了，每天早晨起来趁空腹时用米汤送服 9 克。

莲蓬壳的医学名称是莲房，日常生活中又被人们称作莲壳、莲蓬。中医认为它味苦、涩，性平。具有清热、消瘀止血的功效。莲蓬壳经常被用来辅助治疗白带过多、崩漏、月经过多、瘀血腹痛等病症。在《握灵本草》中记载，莲蓬“烧灰止崩带、胎漏、血淋等症”。鸡蛋清具有清热消炎的功效，与莲蓬壳搭配，对治疗白带过多很有益处。

乌梅陈皮粥，妊娠呕吐能止住

乌梅酸涩，功善收敛，上能敛肺气，下能涩大肠，入胃又能生津、安蛔；陈皮具有燥湿化痰、理气和中的功效。

怀孕后发生的恶心、呕吐现象称为“妊娠呕吐”或“妊娠反应”。多数妇女怀孕6周以上时，常常出现恶心、呕吐现象，一般多在早晨起床后数小时内发生。症状轻者仅会食欲下降，晨间恶心或偶有呕吐。少数人症状明显，吃什么吐什么，不吃也吐，甚至吐出胆汁。呕吐也不限于早晨，可以全天发生，严重时出现脱水和酸中毒。有的孕妇除了呕吐外，还有饮食习惯的改变，如喜欢吃酸性食物，厌油食，嗅觉特别灵敏，嗅到厌恶的气味后即可引起呕吐。

妊娠的时候，为了肚子里的宝宝，孕妇的阴血都下行到冲任养胎，最后冲气偏盛，脾胃气血偏虚，胃气虚不能向下推动食物，反而会跟着冲气往上跑，所以不想吃东西，甚至厌食，营养跟不上就会发生头晕、浑身无力的症状。所以要想不呕吐，吃得香，睡得好，最好健脾胃，把胃气提起来。提胃气可常吃乌梅陈皮粥，其制作方法如下。

具体做法：取乌梅20克，陈皮30克，粳米50克。将乌梅、陈皮洗净，加适量水一起煎煮30分钟，去渣取汁，再放入粳米煮粥，每天少量多餐。

妇女怀孕时，血液偏酸了，胃及肝脏功能及能量也减少了。当身体偏酸时，钙质会流失，所以有些孕妇的牙齿会变得松动，更有一些孕妇的情绪也会出现上下波动，这个时候就可以多吃些乌梅，乌梅属阴，性平，味酸，可提升胃气增强食欲。陈皮也有同样的保健效果。所以，将两者合二为一，加强了效果。

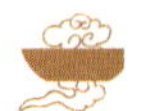

伸筋草炖肉，孕妇预防、缓解静脉曲张的好选择

伸筋草又名牛尾菜、龙须草、牛尾节，用于风寒湿痹、筋脉拘挛疼痛、肢软麻木关节酸痛、屈伸不利。伸筋草炖肉后辛散、苦燥、温通，能祛风湿，入肝尤善通经络。

孕妇静脉曲张是很常见的一种类型，许多孕妇是第一次患上静脉曲张，或发现她们以前的静脉曲张在怀孕后加重了。这是因为随着孕妇子宫的增大，会压迫到她身体右侧的大静脉（下腔静脉），从而增加了对腿部静脉的压力。因为静脉是把血液从四肢输送回心脏的血管，所以腿部静脉的血液在回流过程中，还必须对抗地心引力。

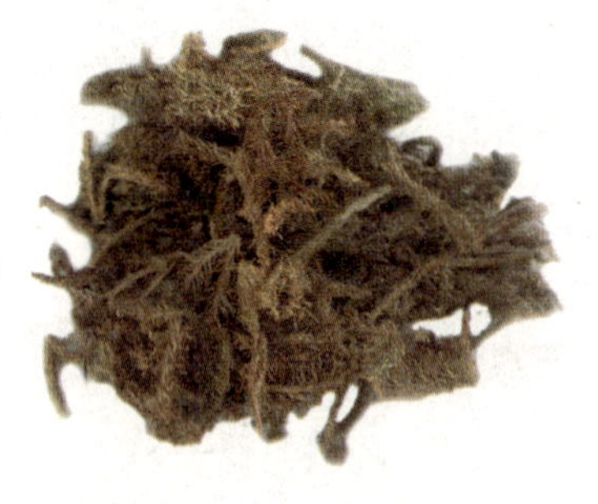
伸筋草

女人怀孕后，由于体内血量的增加，静脉承受的负担也将增大。再加上她体内孕酮（也叫“黄体酮”）水平的增高，她的血管壁也会变得松弛。

伸筋草炖肉能祛风湿，通经络，对缓解经脉曲张症状效果不错。

伸筋草炖肉

具体做法：取伸筋草50克，瘦猪肉500克，当归12克，盐、葱、姜等调味品各适量。将伸筋草洗净，用纱布包好，与瘦猪肉、当归一起，放入调味品共煮，吃肉喝汤。

伸筋草养血活血、舒筋活络。当归补五脏、益中气、补血养血。猪肉补肾养血、滋阴润燥。

妊娠水肿怎么办，鲤鱼汤能帮上忙

早在唐代《千金要方》中，即有鲤鱼汤治疗水肿的记载，在古药书中还记载鲤鱼可治疗黄疸及妊娠水肿病，故鲤鱼汤对水肿、黄疸、妊娠胀满确有一定疗效。也可在汤中再加入赤小豆30克同煮，则利尿、退黄、通乳的作用更大。

一般情况下，孕妈妈们在妊娠的后期都会出现妊娠水肿的症状，这种水肿一般从小腿开始，逐渐向身体上方蔓延。但是也有些孕妈妈在妊娠的3～5个月的时候就会有水肿的现象。妊娠水肿不仅使得孕妈妈们行动不便，也影响美观，重要的是，这种水肿无论对孕妈妈还是对婴儿都有很大的害处，需要马上想办法消除。清除妊娠水肿可从日常饮食中调节，常喝鲤鱼汤有助于消除妊娠水肿，鲤鱼汤的具体做法如下。

具体做法：准备鲤鱼1尾，老姜80克，枸杞1大匙。米酒2大匙，盐1小匙。将鲤鱼去鳃、肚，不去鳞，洗净，也可以买料理好的鲤鱼回来更省事；姜去皮，洗净，切片；锅烧热后加油，放进鲤鱼，两面稍煎，加入水600毫升、米酒、盐、枸杞和姜片，盖好锅盖以慢火煮1小时即成。

鲤鱼有滋补、利水、催乳、健胃等功效，适合营养不良性水肿、肾炎水肿、妇女妊娠水肿之人食用。它的利尿作用，还可以帮助人排出体内多余的水分，有助于控制体重。常食鲤鱼对肝、眼、肾、脾等病有一定疗效，还是孕妇的高级保健食品，经济价值很高。

山楂红糖冲茶喝，恶露不尽也解决

山楂果又名山里红、映山红果、酸楂，其色红艳，气味微带清香，入口酸甜，每年秋冬季上市，是制作冰糖葫芦的经典原料。

恶露排出是产后的正常现象，每个女人在产后都要经历恶露排出期。如果恶露排不干净对产妇的健康危害是很大的，它不仅会导致局部甚至全身的感染，还容易诱发大出血休克，因此万万不可轻视。恶露不尽可常喝山楂红糖水来调养。其制作方法如下。

具体做法：山楂 30 克，红糖 20 克，益母草 20 克。将山楂、益母草，放入砂锅内，加清水适量，煮取汁液，加入红糖，再煮至红糖完全溶解。每日早饭后一次。

山楂不仅能够帮助妈妈增进食欲，促进消化，还可以散瘀血，加之红糖可以补血益血，这份水果饮可以促进恶露不尽的妈妈尽快化瘀，排尽恶露。

山楂红糖饮对月子里的妈妈来说既可以当茶饮，也可以当作一道不错的甜品，但要注意控制饮用的量和时间，否则效果适得其反。

总之，产后新妈妈应该学会观察恶露，发现问题要及时治疗，尤其是恶露不尽，不然会影响身体健康情况。

桂皮红糖汤，辅治产后腹痛

桂心是肉桂中的一种，一般说，肉桂为桂树的皮，干燥后为桶状，称“桂通”，而“桂心”是去掉外层粗皮的“桂通”，也写作“桂辛”，跟“肉桂”的疗效近似。

产后腹痛指产后伤血，冲任空虚，胞脉失养，或因血少气虚，运行压力，以致血流不畅，迟滞而痛。症见产后小腹隐隐作痛，喜按，恶露量少、色淡、头晕耳鸣、脉虚细。

中医将产后腹痛归入“产后腹中疗痛”“儿枕痛”范畴。病因为产后气血运行不畅，瘀滞不通则痛。可由于产后伤血，百脉空虚，血少气弱，推行无力，以致血流不畅而瘀滞；也可由于产后虚弱，寒邪乘虚而入，血为寒凝，瘀血内停，不通则痛而致。

产后腹痛可因血虚体质，或生产时失血太多，引起气血虚弱，运血无力，血流不畅，迟滞而痛；亦可因产后起居不慎，寒邪乘虚而入，或饮食生冷，血为寒凝，或产后情怀不畅，肝气郁结气滞血瘀，或产后恶露排泄不畅而致。这时可常喝桂皮红糖汤调养，其制作方法如下。

具体做法：取桂皮 5 ~ 10 克，红糖 20 克，水煎温服，对产后腹痛有一定帮助。

桂皮辛、甘，大热，归肾、脾、心、肝经；具有补火助阳，引火归源，散寒止痛，活血通经之功效；用于阳痿、宫冷、腰膝冷痛、肾虚作喘、阳虚眩晕、目赤咽痛、心腹冷痛、虚寒吐泻、寒疝、奔豚、经闭、痛经等症。

一般说来，只要按照上述办法饮食就可以有效缓解产后腹痛，但是，如果痛到头晕眼花、恶露量多、心跳加快，全身无力，或有创面流血不止，那可能是分娩时失血过多，或母体原本体弱血虚所引起，必须由医师处方诊治才是正道。

阴虚火旺、里有实热、血热妄行出血及孕妇均禁服。

苋菜籽汤，可缓解产后腹痛

苋菜中所含营养物质，都是维持人体正常生理机能所不可缺少的，对青少年的生长发育和老人的健康长寿均十分有益，故苋菜又称为“补血菜”“长寿菜”。

女性产后小腹痛是因为，在怀孕的过程中，子宫会随着胎儿的逐渐长大，而子宫随之被撑大，当胎儿娩出后，产妇的子宫顿时变得比较空虚，同时也是为了防止产后过多的出血，子宫要收缩回去。在这收缩的过程中，产妇会感到下腹部疼痛。常吃苋菜籽汤可补气解毒，其制作方法如下。

具体做法：取苋菜籽 60 克，焙干炒黄后，研细末，加适量红糖，分两次开水冲服，每日 1 次，7 ~ 10 天为一疗程，辅助治疗产后腹痛有一定效果。

中医学认为，苋菜籽性味甘凉，无毒，能补气、除热，通九窍，有清热解毒，收敛止泻的作用。苋菜籽即苋实，性味甘寒，无毒。

苋菜性凉，肠胃虚寒、脾弱便溏者不宜多食。

黄花菜炖肉，改善产后缺乳好方法

黄花菜是一种营养价值高，具有多种保健功能的花卉珍品蔬菜。具有补虚下奶，平肝利尿，消肿止血等功效。

产后缺乳是指产妇分娩 3 天后，乳汁稀少或全无分泌，主要因为母体体质虚弱、乳腺发育不良，或产妇厌食、挑食以及营养物质摄入不足，使乳汁分泌减少，或产妇过度恐惧、忧虑，通过神经系统影响垂体功能。气血虚弱者，可伴乳房松软、胃纳不馨、神疲乏力、头晕心悸等；肝郁气滞者，可伴乳房胀痛、胁胀胸闷、烦躁易怒等。

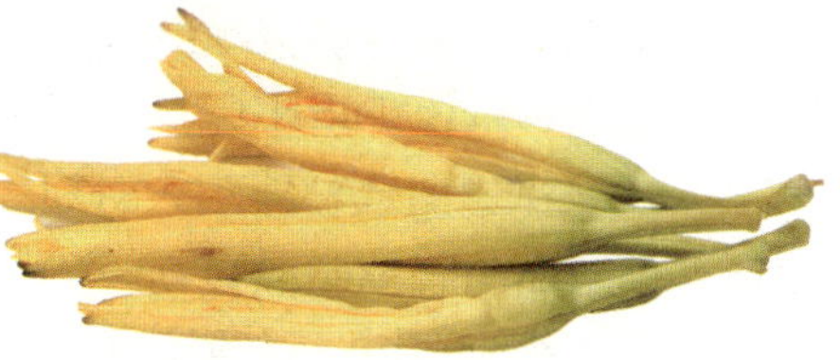
黄花菜

中医认为本病有虚实之分。虚者多为气血虚弱，乳汁化源不足所致，一般以乳房柔软而无胀痛为辨证要点。实者则因肝气郁结，或气滞血凝，乳汁不行所致，一般以乳房胀硬或痛，或伴身热为辨证要点。

人们用来佐膳的黄花菜，学名为萱草。大约已栽种了两千多年，是中国特有的土产。据《诗经》记载，古代有位妇人因丈夫远征，遂在家居北堂栽种萱草，借以解愁忘忧，从此世人称之为“忘忧草”。黄花菜是一种营养价值高、具有多种保健功能的花卉珍品蔬菜。具有消炎、通乳、下乳的功效。

黄花菜炖肉

具体做法：取黄花菜310克，瘦猪肉60克。将黄花菜洗净，将瘦猪肉切成薄片，一同倒入陶瓷罐内；用旺火隔水炖至瘦猪肉熟透，吃金针菜、瘦猪肉，喝汤，一般5～7次有效。

常吃黄花菜还能滋润皮肤，增强皮肤的韧性和弹力，可使皮肤细嫩饱满、润滑柔软，皱褶减少、色斑消退，黄花菜还有抗菌和增强身体免疫的功能，具有中轻度的消炎解毒功效，并在防止传染方面有一定的作用。

注意

黄花菜是近于湿热的食物，疡损伤、胃肠不和的人，以少吃为好，平素痰多，尤其是哮喘病者，不宜食用。鲜黄花菜中含有一种“秋水仙碱”的物质，有毒，经过肠胃道的吸收，在体内氧化为“二秋水仙碱”，具有较大的毒性。所以在食用鲜品时，每次不要多吃。由于鲜黄花菜的有毒成分在高温60度时可减弱或消失，因此食用时，应先将鲜黄花菜用开水焯过，再用清水浸泡2个小时以上，捞出用水洗净后再进行炒食，这样秋水仙碱就能被破坏掉，食用鲜黄花菜就安全了。

山楂麦芽饮，可减轻乳房胀痛感

乳房的疼痛严格意义上来讲分为两大类：一类是生理期前的一种正常的生理疼痛，一般在生理期过后就会好转，并且不会有肿块等情况的出现。另外一类则是病变性的疼痛，这类的患者也因为不同的病变，疼痛的严重程度会有不同。

很多女性都有经前乳房胀痛的经历，但是往往忍痛不去就医，原因是认为这是小毛病，不重视，结果使病情一误再误。

经前太早出现乳房胀痛，月经干净后或排卵后出现乳房胀痛，穿内衣或触摸时皆会疼痛，这种现象是属于病态，很容易产生妇科疾病，如不孕症和乳房肿瘤等。经前乳房胀痛是妇科病的一个早期且重要的信号。严格地说，女性乳房属生殖系统的一部分，受雌孕激素的影响很大。如果在某个阶段身体的内分泌系统或卵巢功能发生紊乱，就会对月经周期及乳房组织有影响，从而产生一系列病变，最常见的，也是最轻的症状就是月经前乳胀。

山楂麦芽饮

具体做法：先准备山楂片 15 克，五味子 15 克，麦芽 50 克。将上药用水浸泡半小时后大火煮开，再小火煎煮 20 分钟即为头煎药，再如法煎煮为二煎药，将头煎、二煎混合，将上药分 2 ~ 3 次，饭后半小时温热服用。每日 1 剂。

本方具有疏肝散结、补肾化痰作用。常用于辅助治疗乳腺炎症。

山楂味甘酸，入肝经，有消积散郁、化痰止痛之效；五味子味酸、敛肺滋肾，壮水镇阳；麦芽舒肝气，退乳，麦芽与肝同气相求，故善舒之，破症结。该方主要用于现代医学的女性乳腺增生症等病症。其发病机制很复杂，可能与下丘脑——垂体——卵巢轴之间的正负反馈功能失常导致内分泌失调等因素有关。

从现在药理学来分析，山楂片有调节内分泌作用，能使患者血液中雌二醇、孕酮、催乳素浓度降低，并可通过抑制催乳素分泌，减少其对促卵泡成熟激素的拮抗作用，恢复卵巢功能，五味子、麦芽有调节垂体——卵巢轴分泌，使之规律的效应。诸药共同作用达到疏肝理气，调节内分泌功能，所以可以预防和辅助治疗乳腺增生症等病症。

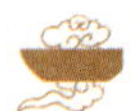 鲫鱼枸杞叶，能够防治乳腺炎

鲫鱼杞叶汤，不但适合产妇和乳腺炎患者喝。还适合孩子和老人，其对小儿腮腺炎、结膜炎症、手脚麻木、记忆力下降和心慌心悸等也有很好的疗效。

急性乳腺炎的发生是由细菌侵入乳腺导致的，细菌在乳腺中生长繁殖引起乳腺感染、发炎。这种病在产妇中最为多见，往往发生在生产后的数周内。使乳房感染的病菌主要是金黄色葡萄球菌。婴儿在吃奶时，可能会使乳头损伤，这就给细菌的入侵打开了方便之门；另外，如果婴儿患有口腔炎或婴儿口含乳头睡觉，都可能使细菌通过乳腺导管的开口直接进入乳房里，使其发生感染。

鲫鱼枸杞叶汤

具体做法：取鲫鱼 280 克，枸杞叶（连梗）300 克，橘皮 6 克，生姜 3 片，精盐、料

酒、胡椒粉适量。将鲫鱼剖杀，收拾干净，洗净切块；枸杞叶洗净，备用；锅内加水适量，放入枸杞叶，武火煮沸，文火煎 15 ~ 20 分钟，去渣，再放入鲫鱼、橘皮、姜片、料酒，文火煎 20 ~ 30 分钟，调入精盐、胡椒粉即可。每天 1 剂，早上空腹喝，连服 3 ~ 5 天。

中医认为，鲫鱼既能健脾利湿，又能活血通络，温中下气，枸杞叶在一般的药店就可以买到。它具有补肝益肾、生津止渴、祛风除湿、活血化瘀的功效，和鲫鱼配合起来，有很好的消炎作用。

此款汤品具有补中益气，利湿通乳，滋阴降火，祛风除湿，活血化瘀，健脾益肾的功效。特别适合乳腺炎患者食用。而且一定要在早上空腹饮用。早晨空腹时，胃肠道消化吸收功能最强，喝汤效果会最明显。

买鲫鱼要买新鲜的，新鲜的活鲫鱼通乳功效更明显。在做鲫鱼时也要注意，一定要将咽喉齿去掉（鳃后咽喉部的牙齿），这个部位最易于淤积脏东西。

蒲公英炒肉丝，乳腺炎患者可多吃

据《本草纲目》记载，蒲公英性平味甘微苦，有清热解毒、消肿散结及催乳作用，对预防乳腺炎十分有效。无论煎汁口服，还是捣泥外敷，皆有效验。

乳腺炎是指乳腺的急性化脓性感染，多出现在女性的哺乳期，尤其是第一次生产的女性。在初期乳房会出现肿胀、疼痛，肿块压痛，表面红肿，发热；如果继续发展，症状就会加重，乳房会出现搏动性疼痛。严重的乳腺炎患者还会伴有高烧，寒战，乳房肿痛明显，局部皮肤红肿，有硬结、压痛等情况，有些患者会出现腋下淋巴结肿大情况，往往还会伴有压痛感。在此为大家推荐一个辅助治疗乳腺炎的小偏方——蒲公英炒肉丝。

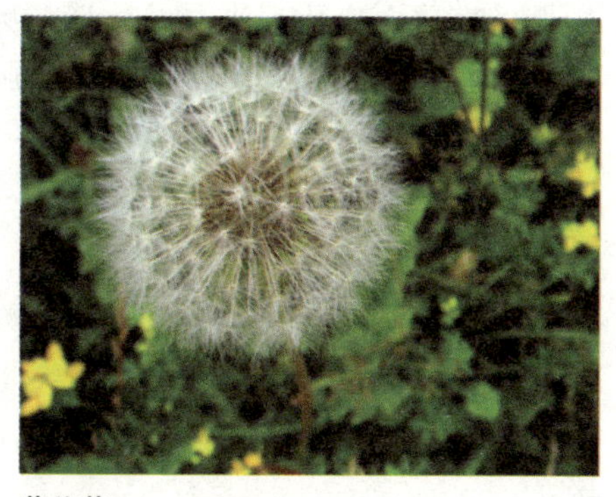

蒲公英

具体做法：取蒲公英 250 克、猪肉 100 克，料酒、精盐、味精、葱花、姜末、酱油。将蒲公英去杂洗净，入沸水锅焯一下，捞出洗净，挤水切段。猪肉洗净切丝。将料酒，精盐、味精、酱油、葱、姜同放碗中搅匀成芡汁。锅烧热，下肉丝煸炒，加入芡汁炒至肉熟而入味，投入蒲公英炒至入味，出锅即成。

蒲公英具有清热解毒、利尿散结的功效。《山东中药》载“为解毒、消炎、清热药，治黄疸、目赤，小便不利、大便秘结”。猪肉具有滋阴润燥、补中益气的功效。两者组成此菜，可为人体提供丰富的蛋白质、脂肪、胡萝卜素、维生素 C。具有解毒散结、滋阴润燥的功效。适用于辅助治疗各类妇科炎症。

此外，用蒲公英治疗乳腺炎还可以用外敷的方法。

方法一：把适量的蒲公英捣烂，再用生鸡蛋清将捣碎的蒲公英调匀，敷在乳房红肿硬结处即可。

方法二：用蒲公英 60 克，煎水 2 次，取汁，加入皮硝 100 克搅拌溶化，待温时用干净毛巾浸湿，捞出，以不滴水为宜，趁热覆盖于患处，不热时更换毛巾，一日 3 ~ 4 次，每次 20 分钟。连用 2 天疼痛即减，1 周后即愈。如果加服 1 ~ 2 剂可有巩固疗效。

海带鳖甲肉汤，软坚散结治乳腺增生

从中医角度来说，海水性属阴冷寒凉，生长于此的海带本身就具有极强的抗寒能力。食用海带可畅通气血，防止乳腺增生症。海带性味咸，长期食用还有温补肾气的作用，可增强人体的抗寒和壮阳作用。

乳腺增生病在临床上较为常见，多发生在 25 ~ 40 岁女性的身上，这种病的发生多与卵巢功能失调有关。乳腺增生的症状经常表现为患侧乳房周期性疼痛，并且随月经周期的变化而变化，来月经后症状减轻；一侧或两侧乳房内可触摸到结节状肿块，一般肿块质韧，边界不清，与皮肤和胸肌筋膜无粘连。有时乳头还会有黄色或血性的液体溢出。一般乳腺增生症状较轻的可以不用治疗，但应定期进行复查，以免出现病变。乳房胀痛明显的可采用中西药治疗，情况严重时还可采用手术治疗。必要时做活检与乳腺癌鉴别。

在中医里乳腺增生被称为“乳癖”或者“乳痨”等。中医认为他的发病机制，多是因为肝气郁结、气滞血瘀、痰浊瘀血阻滞于乳房，积而成块。所以在治疗时多采用疏肝理气、活血化瘀、软坚化痰的方法。在此为大家推荐一款理气化瘀食疗方——海带鳖鱼肉汤。

海带鳖甲肉汤

具体做法：海带 65 克（清水洗去杂质，泡涨切块），鳖甲 65 克（打碎），猪瘦肉 65 克，凤尾菇 65 克，共煮汤，汤成后加入适量盐、麻油调味即可。每日分两次食用。

方中海带咸寒可软坚散结；凤尾菇味甘性凉，有防癌抗癌作用。常饮此汤，不仅可防治乳腺小叶增生，而且对预防乳腺癌有效，是价廉物美的食疗方。

患有乳腺增患者，除了就医问诊，在饮食上多加注意外，日常生活也要注意以下几个方面：

第一，保持心情舒畅，情绪稳定。情绪不稳定会抑制卵巢的排卵功能，出现孕酮激素减少，雌激素相对增高的现象，这就会导致乳腺增生。

第二，妊娠、哺乳对乳腺功能是一种生理调节，因此，适时的婚育、哺乳，对乳腺是有利的；如果女性在 30 岁以上还是未婚、未育或哺乳少的情况就容易患乳腺增生。

第三，避免使用含有雌激素的面霜和药物。有的女性为了皮肤美容，长时间使用含有雌激素的面霜，就会诱发乳腺增生。

第四，保持夫妻生活和睦、生活有规律，这样能够消除引发乳腺增生的因素。

第五，防治妇科疾病。经临床调查，半数以上妇科病人患有乳腺病，最常见的妇科疾病是月经周期紊乱、附件炎、子宫肌瘤。因此，积极防治妇科疾病，能够有效减少乳腺增生。

第六，改变饮食，防止肥胖。要少吃油炸食品、动物脂肪、甜食及过多进补食品，要多吃蔬菜和水果类，多吃粗粮。其中以黑豆、黄豆、核桃、黑芝麻、黑木耳和蘑菇这几种对保护乳房最有利。

第七，禁止滥用避孕药。避孕药会改变雌激素在体内的含量。

第八，避免人工流产，产妇最好用母乳喂养婴儿，能够预防乳腺增生。

猪血菠菜汤，调理血瘀月经量多的好帮手

菠菜和猪血有补血、补铁的功效，所以贫血患者和月经期女性应经常食用。此外，将菠菜和猪血配在一起熬粥尤其适合年老体弱和一些肠胃功能不全的人食用。

不同年龄、生理阶段的女性，发生月经过多的原因也各不相同。以 25 岁 ~ 40 岁女性为例，异常增多的阴道出血主要与以下的几大因素相关；

避孕不当：一些生育后的女性采用最普遍的避孕方式，就是带宫环。它所带来的最突出问题就是月经周期缩短，经期延长，经量明显增多和经后淋漓出血等。尤其是新一代带铜离子的活性子宫环，在提高了避孕效能的同时也增加了月经出血量。

感染：妇科炎症是另一个引起异常阴道出血的常见原因。当身体患上妇科炎症时，使局部血管变得脆弱，行经时的出血不易凝止，往往引起经量增多和经期延长。

子宫内膜异位：简单地说子宫内膜异位症就是原本该长在子宫壁内层的组织出现在其他位置上。这些“异位”了的子宫内膜，干扰生殖器官的各种正常功能，常常会伴随各种月经失调——经期延长，经血过多，经前点滴出血，继发性痛经，等等。

肿瘤：子宫颈癌最初出现的症状是性交后的出血，这个情形在行经前后尤其突出，有时甚至可能引起致命性的大量出血。如果你出现进行性增多的月经，或合并其他月经异常，如月经周期缩短，经期延长，不规则出血，或出现性交后出血……都要及时请妇

科医生检查。

功能异常：如果你经常出现月经不规律，经量时多时少，经期不定，经前点滴出血等症状，又找不到其他显见的原因，那么很可能就是功能异常在作祟。调理血瘀型月经量过多可常食用猪血菠菜汤。具体做法如下。

具体做法：菠菜 500 克、猪血 300 克、盐 6 克、味精 1 克。菠菜洗净切段；猪血洗净切块；菠菜、猪血一起入砂锅加水煮沸，炖煮 5 ～ 10 分钟后调味即可。早餐前空腹喝汤，7 ～ 10 为一个疗程。

猪血性温，有祛瘀止血、养血明目、润肠通便的作用。菠菜，味甘性寒，具有补血、活血、养阴、润燥、泻火、下气、通肠利便的功效。猪血和菠菜，一种性温，一种性凉，两种搭配可祛瘀止血、润肠通便、养血，调中润肠，平肝润燥。对瘀血型月经不调有很好的疗效。

红枣鸡蛋汤，最养护卵巢

红枣鸡蛋汤是一款非常简单有效的养生美肤茶，尤其适合经常熬夜的朋友饮用。它对淡化黑眼圈，红润面色，改善卵巢功能有很好的效果，还能很好的改善手脚冰凉的状况。

卵巢是女性重要的内分泌腺体之一，其主要功能是分泌女性激素和产生卵子。女性发育成熟后，分泌雌激素和孕激素，在其影响下会月经来潮。同时雌激素能促进女性生殖器官、第二性征的发育和保持，可以说女性能够焕发青春活力，卵巢功不可没。如果卵巢功能不好则会影响女性雌性激素的分泌，进而影响女性的性功能、肤质、肤色和三围体态，比如，女性会出现脸部发黄、体态臃肿、阴道发干等现象，以及提早进入黄脸婆时期，即衰老提前来临。红枣鸡蛋汤有养护卵巢延缓衰老的作用。适合女性经常食用。

红枣鸡蛋汤

具体做法：准备 30 克枸杞子，10 颗红枣和 2 个鸡蛋。首先将枸杞子洗净，沥干水分，放入锅中；其次将红枣洗净去核，与枸杞一起放入砂锅中；最后，加入适量清水，等水烧沸后，加入鸡蛋煮熟，调味即可。做一次可分两次食用。

枸杞子具有滋补肝肾、延缓衰老的功效，可以改善女性的体质；而红枣有补气养血的功效，二者结合再配上鸡蛋，这对卵巢的保养是很有益处的。经常做这个枸杞子红枣鸡蛋汤喝，人会变得越来越年轻，“衰老”再也不是敏感话题了。

艾叶鸡蛋，温暖子宫防宫寒

艾叶，能通十二经，而尤为肝脾肾之药，善于温中、逐冷、除湿，行血中之气，气中之滞，凡妇人血气寒滞者，最宜用之。或生用捣汁，或熟用煎汤，或用灸百病，或炒热敷熨可通经络，或袋盛包裹可温脐膝，表里生熟，俱有所宜。

女人想要拥有女性独特的风韵，延缓衰老，享受为人母亲的权利，就需要精心呵护子宫。不仅如此，保养子宫还能防治各种子宫疾病的发生，使女性免受妇科病的痛苦。

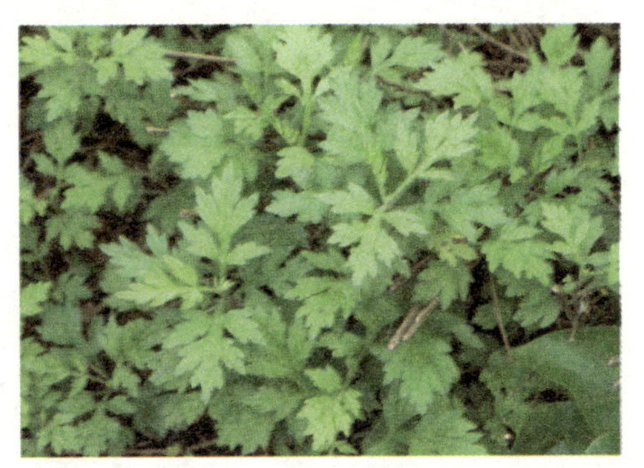

艾草

有一句老话说得好；“十个女人九个寒。”这说明宫寒是女性的一个普遍症状。宫寒对于女性来说可不是什么好事，它会给女性带来很多痛苦。宫寒不仅会让女人变丑、变老，还会引发50%以上的妇科病，如痛经、月经不调、不孕不育，等等。

艾叶鸡蛋

具体做法：准备鸡蛋2个，生姜15克，艾叶、当归各10克。将艾叶、当归、生姜、鸡蛋（带壳）放入锅内，加适量的水煎煮，当鸡蛋煮熟后剥去蛋壳即可食用。它的做法和茶叶蛋的做法差不多，但功效和口味是不同的。

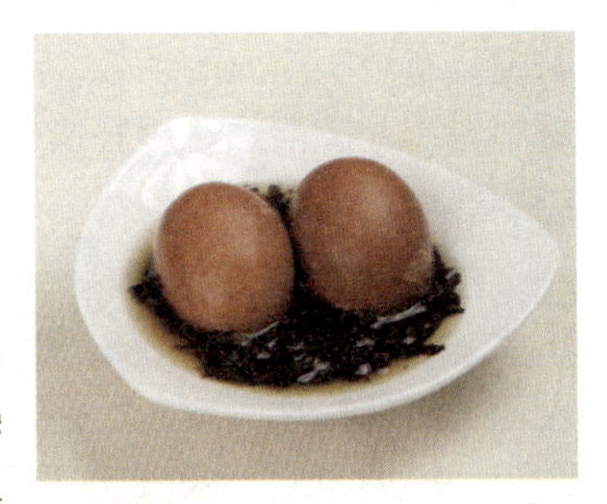

艾叶鸡蛋

艾叶是菊科植物艾的叶，艾分布于我国东北部、北部、西部至南部，主产于湖北、江苏、浙江。艾叶是一种温热性的止血药，因此适用于虚寒性的子宫出血等症；艾叶又有散寒止痛的作用，可应用于月经不调、痛经、妇女白带、宫寒等症的治疗。在这个小偏方中，艾叶、生姜、当归有温通血脉的功效；鸡蛋则起到养血润燥的作用。这几种材料一起食用则起到了散寒止痛、温经止血、温暖子宫的作用。

鳖肉肉丝汤，治疗肝肾不足型闭经有帮助

鳖肉和猪肉一起食用的最好方法就是熬汤喝，既可以使两种肉的味道更鲜美，又可以充分发挥它们的药效，对于肝肾不足所导致的闭经有不错的疗效。

中医认为，闭经的产生，有虚有实，以虚者多，实者少。虚者由于先天不足或后天多产房劳、久病大病、饮食劳倦、忧思多虑等因素致肾气虚弱，或气血虚弱，或阴虚血燥，无血可下，而导致血枯闭经。实者由于七情内伤或感受寒热湿邪或素体肥胖，多痰多湿，致气滞血瘀，或痰湿阻滞，脉道不通，经血不得下行而导致血瘀闭经。鳖肉肉丝汤对治疗因肾气不足型闭经有帮助。

少女闭经多由先天禀赋不足，肾气未盛，肝血虚少，冲任不充，无以化生经血而致闭经，而妇女多因多产房劳，或久病及肾，致肾精肝血不足，冲任俱虚，胞宫之血下溢而致闭经。

鳖肉肉丝汤

具体做法：准备1只鳖和100克猪瘦肉丝。先将鳖宰杀，去除头和内脏，洗净后放入沸水中烫透，去掉黑膜。最后将切好的鳖肉和猪肉一同放入砂锅中煮汤，调味后就可以食用了。每天服用一次即可，每个月最好连续服用几天。

鳖，又叫作甲鱼、脚鱼、团鱼、神守，是一种营养丰富，对人体有滋补作用的食物。鳖属于鳖科动物，多生于湖泊、小河和池塘的泥沙里，全国大部分地区有产。鳖肉是一道食用起来味道鲜美、滑嫩的佳肴，因为它可以滋阴补虚，所以对阴虚火旺的女人十分适用。我国传统医学很早就懂得应用鳖的营养和药用价值，鳖的肉、甲和血均可药用。《名医别录》中说它“主伤中益气，补不足”，《随息居饮食谱》说它“滋肝肾之阴，清虚劳之热”。中医认为鳖肉，味甘，性平，入肝经；而鳖甲，味咸，性平，入肝、脾经。鳖肉具有滋阴凉血的功效，因此可以治疗骨蒸劳热、久疟、久痢、崩漏带下、瘰疬等症。鳖甲具有养阴清热、平肝熄风、软坚散结的功效，可以治疗劳热骨蒸、阴虚风动、经闭经漏、小儿惊痫等症。

猪肉肉质细嫩，味道纯正，新鲜猪肉应无任何异味。《本草备要》中写其“猪肉其味隽永，食之润肠胃，生津液，丰肌体，泽皮肤”。猪肉除了用来食用之外，它还可以入药。猪肉味甘、咸，性平，入脾、胃、肾经，具有滋阴、润燥的功效，能够治疗热病伤阴、消渴羸瘦、燥咳、便秘等症。猪肉煮汤可急补由于津液不足引起的烦躁、干咳、便秘和难产。需要注意的是，湿热痰多的女人应尽量少食用猪肉。

狗肉黑豆，缓解尿失禁

尿失禁可由精神因素、神经系统疾病、分娩、外伤等引起，大多是因膀胱、尿道功能失调所致，如张力性尿失禁、紧迫性尿失禁，溢出性尿失禁等。

尿失禁是一种症状，指尿液失去控制而不由自主地流出。人正常的储尿及排尿都是在膀胱压力与尿道压力相互协调下进行的，所以，任何原因造成储尿期的膀胱压力过高或尿道阻力下降，都会造成尿失禁。综合起来说，尿失禁是由于生育损伤和绝经等因素，导致盆腔底部的肌肉发生松弛，使尿道对尿液的控制能力降低所致。

我国古书《本草求真》中记载狗肉的药用功能：“入脾、胃、肾经”。狗肉功用主治补中益气，温肾助阳。治脾肾气虚，胸腹胀满，鼓胀，水肿，腰膝软弱，寒疟，败疮久不收敛，畏寒肢冷，腰膝酸软，阳痿不举，遗精遗尿，小便清长。

黑豆性平、味甘；归脾、肾经；具有消肿下气、润肺燥热、活血利水、祛风除痹、补血安神、明目健脾、补肾益阴、解毒的作用。

狗肉黑豆

具体做法：准备狗肉200克，黑豆100克，加水炖至熟烂，吃肉喝汤，1次服，每日1剂，可治成人尿失禁。

在尿失禁的治疗过程中，还要注意加强体育锻炼，积极治疗各种慢性疾病。肺气肿、哮喘、支气管炎、肥胖、腹腔内巨大肿瘤等，都可引起腹压增高而导致尿失禁，应积极治疗该类慢性疾病，改善全身营养状况。同时要进行适当的体育锻炼和盆底肌群锻炼。

另外，要有乐观、豁达的心情，以积极平和的心态，笑对生活和工作中的成功、失败、压力和烦恼，学会自己调节心境和情绪。

温热型外阴瘙痒，可多喝莲子薏苡仁蚌肉汤

莲子薏苡仁蚌肉汤中，蚌肉有滋阴清热的功效，莲子有补脾利肾的功效，薏苡仁有健脾益胃、补肺清热的功效，该食疗方从体内脏器入手治疗外阴瘙痒。

外阴瘙痒多发生在阴蒂或小阴唇附近，为妇科常见病。月经期、夜间或使用刺激物后加重。本病属中医“阴痒”“阴门瘙痒”的范畴。清代御医冯济卿认为，本病的发生是脾虚生湿、湿盛下注，或肝经湿热下注，或肝肾不足，精亏血虚，生风化燥所致。治疗外阴瘙痒饮食调养很重要，常吃莲子薏苡仁蚌肉汤可有效缓解外阴瘙痒。

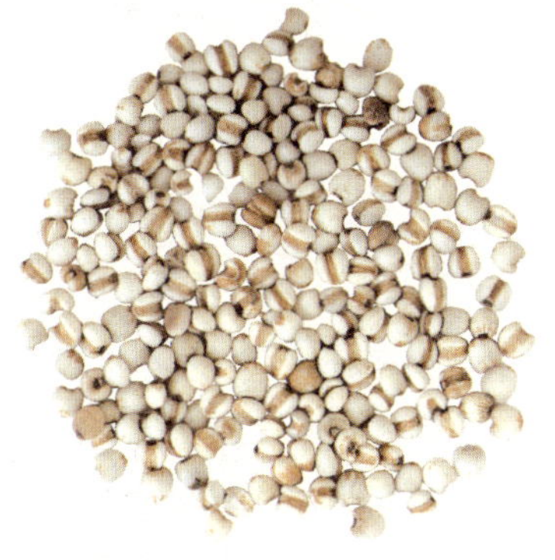
薏苡仁

莲子薏苡仁蚌肉汤

具体做法：将120克蚌肉，60克莲子，60克薏苡仁一同烹制，先将莲子去皮，再将蚌肉切薄，然后将所有材料一同放入锅中，加入750毫升的水，用小火煮一个小时就可以食用了。

这个小偏方主要利用了蚌肉滋阴清热的功效，莲子补脾利肾的功效，薏苡仁健脾益胃、补肺清热的功效，从体内脏器入手治疗外阴瘙痒。需要注意的是，在喝莲子薏苡仁蚌肉汤的同时尽量避免食用葱、姜、蒜、辣椒等刺激性食物，因为食用这些食物可能导致外阴瘙痒复发。本来像葱、姜、蒜、辣椒等刺激性食物就有可能是引发外阴瘙痒的原因，所以得了外阴瘙痒病的女人也应尽量避免食用这些食物。

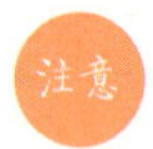

预防外阴瘙痒，宜穿宽松棉质内裤，保持外阴干燥、清洁，忌用肥皂清洗外阴。患病后不要搔抓外阴，以防损害皮肤。禁止盆浴，避免性生活，防止互相接触传染。饮食以清淡为主，忌酒辛辣刺激或过敏食物。

乌鸡糯米粥，调治崩漏

乌鸡性平、味甘；具有滋阴清热、补肝益肾、健脾止泻等作用。食用乌鸡，可提高生理机能、延缓衰老、强筋健骨、对防治骨质疏松、佝偻病、妇女缺铁性贫血症等有明显功效。

在中医中导致崩漏的原因有很多种，大致可以分为四类，分别是脾虚型崩漏、肾虚型崩漏、血热型崩漏和血瘀型崩漏。每一种类型都有不同的病症，所以在医治时也要根据不同的情况选择相应的方法。

崩漏是一种容易反复发作的病，因此中医中对于急证就选择先缓解症状，而对于慢证则选择长时间调理。中医中有很多小偏方，可以对崩漏进行长期调理，防止反复发作。乌鸡糯米粥就是其中之一。

乌鸡糯米粥

具体做法：乌鸡1只，糯米200克，葱、花椒、食盐、冰糖各适量。乌鸡去毛及内脏，洗净后，入锅中，加适量水，煮至肉烂，取出，晾凉后取肉切成细丝，备用。糯米淘洗后，入锅中，加适量水，武火烧开后，放入准备好的乌鸡丝、葱花、花椒、盐，改用小火，熬煮成粥。晨起空腹食用，每日一剂。

乌鸡，味甘，性平，无毒。可补虚强身，治疗消渴、心腹疼痛，以及妇女崩中带下，一切虚损病。

糯米是一种温和的滋补品，有补虚、补血、健脾暖胃、止汗等作用。适用于脾胃虚寒所致的反胃、食欲减少、泄泻和气虚引起的汗虚、气短无力、妊娠腹坠胀等症。

乌鸡糯米粥味道鲜美，肉质鲜嫩，有益气养血、止崩安胎之效，适用于脾虚血亏而致的暴崩血下。

 山药山萸粥，调治肾虚型崩漏

肾虚型崩漏，经来无期，量多或淋漓不断，色淡质薄，面色苍白，神疲乏力，四肢不温，腰酸腿软，纳差，大便溏，小便清长，舌淡苔白，脉沉而细。

肾虚型崩漏一般分为两种情况。一种是肾阴虚型；一种肾阳虚型。肾阴虚型主要表现在经血非时而下，出血量少或多，淋漓不断，血色鲜红，质稠，头晕耳鸣，腰酸膝软，手足心热，颧赤唇红，舌红，苔少，脉细数。肾阳虚型主要表现为：经血非时而下，出血量多，淋漓不尽，色淡质稀，腰痛如折，畏寒肢冷，小便清长，大便溏薄，面色晦暗，舌淡暗，苔薄白，脉沉弱。山药补气，山萸补益肝肾，两者熬制成粥对辅助治疗肾虚型崩漏效果良好。

山药山萸粥

具体做法：山萸肉60克，山药30克，粳米100克，白糖适量。将山萸肉、山药煎汁去渣，加入粳米、白糖，煮成稀粥。每日分2次，早晚温热食。

山药，中医把山药称为“上品”之药。山药性平，味甘，具有很强的补肾健脾功效，还能益肾填精。山药可谓是药食两用的佳品良药。《本草经读》说：“山药，能补肾填精，精足则阴强、目明、耳聪。”从这段论述中我们可以看出，山药具有滋阴、填精的功效。《本草正》：“山药，能健脾补虚，滋精固肾，治诸虚百损，疗五劳七伤。”这说明山药具有辅助治疗虚劳的功效。

山萸味酸涩，微温。归肝、肾经。具有补益肝肾，固精缩尿，固冲任，收敛止汗的作用。常用于治疗眩晕耳鸣，腰膝酸痛，阳痿遗精，遗尿尿频，崩漏带下，大汗虚脱。

两者同煮为粥，具有补肾敛精，调理冲任。适用于肾虚型崩漏。

 菱角花胶粥，适合于卵巢囊肿

《本草纲目》中说：“菱角能补脾胃，强腰膝，健力益气。”它还具有一定的抗癌作用，可用于辅助防治食管癌、胃癌、子宫癌、卵巢囊肿等；花胶是鱼鳔的干制品，富含胶质，可滋阴养颜、补肾、补虚。

卵巢囊肿就是指卵巢内部或表面生成肿块。肿块内的物质通常是液体，有时也可能是固体，或是液体与固体的混合。卵巢囊肿的体积通常比较小，类似豌豆或腰果那么大，也有的囊肿长得像垒球一样，甚至更大。

卵巢囊肿对于身体的危害以及对该种疾病的治疗，都取决于它的性质。对于30岁

以上的女性来说，即使没有任何不适，每年也应进行一次包括妇科检查在内的体检。如果发现卵巢囊肿，应进一步检查，明确是功能性囊肿，还是肿瘤性囊肿，以采取不同的治疗方法。小于 5 厘米的囊肿吃药加日常饮食调理即可，在此，为大家推荐一款食疗方——菱角花胶粥。

具体做法：菱角 500 克，花胶 200 克，薏米 200 克，食盐适量。将菱角去壳洗干净，花胶清水浸透后切块；薏米洗净后入砂锅，加适量清水煮沸，放入菱角、花胶、食盐，文火煲 1 小时即可。

菱角又名水栗、菱实，是一年生草本水生植物菱的果实。菱角有青色、红色和紫色，它的外形有些犹如牛头。菱角虽然外貌不太唯美，但是它的营养价值可与栗相媲美，菱角的成分非常丰富，能补脾胃，强腰膝，健力益气，菱粉粥有益胃肠，可解内热，祛疾强身，适合卵巢不适的女性朋友食用。

花胶，其实就是鱼肚，是鱼鳔的干制品，富胶质，故名花胶。从中医角度，花胶极有滋补食疗作用，《本草纲目》记载；花胶能补肾益精，滋养筋脉，能治疗肾虚滑精及产后（产后食品）风痉。花胶含丰富的蛋白质及胶质，具滋阴养颜，补肾，强壮机能。腰膝酸软，身体虚弱，最适宜经常食用。

菱角花胶粥这款药膳具有健脾祛湿、滋养肝肾。适用于卵巢囊肿、并见肥胖、带下量多、黏稠、色黄有异味、阴痒。

注意　菱角特别是生菱角性味寒凉，多食令人腹胀。菱角与蜂蜜同食，易导致消化不良，出现腹胀、腹痛、腹泻症状。

 玄参乌梅粥，防治阴道炎效果好

中医认为，阴道炎多由于肝、脾、肾三脏及风、冷、湿、热之邪。西医则认为阴道的环境经常受到宿主的代谢产物、细菌本身的产物及外源性因素（性交、冲洗及其他干扰）不稳定引起炎症。

阴道炎是一种让女性非常头疼的病，它可以发生在任何年龄阶段的女性身上，即便是老年妇女也容易患上阴道炎，所以这是一个需要所有女性注意预防的病。

那么为什么阴道炎不容易治好，又会反复发作呢?

阴道炎的治疗并不是随便用点药就可以的，因为引起阴道炎的病菌各不相同，治疗方法也就不同。当阴道内的酸性减弱，处于偏碱性环境时，适合滴虫生长，可引起滴虫性阴道炎，外洗治疗就要使用酸性药物，通过改善阴道酸碱度来抑制滴虫生长；而当阴道酸度增高时，就容易患霉菌性阴道炎，外洗治疗时应使用碱性药物，并同时

使用抑制霉菌生长的药物。还有一种细菌性阴道病，也会出现白带增多的病症，但瘙痒不那么明显，所以采取的治疗方法也与前两者不尽相同。如果不分情况，随便用药，就会加重病情。

如果仅仅因为阴道炎的不适症状消失了，就认为阴道炎痊愈了，那么就错了。因为阴道炎很容易复发，只有用药后连续三个月做妇科检查，都找不到病菌才能算痊愈。阴道炎反复发作后就会对同种类的药物产生耐药性，这样阴道炎就会很难治愈。

阴道炎严重者可能会影响生育，所以未婚女性如果患了阴道炎不要讳疾忌医，一定要找医生治疗，传统中医中有很多小偏方就可以医治阴道炎。在此为大家介绍一款玄参乌梅粥，其制作方法如下。

具体做法：玄参、乌梅各 15 克，糯米 30 克。先将玄参、乌梅加水适量煎煮，去渣取汁；糯米加水煮成稀粥，等粥成时兑入药汁、冰糖，稍煮即可。

中医认为具有清热凉血，解毒，散结利咽，滋阴的功效。用于温热病热入营血，热病伤阴之证。有清热凉血，解毒滋阴的功效。所以玄参经常被用来治疗妇人阴痒病。

乌梅，味酸、微涩，性平。归肝、脾、肺、胃、大肠经。《本草图经》讲，乌梅主伤寒烦热及霍乱躁渴，虚劳瘦羸，产妇气痢等方中多用之。

玄参和乌梅配合使用具有清热利湿的功效，可以杀虫，缓解带下量多的情况，能够治愈阴道炎。

黄芪蒸鸡，子宫脱垂不必恼

黄芪有补气升阳、固表止汗、行水消肿、托毒生肌的功效，可用于内伤劳倦、脾虚泄泻、久泄脱肛、子宫下垂等症。

子宫脱垂这种病，在中医学中被称为阴挺、阴脱等。从中医角度来讲，劳倦和多产会损伤脾肾，脾气不足则中气下陷，肾气亏损致带脉失约，冲任不固，无力维系胞宫，子宫韧带松弛，子宫因失去悬吊而发生脱垂。如果子宫脱垂没有得到及时治疗，就容易受到外邪的侵袭，加上局部气机不畅，脉络不通，就会有白带、阴痒、局部溃烂等症状出现。黄芪蒸鸡可有效缓解子宫脱垂，其具体做法如下。

具体做法：现杀的鸡半只，洗净沥干，下适量盐，建议比平时下少点，因为是蒸的，以清淡甜香为目的。准备好适量的黄芪、枸杞、红枣都要洗净，红枣去核，铺在鸡肉上。蒸 15 分钟后转为小火再蒸 10 分钟即可。

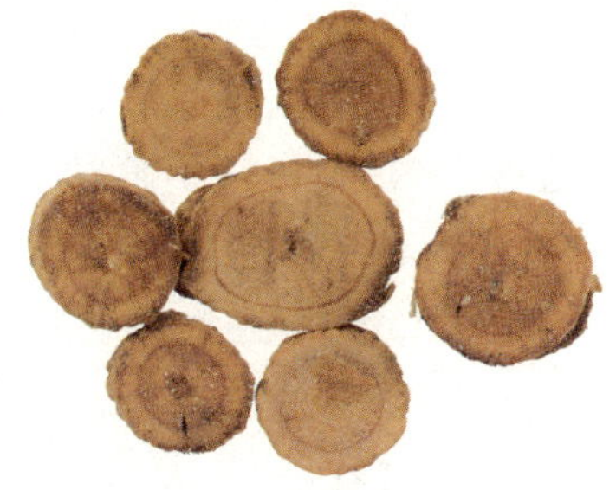
黄芪

中医学认为，鸡肉有温中益气、补虚填精、健脾胃、活血脉、强筋骨的功效。青红椒粒、甜玉米粒、青豆粒等能为孕妇提供足量的维生素。整道菜香脆酸辣俱全，颜色五彩缤纷，能促进食欲。

黄芪，味甘、性微温，归脾、肺经。入气分，可升可降；具有补气升阳，固表止汗，行水消肿，托毒生肌的功效。是一个常用的补气药，补而不燥，在中医界有“十药九芪”的说法，可见黄芪是用量最大的中药之一。黄芪不仅可以用于治疗疾病，而且用黄芪补益身体也是很好的选择。

黄芪蒸鸡可益气升阳，养血补虚，适宜脾虚食少，气虚乏力，中气下陷之脱肛、子宫下垂等症。

黄鳝汤，调理体质虚弱型子宫脱垂

黄鳝不仅为席上佳肴，其肉、血、头、皮均有一定的药用价值。黄鳝肉性味甘、温，有补中益血，治虚损之功效，民间用以入药，可治疗虚劳咳嗽、湿热身痒、痔瘘、肠风痔漏、耳聋等症。

在医学上，根据脱垂的程度，常把子宫脱垂分为三度。I 度轻：子宫颈距处女膜缘小于 4 厘米，但未达处女膜缘；I 度重：子宫颈已达处女膜缘，在阴道口就可见到。Ⅱ度轻；子宫颈脱出阴道外，但宫体尚在阴道内；Ⅱ度重：子宫颈及部分宫体已脱出阴道口外；Ⅲ度：子宫颈及子宫体全部脱出阴道口外。对治疗体质虚弱型子宫脱垂饮食调养很重要，在此为大家介绍一个有效预防子宫脱垂的食疗方——黄鳝汤，其制作方法如下。

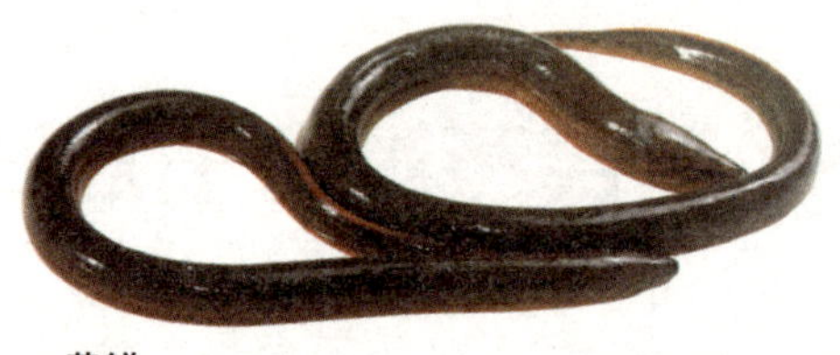

黄鳝

具体做法：准备一条黄鳝，适量酱油、盐和味精。除去黄鳝的内脏，切成段，等到开锅后将黄鳝同调料一起下锅，待肉熟后放入味精调味即可。每日需服用一次。

黄鳝又叫作鳝鱼，是大众喜爱的美食之一。中医认为，黄鳝味甘，性温。具有补脾益肾、祛风通络的功效。鳝鱼熟食能够补虚损、益气血、强筋骨。一般长期生病的人会气血不足，脏腑受到损耗，经常表现为倦怠食少、腹中冷气、肠鸣泄泻、产后恶血淋漓不绝或腰腿酸软。这种情况就可以用黄鳝来补益食疗。将黄鳝煮汤饮，有祛风湿、宣痹通络的功效，可辅助治疗风寒湿痹即关节炎所导致的骨节疼痛等病。这道黄鳝汤有补气养血、温补脾胃的功效，对预防产后体质虚弱型子宫脱垂或脱肛有很好的疗效。

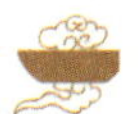

羊肾苁蓉汤，缓解阴道干涩效果好

羊肾苁蓉汤具有滋肾平肝，强壮补虚。适用于肝肾不足、身体羸弱、面色黄黑、鬓发干焦、头晕耳鸣等。

阴道干涩症是指妇女阴道分泌物显著减少之妇科杂症，又称阴道干燥症。中医学属于"阴道湿热"范畴，特别指在性爱中，无论怎样做足"功课"，很多女性的阴道反应仍然迟钝，有性需求但阴道没反应，在生理上没有配合。普遍认为，都是性唤起不足惹的祸。其实，除了前戏不足，身体出了"小差错"也可导致女人阴道干涩。这时，可常饮羊肾苁蓉汤来调养，其制作方法如下。

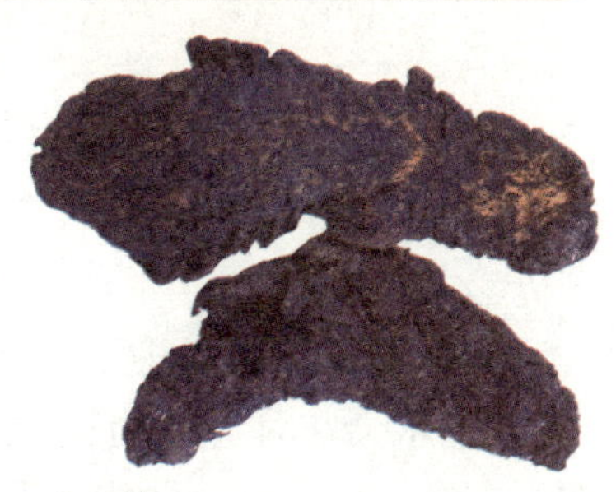

肉苁蓉

具体做法：材料为一对羊肾和50克肉苁蓉。制作时先把羊肾洗净剖开，去除臊腺，放入锅中加水，等到水煮沸后再放入洗净的肉苁蓉。将它们用小火慢炖2～3小时，最后加入胡椒等调味料，即可喝汤、吃羊肾了。建议每周食用3～4次，基本一个月就会有疗效。

对于这道羊肾肉苁蓉汤能够起到润滑阴道的作用，其中肉苁蓉功不可没。中医称肉苁蓉为地精或金笋，它被人们誉为"沙漠人参"，是一种极其名贵的中药材。《本草经疏》中说它的主要作用是"滋肾、补精血要药"，《本经》中说它能"劳伤补中，养五脏，强阴"，这说明在临床上肉苁蓉补肾滋阴的功效是非常显著的。这是因为肉苁蓉是一味性味厚重的药，它能够下行，直接入肾经。并且它性温所以能够起到滋润的作用，又因为它可以温养精血所以可以疏通阳气。虽然肉苁蓉性温，但没有燥烈之性，因此不会对身体造成不利影响，是补肾的首选良药。现代药理学研究发现，肉苁蓉还含有少量的雌激素成分。因此，肉苁蓉既可以改善女性肾阴虚的状况，又可以补充女性体内所需的雌激素，从而使阴道润滑。

羊肾，自古就被人们认为是"血肉有情之物"，有补肾的功效。从现代营养学的角度看，羊肾是一种富含维生素B_2的食物，它的维生素B_2含量与猪肝非常相近，因此这道食疗偏方，也是通过补充女性体内维生素B_2，来达到润滑阴道的目的，同时也有润滑全身的功效。

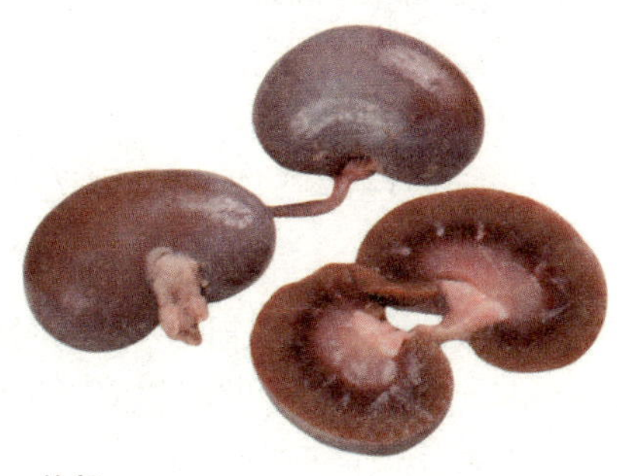

羊肾

从这个食疗偏方中的肉苁蓉和羊肾来看，它可以滋阴补肾，可以补充女性体内雌激素，还可以补充维生素B_2，从三个方面解决女性阴道干涩的问题，真是一道不可多得的药膳食疗方。

茯苓拯救经期里的“瞌睡虫”

由气血不足引起的经行嗜睡，多见于素体虚弱的妇女，表现为少气懒言，倦怠乏力，头晕目眩，心悸不安。月经量少，色淡质稀。经行之际昏昏欲睡，每以进餐后尤甚。面色萎黄，舌淡苔白，脉沉细无力。

女性朋友恐怕多半都有这样的经历：经期来了，无论自己怎么克制——咖啡、茶水、薄荷，等等，似乎都改变不了昏昏欲睡的状态，而且即便腾出来时间大睡一天，但第二天仍感觉困意绵绵。

女人经期嗜睡，中医里叫“周期性睡眠过多症”。它就像女人每个月定了时的“闹钟”，通常会在月经期间及月经来的前两三天，准时给女性带来无法克服的困倦，即便你主观上试图保持清醒，但还是很容易忍不住想睡觉。从根本上讲，导致这个问题主要就是身体的能量系统出了偏颇。具体解释主要有两大方面原因：气血不足和脾虚湿困。

气血不足的女性，通常身体偏瘦，脸色显得暗黄。到了经期，这类女性通常会有心跳加快，并伴有眩晕的感觉，即使不参与任何运动也是如此。同时，她们的月经量较少，经血颜色较淡且稀薄。平时，你可能看不出她们像个瞌睡虫，但到了经期，她们仿佛变成了一个纯粹的瞌睡虫，每天只想睡觉，尤其在每餐进食后睡意表现得尤其明显。

至于脾虚湿困所致的经期嗜睡女性，身材多数偏胖，而且脸部会有明显的水肿。她们多半患有贫血，平时常出现大便偏稀，白带和经血的量也较正常人多些。在月经来临前就开始出现昏昏欲睡，她们即使是刚刚睡醒，也会一副四肢无力、头重脚轻的困倦模样。再有，其中很多人还会在经期及其前后那么一两天出现脚部较平时出汗多的现象。

中医里讲，脾主运化，人体的能量代谢，包括能量的吸收与释放，都离不开脾的努力，所以这类女性要想彻底解决经期嗜睡的烦恼，必须从调养脾脏着手。茯苓既可以健脾，又可以化湿，还可以养心安神，与山药一起煮粥，可以很好地调养脾脏。

茯苓山药粥

具体做法：准备山药50克、茯苓50克、粳米250克，然后先将粳米炒焦，最后与山药、茯苓一同加水煮粥即可。

一个女人从青春期到绝经期，有30多年的时间都在和月经打交道。这段漫长的时间里，如果每次都需要天天拖着一副昏然欲睡的躯体，会错过多少人生的美好想必大家自己都能算出来了。所以，如果你在经期是个“瞌睡虫”，那就尽快调理自己吧。

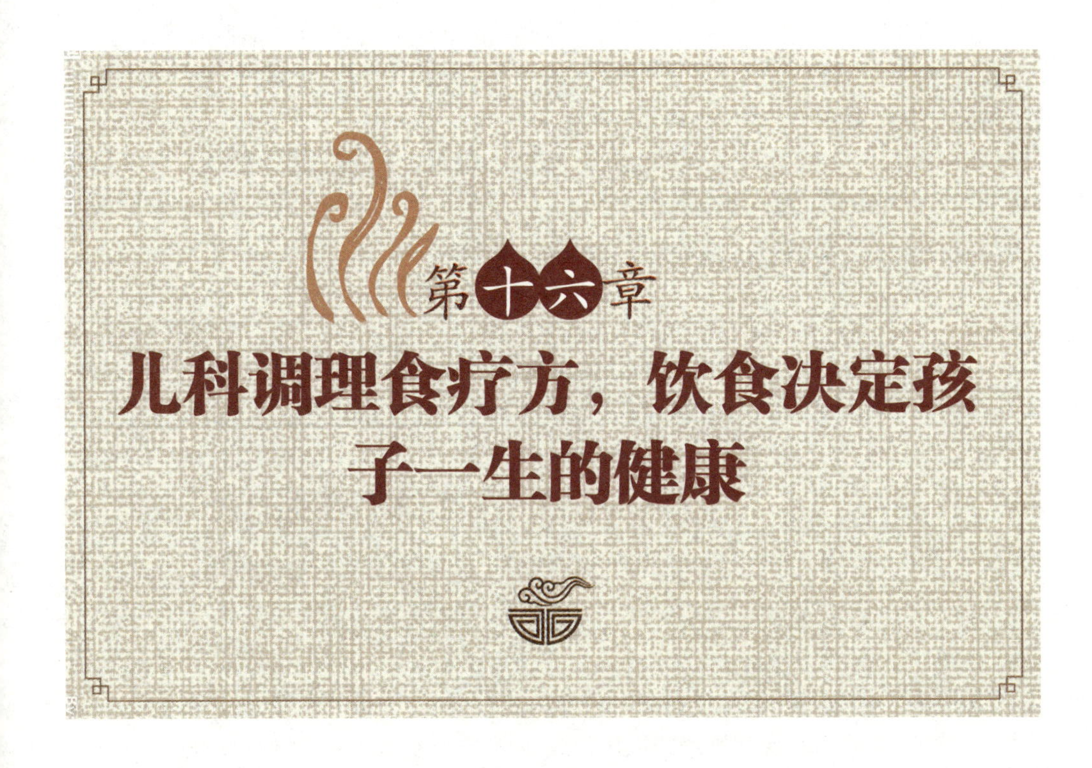

第十六章 儿科调理食疗方，饮食决定孩子一生的健康

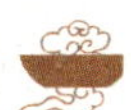 凉拌黄花菜，流行性腮腺炎好得快

黄花菜是人们喜吃的一种传统蔬菜。因其花瓣肥厚，色泽金黄，香味浓郁，食之清香、鲜嫩，爽滑同木耳、草菇，营养价值高，被视作“席上珍品”。

流行性腮腺炎是一种腮腺炎病毒引起的急性呼吸道传染病，就是我们通常说的“痄腮”“蛤蟆瘟”，俗称“大嘴巴”，具有较强的传染性，以 5 ~ 15 岁发病最多，发病时患儿双腮疼痛肿胀，几乎不敢吃东西。

接触腮腺炎病人或病毒携带者后 2 日内可以发病，在学校或托儿所等儿童集中的场所易造成流行，感染后可获得免疫。

中医学认为，流行性腮腺炎是由感受风湿邪毒所致，其发病机理为风热上攻，阻遏少阳；胆热犯胃，气血亏滞和亏损，痰瘀阻留；邪退正虚，气阴亏耗等。因足少阳之脉起于内眦，上底头角下耳后，绕耳而行，故见耳下腮部漫肿，坚硬作痛。小孩得了腮腺炎在饮食上宜食祛湿解毒的，如，凉拌黄花菜可辅助治疗腮腺炎，其制作方法如下。

具体做法：取干黄花菜 30 克，海带丝 30 克。先用温水将黄花菜浸泡，洗净后与海带丝同煮熟，沥去水，放凉，加调料拌匀。佐餐服食。

此食疗的功效为清热、消肿、利尿、养血平肝，适用于流行性腮腺炎等。

黄花菜原名“萱草”又名“忘忧草”“安神菜”。因其含苞待放时花蕾细长而像金针，故又得名“金针菜”。日本人称其为“绿葱茶”。

《本草纲目》中认为，黄花菜性平、味甘、微苦，归肝、脾、肾经；有清热利尿、解毒消肿，止血除烦，宽胸膈，养血平肝，利水通乳，利咽宽胸，清利湿热，发奶等功效；主治眩晕耳鸣、心悸烦闷、小便赤涩、水肿、腮腺炎等病症。

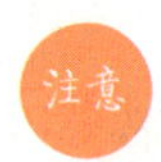

鲜黄花菜含有秋水仙碱，食用后会引起咽喉发干、呕吐、恶心等现象，但一经蒸煮洗晒后再食用，就无副作用发生。所以黄花菜必须在蒸煮晒干后食用。

小儿遗尿，就给孩子吃荔枝红枣糊

红枣是补气养血的圣品，同时又物美价廉，民众无须购买民间昂贵的补品，善用红枣即可达到养生保健的功效。

幼儿膀胱容量小，黏膜柔嫩，肌肉层及弹力纤维发育不良，储尿功能差，故幼儿年龄越小每日排尿次数越多。膀胱受脊髓和大脑的控制，一般 1 岁半左右可养成控制排尿的习惯，但由于幼儿中枢神经系统的发育还不完善，他们在摄入大量食物或饮料、过度疲劳、环境变化、精神刺激等影响下，往往会出现遗尿现象。小儿遗尿可常吃些荔枝红枣糊，可有效缓解症状。

荔枝红枣糊

具体做法：取荔枝 10 个去皮去核，红枣 10 个洗净，隔水蒸熟再去皮去核，放入碗内用匙压烂，加入荔枝及清水少许，用慢火煮热即可。每日一次，连服一个月。

荔枝，又称大荔、丹荔，是无患子科乔木植物荔枝的成熟果实，原产于我国南方地区，是我国的特产佳品。它味道鲜美甘甜，口感软韧，是人们心目中的高级果品。荔枝含有丰富的维生素 A、B 族维生素、维生素 C、蛋白质、脂肪以及柠檬酸、苹果酸、精氨酸和色氨酸等营养成分，特别是葡萄糖的含量相当高。中医认为，荔枝性温，味甘、微酸，具有理气止痛、生津止渴、补脾养血的功效。

中国的草药书籍《本经》中记载到，红枣味甘性温、脾胃经，有补中益气，养血安神，缓和药性的功能。现代药理研究现，红枣能使血中含氧量增强、滋养全身细胞，是一种药效缓和的强壮剂。

荔枝红枣糊这款佳品可补中益气，增强脾胃功能，补脾养血，增强孩子的体质，缓解小儿遗尿。

此外，防止小儿遗尿还要从习惯培养入手，可从晚上限制孩子饮水量开始，夜间睡前少饮水甚至不饮水，并且家长可在夜间每隔 2 小时定时唤起小儿起床排尿，如夜间 10 时、12 时、凌晨 2 时等，这样可树立孩子的自信心，并且训练了膀胱功能，达到逐步自行排尿。

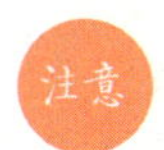

注意 遗尿症的病因很多，包括发育迟缓、睡眠不正常、遗传因素、心理因素以及疾病影响。儿童 2 ~ 4 岁是能控制夜间排尿的最敏感阶段，如果小儿在这段段间生活环境不稳定、焦虑情绪重易导致遗尿症，因此，家长要多观察才是。

板蓝根银花汤，消炎解毒去水痘

春季病毒肆虐，宝宝很容易感染水痘，虽然水痘疫苗会对水痘有一定的抑制作用，但是有些宝宝或因没“种痘”或因个体原因疫苗剂量起不到完全的保护作用而“起痘”。专家称预防水痘，除了要接种水痘疫苗以外，还要注意饮食护理。

水痘是一种传染性很强，由疱疹病毒引起的急性传染病。水痘病毒主要借飞沫传播，接触病毒污染的尘土、衣服、用具等亦可传染。病原体可从早期患者的鼻咽洗出液、血液及疱疹的浆液中分离出来。潜伏期中病原体在呼吸道黏膜上皮细胞内繁殖，然后进入血液，引起病毒血症及皮肤黏膜等疾病。皮疹是由表皮层细胞蜕变及细胞内水肿所致，液化后形成水痘，痘疹周围因血管充血及细胞浸润而有红晕。由于皮肤损害，脱痂后不留痕迹。

水痘全年都可发病，以冬春两季较多。任何年龄皆可发生，以 10 岁以下小儿多见。一次患病，终身有免疫力。由于病情一般都比较缓和，很少出现重大并发症，一般能够完全恢复，很少留有后遗症。下面为大家介绍一个辅助治疗水痘的偏方——板蓝根银花汤，其制作方法如下。

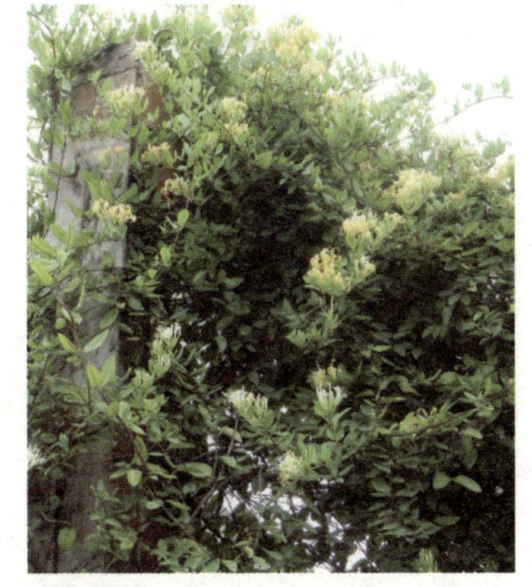

金银花

具体做法：板蓝根 100 克，银花 50 克，甘草 15 克，冰糖适量。将板蓝根、银花和甘草加适量水煎煮，去渣后加入冰糖。每服 10 ~ 20 克，每日数次。

此方可清热凉血解毒，适用于水痘及一切病毒感染所引起的发热。

板蓝根味苦性寒，归心、胃、肝、胆经。功能清热解毒，凉血利咽；《本经逢原》记载，银花可解毒去脓，泻中有补，痈疽溃后之圣药。但气虚脓清，食少便泻者勿用。痘疮倒陷不起，用此根水煎浴，以痘光壮为效，此即水杨汤变法；在中医上，甘草补脾益气，止咳润肺，缓急解毒，调和百药。

备有萝卜橄榄汁，小儿鹅口疮不用慌

长了鹅口疮，宝宝的口腔会有疼痛的感觉，宝宝会因此而拒绝吃奶，造成食量减少、体重增长缓慢的结果。如果鹅口疮扩散到口腔的后部，有可能“殃及”食道。食管一旦受到牵连，宝宝吞咽东西就会感到不舒服，甚至会因为怕疼，连水都拒绝喝，这样宝宝就有可能出现脱水。

鹅口疮多见于新生儿以及慢性腹泻、营养不良的孩子，或长期使用抗生素、肾上腺皮质激素的孩子，以及奶头、食具不卫生，使霉菌侵入口腔黏膜。这些孩子机体抵抗力普遍较差，如果口腔护理不当，白念珠菌容易入侵并大量繁衍。两侧颊黏膜、舌、面、牙龈以及上颚等处可见白色点状或片状膜样物，不易拭去，强行去除，其下方可见不出血的红色创面。

不严重时新生儿无特殊不适，随着病情加重，新生儿可表现出烦躁不安，进食减少，且因进食时疼痛而拒食。严重的可扩散到咽喉，引起吞咽困难；若扩散到气管可引起霉菌性肠炎和霉菌性肺炎，甚至全身性念珠菌感染。在这里给大家介绍一个辅助治疗小儿鹅口疮的一个食疗方——萝卜橄榄汁，其材料和做法如下。

具体做法：取白萝卜汁 3 ～ 5 毫升，生橄榄汁 2 ～ 3 毫升。混合放碗内置锅中蒸熟。凉后分 2 次服完，每日 1 ～ 2 剂，连用 3 ～ 5 天。

这款食方中，白萝卜凉，甘、辛。具有清热生津，凉血止血的功效；橄榄汁，味甘，性平，无毒，可辅助治疗唇边燥痛。所以，小儿得了鹅口疮，在不是很严重的情况下可以用这个食方来进行调理。

防止小儿得鹅口疮，做好预防很重要，妈妈要注意以下几点：

（1）产妇有阴道霉菌病的要积极治疗，切断传染途径；

（2）婴幼儿进食的餐具清洗干净后再蒸 10 ～ 15 分钟；

（3）哺乳期的母亲在喂奶前应用温水清洗乳晕；而且应经常洗澡、换内衣、剪指甲，每次抱孩子时要先洗手；

（4）对于婴幼儿的被褥和玩具要定期拆洗、晾晒；宝宝的洗漱用具尽量和家长的分开，并定期消毒；

（5）幼儿应经常性地进行一些户外活动，以增加机体的抵抗力；

（6）在幼儿园过集体生活的婴幼儿，用具一定要分开，不可混用；

（7）应在医生的指导下使用抗生素。

核桃冰糖梨，缓解百日咳

核桃冰糖梨，它可以化痰止咳、清热生津、润肺平喘。适用于咳嗽、慢性支气管炎及肠燥便秘。止咳化痰，滋阴润肺，可减轻咽干喉痒、喉痛失音的症状。

百日咳是由百日咳嗜血杆菌引起的小儿急性呼吸道传染病，飞沫传染。临床以阵发性痉挛性咳嗽，咳后有深长的“鸡鸣样”回声为特点，常伴呕吐。婴儿无回声，常发生窒息及合并肺炎，6 岁以下小儿易受感染。在此为家长推荐一个缓解百日咳的食疗方——核桃冰糖梨，其制作方法如下。

具体做法：核桃仁、冰糖各 30 克，雪梨 150 克。将梨去皮、核，同核桃仁、冰糖共捣烂；加水煮成浓汁，每次 1 汤，日服 3 次。

此饮可清热止咳，适用于百日咳。

此外，当孩子咳嗽时，应该注意以下饮食四忌：

（1）忌吃肥甘厚味。中医认为咳嗽多为肺热引起，儿童尤其如此。

（2）忌吃寒凉食物。咳嗽时不宜吃冷饮或冷冻饮料，中医认为“形寒饮冷则伤肺”，就是说身体一旦受了寒，饮入寒凉之品，易伤及人体的肺脏。

（3）忌吃甜酸食物。酸食常敛痰，使痰不易咳出，以致加重病情，使咳嗽难愈。

（4）忌吃橘子。很多父母认为橘子是止咳化痰的，于是孩子咳嗽时就给其吃橘子。实际上，橘皮确有止咳化痰的功效，但橘肉反而生热生痰，而一般的孩子不可能不吃橘肉只吃橘皮。

此外，孩子咳嗽时需忌“发物”，父母不能给其吃鱼肉，也不能给孩子吃补品。

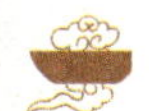

小儿咳嗽，多吃枇杷膏

中医认为，枇杷味甘、酸，性平，有润肺止咳、止渴和胃、利尿清热等功效，用于肺痿咳嗽、胸闷多痰。

听到孩子咳嗽，父母总是很揪心。其实，有时候孩子咳嗽是一件好事，因为咳嗽是人体清除呼吸道内刺激性黏液及其他分泌物的方法，是保护呼吸道的一种反应。鉴于此，父母应该了解孩子的几种咳嗽类型，这样才知道什么情况下该担心，什么时候则无须挂念。

（1）早上起来时偶尔的干咳。小孩子早上起床时咳嗽几声，是一种正常的生理反应，通过咳嗽，可以把晚上积存在呼吸道中的“垃圾”清理出来。咳嗽同时往往伴有咳痰，痰就是“垃圾”，所以家长不必担心。

（2）经常干咳，不分昼夜。有些孩子总是干咳，虽然孩子自己不觉得难受，但父母听着非常揪心，其实孩子干咳是感冒后身体虚弱的表现，父母要给孩子加强营养，让孩子多吃容易消化、营养丰富的新鲜食物，多吃些牛肉、鸡汤等，每天给孩子摩腹 20 次，捏脊 5 遍。

（3）强烈的干咳，通常发生在午夜，白天轻，晚上严重。有时孩子吸气的时候会发出刺耳的喘鸣，这种声音类似于孩子长时间大哭之后的抽泣。这可能是一种传染性病毒感染——假膜性喉炎，这种病毒通常侵袭半岁至三岁的孩子，父母应及时带孩子去医院。此外，父母可以抱着孩子，在充满蒸气的浴室里坐 5 分钟，潮湿的空气有助于帮助孩子清除肺部的黏液，平息咳嗽。孩子晚上咳嗽时，父母可以在确保孩子暖和的情况下打开卧室窗户，让新鲜的空气进入房间，较为潮湿的冷空气有助于缓解呼吸道膨胀的症状。下面给大家推荐一个缓解小儿咳嗽的偏方——枇杷膏，其制作方法如下。

具体做法：取枇杷 1500 克，白砂糖 200 克。将枇杷洗净后剥去外皮，掏去枇杷核；枇杷果肉放入一口小煮锅中，加入白砂糖拌匀，腌渍 30 分钟，直至腌出枇杷汁；腌枇杷的煮锅上火，大火烧开后，调小火熬煮 40 分钟左右直至果肉变成果泥状，水分完全蒸发，其间要不断搅拌以防粘锅；熬好的枇杷膏离火彻底晾凉，盛入洗净并干燥好的密封罐中，放入冰箱冷藏保存。食用时用温水冲开，或者夹在面包上食用。

中医学认为，枇杷性甘、酸、凉，具有润肺、化痰、止咳等功效。《本草纲目》中说：枇杷“止渴下气，利肺气，止吐逆，主上焦热，润五脏”。“枇杷叶，治肺胃之病，大都取其下气之功耳，气下则火降，而逆者不逆，呕者不呕，渴者不渴，咳者不咳矣”。现代医学认为枇杷中含有苦杏仁苷，能够润肺止咳、祛痰，治疗各种咳嗽；枇杷果实及叶有抑制流感病毒作用，常吃可以预防四时感冒；枇杷叶可晾干制成茶叶，有泄热下气、和胃降逆的功效，为止呕的良品，可治疗各种呕吐呃逆。尤其对于一些容易咳嗽的小孩子，最适合选择枇杷佳品，既美味又止咳。

注意　脾虚泄泻者忌食枇杷，另外因为枇杷含糖量高，糖尿病患者也要忌食。而枇杷仁是有毒的，千万不可食用。

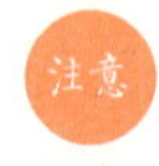

儿童夏季热，荷叶冬瓜粥

冬瓜可清热生津、利水止渴；荷叶清热解暑。适用于发热不退、口渴、尿少的病儿。

在炎夏酷暑季节，婴幼儿常会患一种长期发热的疾病，称为夏季热，又叫夏热证，多见于 6 个月到 3 岁的婴幼儿。由于婴幼儿神经系统发育不完善，体温调节功能差，加之发汗机能不健全，以致排汗不畅，散热慢，难以适应夏季的酷热环境，造成发热持久不退。儿童夏季发热可常吃荷叶冬瓜粥，其制作方法如下。

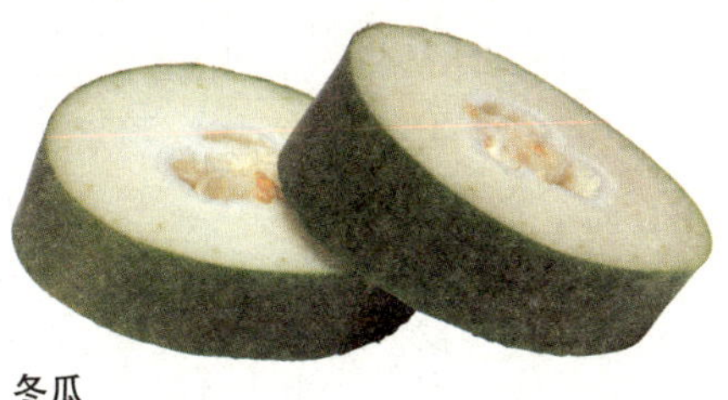
冬瓜

具体做法：取冬瓜肉 50 克、鲜荷叶 1 张（切碎），加粳米适量一同煮粥。每日 1 剂，每日服用 3 次，可连服 10 天。

荷叶可清暑利湿，升发滑阳，止血。治暑湿泄泻、眩晕，水气水肿；冬瓜性寒味甘，清热生津，解暑除烦，清热解暑，在夏日服食尤为适宜。此款粥膳具有很好的祛暑解暑的功效，对治小儿夏热证有很好的疗效。

此外，还要注意居室通风凉爽，保持空气清新。给小儿穿柔软、宽大的衣服，保持皮肤清洁卫生。也可进行物理降温，如采用温水浴。因为温水浴能使小儿皮肤表面毛细血管扩张，血流加快，加速散热，从而达到降低体温的目的。水温可控制在 34℃ ~ 36℃，每次洗 20 分钟，每天洗 2 ~ 3 次。

 常吃芦根粟米粥，能治小儿呕吐症

妈妈们在生活中经常会遇到自己的小孩呕吐的情况，如吐奶水，这让不明所以的妈妈们干着急而又手足无措，到底该如何是好呢？芦根粟米粥就是你需要的最佳答案。

孩子呕吐，家长的第一反应就是赶紧想办法给孩子止吐。其实，家长在给孩子止吐前，必须搞清楚呕吐的真正原因。对于哺乳期的婴幼儿来说，喝奶太急、吃得过饱，吸奶时吞入少量空气等都会出现吐奶现象。孩子吐奶时，父母只要把孩子抱起，轻轻拍拍孩子的背就可以了。对于大一点的孩子，要看其是消化不良还是吃了不洁或变质的食物，或者有其他诱发因素。如果孩子是因为吃了有毒食物而呕吐的，就不能止吐，反而还应该催吐，因为呕吐是治疗食物中毒的一种自然疗法，简单、实用、有效。如果饮食正常孩子还是经常呕吐可以试着常吃芦根粟米粥进行调养，其制作方法如下。

具体做法：取芦根 60 克，粟米 50 克，生姜汁、蜂蜜各适量。将鲜芦根洗净，切碎，煎 30 分钟，取汁；粟米淘洗干净。将锅置火上，放入芦根汁，下粟米，用文火煮，使成粥并加入适量的生姜汁和蜂蜜，调匀给小儿呕吐患者服食。

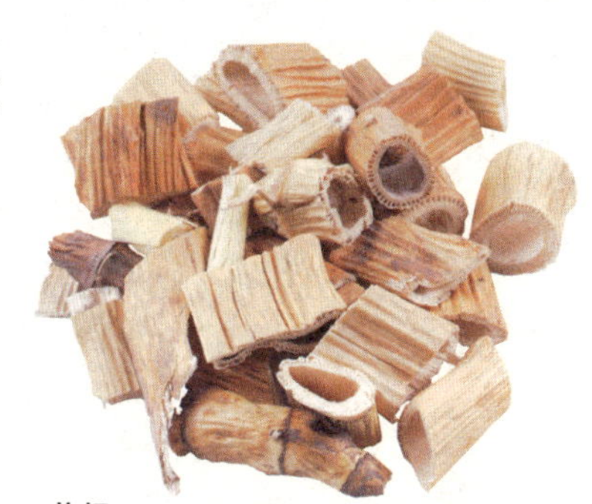
芦根

本食方用芦根，有清热除烦、养胃生津的作用，常用于温热病初起，发热烦渴、胃热津伤的小儿呕吐、呃逆；粟米（小米）可治脾胃虚热、反胃呕吐、消渴等。此粥有清热养阴、益胃止呕的功效。两者合用可清热生津，和胃降逆。适用于胃经受热，小儿呕吐严重，损及胃阴，时作干呕，口干的婴儿。

儿童厌食症，就吃萝卜饼

厌食是较长期的食欲减退或消失，主要受两种因素的影响，一种是局部或全身疾病影响消化道的功能，使胃肠平滑肌的张力低下，在饭前吃糖果、饼干等零食，以及吃饭不定时、生活没有规律也能影响食欲。

现在，电视广告中总是说，孩子不爱吃饭、挑食、厌食就是缺锌。其实，这种说法是非常片面的。从中医角度讲，小儿厌食就是脾出现了问题，因为只有脾气健旺了，孩子的食欲才会好。

目前流行的小儿厌食症，是由于家长对独生子女的溺爱，加上喂养不当，漫进滋补，久之脾胃生化机能失常。有的父母还要强喂、打骂，更造成小儿精神紧张，营养紊乱，出现形体更弱，腠虚汗多，面色不华症状。经仔细观察，发现患儿大多舌净苔少，腹软无积，大便坚硬，容易感冒发热。凡此种种，都因食养不当，营养过剩之故。这时可常吃健脾益胃的萝卜饼，孩子厌食症能得到明显改善。

萝卜饼

具体做法：取500克面粉，加入200克熟猪油，混合调制成稀酥面；用1000克面粉，加入老面揉匀发酵；削去萝卜皮，洗净，切成细丝，用盐腌一下，挤出水分。肥瘦火腿切成细丝，与白萝卜丝拌匀，加入盐、味精、糖、胡椒粉、麻油拌匀成馅；酵面加食碱中揉匀后，放在面板仁摊开擀平，抹上稀酥面卷起，下60克1个剂子，每个剂子手拿两头扭两转，竖直按平成圆形，包入萝卜丝馅，按成平圆形，下入平底锅两面煎黄成熟即可。

萝卜具有消食化滞、排出胀气、解毒消热、通便止血的功效，适用于饮食过度、食滞腹胀、便血便秘的调治。萝卜的不同部位所含的营养成分不同，因此，可采用不同部位不同吃法，以便能最大限度地吸收萝卜所含的营养。

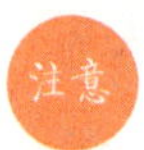

萝卜会产生一种抗甲状腺的物质硫氰酸，如果同时食用大量的橘子、苹果、葡萄等水果，水果中的类黄酮物质在肠道经细菌分解后就会转化为抑制甲状腺作用的硫氰酸，进而诱发甲状腺肿大。

小儿拉肚子，就喝苹果汤

中医认为，苹果性凉、味甘，微酸，具有润肺健脾益胃、生津止渴、顺气醒酒、助消化、止泄泻的功效。因为苹果含有丰富的果胶，有助于调节肠的蠕动，而它所含的纤维质则可帮助消除体内的垃圾，从而可使人体排出毒素。

腹泻是消化系统的常见病和多发病，腹泻按其发病的快慢可分为急性腹泻和慢性腹泻两种。引发腹泻的原因有很多，其中有一些是因为人们在日常饮食中不注意卫生造成的，还有一些是受感染所致，夏季很多腹泻都与细菌感染有关。尤其是儿童，正值贪玩的年龄，对什么都好奇，什么都想摸一摸，碰一碰，很容易引起细菌感染，导致腹泻。家长不能一味限制孩子的行动，或者每时每刻都让孩子在自己的视线范围内，这也不现实。就算有的家长想尽办法来防范细菌袭击孩子，但也很难做到全方位的保护，既然如此，如何治疗小儿腹泻就成了很多家长的忧心之事。

如何不吃药就能有效的治疗小儿腹泻呢？苹果汤就可以帮您实现这个愿望。

苹果汤

具体做法：取苹果250克，白糖20克。将苹果洗净，切片；加水适量，煮成果汁，加白糖煮沸即成。也可榨成汁再放入白糖，煮沸即成。每日3次，饭后服饮1小碗，连服食1周。

苹果营养丰富，味道鲜美，含水量较多。味甘酸，性平。补心养气，生津止渴，健脾和胃。因含鞣酸，具有收敛作用，故又可止泻。汤中加入白糖，既可调味，又具清热、生津、止渴的作用。二物为汤，清热、生津、益气、止泻。

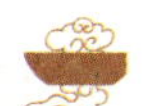

油炒面，缓解小儿腹泻

油炒面富含的碳水化合物是构成机体的重要物质，能储存和提供热能；是维持大脑功能必需的能源。炒面中富含的蛋白质，具有维持钾钠平衡；消除水肿，提高免疫力，调低血压，缓冲贫血，有利于生长发育的作用。

孩子腹泻一般多是由于肠道感染引起的，在夏季多为细菌感染，在秋末冬初多为轮状病毒感染，大多与小儿肠胃消化功能不足加之喂养不当有关，治病要治本，中医认为，脾胃虚寒是慢性腹泻的主要原因。因此，要彻底治愈还要从驱除脾胃寒气上下手。因此调理脾胃功能可有效治疗孩子腹泻。油炒面营养丰富香甜可口，对缓解脾胃虚寒型腹泻效果好，其具体做法如下。

具体做法：取小麦粉 250 克、葡萄干 1 把、核桃干 1 把，芝麻、白糖、红糖、水适量。开小火，锅内放油，然后放面粉；面粉在锅内要反复地炒，要不停翻动，要不面粉就会糊在锅上；葡萄干可以先加上，因为用的是最小的火，葡萄干不会糊；炒至锅内的面粉呈浅黄色，面粉呈浅黄色的时候，证明锅内的面粉已经炒熟了；放芝麻，核桃仁继续翻炒均匀就可以出锅了；将油炒面放凉，一定彻底凉透，放保鲜盒中密封保存；吃的时候，碗内放适量油炒面，最好用红糖，没有就加适量的白糖，冲入开水，慢慢将油炒面搅匀没有疙瘩就可以了。

那么，说油炒面治腹泻，有什么科学依据呢？您别着急，下面就为大家介绍一下油炒面的功效。面粉的原料是大麦，大麦含有淀粉、脂肪、蛋白质、钙、磷、铁、B 族维生素等成分，营养较丰富，保健价值颇高。大麦性凉味甘，功能为健脾和胃，促进消化，除热止渴，宽肠利水，解毒敛疮，主治脾胃虚弱、食积饱满、腹胀胸闷、烦热口渴、小便不利等，亦可治泄泻。

历代本草对大麦的保健功效是充分肯定的。如《唐本草》记载："大麦面平胃，止渴，消食，疗胀。"《食性本草》："大麦补虚劳，壮血脉，益颜色，实五脏，化谷食。久食令人肥白，滑肌肤。为面时，胜小麦，无燥热。"《本草纲目》："（大麦）宽胸下气，凉血，消积进食。"

孩子食欲不佳，可以来点麦芽糕

相传麦芽糕的渊源可远溯自唐朝，当时皇太后咳嗽不止，导致食欲欠佳，御医推断其病情认为是肺虚所导致，便尝试以麦芽加糯米温补，从此流传至今。

夏季炎热，孩子容易出现不爱吃饭的情况，这是厌食的表现。厌食是指小儿长期食欲缺乏，甚至拒食的一种病症。长期厌食可致小儿体重减轻，甚至营养不良，使小儿免疫功能下降等，不但影响生长发育，还会影响小儿身心健康。

麦芽糕是一种可以用来当作甜点吃的一种小糕点，具有消食和中，健脾开胃的功效，对孩子厌食会有很大帮助。下面，大家可以一起来学习一下如何制作麦芽糕。

具体做法：准备麦芽 120 克，橘皮 30 克，炒白术 30 克，神曲 60 克，米粉 150 克，白糖适量。然后把麦芽淘洗后晒干，和干橘皮、炒白术、神曲一起放入碾槽内研成粉末，再与白糖、米粉和匀，加入清水调和，切成大小适中的小糕饼，放入碗内，用蒸锅蒸熟就可以了。

把制好的麦芽糕放在冰箱里，随食随取。食欲缺乏的儿童每日随意食麦芽糕 2 ~ 3 块，连服 5 ~ 7 天胃口就会打开，对于不思饮食或消化不良、脘腹胀满的孩子很管用。

其实，麦芽糕也是泉州土特产之一，在当地被称为麦芽糖或者饴糖。一般像当地的小孩如果食欲缺乏，没有胃口的时候，家长都会拿出几块麦芽糕来让孩子吃，而且小孩普遍喜欢吃甜食，这个偏方也算是应了投其所好的特点。

鸡内金治小儿夜啼有特效

小儿白天能安静入睡，夜里却啼哭不停，或每夜定时啼哭，通宵达旦。建议使用小偏方：取鸡内金9克，晾干后研成粉，再煮些萝卜水，将这些药粉在一天里分三次喝完，连喝数日。

夜啼俗称闹夜，是睡眠障碍的一种表现。引起夜啼的原因很多，各年龄阶段有其不同的原因和特点。夜啼虽然不是什么大病，但却困扰着许多父母。有的父母被夜啼宝宝闹得精疲力竭，整夜不能安稳入睡，甚至三更半夜跑到医院。可往往是父母急得满头大汗，宝宝到医院却高兴地满地跑，不哭了，也不闹了，可回家之后，一沾枕头，就开始哭。

中医认为小儿夜啼，一般是由于脾寒、心热、惊骇、食积等原因发病的。具体可以从以下几个方面来分析：

小儿脾胃虚寒，主要表现是：宝宝面色青白，四肢较凉，喜欢趴着睡，腹部发凉，弯腰蜷腿哭闹，不想吃东西，大便溏薄，小便清长。

心热的表现是：宝宝面赤唇红，烦躁不安，口鼻呼出的气热，睡眠不踏实，一惊一乍的，大便秘结，小便短赤。

惊骇恐惧体现在宝宝夜间啼哭，面红或泛青，睡眠不好，易醒，而且宝宝易在梦中啼哭，哭声听起来比较惨，并带有恐惧状，妈妈抱宝宝的时候，宝宝会紧偎在妈妈的怀里。还有就是乳食积滞，表现为宝宝夜间啼哭时，厌食吐乳汁，腹痛胀满，睡卧不安，大便酸臭。其中，脾寒腹痛是导致宝宝夜啼的常见原因。

所用的这个偏方就是鸡内金。取鸡内金9克，晾干后研成粉，再煮些萝卜水，将这些药粉在一天里分3次喝完，连喝数日。

鸡“胃”里有一层金黄色角质内壁，可以趁湿剥离，洗净、晒干，就得到一味中药——鸡内金。鸡内金，又称鸡肫内黄皮、鸡肫皮、鸡黄皮、鸡食皮、鸡合子、鸡中金、化石胆、化骨胆，为鸡的砂囊内膜，也就是鸡的胃内膜。现代医学研究发现，鸡内金含有大量的蛋白质，不仅能促进胃腺分泌，还能增强胃运动，因此临床多用于治疗食积胀满、呕吐反胃、泻痢、疳积、小儿遗尿等。

此外，治小儿夜啼还可以采用以下食疗提高疗效：

1. 竹叶莲心汤

具体做法：竹叶3克，莲子心3克，加水100毫升，熬成浓汁，加糖调味，分两次喂婴儿，可清心除烦。

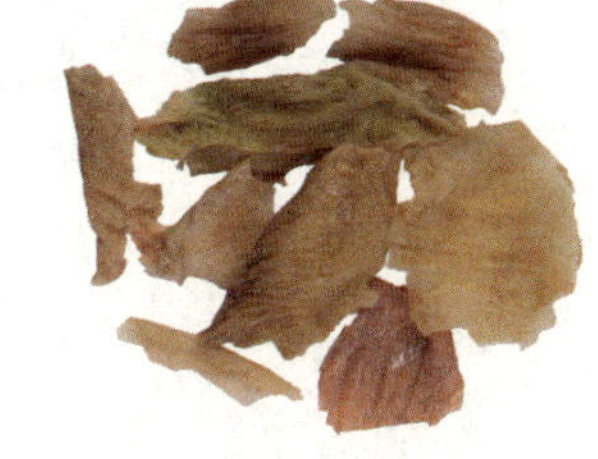

鸡内金

2. 桂心粥

具体做法：粳米 50 ~ 100 克，煮粥，等粥将熟时，加桂心末 3 克，粥熟后再加红糖适量。每日 1 ~ 2 次，温热食。可温中补阳，祛寒止啼。

3. 莲子百合粥

具体做法：莲子（去皮心）、百合各适量，共炖成糊，加入白砂糖适量即成。每日 1 ~ 2 次，温热食。可补脾肾，养心安神。

喝枸杞红枣饮，预防儿童假性近视

中医认为近视眼多与肝肾不足、气血亏损有关。因此，进食具有养肝明目作用的食物，可达到预防近视的效果。日常宜吃些龙眼、大枣、枸杞子、黑木耳等食物，水果可选择柑橘类。

近年来，儿童近视眼患病率呈不断上升趋势。发生近视除遗传因素外，多与孩子不注意用眼卫生有关，如灯光照明不良、坐姿不良、常躺着看书、在颠簸的车上读报、课程负担过重、书的印刷品质量太差、看电视时间过长或距离太近等，其他因素有营养不良、微量元素的缺乏、龋齿等，都与近视的发生有一定关系。

由眼的调节器官痉挛所引起的近视，称假性近视。假性近视一般不需要配戴眼镜。经过及时治疗和注意保护，使睫状肌放松，视力可以恢复正常。但是，如果在假性近视阶段不引起重视，继续发展下去，就会变成真性近视，就必须用配戴眼镜来矫治。

所以，当孩子刚开始出现视力下降的症状时，家长们首先要做的是帮助孩子矫正假性近视，而不是急于给孩子配眼镜。下面有一食疗方——枸杞红枣饮，此方对预防儿童假性近视有良效。

具体做法：取红枣 8 个、枸杞子 10 克、陈皮 3 克、蜂蜜 2 汤匙。将枸杞子、陈皮、红枣放入锅内，加水适量，用文火煮沸 20 分钟，取头汁，再加水煮，取二汁，两次汤汁混合后分 2 次饮用。

红枣含有丰富的氨基酸、糖类、维生素 A、B 族维生素、维生素 C 及钙、磷、铁等，具有增强肌肉气力的功效。枸杞子补益肝肾，陈皮增进食欲，增强进食要求，加之营养全面又丰富，对因睫状肌紧张而导致的假性近视及由于巩膜脆弱而导致的轴向性近视都很对症。坚持服用有助于治疗假性近视。

除了食疗，儿童预防假性近视还要从日常生活习惯入手，从根本上杜绝罹患假性近视的概率。

瘦肉萝卜汤，消除小儿腹胀

萝卜丝可健胃消食、利尿，素有“萝卜上街、药铺不开”之说，适用于儿童厌食消瘦腹胀、低热等病症。

一般来说，小宝宝的肚子本来就会比成人大，看起来鼓鼓胀胀的，那是因为孩子的腹壁肌肉尚未发育成熟，却要容纳和成人同样多的内脏器官造成的。在腹肌没有足够力量承担的情况下，腹部会因此显得比较突出，特别是宝宝被抱着的时候，腹部会显得突突下垂。此外，婴儿的身体前后是呈圆形的，不像大人那样略呈扁平状，这也是让肚子看起来胀胀的原因之一。

小儿腹胀属于正常的生理现象。但是还有一些病理性的腹胀。会伴有频繁呕吐、宝宝精神差、不吃奶、腹壁较硬、发亮、发红，有的可见到小血管显露（医学上称为静脉曲张）、可摸到肿块；有的伴有黄疸，解白色大便、血便、柏油样大便，发热，这些都是疾病的表现，严重而顽固的腹胀往往表示病情危重，应尽快到医院诊治。此外还可常给宝宝吃瘦肉萝卜汤来消除腹胀。

瘦肉萝卜汤

具体做法：取瘦肉 30 克、白萝卜 100 克、芹菜 5 克、生姜 5 克、胡萝卜 10 克、豆芽 5 克。将瘦肉用刀剁成肉泥，白萝卜去皮切成中丝，芹菜切段、生姜去皮切丝，胡萝卜去皮切丝；烧锅加水，等水开时投入白萝卜，胡萝卜丝，煮去其苦味，捞起待用；另烧锅下油，倒入花生油，姜丝、肉泥炝锅，注入鸡汤烧开，加入胡萝卜、白萝卜、芹菜、豆芽调入盐、味精、白糖煮至入味即成。

白萝卜含芥子油、淀粉酶和粗纤维，具有促进消化，增强食欲，加快胃肠蠕动和止咳化痰的作用。中医理论也认为该品味辛甘，性凉，入肺胃经，为食疗佳品，可以辅助治疗多种疾病，本草纲目称之为“蔬中最有利者”。

儿童缺钙别着急，河虾偏方能补钙

好多人爱吃虾，因为吃虾能补钙，但这虾也有河生和海生之分，虽然味道差不多，可它们体内所含的营养素各有不同。想靠吃虾补钙的人，就一定要选择河虾了。

很多妈妈们都担心自己的孩子缺钙，也有很多妈妈们正在积极地为孩子补钙。可是，您的孩子真的缺钙吗？如何让孩子正确的补钙呢？相信下面这段话能解除妈妈们的疑虑，能帮助到正在困惑中的妈妈们。

缺钙会导致骨骼发育不良，佝偻病。那么，什么叫佝偻病呢？正如房子的牢固需要钢筋水泥一样，骨骼的强健需要钙盐，同时还需要有维生素 D，因为缺了它，钙盐就沉积不到骨骼，骨头就会变得软软的，会变形，这就是佝偻病。所以，钙和维生素 D 是同样重要的。

有些孩子经常出现眨眼、皱眉，家长刚开始只是说说，没引起重视，没想到孩子几个月又出现摇头、耸肩、甩胳膊症状。在学校遭到同学的嘲笑，嚷着不上学了，家人才意识到问题的严重，随后通过咨询专家，得知孩子是由于缺钙引起了抽动症。这个病症需要药物食疗双管齐下，药物方面需要遵医嘱。食疗就要靠家长来照料了。医生给家长推荐了一款用河虾补钙的食方。

河虾韭菜

具体做法：新鲜河虾 250 克、韭菜 50 克、鲜红椒 3 只。先将河虾剪去尖嘴，用淡盐水泡泡再反复冲洗干净滤干水，韭菜切小段，红椒切斜圈；坐锅烧热，下河虾小火煸至变红色即可盛出备用；坐锅热油，放虾炒香，跟着下红椒和韭菜翻炒均匀，调盐味淋少许生抽即可。

根据最新的《中国居民膳食指南》，每 100 克河虾中的含钙量高达 325 毫克，是牛奶的 3 倍还多。平时常见的青虾、草虾、小龙虾都属于河虾，其肉质松软，易消化，对身体虚弱的人是极好的食物。而海虾则是含钾量非常丰富的海产品，每百克海虾中含有 228 毫克的钾。因此，患有高血压、高血脂等心脑血管疾病的人适合多吃点，每次 50 克即可。

注意

一定要将河虾剪去尖嘴，否则吃的时候会扎你的嘴，勤劳的还可以将虾足也剪去；用淡盐水很容易将虾清洗干净；河虾尽量购买活的，没有的话买青色的，那是刚刚死的，如果虾体颜色发白、虾身发软、头身分离的建议不要买，一般是死了很久的不新鲜了。

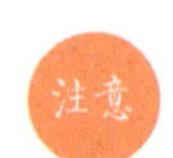

姜糖神曲茶，小儿流涎小妙方

中医认为经常流涎，易耗伤孩子的津液，孩子常因先天不足、后天失调、脾胃虚寒而发病。父母应该在饮食上多注意给孩子进行调理。

流涎也就是流口水，经常发生在三岁以下的孩子身上。刚出生的宝宝是不会流口水的，因为他们的唾液腺不发达，分泌的唾液较少，宝宝嘴里没有多余的唾液流出，加上此时宝宝的主食是奶，对唾液腺的刺激不大。

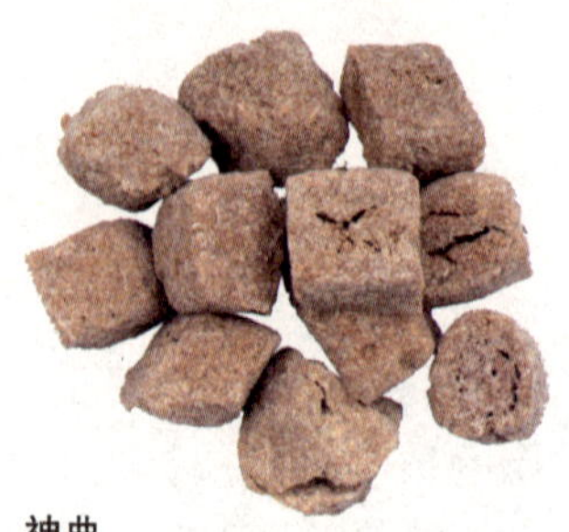

神曲

宝宝流口水常发生于断奶前后。婴儿长到六个月以后，身体各器官明显地发生变化，此时婴儿所需营养已不能局限于母乳，要逐步用米糊、菜泥等营养丰富、容易消化的辅食品来补充。有些母亲用母乳喂养孩子到15个月以上才断奶，断奶后再喂辅食，这样的孩子脾胃就比较虚弱，容易发生消化不良，这时候小儿流涎发生率最高。

此外，宝宝长牙或患口腔黏膜炎症时，也特别容易流口水。

父母应注意观察宝宝的表现，找出流涎原因，如果是因长牙或口腔黏膜炎症引起的流涎，父母可不必太担心。如果孩子经常流口水，父母就要注意了。神曲茶可健胃消食，宝宝常喝神曲茶对治疗小儿流涎有一定疗效。

神曲茶

具体做法：买神曲茶（成药）1块，生姜适量。将神曲茶加清水2碗煎至1碗，或加生姜3片同煎。每日1～2剂，每次1块。

神曲茶可解表祛风，健胃消食。用于风寒感冒，伤食腹痛；生姜味辛，性温。能开胃止呕，化痰止咳，发汗解表，可缓解口臭和小儿流涎症。

除了姜汤神曲茶，父母还可以选择下面两款食疗方，对预防孩子流涎效果很不错。

1. 赤豆鲤鱼汤

具体做法：赤小豆100克，鲜鲤鱼1条约500克。将赤小豆煮烂取汤汁，将鲤鱼洗净去内脏，与赤豆汤汁同煮，放黄酒少许，用文火煮1小时。取汤汁分3次喂服，空腹服，连服7日。

2. 米仁山楂汤

具体做法：米仁100克，生山楂20克（鲜的更好），水650毫升。文火煮1小时，浓缩汤汁分3次服食（1日），空腹服，连服7日。

孩子动来动去有问题，就吃鱼鳞膏

综观鱼鳞，集多种营养、保健物质于一身，故国外掀起了“鱼鳞食疗热”。鱼鳞，尤其是大鱼的鱼鳞是个好东西，用它熬成胶冻，食之可补钙、美容、强身、健脑、防衰老。

我们通常所说的多动症，实际上全称叫作小儿多动症及轻微脑功能障碍综合征，简称为儿童多动综合征，指智力正常或基本正常，临床表现为与其智力水平不相称的活动过度，注意力涣散，情绪不稳定和任性、冲动，以及不同程度的学习困难，言语、记忆、运动控制等轻微失调的一种综合性疾病。

其实多动不是孩子的错。从中医角度上分析，小儿为稚阴稚阳之体，脏腑娇嫩、形气未充，脏腑器官及体格发育尚未成熟，功能还不完善，与成人相比较，处于脏腑未壮、精气未充、经脉未盛、气血不足、神气怯弱的状态。另一方面，由于小儿脏腑的形态结构及功能均未成熟，因此必然往成熟完善的方面发展，即显示出生机旺盛、迅速生长发育的现象，表现在外部就是爱动。所以孩子多动父母不能过多斥责、打骂，而应该以鼓励、教育为主。

首先，在孩子能保持安静的时候，一定要给予表扬，关键是要维护孩子的自尊心，激发孩子内在的上进心。其次，采取动静结合的方法，给孩子创造机会好好玩，引导他从事正常的活动。

孩子多动，和其体内血少也有很大关系。父母应在饮食上给孩子加以调理。平时可多给孩子吃鱼鳞膏。其制作方法如下。

具体做法：将青鱼、草鱼或其他具有较大的鱼鳞片的鱼洗干净，加清水 500 毫升，煮沸 15 ~ 20 分钟，捞去鱼鳞，鱼鳞汤冷却后结成膏状。食用时可稍加酱油，麻油凉拌，也可以加糖，放入冰箱中片刻，作为冷饮，能补脑强身。

鱼鳞是特殊的保健食品。它含有较多的卵磷脂，有增强大脑记忆力、延缓细胞衰老的作用。鱼鳞含有丰富的蛋白质、脂肪和多种维生素，还含有铁、锌、钙和多种人体必需的微量营养素，其中钙、磷的含量很高，能预防小儿佝偻病、多动症等。

除此，还有一个方法可辅助治疗孩子多动，那就是用大蒜敷脚心。将一头大蒜剁碎后分两份敷在脚心处，然后用保鲜膜固定住，半小时后取下即可。

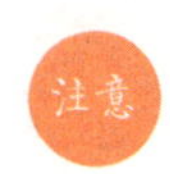

细心的家长可能会注意到，孩子吃了某些食品后会变得特别亢奋，难以入睡，尤其是吃了巧克力、可乐或其他甜食后，会精力充沛、情绪高昂、跳来蹦去，显得极度活跃。所以，调整孩子的饮食结构，也是改变孩子多动的有效方法。

小儿消化不良，就吃冬瓜白菜汤

小儿出现消化不良的症状时，要养成良好的进餐习惯，不要过饱，按时进餐，多吃蔬菜、水果是调整消化功能的好方法。教育儿童养成良好的排便习惯，使排便正常化。这也有助于改善消化不良症状。

消化不良是很多孩子容易生的病，一般肠胃不好的成人，也是容易发生消化不良的。消化不良一般都会发生在吃得太饱，或是吃得不容易消化，一般都是大鱼大肉的不容易消化，所以人们在吃东西的时候，要有个节制，不能好吃的就多吃，不好吃的就不吃，这样养成的习惯是不好的，而且还容易导致消化不良、胃炎等疾病。那么，如果真的消化不良了应该怎么办呢？可以给孩子喝冬瓜白菜汤，具体做法如下。

具体做法：小白菜 1 把、冬瓜 50 克、水 3 碗。先把洗净的小白菜去根，切成小段；冬瓜去皮洗净，切成小段；将水放入锅中，再将小白菜和冬瓜放入锅中，小火炖煮 10 分钟左右，即可取汤饮用。

冬瓜中含有丰富的水分、蛋白质、碳水化合物、维生素、钙、磷、铁、少量的钠等营养成分，尤其含有丰富的维生素 C、丙醇二酸、尿酶、胡萝卜素和组氨酸等。中医认为，冬瓜性微寒，味甘淡。具有清热化痰，除烦止渴，利尿，消肿的功效；小白菜富含抗过敏的维生素 A、维生素 C、B 族维生素、钾、硒等，小白菜有利于预防心血管疾病，降低患癌症危险性，并能通肠利胃，促进肠管蠕动，保持大便通畅。还能健脾利尿，促进吸收。

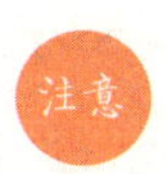
注意

小白菜不宜生食。用小白菜制作菜肴，炒、煮的时间不宜过长，以免损失营养。

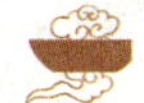 小儿便秘不用怕，多喝红薯粥

红薯营养价值很高，是世界卫生组织评选出来的“十大最佳蔬菜”的冠军。现代医学证明，红薯中高含量的膳食纤维有促进胃肠蠕动、预防便秘和结肠癌、直肠癌的作用。而且，红薯味甘，口感甜香软糯，孩子也比较容易接受。

关于宝宝的排便情况，并没有所谓“正常”的次数和时间，任何排便规律，只要对你的宝宝来说是正常的就可以。你的宝宝可能每次吃奶后都要排大便，也可能一两天或几天才排便一次。宝宝的个体排便规律取决于他吃了喝了什么东西、他的活动量有多大，以及他消化食物、排出废物有多快。通过实际观察，你就能了解你宝宝自己的排便规律。

如果你担心你的宝宝可能便秘了，可以看看他有没有便秘的两个特征。一是大便次数比平时减少，尤其是宝宝三天以上都没有大便，而且排便时很难受，那么小家伙可能有便秘。另外，如果宝宝的大便又硬又干，很难拉出来，不管排便次数多少，也可能是便秘。

便秘很常见，主要原因是自幼没有养成良好的排便习惯，饮食搭配不合理也会引起小儿便秘。多喝红薯粥可有效预防小儿便秘，其做法如下。

具体做法：准备好两块红薯，大米或者小米都可以。就像平时熬粥一样，锅内加入适量水，加入米，大火煮开后转最小火煮约半小时，其间不时用勺子搅拌一下以防粘底。然后将红薯去皮切块，最好是切成豆丁小块。这样比较容易熟，等到水开后 20 分钟左右，米差不多将烂时，将红薯块加入锅中；再用小火再熬 15 ~ 20 分钟左右，看着粥黏稠了就行。

《本草纲目》《本草纲目拾遗》等古代文献记载，红薯有“补虚乏，益气力，健脾胃，强肾阴”的功效，使人“长寿少疾”，还能补中、和血、暖胃、肥五脏等。当代《中华本草》

说其“味甘，性平。归脾、肾经”，“补中和血、益气生津、宽肠胃、通便秘。主治脾虚水肿、疮疡肿毒、肠燥便秘”。

 小儿盗汗不用慌，泥鳅鱼汤是好方

小儿盗汗的证型多为气阴两虚、阴虚内热或脾胃积热。在治疗中通常用益气养阴、清热化湿之法，一般能收效。

盗汗有生理性和病理性之分，尤其是小孩生理性盗汗的发生率很高，有时弄得家长非常紧张，这就需要掌握如何区分生理性和病理性盗汗。

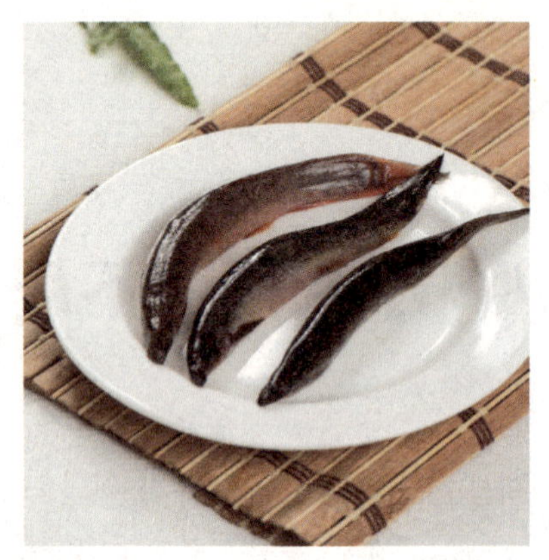
泥鳅

生理性盗汗：小儿时期，皮肤十分幼嫩，所含水分较多，毛细血管丰富，新陈代谢旺盛，自主神经调节功能尚不健全，活动时容易出汗，若小儿在入睡前活动过多，机体内的各脏器功能代谢活跃，可使机体产热增加，在睡眠时，皮肤血管扩张，汗腺分泌增多，大汗淋漓，以利于散热。其次，睡前进食使胃肠蠕动增强，胃液分泌增多，汗腺的分泌也随之增加，这可造成小儿入睡后出汗较多，尤其在入睡最初 2 小时之内。此外，若室内温度过高，或被子盖得过厚，或使用电热毯时，均可引起睡眠时出大汗。

病理性盗汗：有些小儿入睡后，出汗以上半夜为主，这往往是血钙偏低引起的，低钙容易使交感神经兴奋性增强，好比打开了汗腺的“水龙头”，这种情况在佝偻病患儿中尤其多见。但盗汗并非佝偻病特有的表现，应根据小儿的喂养情况，室外活动情况等进行综合分析，还要查血钙、血磷及腕骨 X 线摄片等，以确定小儿是否有活动性佝偻病。

如果发现孩子夜间低烧，入睡后则全身汗出，醒后汗止；时轻时重，重时睡衣裤可浸湿，汗冷而黏；形体消瘦，面色少华，神倦乏力，懒言性怪，口干喜饮，腹胀，大便干燥，舌淡红，苔薄白欠润，脉缓慢，则属于生理性小儿盗汗。

对于这两种盗汗，建议家长可以用食疗方法来给孩子治疗，泥鳅鱼汤就是一种很好食疗药方。

具体做法：取泥鳅鱼约 200 ~ 250 克，豆腐 1 块，用温水洗去鱼体的黏液，去头尾、内脏；上锅加用适量的菜油，油热之后放鱼煎至黄色，然后加适量清水，泥鳅快熟时加入豆腐块，小火慢熬至约有半碗汤，放少许食盐，关火即可。最后给孩子喝汤吃肉。

泥鳅味甘，性平，无毒。可暖中益气、醒酒，解除消渴症。祖国医学一直把泥鳅当作治病良药，它不仅含有丰富的钙、磷、铁等微量元素，还可增强机体的抗病能力。而

且泥鳅还有补中益气、滋阴止渴，清热祛湿的药用功效，所以对小儿盗汗极为有效。本方辅助治疗对营养不良，自主神经功能紊乱、缺钙、佝偻病等引起的盗汗，效果非常好。

另外，再给大家推荐几种很有功效的食疗方子，以便大家取材方便之用：

（1）太子参炖排骨汤。用猪排骨 1000 克，加太子参 50 克炖汤对辅助治疗小儿盗汗也很有效。中医讲太子参味甘，性温。用于气虚津伤的肺虚燥咳及心悸不眠、虚热汗多。能益气生津。治气虚肺燥咳嗽和气阴两虚的心悸不眠、多汗。

（2）核桃芝麻蜜。需要用到的材料有：核桃肉 20 克，黑芝麻 15 克（炒香），蜂蜜 30 克，制作时先将核桃肉、芝麻研细末，加入蜂蜜调匀，每日 1 剂，分 2 次用开水给孩子送服。从营养方面看，核桃是食疗佳品，无论是配药用，还是单独生吃、水煮、烧菜，都有补血养气、补心健脑的功效，而且最主要的是核桃对盗汗也有一定作用。

有了粳米绿豆粥，儿童肝炎不用愁

儿童肝脏血液供应丰富、肝细胞再生能力强、免疫系统不成熟，是肝炎的高发人群，当出现食欲缺乏、精神异常、肤色发黄、皮肤瘙痒、关节疼痛、小便颜色变深、大便变白时，应警惕肝炎的可能性，及时去医院检查。

从医学的角度讲，由于儿童的免疫功能尚未完全成熟，肝细胞的分化代谢还不很成熟，肝炎病毒一旦入侵，病毒的脱氧核糖核酸就能整合到肝细胞染色体基因中去。整合后的含病毒肝细胞，非但不受细胞和体液免疫的攻击，而且能继续增殖，形成“克隆细胞”，并向肝癌方向转化。所以，爸爸妈妈一定要重视肝炎这种病，务必做到早发现，早治疗，这样才有利于孩子的健康成长。在医治的同时可给孩子吃些清热解毒的食物，如粳米绿豆粥很适合肝炎儿童食用，对辅助治疗儿童肝炎效果良好。

粳米绿豆粥

具体做法：取绿豆、粳米各 25 克，葡萄糖 1 匙。将绿豆、粳米洗净，一同下锅，加水 2 碗，大火煮沸，改用小火煮至豆烂粥稠时，加葡萄糖 1 匙，即可食用。每天早晚各 1 次。

绿豆不但具有良好的食用价值，还具有非常好的药用价值，有“济世之良谷”的说法。自《开宝本草》记载：“绿豆，甘，寒，无毒。入心、胃经。主丹毒烦热，风疹，热气奔豚，生研绞汁服，亦煮食，消肿下气，压热解毒。”以后历代本草对绿豆的药用功效多有阐述。《本草纲目》云：“绿豆，消肿治痘之功虽同于赤豆，而压热解毒之力过之。且益气、厚肠胃、通经脉，无久服枯人之忌。外科治痈疽，有内托护心散，极言其效。”并可“解金石、砒霜、草木一切诸毒”。《本草求真》中记载：“绿豆味甘性寒，据书备极称善，有言能厚肠胃、润皮肤、和五脏及资脾胃，按此虽用参、芪、归、术，不是过也。”这款粥膳具有，补脾和胃、清热解毒、保肝的功效。

小儿夜惊，多喝猪骨干姜汤

夜惊是指睡眠中突然惊醒，两眼直视，表情紧张恐惧，呼吸急促，心率增快，伴有大声喊叫、骚动不安，发作历时 1 ~ 2 分钟，发作后又复入睡，晨醒后对发作不能回忆。

夜惊症属于一种睡眠障碍，生理因素和心理因素都可能是导致夜惊的原因，一般认为与遗传因素有关。在 4 ~ 10 岁的孩子中，约有 1% ~ 3% 的孩子会出现夜惊的情形，其中 5 ~ 7 岁的孩子更为多见，而且男孩略多于女孩。

一般来讲，夜惊在孩子入睡后的两个小时内出现的频率最多。熟睡中的孩子会突然惊醒，然后放声大哭或大呼小叫，有时连说带哭且话语含糊不清，有时还会挥舞着双臂像是要和谁打架。而这时不管家长如何安抚都无济于事，孩子依旧说着那些谁也听不懂的话，面色苍白，呼吸急促，脉搏加快，大汗淋漓，目光中透着恐惧，哭泣着叫喊着，怎么也叫不醒。这样的状况持续几分钟后，孩子又会自己乖乖地睡觉了。

偶尔父母能把夜惊的孩子唤醒，但孩子的眼神仍是迷迷糊糊的。也有个别的孩子会同时伴有夜游的情况，即孩子起床走动，做一些简单的机械的动作，如开抽屉什么的。到了第二天，爸爸妈妈再问他昨夜发生了什么事、做了什么梦，孩子却是一脸的茫然，根本不知道发生过什么。

另外，夜惊发作的次数不一定，可能一夜发作数次，也可能几天或十几天发作一次。夜惊症的孩子需要温中补虚，可食用猪骨干姜汤来进行调养。

猪骨干姜汤

具体做法：猪骨头 150 克，干姜 5 克。同煮汤饮。

本款膳食可温中补虚。主治小儿夜啼，四肢欠温，腹痛喜伏卧者。

一般认为，发生夜惊可能与儿童时期的神经、大脑发育尚未健全有关。随着孩子的成长，身体各部分发育的逐渐成熟，症状就会逐渐消失了。另外，心理因素占有一定的比例。我们这里所说的心理因素，包括情绪的焦虑、压抑、紧张不安等。有些情绪刺激是暂时的，比如白天玩得太疯狂、晚上看了恐怖惊险的影片或听了恐怖故事。这个年龄的孩子语言能力和思考能力都有了大幅提高，想象力也变得丰富，因此这些刺激会使他们做各种各样的梦，也就可能导致孩子当晚或这几天夜里出现夜惊。还有一些情感上的刺激，比如和爸爸妈妈分开，再比如单亲家庭的影响，这些心理情感上的刺激，往往会比较微妙和深入，给孩子精神上的压力和紧张感也会更大。再有，一些家长对孩子的要求过高过严或者态度激烈，也会让孩子感到焦虑不安，从而夜晚睡觉出现惊厥。

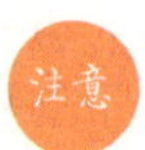

注意

要想避免小儿夜惊症的发生，就要安排好儿童的生活，避免白天过度劳累、过于兴奋。睡前不讲紧张兴奋的故事、不看惊险恐怖的影片，不用威胁的方式哄儿童入睡。睡前让儿童充分放松，在轻松愉快的心情下安然入睡。

黄芪鳝鱼，让孩子远离佝偻症

佝偻病是婴幼儿时期比较常见的一种维生素缺乏症。由于缺乏维生素D时，钙不能被吸收，使钙磷代谢失常，产生骨骼病变。

很多孩子喜欢弓着腰、驼着背，任凭父母怎么说、怎么监督都改不了，于是父母就开始怀疑自己的孩子是否得了佝偻病。

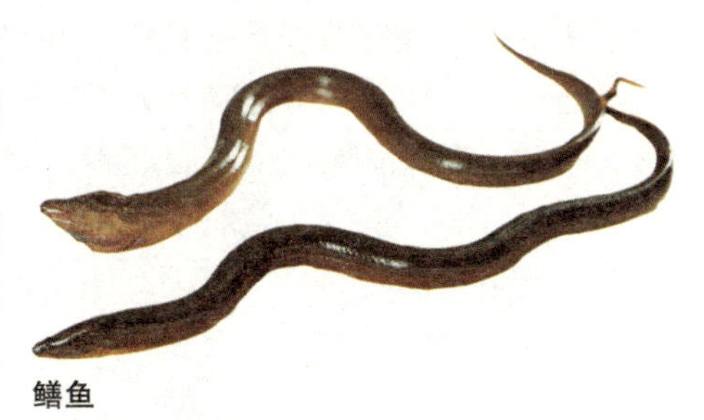

鳝鱼

佝偻病，刚开始以精神改变为主，如烦躁哭闹、睡眠不安、惊啼、萎靡，对任何东西都不感兴趣，稍一活动就出大汗，脑后部的头发脱落。此后症状逐渐明显，以骨骼改变为主。如3～6个月的婴儿可出现颅骨软化，用手轻按其头骨可感到明显的弹性；8～9个月的婴儿会出现方形头，囟门闭合晚，出牙较迟。严重时，胸骨向前突起或内陷形成“鸡胸”或“漏斗胸”，脊柱后凸形成驼背，走路后容易形成X或O形腿等。

小孩子是稚阳之体，五脏娇嫩，形气未冲，发育比较迅速，如果此时父母不注意给孩子加强营养，特别是补足钙质，那么孩子就会因缺钙而得佝偻症。

中医认为，佝偻症是孩子的虚弱病，是孩子体内气血阴阳全虚的表现。要想孩子不得佝偻症，父母就要给孩子补足气血，使孩子体内的阴阳处于一种平衡状态。中医说：“脾胃为后天之本，气血生化之源。”让孩子气血充沛，必须先把孩子的脾胃调养好才行，而按摩和捏脊可以增强脾胃功能。此外，父母还要多给孩子吃一些补气血的食物，比如鳝鱼。

黄芪鳝鱼

具体做法：取500克黄鳝肉，40克黄芪（用纱布包好），然后将它们放在一起加水煮熟后以生姜、食盐调味。

鳝鱼又名黄鳝，性味甘，温，功能补气益血、通脉养颜。《随息居饮食谱》说“鳝甘热，补虚助力，善去风寒湿痹，通血脉，利筋骨”。黄芪，性味甘，微温；功能补气、升阳、固表，又是补气生血之要药，《本草正义》认为“其皮味浓质厚，力量皆在皮中，故能直达人之肤表肌肉，固护卫阳，充实表分”。此菜吃起来既有营养又能补孩子气血，两全其美。

另外，如果你的孩子在晚上睡着后容易出虚汗，经常会弄湿背心或床单，并且一受凉就易生病，那么这很可能是孩子缺钙的一种表现，属于佝偻症的初期表现，父母一定要特别注意。

瓜皮玉叶饮，可防治新生儿黄疸

新生儿黄疸可分为生理性与病理性两种。不管何种类型或程度的新生儿黄疸，均应在第一时间护理或治疗。

新生儿生理性黄疸产生的原因主要有两个：一是新生儿胆红素代谢的特点所决定，胎儿出生后由于血氧分压突然升高，红细胞破坏很快，产生较多胆红素，而新生儿转氨酶活力低，无法清除过多的胆红素，因而发生黄疸。

另一方面，新生儿黄疸多发生于母乳喂养的孩子，因此，母乳中的化学物质和激素是引起新生儿黄疸的又一原因，但这种黄疸多为生理性黄疸，对新生儿没有危害，应鼓励母亲继续母乳喂养。

丽丽生她们家宝宝的时候，一切都很顺利。生了个很漂亮的孩子，全家人都沉浸在喜悦当中。可是没过三天，家人发现孩子的头上、脖子上到处都出现了黄色的斑块，年轻的妈妈没有育儿经验，吓得赶紧带着孩子到医院检查。经检查孩子患了黄疸。医生劝说别着急，生理性黄疸大多数新生儿都会患有。大多在出生后 2 ~ 3 天出现生理性黄疸，4 ~ 5 天时最严重，足月儿一般在 7 ~ 14 天消退，早产儿一般在 3 ~ 4 周消退。此外，黄疸一般都是轻度的，孩子也没有其他不适症状，所以父母们不必过于担心。可以用瓜皮玉叶饮来进行调理。

瓜皮玉叶饮

具体做法：准备冬瓜皮、玉米叶各 3 克，用水煎服。

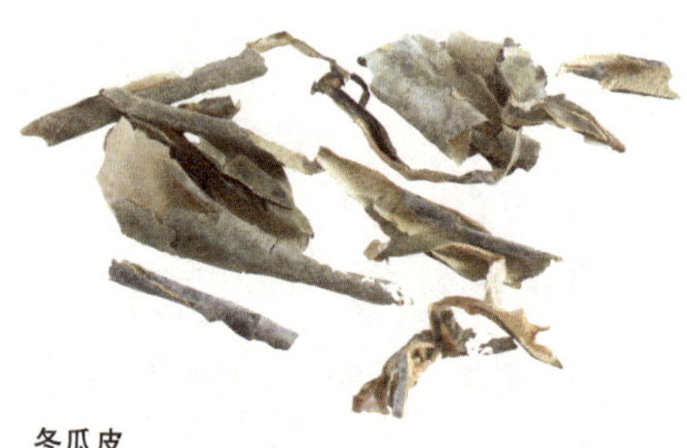

冬瓜皮

现代药理学研究表明，冬瓜皮富含糖类、蛋白质、维生素 C，从食物的性质来说，冬瓜属性微寒，具有利水化湿的功效。历代本草也有记载，都说冬瓜能治肿胀，消热毒，利小便。玉米叶味甘性平，具有调中开胃、益肺宁心、清湿热、利肝胆的功效。

除了食疗，还要注意对婴儿的护理，做到以下几点：

（1）补充适量的母乳与水分，密切观察患儿大、小便的颜色与质地。

（2）注意保暖，但同时也需保持适量的通风。同时，保证患儿体内足够的热量。

（3）保持皮肤及臀部清洁，注意对患儿口腔及眼睛的护理。

（4）祛除诱因，及时纠正缺氧、酸中毒，控制感染，不使用对肝有损害及可能引起溶血及黄疸的药物。

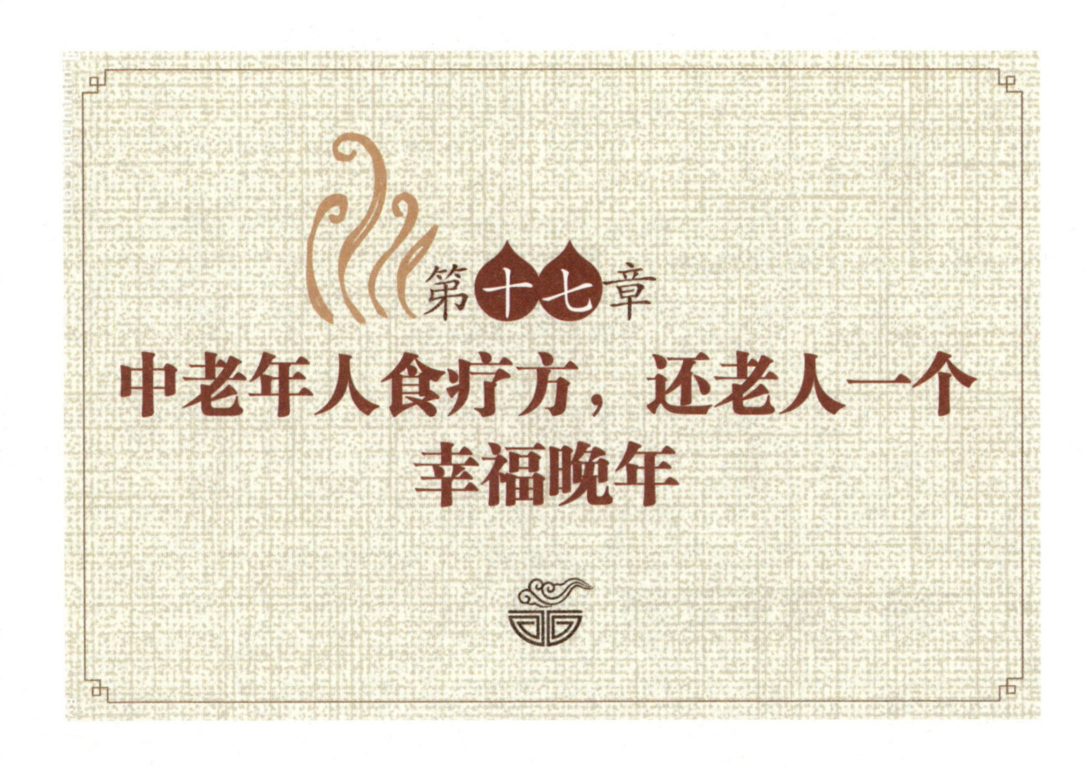
第十七章
中老年人食疗方，还老人一个幸福晚年

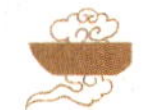 葛根炖鲮鱼，有效防骨刺

骨刺即骨质增生的俗称，是中老年人的常见病、多发病，关于本症的命名，国内外尚未统一。该病多发生于45岁以上的中年人或老年人，男性多于女性，常用腰部活动的重体力劳动者及运动员易患此病，最常见于膝、髋、腰椎、颈椎、肘等关节。

足部骨刺疼痛是中老年人的常见病，表现为晨起下地或久坐站立时脚跟有针刺样疼痛，行走活动片刻后疼痛缓解，但行走过多时疼痛又加重，影响生活和工作。那么骨刺是怎样形成的？为什么老年人是易发人群呢？

骨刺是骨质增生的一种表现形式，是骨质老化后的一种退行性变现象。这种情况一旦发生，一般不会自行消失。根据临床观察，骨刺好发于承重关节及活动较多的关节，过度负重或过度地使用某些关节，可促进退行性变化和骨刺的形成。老年人骨骼的软骨面就好比公路的路面，长年累月地受到车辆，尤其是载重卡车碾压而被破坏。与路面的情况不同的是，软骨被磨损的边缘会出现骨质增生。比如经常使用手风镐、扛重物、弯腰工作，以及各种畸形或姿势不良，都可以使关节退行性变和形成骨刺，以致形成骨性关节炎，又叫增生性关节炎。得了骨质增生除了药物治疗还需进行适当锻炼，此外饮食调养也很重要。下面给大家介绍一款食疗方——葛根鲮鱼炖。

具体做法：取鲮鱼640克，葛根960克，猪脊骨480克，蜜枣20克，陈皮5克，花生油100克，盐5克。将鱼洗净，粉葛去皮洗净切块，猪骨洗好。蜜枣去核冲洗，陈皮浸软刮净。煲开水，放入粉葛、猪骨、红枣和陈皮。另用油盐将鱼煎黄，煮约1小时后放入煲中，再煮1小时便成。

《纲目拾遗》中讲到鲮鱼："健筋骨，活血行气，逐水利湿。"适宜体质虚弱，气血不足，营养不良之人食用；适宜膀胱热结，小便不利，肝硬化腹水，营养不良性水肿之人食用；葛根具有滋补营养、养颜护肤、延缓衰老、改善骨质疏松、调节雌激素水平、清除体内垃圾，以及改善循环、降脂减肥、调节血压等多种保健功能。

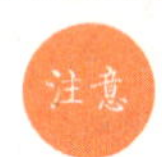

骨质增生患者需进行适当的锻炼，且需要坚持不懈，可以逐渐加大运动量，但不可过于劳累。

二汤一粥防骨刺

骨刺是关节因种种原因造成软骨的磨损、破坏，并促成骨头本身的修补、硬化与增生，是一种自然的老化现象，一般长骨刺就表示此人的脊椎进入老化阶段。

骨刺并非老人家的专利，由于工作内容不同，许多人必须久坐、久站，若是加上姿势不正确，很容易年纪轻轻就使脊椎提早发生退化现象，而诱发骨刺的发生。所谓骨刺，就是骨质增生的一种。

中医认为，骨质增生的早期多为瘀邪交结、凝而不散，治疗应化瘀驱邪、舒筋通络。如果病人已是骨质增生的后期，则多系肝肾不足、虚中夹实。不足者有阴虚、阳虚之分，夹实者有瘀结、湿热之别，病情比较复杂。阴虚者表现为口燥便坚，形瘦眩晕；阳虚者肢体畏寒，小便清长，阳痿滑泄；湿热者多有关节肿胀，关节内有积液，按之波动，屈伸不利。在此为大家介绍两汤一粥预防骨刺的食疗方。

羊肉胡萝卜粥

具体做法：准备羊肉280克，草果仁3克，豌豆50克，香菜10克，山药100克，胡萝卜150克，葱白10克，姜4克，黄酒10克，胡椒1克，盐4克，醋15克。将精羊肉洗净，去筋膜，切成小块。豌豆洗净，胡萝卜切除根、叶及尾尖，洗净，切成细丝；山药去皮刮净，切成小薄片。香菜摘去根和老叶，洗净；生姜洗净切片；葱洗净，切段；草果仁装入小纱布袋口内扎口。将羊肉块用沸水焯一下，以去血水和异味，放入锅内。锅内加胡萝卜丝、山药片、葱白、姜片、黄酒、草果仁布袋、胡椒粉，适量清水，用旺火煮沸，撇去浮沫。转用小火炖至羊肉酥烂，捞去葱、姜、草果仁布袋，加入豌豆煮沸。再加盐、香菜、醋，调味即可食用。

鲮鱼粉葛猪骨汤

具体做法：准备鲮鱼640克，葛根960克，猪脊骨480克，蜜枣20克，陈皮5克，花生油100克，盐5克。鱼洗净，粉葛去皮洗净切块，猪骨洗好。蜜枣去核冲洗，陈皮浸软刮净。煲开水，放入粉葛、猪骨、红枣和陈皮。另用油盐将鱼煎黄，煮约1小时后放入煲中，再煮1小时便成。

肉桂白芷百合汤

具体做法：准备肉桂20克，白芷20克，百合50克，白糖3匙。将肉桂、白芷、百合分别洗净，先将肉桂、白芷置锅中，加清水500毫升，急火煮开5分钟，改文火煮30分钟，去渣取汁。将汁加入百合，再加清水500毫升，加白糖，急火煮开5分钟，文火煮30分钟，分次饮服。

以上二汤一粥食疗方，适合腰椎骨质增生、腰部疼痛、周身无力的患者和稍用力即腰痛者。能起到活血化瘀，舒筋活络，消炎止痛作用。

祛除老年斑，找“菌中之冠”

对老年人来说，老年斑的产生是常见现象。但其实生活中多加注意的话，老年斑也是可以预防的。即使长出来了，也可以被淡化甚至消除。

脸上出现扁平黑褐色斑点、斑块，俗称老年斑或寿斑，要想消除老年斑，只有增加体内的抗氧化剂。最理想的抗氧化剂就是微量元素硒和维生素E，硒与维生素E的协同作用，可保护细胞膜，增强其抗氧化功能，消除导致人体各器官退行性变化的元凶——自由基，有效祛除老年斑。下面为大家介绍一款祛除老年斑的食疗方——银耳鹌鹑蛋。

具体做法：准备银耳10克，鹌鹑蛋4个，冰糖25克。将银耳用温水发透，除去杂质、蒂头，撕成瓣状；鹌鹑蛋煮熟剥皮；冰糖打碎。然后，将银耳放入锅内，加水适量，用武火烧沸，再用文火炖煮至熟，加入熟鹌鹑蛋及冰糖即成。

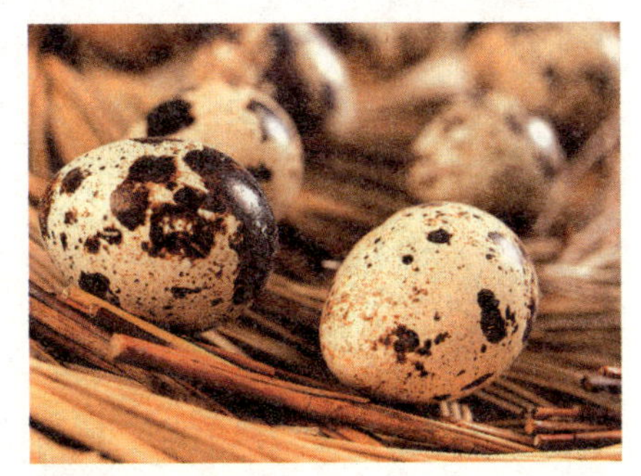

鹌鹑蛋

有人可能会奇怪，为什么看上去如此普通的一款菜肴能对老年斑有缓解效果呢？这是因为银耳，有“菌中之冠”的美称，性平无毒，既有补脾开胃的功效，又有益气清肠的作用，还可以滋阴润肺。另外，银耳还能增强人体免疫力，以及增强肿瘤患者对放、化疗的耐受力。历代皇家贵族都将银耳看作是“延年益寿之品”“长生不老良药”。银耳与鹌鹑蛋同时食用，效果会更好，鹌鹑蛋富含卵磷脂，每百克鹌鹑蛋中还含有丰富的维生素 A、硫胺素、核黄素、维生素 E，是很好的抗氧化、润肤祛斑食物。

其实，除了上述食疗方之外，番茄切片外敷的方法也能对面部老年斑有一定的辅助治疗作用。具体做法是，将番茄切片敷在斑点处约半小时，或以纱布、面膜纸浸番茄汁后外敷，每周 1 ～ 2 次即可。多吃番茄对老年斑也很有效果。其原理还是在于番茄红素的抗氧化、消除自由基的能力。

另外，想要全面阻击老年斑，食疗的同时还可以配合外敷法。

具体做法：准备白芷 1 大匙，石膏适量，脱脂牛奶 2 大匙。先将白芷和石膏磨成粉，过筛取细粉。将脱脂牛奶加入白芷、石膏粉中，搅拌均匀，调成糊糊状，洁面后，将本膜均匀地涂抹在手部或者足部有老年斑的区域，再在面膜上盖一层保鲜胶，约 20 分钟后，用清水彻底冲洗干净即可。建议每周使用 2 ～ 3 次。次数不宜过于频繁。

老人手脚颤，鸡汤来做伴

手抖是老年人的常见现象。两只手抖个不停，吃饭、写字都受到严重影响，令老人们非常苦恼。医学上将这种抖动称为震颤。震颤虽然表现为手的抖动，但病根多在大脑，因某种疾病使大脑负责运动协调功能的区域受到损害从而引起震颤。

人们常见到有些老年人两手抖个不停，甚至进餐时也不能将饭菜准确地送到嘴里，那么，老年人手颤是怎么回事呢？

老年人手震颤的原因有功能性和器质性两种。功能性震颤多因情绪激动、过度劳累、体质虚弱等因素所致，一般不需治疗。器质性震颤是由某种疾病引起，较常见的疾病如下：动脉硬化症。老年人患动脉硬化，可导致自主运动不协调，症状之一就是手颤，严重时还可发生头部震颤。应针对动脉硬化的病因治疗及对症处理。老人手脚颤可常吃栗子鸡汤，其制作方法如下。

具体做法：取鸡肉 100 克，生姜 5 克，枸杞 10 克，栗子 15 ～ 20 粒，精盐和鸡精少许。先将整鸡拆散，把鸡剁成寸块，选有骨肉 100 克，把鸡肉在开水中焯一下，然后放入汤锅内。把枸杞、栗子、生姜依次放入锅中，倒入高汤适量，大火将锅烧开后，文火再将汤煲一个小时。出锅时，把精盐、鸡精调入汤中。

中医认为，鸡肉性温，味甘，有温中益气、补虚填精、健脾胃、活血脉、强筋骨的功效。鸡肉含有对人体生长发育有重要作用的磷脂类，是中国人膳食结构中脂肪和磷脂的重要来源之一，能够很好地缓解老年人手颤的问题。鸡肉中蛋白质的含量较高，氨基酸种类多，而且消化率高，很容易被人体吸收利用，有增强体力、强壮身体的作用。

多食鸡肝，摘掉老花镜

老花眼医学上又称老视。因晶体硬化，弹性减弱，睫状肌收缩低，从而导致调节减退，近点远移，发生近距离视物困难。

老花眼的症状首先表现为看细小字迹模糊不清，患者常不由自主地将目标远移，以减轻调节负担，消除视物不清和眼睛疲劳。其次，老花眼在不戴镜的条件下即使勉强看清近方目标，也会因强行调节、睫状肌过度收缩而产生种种疲劳现象，如头痛、眉紧、眼重、头痛加重、视物模糊等视力疲劳症状。有老花眼症状的老人可多食鸡肝。

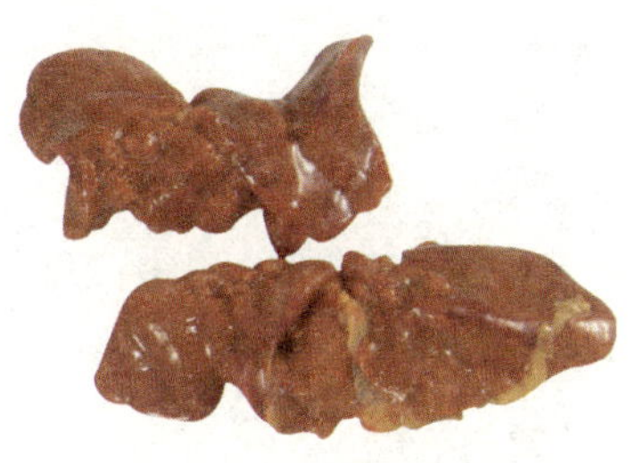
鸡肝

梁霜霜老人，现年 61 岁，过去由于自己不太注意对眼睛的保护，视力早衰，老花镜度数已戴 400 度，离开深度的眼镜就什么也看不清，麻烦不少。因为从事的行业需要常常写稿子，对电脑，参阅学习书刊资料，所以，视力状况不良让她很是头痛。后来，在有经验的亲戚帮助下，采用自我治疗的方法进行防治，获得了意想不到的效果。治疗后，老人有时只戴 100 度的老花镜也能看书，并可以在光线充足的地方摘掉老花镜看书报、写稿等，眼病也很少发生，真受益匪浅。高兴之余，梁老将治老花眼的保养和治疗方法贡献出来，与老年朋友们分享，下面为大家介绍一个以鸡肝为食材的食疗方——蔬菜鸡肝。

具体做法：取菠菜 250 克，鸡肝、虾仁、海参各 20 克，食盐、料酒、胡椒粉、生粉、色拉油（油食品）、鲜汤、葱、姜各适量。将鸡肝、虾仁用食盐、料酒、生粉、胡椒粉上浆，热水焯熟。炒锅加鲜汤和调料，开锅后把菠菜煮熟捞出，控净余汤装盘。炒锅加底油，放入葱、姜炝锅，出香味添鲜汤、调料和辅料，开锅后淋在菠菜上即可。

中医认为菠菜性甘凉，具有养血、止血、敛阴、润燥的功效。菠菜中含有丰富的铁，维生素 C 能够提高铁的吸收率，并促进铁与造血的叶酸共同作用，有效地预防贫血症。菠菜中含有一种类胰岛素样物质，其作用与胰岛素非常相似，能使血糖保持稳定。

菠菜含有丰富的胡萝卜素、维生素 A、维生素 B_2 等，能够保护视力，防止口角炎、夜盲等维生素缺乏症。《本草汇言》："鸡肝，补肾安胎，消疳明目之药也。王嘉生曰，目乃肝窍，疳本肝疾，小儿肝热致虚，故成疳疾，目暗者，以鸡肝和药服，取其导引入肝，气类相感之用也。"所以，这款佳肴具有滋阴润燥、养血止血、清肝明目效果。

黑芝麻糊，可控制早期白内障

白内障，是发生在眼球里面晶状体上的一种疾病，任何晶状体的混浊都可称为白内障，但是当晶状体混浊较轻时，没有明显地影响视力而不被人发现或被忽略而没有列入白内障行列。

凡白内障病之起，初觉眼前似有点条状，似蚊蝇飞舞之状，目力缓慢下降，如在烟雾中看物。经历年久，渐至失明，双目可同时起病，亦可先后发生，间隔之长短，各人不同。此症除视力昏蒙外，无任何头疼眼痛、痒、涩等不适之症。眼外轮廓亦与常人相似，当金井内障翳发展成淡白色，目力已降至不辨人物，但对日、月、火“三光”仍能感觉，瞳神依然圆整，阴阳开合，展缩如常。

白内障是致盲和视力损伤的首要原因，多见于50岁以上老人，并且多为双眼发病，但两眼可有先后。在发病初期，常有固定不飘动的眼前黑点，亦可有单眼复视或多视。随着病情的加重，患者会感到视力模糊、怕光，所看到的物体变暗、变形，乃至失明。常喝黑芝麻糊可控制早期白内障。

黑芝麻糊

具体做法：将黑芝麻炒熟研成粉，每次以一汤匙冲入牛奶或豆浆中服用，并可加入一汤匙蜂蜜。

黑芝麻富含维生素E、铁和蛋白质，可延缓机体衰老，改善眼球代谢，能维护和增强造血系统、免疫系统的功能。

香橼麦芽糖，预防青光眼

青光眼是指眼内压力或间断或持续升高的一种眼病。眼内压力升高可因其病因的不同而有各种不同的症状表现。持续的高眼压可给眼球各部分组织和视功能带来损害，造成视力下降和视野缩小。如不及时治疗，视野可全部丧失甚至失明。

青光眼是一种发病迅速、危害性大、随时可能导致失明的常见疑难眼病。特征就是眼内压间断或持续性升高的水平超过眼球所能耐受的程度而给眼球各部分组织和视功能带来损害，导致视神经萎缩、视野缩小、视力减退，失明只是时间的迟早而已，在急性发作期24～48小时即可完全失明。青光眼属双眼性病变，可双眼同时发病，或一眼起病，继发双眼失明。一旦患上青光眼，就必须按双眼病变对待，不能盲目地认为一只眼患青光眼失明了，还有另一只眼睛。青光眼是目前国内外首要致盲眼病之一。在我国发病率为 0.21% ~ 1.64%，致盲率为 10% ~ 20%，每 100 个盲人当中就有 10 ~ 20 个是因青光眼而失明的。

青光眼失明是因对此病缺乏正确认识，治疗方法不得当而造成。所以我们要预防，若一旦患上青光眼就认为此病是不治之症，丧失治疗的信心，就可能错失治疗时机，导致失明。

青光眼只要能早期诊断、合理治疗，是可以治愈的。对急性青光眼，力争使眼压在短时间内降至正常或接近正常范围。在此为大家介绍一款食疗方——香橼麦芽糖。

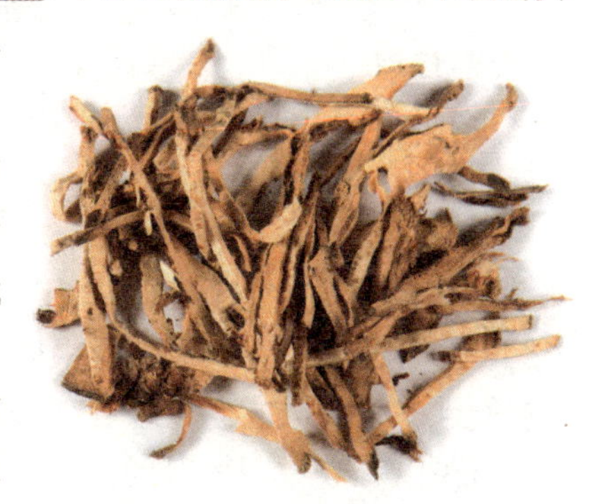

香橼

具体做法：准备新鲜香橼 2 个、麦芽糖 60 克。将新鲜香橼切片入碗，加麦芽糖，加盖隔水炖至香橼化水。待冷却后成香橼糖浆。每日 2 次，每次 1 汤匙，开水冲服。

从中医角度讲，青光眼是脏腑不调，精血虚少，目失温养，神光渐失，所以，在治疗上要注重调理气血功能，扶助正气修复激活视神经才能有好的疗效。而香橼具有疏肝解郁、理气和中、燥湿化痰的功效。麦芽糖味甘，性微温；有健脾胃、润肺、生津、去燥之功效。所以，这个方子对青光眼有很好的效果。

杏仁当零食，预防老慢支

一到冬天，老年人的呼吸道疾病就变得严重起来。尤其本来就患有老慢支的人，更是常常咳嗽不止、喘息难平，有时甚至会因为咳痰不利而危及生命。

实际上，“老慢支”的大多数病人有长期吸烟史，而引起咳嗽的基本原因是支气管黏膜的杯状细胞增多，黏液分泌增多。可是支气管纤毛已被广泛破坏，支气管内出现了大片“不毛之地”，缺少了纤毛运动，痰液不易排出，只得用咳嗽动作来努力排出这些非炎性的分泌物；此外，在吸入烟雾、冷空气侵入或并发感冒时，咳嗽也会增多，当这些因素去除后，咳嗽症状就会随之减轻。杏仁有止咳消痰的作用，常吃杏仁对预防老慢支效果良好。

1. 醋泡杏仁

具体做法：杏仁 400 颗，初伏第一天用醋加冰糖泡之，当年立冬第一天开始服用，每天清晨空腹服下 4 颗，另饮少许醋。400 颗杏仁服完，支气管炎也就基本好了。

杏仁自古就是治疗气管疾病的食疗食物。无论是吃或者喝，杏仁都是既简单又方便的食材。现在被我们所了解的就有杏仁饮。这个杏仁饮不是饮料而是一种简易的食疗方。

2. 杏仁饮

具体做法：准备杏仁 15 克、蜂蜜 1 茶匙。将准备好的杏仁反复捣烂加水滤汁，再加蜂蜜 1 茶匙，用开水冲服，每日 2 ~ 3 次。

《滇南本草》中有记载，杏仁有“止咳嗽，消痰润肺，润肠胃”的功效。现代研究表明，杏仁中含有苦杏仁苷，对呼吸中枢有轻微抑制作用，达到镇咳平喘的作用。所以说，杏仁对慢性支气管炎的老年患者有很好的效果。需要提醒的是，虽然以杏仁为主要材料的食疗方可以有效对治老慢支，但这并不意味着患者可以随意行为了。患者应当在治疗期间严格控制饮食。具体说来，在饮食上，注意清淡，尽量不吃海鲜、辛辣等发物。如果有足够的时间，与此同时坚持晨练就再好不过了。

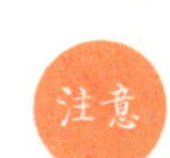

慢性支气管炎病人必须戒烟；平时注意适当的体育锻炼，以改善肺功能；从夏季起每天用冷水洗脸，以增强耐寒力；气候多变时，要注意保暖，尤其是脚的保暖，因为“寒从脚起”；另外，当有气急症状时不可自行服药，一定要在医生指导下服用平喘或止咳药物，以免出现意外情形伤害身体健康。

番茄土豆牛尾汤，防治骨质疏松

骨质疏松从其发病的进程来讲，是一个漫长的渐进发展的过程，从患病到能在 X 线片上明显看出阳性表现大约需要 5 年的时间。

骨质疏松给老年人带来了很多的困扰，尤其是造成了绝经期的妇女常常腰背痛。西医所称的骨质疏松是指在骨的一个单位体积内，骨组织总量与正常量相比偏低，骨质不能生成足够的有机成分，继发引起钙盐沉着减少，导致骨头虽然外形不变，但骨小梁变稀疏，骨的皮质变薄，而骨髓腔却增宽，即使发生了骨的微观结构退化。骨质疏松症在临床上，虽然表现为骨骼化学成分正常，但骨脆性却显著增加了，由此极易引发骨质压缩、变形、疼痛等一系列功能退化性障碍，像慢性颈腰背痛，骨头畸形、骨折等。骨质疏松症的发病范围通常不局限于某一个部位，而是具有全身性的特点。常喝番茄土豆牛尾汤可补钙防治骨质疏松。具体制作方法如下。

具体做法：准备牛尾 120 克，番茄 2 个，马铃薯 1 个，姜 2 片以及白胡椒粒、盐适量。要准备的药材是杜仲 15 克，川七 18 克（药材需要用布事先包裹起来）。在制作时，先要将牛尾清洗干净，切成小段，再在火上加一口锅，倒入水，待水烧沸后，将切好的牛尾放入滚水中烫约 3 分钟，捞出备用。再给番茄去蒂，给马铃薯去皮，将番茄和马铃薯洗干净后均切成块备用。然后往锅内加入适量水，先用武火将水煮开，加入牛尾、姜、药材包及白胡椒粒适量，再接着转为中文火续煮 1 小时，最后倒入番茄、马铃薯继续煲

20分钟后，将里面的药材包捞出后，加入盐适量调味即可食用。

牛尾含有丰富的氨基酸，钙、磷、锌、铁等矿物质以及多种维生素，具有补气养血，强筋健骨的功效，一直是人们用来滋补养神的上佳补品。而番茄不仅是女性养颜美白的必吃食品之一，同时对于中老年人来说，番茄也是不可多得的养身佳品。番茄可以有效地防止衰老，其所含的番茄红素是很强的抗氧化剂。给人体补充足够的番茄红素，可以帮助人体有效的抵抗各种因自由基引起的退化老化性疾病。此外，马铃薯也是抗衰老的有益食品。由此可见，该道番茄马铃薯煲牛尾汤具有很好的滋阴补阳、强筋健骨的功效，不但能有效地缓解腰膝酸软疼痛，还能帮助改善骨质疏松的症状，是经常因为骨质梳松而崴脚、四肢疼痛、身体虚弱的患者不可错过的食疗偏方。

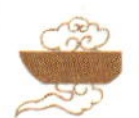

焖炖公鸡仔让老人远离老寒腿

公鸡仔具有补虚益肾暖胃祛寒的作用，可缓解局部痛楚使关节肌肉有力。

每当阴天下雨或气候转凉时，常有许多患者膝关节疼痛加重，这些患者以中老年人为多，因此也被称为“老寒腿”。

“老寒腿”是关节发生退变性变化的一种，随着年龄增长，会越来越严重。早期有两侧或一侧膝关节经常隐痛，活动时加重，休息后缓解。阴天下雨、气候变凉时症状加重。有时急性疼痛发作，关节僵硬，活动时有弹响声。久坐后关节僵硬加重，活动后稍有好转。到后期，膝关节会肿大变形，活动范围受限，出现持续性疼痛。常吃焖炖公鸡仔可让老人远离老寒腿。

焖炖公鸡仔

具体做法：刚开叫的公鸡一只，配150克生姜（切成片），焖炖，不放油盐，可放少量白酒，1天内吃完。隔1周再服1次。

按中医的理论，老寒腿属痹证，而痹证大都是由于劳动之后，腠理疏张，汗出当风，或肾寒，或久卧湿地，风寒湿邪侵袭所致。公鸡仔具有补虚益肾、暖胃祛寒的作用，可缓解局部痛楚、使关节肌肉有力。

现代医学认为，肥胖、脱钙、维生素A和维生素D缺乏与老寒腿的形成有关，因此在饮食上要注意钙的摄入，特别是老人每日钙不少于1200毫克，牛奶、蛋类、豆制品、蔬菜和水果等食物含钙量高。胡萝卜、红辣椒、苹果、粗粮、绿色蔬菜等维生素A、维生素B_1、维生素B_6、维生素B_{12}、维生素C和维生素D含量高，可适当多摄入一些。需要注意的是，对于老寒腿，老年人患老寒腿的可能性相对较大，但这种病并非与年轻人无关。尤其一些年轻女性，深秋时节依然短裙飘飘，虽美丽却“冻”人，老寒腿就会主动找上门来。所以，对于那些爱美却忽视了健康的女性朋友，一定要注意保暖和适当的锻炼，千万不要为了一时的美丽，让老寒腿钻了空子。

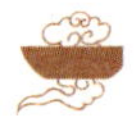

老醋花生米，降血脂的灵丹

花生是一味良药，适用营养不良、脾胃失调、咳嗽痰喘等症。另外花生仁红衣（花生仁皮）能抑制纤维蛋白的溶解，促进血小板新生，加强毛细血管的收缩功能，对血小板减少、肺结核咯血和泌尿道出血等疾病患者有好处。

高脂血症在老人中是一种比较常见的病症，属于一种以头昏、头痛、胸痛、胸闷、腹胀、肥胖等症状为主的脂类代谢过剩性疾病。在临床诊断上，通常将人体内血浆脂质浓度超过正常高限时确诊为高脂血症。从其发病原因上看，高脂血症可分为原发性高脂血症和继发性高脂血症。原发性高脂血症通常是由于遗传因素以及后天日常生活中的不良饮食习惯造成的；而继发性高脂血症则是由于其他原发疾病引起的，这些原发疾病有糖尿病、肾脏疾病、肝脏疾病、甲状腺疾病以及肥胖症等。老醋花生米能有效降血脂，日常可作为高血脂患者的佐餐小菜，其做法如下。

具体做法：准备好的花生米（熟、生花生米均可）泡在适量的醋里面一个星期左右便可拿出来吃了，每天早晚各吃一次，每次约吃 10 颗，连吃一周为一个疗程。

此食方它可以降低血压，软化血管，减少胆固醇的堆积。要注意的是吃后一定要及时漱口，否则对牙齿不利。

醋是人们常用的调味品，其药用价值也非常高。现代营养学发现，食用醋中含有丰富的氨基酸、乳酸、醋酸、琥珀酸等有机成分，能使食物中所含有的钙、锌、铁、磷等无机物溶解出来，从而提高食物的吸收利用率及其营养价值；醋能有效保持食物中某些维生素的有效成分，降低脂肪类物质被人体吸收后产生的副作用，降低血脂，预防血管硬化，并降低血压；此外，食醋还具有解毒及促进新陈代谢的功能，有抗菌杀菌作用。

花生的营养价值比粮食类要的还要高，可与鸡蛋、牛奶，肉类等一些动物性食品的营养价值相媲美。花生中含有大量的蛋白质和脂肪，特别是不饱和脂肪酸的含量很高，很适宜制造各种营养食品。因其含油量高达 50%，为此花生被人们誉为“植物肉”。生食花生米易患病，因为花生在地里时，其外壳多被病菌或寄生虫卵污染，生食时很容易受其感染而患上疾病。而花生米经火炒或油炸后，它所含有的维生素会被炒炸时的高温破坏掉，蛋白质、纤维素和新鲜花生衣也会部分碳化或全部碳化，这样其营养价值和药用价值也就很低了。所以花生米不宜火炒或油炸食用。水煮花生米既能杀菌消毒，也能完好地保存其营养成分和药用成分，而且味道鲜美，对人体益处多多。

老人心脏不好多吃桑葚膏

桑葚膏具有补血滋阴、生津止渴、润肠燥等功效，可辅助治疗冠心病中肝肾阴虚者。

膏方养生是中国古老的养生方法之一，经过历史的积累和发展后，演变成多种原料的对症疗法。膏方养生的最大优势是根据患者不同体质特点和不同症状、体征而组方，充分体现了辨证论治和因人、因时制宜的个体化治疗原则，针对性强，非一般补品可比。膏方对多种疾病有治疗作用，特别是对一些慢性、难治性、反复发作性的疾病的治疗有较好的效果。另外，还可以作为重病后患者的康复补品使用。桑葚膏是心脏病人常用的滋补膏方。其养心益智，是中老年人的保健佳品，其制作方法如下。

具体做法：桑葚膏是由200克干桑葚，300克白砂糖制成的。制作时，要先将白砂糖放入砂锅内，加少许水用小火煎熬至较稠时，加入干桑葚碎末，搅匀，再继续熬至用铲挑起即成丝状而不黏手时停火，将其倒在表面涂过食用油的大搪瓷盆中，待稍冷，分割成小块，即可食用。

这里需要说明的是，桑葚味甘酸，性微寒，入心、肝、肾经，为滋补强壮、养心益智佳果。桑葚中所含脂肪酸主要为不饱和脂肪酸亚油酸，故有降低血脂、防止血管硬化的作用。丰富的维生素 E 及较高硒含量是中老年人保健佳品。

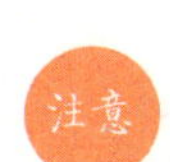

冠心病患者如果想要选择和试用其他膏方，一定要遵医嘱或者在有相关经验的人士指导下进行，可以适量选用能培补心气、活血通络的药材与食物，如茯苓、石菖蒲、燕白等。此外个人的饮食习惯及平时的调养也很重要。具体说来，冠心病患者宜多吃新鲜蔬菜和水果、豆制品及植物油；减少胆固醇的摄取，少吃红肉和高脂奶制品；限制钠的摄入（每天应在 5 克以下）。此外，也要戒烟、酒及浓茶等。

三神汁饮，缓解心律不齐

严重疾病引起的心律不齐，多伴有一些症状，常见有头晕、胸闷、胸痛、气急、多汗、颜面苍白、四肢发冷、抽搐、昏迷等。轻微的心律不齐仍可以照常工作和学习。

心律不齐，指的是心跳或快或慢，超过了一般范围。心脏自律性异常或传导障碍引起的心动过速、心动过缓或心律不齐；精神紧张、大量吸烟、饮酒、喝浓茶或咖啡、过度疲劳、严重失眠等常为心律失常的诱发因素；心律失常特别多见于心脏病患者，也常发生在麻醉、手术中或手术后。下面为大家介绍一个缓解心律不齐的食疗方——三神汁饮。

具体做法：取荷叶汁 15 毫升，黄瓜汁 30 毫升，生姜汁 3 毫升。一次服下，每日 2 ~ 3 次，7 日为一个疗程。

这其中的医理很简单，荷叶汁具有滋阴润燥等功效。黄瓜所含的丙醇二酸，有抑制糖类物质在机体内转化为脂肪的作用。肥胖者、高脂血症、高血压、冠心病患者吃黄瓜有一定益处。姜对大脑皮质、心脏、延髓的呼吸中枢和血管运动中枢均有兴奋作用，是心血管系统的有益保健品。

所以说，瓜荷姜三汁对缓解冠心病有很好的疗效。

（1）吃水果和蔬菜虽好，但要维持营养平衡。

（2）减少盐的摄食量。摄食盐量低可以降低血压，并且减少患冠状动脉病的危险。

（3）忌食含脂肪高的食物，如肥猪肉、肥羊肉等；忌食含高胆固醇的食物，如猪皮、猪肝、脑髓、鱼子、蟹黄、全脂奶油、腊肠等；忌食含高热能及高碳水化合物食物，如冰激凌、巧克力、蔗糖、油酥甜点心、蜂蜜、各种水果糖等。

（4）忌辛辣刺激之物，如辣椒、芥末、胡椒、咖喱、咖啡等。

（5）不要吃不易消化的食物。

（6）不宜食用菜籽油。

（7）不宜饮酒。

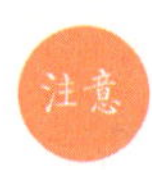

因为此方属于食疗方，所以对冠心病患者的饮食禁忌要求很高，如果屡屡犯忌，很可能会影响治疗效果。

金橘饼，对付老年人中风

中医学认为，金橘味辛、甘、温，气香而悦脾（即有利于肠胃消化之意），味辛而行散，故能治疗脾虚气滞，腹部胀满，并能化痰醒酒。

宋代著名诗人杨万里有首咏金橘的诗："风餐露饮橘州仙，胸次清於月样圜。仙客偶遗金弹子，蜂王捻作菊花钿。"金橘可谓集观赏、食用及医疗保健于一身。有趣的是，其他柑橘类都是剥了皮吃，而它却是连皮带肉一起吃的。金橘果皮含金橘苷，有扩张血管的功能，对高血压、动脉硬化有较好的治疗作用，同时，它又有保护心脑血管壁的作用，能预防脑血管意外。据日本医学文献报道；患有心血管病的老人，冬日常食用金橘，能延缓动脉硬化。

金橘饼

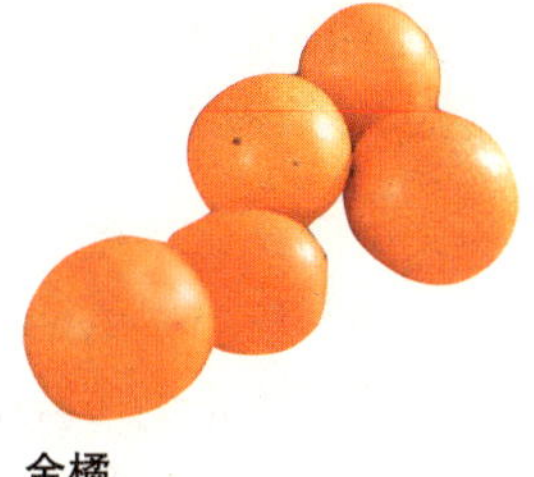
金橘

具体做法：取鲜金橘1000克，白糖500克。先将金橘洗净，压扁，去小核。将白糖溶解于800毫升温开水中，再将去核的扁金橘浸渍其中。24小时后，用文火煎至汁尽停火。冷却后将余下的白糖加入金橘中拌匀，风干即可。当蜜饯随意服食，每日不宜超过30克。

本款佳肴有和胃、理气、化痰、消食之功。当心情郁闷或是因为消化不良而感到胸部饱胀，疼痛时，吃点金橘饼，不久会感到心情舒畅得多了。

金橘，也叫“金柑”，又名“寿星橘”，是柑橘类中果形最小的水果。与其他水果不同的地方是，其他水果均以食果肉为主，唯独金橘因其果皮，肉厚味甘，芳香可口，以嚼食果皮为主。据测定，金橘含有B族维生素，维生素A、维生素C、胡萝卜素，此外，还含有蛋白质、脂肪、糖类，以及钙、磷、铁和金橘苷、挥发油等成分。其中80%的维生素C存在于果皮中。金橘所含的金橘苷具有保护血管，减缓血管硬化，增加脑血流作用，因而可益脑。此外，金橘还可增强人体的御寒能力。

桃仁粥，帮你预防高血脂

中医认为核桃性温、味甘、无毒，有健胃、补血、润肺、养神等功效。核桃油中含有大量不饱和脂肪酸，能降低胆固醇，对防治高血压、冠心病和动脉硬化症很有好处。

吃得好了，运动少了，慢慢地血脂自然就高了。当今社会，高脂血症的患者极为普遍，它包括高胆固醇血症、高甘油三酯血症及复合性高脂血症，这是导致动脉粥样硬化和冠心病的主要因素之一。它对肾脏、末梢循环、胰脏、瘙痒症、免疫系统、血液系统疾病也产生不容忽视的影响。《儒门事亲》曰：“膏粱之人……酒食所伤，胀闷痞满，酢心。”这是反映高血脂的征兆，当血液中的胆固醇和甘油三酯过高时，就会导致高血脂的症状，它的直接损害是加速全身动脉硬化，因为全身的重要器官都要依靠动脉供血、供氧，一旦动脉被粥样斑块堵塞，就会导致严重后果。动脉硬化引起的肾衰竭等，都与高脂血症密切相关。高脂血症是脑卒中、冠心病、心肌梗死、心脏猝死独立而重要的危险因素。

患病率高的人群大多是中老年人，他们的身体相对较弱，容易患病。因此对健康问题非常敏感，平时只要生了病，心里就充满恐惧、悲观。其实，完全不用这样，他们把病想象得太复杂了。对于生命来讲，生病总是难免的，也并不可怕，治疗的关键是要找准病症，了解它后再找出治疗它的方法。即使是某些看起来要人命的病，只要对症下“药”，找准方子，要治好它，也并不难。下面给大家介绍一个降血脂的食疗方——桃仁粥。

具体做法：取桃仁30克，粳米100克，红糖少许，清水适量。将桃仁去皮，加水磨成浆；粳米淘洗干净；锅置火上，放入清水、粳米、桃仁浆汁，用旺火煮沸后，改用小火煮约20分钟，加入红糖调味即成。

中医认为核桃性温、味甘、无毒，有健胃、补血、润肺、养神等功效。现代医学研究认为，核桃中的磷脂，对脑神经有良好的保健作用。它所含丰富的维生素E及B族维生素等，能帮助清除氧自由基，且可补脑益智、增强记忆力、抗衰老。核桃含脂肪高达63%，且核桃油中含有大量不饱和脂肪酸，能降低胆固醇，对防治高血压、冠心病和动脉硬化症很有好处。

鹅肉炖成汤，止咳平喘效果好

鹅肉补虚益气，暖胃生津，尤其适宜于气津不足之人，凡时常口渴、气短、乏力、食欲缺乏者，可常食鹅肉。

生活中，不少中老年人在被哮喘和咳嗽困扰。他们中的大部分人会先感觉咽喉不适，然后咳嗽难止，咳嗽持续的时间比较长，然后还可能会出现咳痰带血的现象。理论上说，不管出现的是哪种程度的病症都应当先到正规的医疗机构去就医确诊。确诊后再选择适合的治疗方。要知道，在不正规的医疗机构就医比自己乱用药的危险性更高。被哮喘和咳嗽困扰的老人可常吃鹅肉竹荪汤，其做法如下。

鹅

具体做法：水发竹荪200克，鹅肉300克，水发香菇50克。水发竹荪切去两头，洗净，切段；水发香菇洗净，切块；鹅肉洗净，切块；锅置火上，放植物油烧热，加入葱花、姜片煸香，加鹅肉块煸炒至变色，加入竹荪段、香菇快煸炒片刻，烹入料酒、酱油、桂皮、盐、高汤烧沸，转小火焖炖至鹅肉熟而入味。

鹅肉性平、味甘，归脾、肺经。具有益气补虚、和胃止渴、补肺益肾等作用。鹅肉是优质蛋白质，含有人体生长发育所必需的多种氨基酸，其组成接近人体所需氨基酸的比例，鹅肉中的脂肪含量较低，仅比鸡肉高一点，比其他肉要低得多。每100克鹅肉含蛋白质10.8克，钙13毫克，磷37毫克，热量602千焦，还含有钾、钠等十多种微量元素。鹅肉不仅脂肪含量低，而且品质好，不饱和脂肪酸的含量高达66.3%，特别是亚麻酸含量高达4%，均超过其他肉类，对人体健康有利；鹅肉脂肪的熔点亦很低，质地柔软，容易被人体消化吸收。

中医认为，“五脏六腑皆令人咳，非独肺也”。意思是说，咳嗽不仅是人体肺的病变，而且与人体的五脏六腑都有关。即心肝脾肺肾五脏功能失常，都能引起咳嗽。《随息居饮食谱》记载，鹅肉补虚益气，暖胃生津，尤适宜于气津不足之人，凡时常口渴、气短、乏力、食欲缺乏者，可常食鹅肉；此外，用鹅肉炖萝卜可大利肺肾两气。有的人秋冬容易感冒，经常吃一点鹅肉，对缓解感冒和急慢性气管炎有良效。

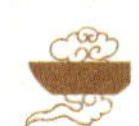

木耳、核桃仁治四肢麻木

人老了，身体的各项生理功能都会慢慢退化，再加上身体抵抗力慢慢下降，很容易出现一些小症状。老年人出现手足麻木的症状并非少见，医学专家曾经指出，几乎所有60岁以上的老年人都有过手脚麻木的感觉。

人在进入中老年之后，身体各项机能会不断衰老退化，经常会出现很多这样那样的症状，而四肢无力、麻木、冰冷是其中最常见的一项。但是，由于天气等各种因素的外在影响，很多人都会忽略了这些症状所代表的真正意义，从而也就给身体埋下了各种隐患。如果不及时采取预防和治疗措施，就会造成严重的后果。所以，真正了解其代表的意义是非常重要的。下面为大家介绍 2 个缓解四肢麻木的食疗方。

1. 雌鸽木耳汤

具体做法：取雌鸽 1 只，木耳 30 克，食盐适量。将雌鸽在开水中滚烫脱毛至净，洗净内脏，剁块备用；木耳浸泡后去根蒂洗净备用；将雌鸽肉、木耳放入砂锅中，加入适量清水，用猛火烧开后，改为小火慢炖 2 个小时；出锅前放入适量食盐即可食用。可滋阴气补肾，补骨养血。

在一般人的印象当中，衔着橄榄枝的鸽子是带给人类和平安定的吉祥鸟。但在中国古代，鸽子是人们常用的滋补品之一。古人以为鸽子在高高的峭壁上筑巢、栖息繁衍后代，因其雌雄交配频繁、繁殖能力强等特点，故唤它作“淫鸟”，中医学家又因鸽肉味咸，便将它归入肾经一脉。老人腿脚麻木，身体劳乏，与肾脏有关。强壮了肾脏，身体自然能够恢复健康。

2. 木耳核桃仁

具体做法：取黑木耳、核桃仁、蜂蜜各 100 克，将木耳洗净泡软，与核桃仁、蜂蜜捣成泥，放碗内上锅蒸熟，分 4 次吃完。

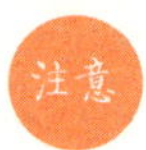

很多患有糖尿病的人会出现四肢麻木。只要身体任何部位经常出现麻木、酸痛、肿胀，就要及时检查血糖，老年人尤其要注意。

灵芝薄荷茶，防治脑萎缩

灵芝薄荷茶中灵芝对神经系统有抑制作用，可以对心脑疾病起到辅助治疗作用；薄荷具有清凉镇痛的作用，有助于缓解脑萎缩患者的头痛、头晕等不适症状。

近年来，脑萎缩患者逐年增加，相应的，老年痴呆患者也在增加。有人分析认为相当一部分痴呆老人与脑萎缩有关，与高血压有关。专家研究发现，高血压是造成脑血管性痴呆的主要原因，但脑萎缩并不是老年痴呆的绝对原因。灵芝对神经系统有一定作用可治疗的脑疾病，灵芝薄荷茶是辅助治疗脑萎缩的常用食疗方。其制作方法如下。

具体做法：准备灵芝 2 克，薄荷 5 克，谷芽 5 克，白糖 25 克，水 250 毫升。先将菌灵芝切片，薄荷切节，谷芽炒香。再把菌灵芝、炒谷芽放入锅内，加水和足量白糖煎熟至浓，再下薄荷，煎熬 10 分钟即成。

此茶具有补脑益智的功效，非常适合老年脑萎缩，气虚烦劳者饮用。

这方子中菌灵芝性甘，平。归心、肺、肝、肾经。主治虚劳、咳嗽、气喘、失眠、消化不良等症。动物药理实验表明，灵芝对神经系统有抑制作用，可以对心脑疾病起到辅助治疗作用；对于方子中的薄荷，众所周知，薄荷具有清凉镇痛的作用，有助于缓解脑萎缩患者的头痛、头晕等不适症状。最后来看谷芽，谷芽主要的作用是促进消化和吸收，这样就可以减少患者在进食后的脑耗氧量，间接对脑细胞有益。

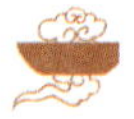

桂圆枸杞酒，缓解短暂性失忆型痴呆

桂圆枸杞酒，具有温肾补肺，益智慧。适用于智力低下等症。依据饮酒量每次不宜超过 30 克，每日一次。

人们常说，人老了就容易怀旧，到了 40 岁左右，你也许会发现，自己越来越频繁地忘记近期见过的人或做过的事，相反的，回忆起很多年以前的人和事反而比任何时候清晰，就好像记忆出现了时间混乱，很久远的事好像才刚刚发生过，而对最近发生的事则出现了记忆滞后现象，这是由于大脑神经元在 40 岁时可减少 20% ~ 25%，而脑细胞脂褐素增加及脑血管硬化，则会导致记忆和学习能力降低，严重的还会出现反应迟钝、丧失记忆和痴呆症。在此给大家介绍一个食疗方，可缓解短

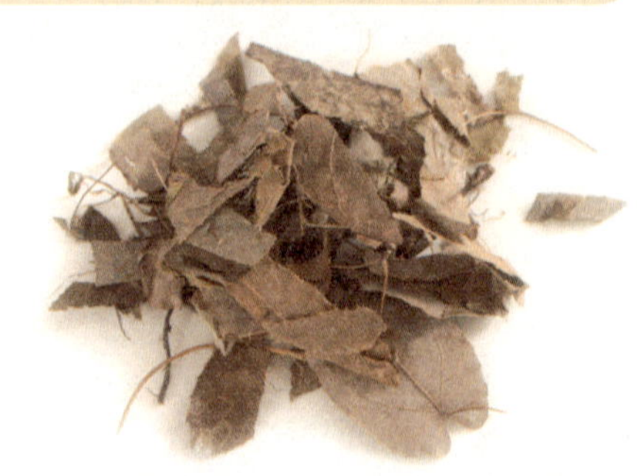

淫羊藿

暂性失忆型痴呆——桂圆枸杞酒，其具体做法如下。

具体做法：准备桂圆肉 100 克，枸杞子 100 克，女贞子 100 克，生地 100 克，淫羊藿 100 克，猪油 500 克，绿豆 100 克。先把女贞子在冬至日九蒸九晒干；生地洗净晒干；淫羊藿去皮毛；绿豆洗净晒干，将上述配料装入绢袋内，扎紧口，备用。再将瓷瓶装烧酒 10 千克，再放入药袋，严密封口，浸泡一个月即成。

此酒方具有温肾补肺，益智慧，适用于智力低下等症。依据饮酒量每次不宜超过 30 克，每日一次。

为什么枸杞子具有辅助治疗老年痴呆症的功效呢?

这是因为枸杞子可以保护神经元细胞，有助防止患上老年痴呆症。这一点已经得到了科学印证。香港医学专家研究以中药治疗老年痴呆症的项目过程中，意外发现枸杞子含有减少活化双链核糖核酸酶讯息传送途径的物质，可以保护脑部神经元，能有效抗衰老。

有限度的记忆丧失并不是严重的症状，但出现记忆衰退现象时应及时调整心态和生活习惯。营养失调以及情绪压力是加速神经衰老的两大因素，因此，从饮食上补充营养可改善睡眠，启动脑细胞；而保持开朗乐观的心态，多与人交往，参加集体的益智健脑活动。

黄芪猴头鸡汤，老年痴呆食疗方

黄芪猴头鸡汤以猴头菌、黄芪与鸡肉、油菜相配，共成补气养血、补脑强身之功；此汤可作为病后体弱、体虚易患感冒及营养不良、贫血、神经衰弱、慢性肾炎、糖尿病患者的滋补食疗膳食。

老年痴呆症是发生在中老年期及老年前期的一种原发性退行性脑病，是一种持续性高级神经功能活动障碍，即在没有意识障碍的状态下，记忆、思维、分析判断、视空间辨认、情绪等方面出现的障碍。其特征性病理变化为大脑皮层萎缩，并伴有 β－淀粉样蛋白沉积，神经元纤维缠结，大量记忆性神经元数目减少。黄芪猴头鸡汤补气养血、补脑健身，是老年痴呆病人常用食疗方。

黄芪猴头鸡汤

具体做法：猴头菌 150 克，黄芪 30 克，嫩鸡肉 250 克，生姜 15 克，葱白 20 克，菜心 100 克。将猴头菌用温水发胀洗净，切成 2 毫米厚的大片，发猴头菌的水用纱布过滤待用。鸡肉切成约中等大小的条方块。黄芪用湿毛巾揩净后切成马耳形薄片。生姜、葱白均切成细条。菜心洗净待用。锅烧热后下猪油，投入黄芪、姜、葱、鸡块，共煸炒后，放入绍酒、发猴头菌的水和少量清汤，用武火烧沸后再用文火煮 1 小时，再放猴头菌煮半小时后，用盐、胡椒粉等调味。先捞出鸡块放在汤碗底部，再捞出猴头菌片盖在上面。

汤中放入菜心，略煮片刻倒入汤。酌量佐餐食用。每周服食 1 ～ 2 次。

本方具有补气养血、补脑强身的功效。黄芪味甘，性微温，归肝、脾、肺、肾经。有增强机体免疫功能、保肝、利尿、抗衰老、抗应激、降压和较广泛的抗菌作用；猴菇菌是一种药食两用的真菌，性平，味甘，利五脏，助消化，滋补，抗癌、治疗神经衰弱；鸡的肉质细嫩，滋味鲜美，适合多种烹调方法，并富有营养，有滋补养身的作用。

甘麦大枣汤，让更年期的男人心情变好

男人到了更年期，情绪也会出现不稳定，容易暴躁，这时候就可以用甘麦大枣汤帮助调理。专家认为，甘麦大枣汤虽然仅由三味简单的药组成，但是功效却不容小觑。方中的甘草能够补虚和中，小麦可以养心气，大枣能够健脾补中，药虽三味，但能并补心脾。

男人的更年期，只是相对女性更年期的一种普遍说法。如果用医学术语来说，它叫作“中老年男子部分雄激素缺乏综合征”。大部分男人在步入 50 岁之后，睾丸开始萎缩，睾丸所分泌的睾酮也就是我们常说的雄性中活力最强的一部分，其含量也会下降。这是男性更年期产生的根本原因，也意味着从前具有充沛体力、健康体魄的男人，开始向另外一个年龄段过渡了。甘麦大枣汤可缓解男人的更年期症状，其制作方法如下。

具体做法：取小麦 15 ～ 30 克，甘草 9 克，大枣 5 枚。做的时候，先洗净小麦，漂去浮末，然后用适量的清水煮上这 3 味药。用小火慢慢熬，煮沸后去渣就可以喝了，最后还可以把大枣吃掉。

喝汤的时候要注意，不要 1 天 3 次，跟服药似的一鼓作气地喝下去，而是没事的时候，就喝几口，慢慢喝。另外，小麦在农村比较常见，在城市里不多见，在制作此食方的时候，也可用面粉代替小麦，1 份用 1 汤匙即可。把面粉先用凉开水调成稠糊状，等甘草和大枣煎好后，再冲熟和匀面糊就行。

老鸭汤，专治老年人尿频

尿频的原因较多，最常见的为尿路感染，老年人尿频的主要原因是前列腺肥大，人到老年，尿频的现象比较普遍。对于老年人的尿频，首先是补肾固阳，检查病因，对症施治，在日常生活中，可采用食疗法。

夜尿频多，这是很多中老年男性的烦恼。其实，问题的根源也并不复杂，无非是肾气虚弱。肾虚尿频本就是很正常的一个问题，只是被社会上药品广告的胡乱宣传搞得让人难以启齿了。

肾虚是一个很常见的病理现象。开车、开会一坐几个小时动也不动，常年吹着空调房里的冷气，保暖工作不到位，房事频繁……都有可能导致肾虚。退一万步说，即使保养得再好，男人过了40岁，肾气也会逐渐呈现衰弱趋势，这是不可逆反的自然规律。虽然如此，但我们依旧可以以科学的养生方法，延缓肾气的衰竭，达到延年益寿的目的。老鸭汤对肾虚型尿频效果良好，中老年男性可常食用。

具体做法：取老鸭半只，红枣10颗，白莲子50克，料酒、精盐、姜各适量。将老鸭洗净，用开水汆烫后捞出待用；锅中加入适量清水烧开，放入所有材料，旺火煮开后撇去浮沫，改小火煲2小时；将老鸭取出，切成片，放入汤盆中，浇入原汤即可食用。

中医学认为，红枣有益气补血，健脾和胃润心肺，缓阴血，生津液，悦颜色，通九窍，助十二经及和百药之功效。老鸭，它不仅营养丰富，而且因其常年在水中生活，性偏凉，有滋五脏之阳、清虚劳之热、补血行水、养胃生津的功效。其制作方法如下。

老鸭炖食时可加入莲藕、冬瓜等蔬菜煲汤食用，既可荤素搭配起到营养互补的效果，又能补虚损、消暑滋阴，实为夏日滋补佳品。如加配芡实、薏苡仁同炖汤则滋阳效果更佳，且能健脾化湿、增进食欲。

尿频不用怕，食核桃仁栗子粥

核桃栗子粥具有益气补肾，温肺化痰，适用于咳嗽气喘、无力气短等症。

尿频是老年人的常见病，对日常生活有一定影响，有时也是某些神经系统或泌尿系统疾病的表现。当小便逐渐增多并在膀胱内形成一定压力的时候，膀胱就会发出信息，人们就有了尿意，如果膀胱内有结石、异物、异位的子宫内膜占据，或膀胱临近的器官肿大，如卵巢肿瘤或囊肿、子宫肌瘤、过度肥胖等都有可能引起尿意频频，即使少量的尿液也会产生较强的尿意。因而，凡是尿意过于频繁的人，特别是老年女性，必须引起足够的重视，应找医生咨询，或进行必要的检查，以免忽略大病，给健康造成极大的危害。当然，这里说的尿频不是由于喝水过多所致的小便过多，而是在小便量较少的情况下，仍然不时地小便，具有“量少次多”的特点。常食用核桃栗子粥来缓解肾虚型尿频有良效。

核桃仁栗子粥

具体做法：准备核桃仁、栗子各20克，小米100克。先将核桃仁、栗子捣碎和小米同放锅内，加水适量煮粥，代早餐食。

临床实践证实，本粥可补肾，治疗尿频方面有效验。

此外，在生活中，老人也应当多加注意。比如饮食上少吃辛辣食品，多饮水，水量增多后排尿次数必然会增多，大量尿液的排出可将泌尿道里的细菌冲出体外。所以说，因怕尿频、尿急而不喝水的做法是不妥当的。老人要尽力保持局部干燥卫生，勤洗澡。避免因尿频、尿急、尿失禁诱发炎症和湿疹。

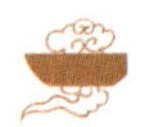

肩周肿痛有炎症，食疗药粥解烦忧

肩周炎是以肩关节疼痛和活动不便为主要症状的常见病症。本病的好发年龄在50岁左右，女性发病率略高于男性，多见于体力劳动者。

肩周炎是一种慢性炎症，病程通常会在1年以内，较长者可能会持续1～2年。人们之所以会患上肩周炎，一是因为遭风寒，受凉，受冷所致。因为风寒湿邪入侵人体的时候，会导致肩关节疼痛，使之难以抬举，活动不灵，严重的时候就会引发肩周炎；二是因为肩部受到损伤，根据临床研究观察所知，通常肩周炎患者都有一些或轻或重的肩部受寒史、偏瘫史，或是曾经肩部受到过别的损伤等。三是因为劳累所致。体力劳动者之所以更容易患上此病，就是因为劳累也是致病因素之一，一些经常使用肩部的工作者尤其要注意预防肩周炎的发生，在平时的工作中，要注意肩部保养，适当活动肩部，防止肩周炎的发生。常吃莲党杞子粥也能缓解肩周肿痛的症状。

莲党杞子粥

具体做法：取莲子60克，生党参40克，枸杞子15克，大米50克以及适量冰糖。先将莲子用温水浸泡一段时间，将莲子心剥去，再将生党参、枸杞子、大米用水淘洗干净，然后将上述全部原料都一起放入锅中，加上适量水，用大火烧沸，再改用小火煮熟，最后加入冰糖适量调味即可。

莲子在中药学上为味甘、性平之物，具有补脾止泻、益肾固精、养心安神等功效。从现代养生学上看，莲子的功效更加显著，能降血压，能帮助人体维持血压在正常水平；也能强心安神，莲子心泡茶向来被看作宁神静气的绝佳饮品，主要是因为莲子心所含生物碱可以强心宁神，还可以抗心律不齐；还能防癌抗癌，通经脉，活气血，使气血畅而不腐。

党参还能养血，因而对于气血两虚，气短心悸，疲倦乏力者尤其适用。枸杞的作用则主要在于其能补血安神，补肾益精，养肝明目，生津止渴，润肺止咳。主要用来缓解肝肾阴亏，腰膝酸软，头晕目眩，目昏多泪，虚劳咳嗽，遗精之症。此款食疗莲党杞子粥可以有效缓解肩周炎的症状，减少疼痛，帮助患者安神静气。

因此，长期劳累尤其是肩颈部经常酸痛的人士可以常喝莲党杞子粥，这样可以帮助缓解肩膀疼痛，从而让生活工作更加舒心。

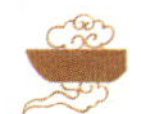

天麻炖猪脑，防治老年性耳鸣

天麻炖猪脑中天麻和猪脑都有补脑的功效，平肝潜阳；对耳聋耳鸣、肝阳头痛、头晕胀痛、心烦易怒，睡眠不宁有疗效。

老年性耳鸣是人体老化过程在听觉器官中的表现。老年性耳鸣的出现年龄与发展速度因人而异，其发病机制尚不清楚，似与遗传及整个生命过程中所遭受到的各种有害因素（包括疾病、精神创伤等）影响有关。听觉器官的老化性退行性改变涉及听觉系统的所有部分，唯以内耳最明显。这里给大家推荐一个防治老年性耳鸣的食疗方——天麻炖猪脑。

具体做法：先准备天麻 10 克，猪脑 1 个。将猪脑洗净，切成小块，与天麻同置碗内，加适量凉开水，放入锅内隔水炖熟。每日或隔日服 1 次，3 ~ 4 次为 1 疗程。

此方适用于老年肝阳上亢型耳鸣。

在此方中，天麻具有熄风定惊，防治头风眩晕的功效，对耳鸣也有一定的疗效，适合耳鸣患者食用。猪脑不仅肉质细腻，鲜嫩可口，而且含钙、磷、铁比猪肉多，适宜体虚神经衰弱、头晕、头眩耳鸣者食用；也适宜脑震荡后遗症、健忘者食用。

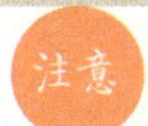

高胆固醇血症及冠心病患者忌食此方。

牙齿松动摇晃，多喝固齿汤

固齿汤为固齿老方，适用于慢性牙周炎、肾气虚损型牙酸无力、全口多数牙有不同程度的松动等症，适合老年人使用。

牙齿松劲不齐，会给人一种“美中不足”的感觉。同时，牙齿是人体重要器官之一，也是人体健康的重要标志。当然，有一副好肾，你就会拥有一口铜牙铁齿。

在中医理念上认为，肾精能够生髓，而髓能养骨。所以只有肾精充盛了，才能生化骨髓，而只有骨髓充足了，骨骼才能得到滋养，才会坚劲有力、耐久立而强劳作。“齿为骨之余”，骨骼得到滋养了，牙齿也就坚固不易脱落。正是因为牙齿与肾以及骨骼有着密切的关系，所以，不管是在生理上还是治疗上，都应正视养肾。这里给大家介绍一个固齿汤——桂圆黑豆枸杞汤。

具体做法：取桂圆肉、黑豆各 50 克，枸杞 30 克。将黑豆放入砂锅内，加水 800 ~ 1000 毫升，待煮至半熟时，加入枸杞、桂圆肉，小火煮 30 分钟，连药带汤 1 次服下（空腹），每天1次。

中医中药强调对本治疗，通过调动和激发人体内在的潜能和自愈力来对抗疾病。而人体的抗病潜能和自愈力与“肾”关系密切，“肾虚”使得对抗牙周病的能力下降，导致牙周病迁延难愈，反复发作。所以，现代中药采用补肾固齿的科学方法，能通过补肾的途径作用于骨髓，诱导骨髓干细胞充实到牙床处，修复并重建牙槽骨，巩固免疫防线，击退细菌感染，消除牙周病，建立新的牙床基础，使牙齿长牢，牙齿坚固。这款桂圆黑豆枸杞汤，具有补肾固齿的功效，久服可防治牙周病。因为，从中医的角度来讲，桂圆有补肾、养血、安神等功效。而对于枸杞，《本草纲目》中说“久服坚筋骨，轻身不老，耐寒暑”。中医常用它来辅助治疗肝肾阴亏、腰膝酸软、头晕、健忘、目眩、目昏多泪、消渴、遗精等病症等用。

多吃桑叶芝麻，补虚防白头

白发一症，中医早有记载，如《诸病源候论》白发候记述：“足少阴之经也，肾主骨髓，其华在发。若血气盛，则肾气强，肾气强，则骨髓充满，故润而黑；若血气虚，则肾气弱，肾气弱，则骨髓竭，故发变白也”。

在各种调理方法中，历来医家都比较推崇偏方食补。龚廷贤在《寿世保元·卷四》中记载了这样一个偏方，名叫“扶桑至宝丹”。指的是以桑叶为主材，做成药丸，来调理少白头。现代人如果嫌制作药丸麻烦，可以做成桑叶芝麻粉来冲喝。

桑叶芝麻

具体做法：取霜桑叶或鲜桑叶500克，黑芝麻250克。先将霜桑叶或鲜桑叶除去梗茎，焙干，研末，然后将黑芝麻炒熟，也研成末，最后将桑叶末、芝麻末、适量白糖放在一起调匀。每天早、晚各1次，每次服用20克，用白开水送服。长期坚持，能有效改善少白头，使面容更显红润亮泽。

在食用之余，如果再搭配使用新鲜桑叶汁来洗头，效果会更好。取新鲜桑叶200克，洗净搓碎，放到一个合适的容器里，注入清水，再继续使劲搓揉，直到清水变暗绿胶汁状，然后将碎渣叶滤去，用剩下的汁洗发。每周1～2次，有益于改善少白头，能乌发美发。同时，还可防治肝热引起的头痛。

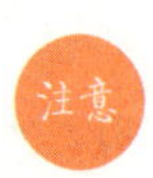

如果发质极易出油，还会伴有瘙痒，稍微刺激一下头皮就会出现红斑等症状，就不宜使用本方。因为，头发出油等，多是湿热内蕴的体现，芝麻偏油性，吃得多了会让头发越来越油腻，头屑越来越多。

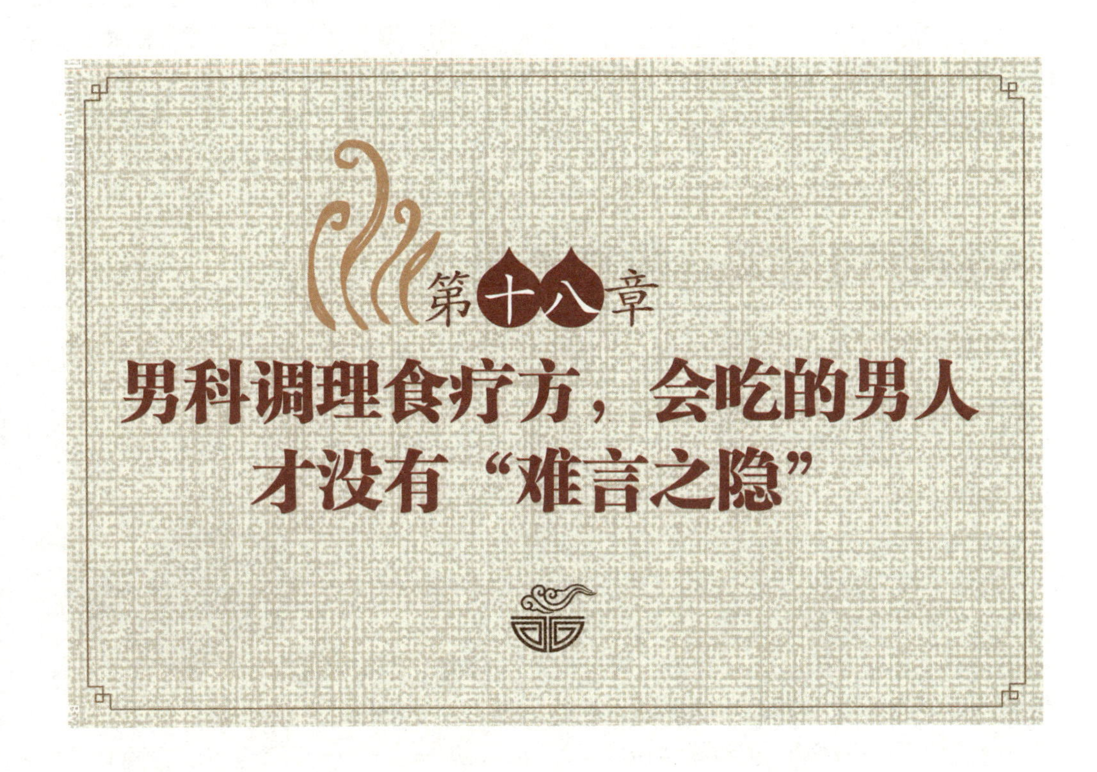

男科调理食疗方，会吃的男人才没有“难言之隐”

 鸡蛋三味汤，帮助男人固肾气

肾气不固是肾气虚损、固摄作用减弱所致的病症。凡先天不足，年幼肾气未充，或房事过度，久病伤肾，年老肾气亏虚等均可引起肾气不固。

肾气就如同一个“守护神”，守卫着肾中之精。一旦肾气不固，“守护神”就无法履行守卫职责，体内精液就会向外出逃。因此，男人会出现精液自遗、滑精、早泄等一系列的问题。鸡蛋三味汤补肾益气，肾气不固的人群可常吃。

鸡蛋三味汤

具体做法：鸡蛋1个，去芯莲子、芡实、怀山药各9克，白糖适量。将以上各味煎成药汤，吃蛋喝汤。

鸡蛋性味甘、平，是扶助正气的常用食品，能补阴益血，除烦安神，补脾和胃。

芡实，中药材，别名鸡头米、鸡头苞、鸡头莲、刺莲藕等，为睡莲科植物芡的干燥成熟种仁。以颗粒饱满，均匀，粉性足，无破碎、干燥无杂质者为佳。有收敛固精等功效。

淮山药味甘、性平，归脾、肺、肾经。具有补脾养胃，生津益肺，补肾涩精的功效。

肾气不固，治疗上应补肾固阳。由于气属阳，所以肾气不固属于阳虚的范畴，宜采用以温阳益气为主，佐以固涩的方法。由于肾气不足，寒湿之邪亦乘隙而入，痹阻经络，以致气血运行失调而引起腰痛。

茴香炖猪腰，阳痿不见了

茴香炖猪腰，民间常用以辅助治疗肾虚腰痛、慢性腰肌劳损，老人虚寒腰痛等疾病，有温肾、散寒、止痛的功效。

阳痿是男性的一种性功能障碍疾病。当今社会节奏加快，生活压力越来越大，男性肩上的责任也越来越重，不少男性朋友忙于工作和生活，却忽视了自己的健康。在不经意中，一些男性疾病就悄悄地降临在这些朋友的身上。其中，男性性功能障碍是最为常见的疾病，尤其以阳痿最为普遍。阳痿不仅对男性健康造成影响，也给男性造成了严重的心理伤害，有的甚至影响到家庭的和睦。在治疗阳痿时，朋友们应该放松心情，配合治疗。在这里给大家介绍一个辅助治疗阳痿的食疗方——茴香炖猪腰。

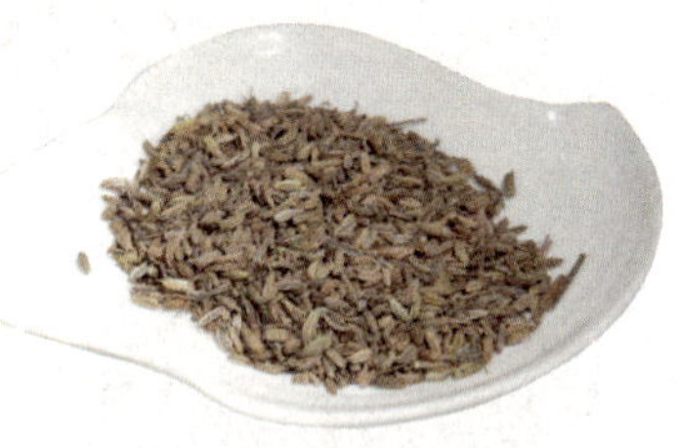

茴香

具体做法：取茴香（大、小茴香均可）15克，猪腰2个，盐、葱花、姜片、蒜瓣、黄酒、味精各适量。先将茴香洗净；蒜去皮洗净；猪腰剖开去筋膜、臊腺洗净；然后将茴香、盐拌匀放入猪腰内，外用针线缝好后放入砂锅，加入适量水及葱花、姜片、黄酒、蒜瓣，用旺火煮沸后改用中火炖至猪腰熟透，加入味精即成。

茴香，性味辛、温，入肾、膀胱、胃经。含茴香油、茴香醛、茴香酸和脂肪油等；功能温肾散寒，和胃理气。常用于治疗肾虚腰痛、小腹冷痛、胃痛等症。《开宝本草》说它“主膀胱、肾间冷气及盲肠气，调中止痛”。金代名医李杲认为它可“补命门不足”。《玉楸药解》记载它有“治水土湿寒，腰痛脚气”的功用。对于茴香，《本草汇言》指出“倘胃、肾多火，得热即呕，得热即痛，得热即胀诸证，与阳道数举、滑精梦遗者，宜斟酌用也”。猪腰，即猪肾，性味咸、平，能健肾补腰，可作为食疗辅助之品。

茴香炖猪腰，民间常用以辅助治疗肾虚腰痛、慢性腰肌劳损，老人虚寒腰痛等疾病，有温肾、散寒、止痛的功效。《证治要诀》也记载用此法“治肾虚腰痛，转侧小能，嗜卧疲弱者”。

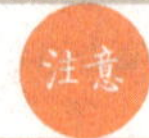

注意　此品阴虚火旺者慎服。

男人阳痿，可以试试韭菜炒鲜虾

男人是这个世界上“阳刚”之气的代名词，一说到男人，人们首先就会想到力量、强壮、阳气等名词。不过，也有一些人虽然看似高大、体格强壮的人，因为在性功能上出现了问题，精神上萎靡不振，外表上纵有强壮之身，却也因此而阳刚不起来。

在性功能障碍中，阳痿是最常见的男子性功能障碍。它是指阴茎不能勃起，或硬度不足，无法插入阴道进行性交。因为阳痿的主要表现为阴茎痿软，所以中医又称其为阳痿。阳痿分为功能性和器质性两大类，临床上绝大多数为功能性病变，属于器质性病变者极少。

中医认为，青壮年发生阳痿多是因为本身相火偏旺，又经常纵欲或者严重手淫所致。有的男人因为偶尔一次的阳痿，在心理上留下了阴影，本来身体可以完成的事，却因为过度紧张而屡次失败。这种情况下除了药物治疗外，还要采取适当的心理疗法，一般都能获得不错的恢复。此外还可以通过食疗来调养，韭菜炒鲜虾是养肾的常用食疗方，其制作方法如下。

具体做法：鲜虾 250 克，鲜嫩韭菜 1000 克，醋适量，植物油、黄酒、酱油、生姜丝各少许。虾洗净取仁，韭菜洗净切段；先用热油锅煸炒虾仁后，然后放醋等其余调味品，稍烹即可。将韭菜煸炒至嫩熟的程度，烩入虾仁即成。每日 1 剂，连服 3 个月。

床笫之欢，本来是人间乐事，但是凡事都要适可而止，如果过度追求床笫的乐趣，反倒会引起阳具不举，令人扼腕。那么，男人的性生活应该坚持怎样的频率呢？一般认为，20 ~ 30 岁的人，性活动处于旺盛时期，每周可 3 次左右；31 ~ 40 岁的人，每周不超过 2 次；41 ~ 50 岁的人每月约 4 ~ 6 次；51 ~ 60 岁的人，每月可 2 ~ 3 次左右；60 岁以后，进入老年期，每月也应起码保持 1 次以上。这是从总体而言，各人可视具体情况适当加减。

锁阳粥，对治中老年人早泄有奇效

锁阳是一种神奇而名贵的天然野生植物，自古有“金锁阳、银人参”的美誉。它生于沙漠戈壁地带，自身无根系，寄生于蒺藜科植物白刺的根上，至今难以人工栽培，有沙漠“不老药”之称。

男人在夫妻生活中究竟坚持了多长时间才算早泄，目前并没有一个统一的标准。有的学者认为如果不超过 2 分钟就算早泄了。也有人反驳，认为按照时间判定早泄不合理，应该以抽动次数，认为凡是性生活中抽动次数低于 15 次的都属于早泄范畴。不过，对于这种判定方式，很多人认为规定的次数过于苛刻。多数人所认定的标准，并不是从具体时间和次数来判断，而是以本人意愿为主。也就是说，射精行为如果比本人愿望提前发生了，就属于早泄。所以，有的人 10 分钟可能就算早泄了，有的人 5 分钟都不算，各人意愿不同罢了。治疗早泄食疗是重要方法，在此给大家介绍一个常用于缓解早泄的食疗方——锁阳粥。

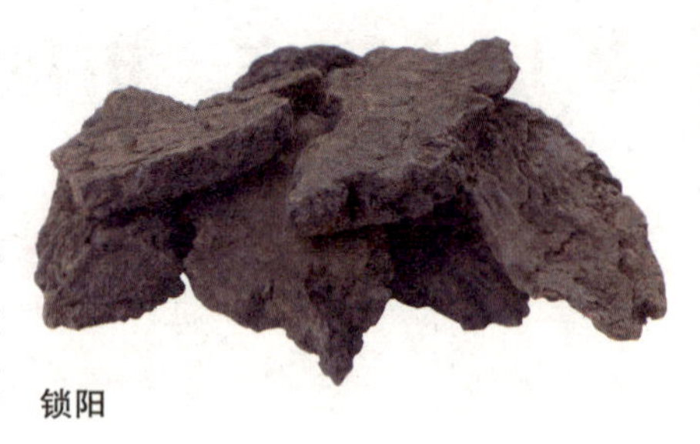
锁阳

具体做法：准备锁阳 10 克，精羊肉 100 克，大米 100 克。将羊肉洗净切细，先煎锁阳，去渣，后入羊肉与米同煮为粥，空腹食用。

锁阳，为锁阳科肉质寄生植物锁阳的肉质茎，主产于内蒙古、甘肃、青海、新疆等地。中医认为，锁阳性味甘、温，入肝、肾、大肠经，有补益肝肾，润肠通便之功，本品甘温体润，功类苁蓉，而有补肾阳，益精血，润肠燥之功，《本草纲目》言其“润燥养筋，治萎弱”。《丹溪心法》言其“大补阴气，益精血，利大便”。《本草从新》言其“益精兴阳，润燥养筋，治萎弱，滑大肠”。中老年人，脾肾亏虚，肾精不足，性功能逐渐下降，大便秘结，常食锁阳粥，可补精强性，润燥滑肠，是中老年人餐桌上理想的粥疗良方。需要补充说明的是：锁阳是补肾助阳的名药，不过它跟一般人理解的补阳药不太一样，那就是锁阳在扶阳的时候，能够补阴，调节阴阳平衡，阴虚了补阴，阳虚了补阳，锁阳是阴阳双补的“不老药”。

 杞子南枣煲鸡蛋，赶走早泄的困扰

杞子南枣煲鸡蛋，适用于遗清、早泄、头晕眼花、精神恍惚、心悸、健忘、失眠等症。

俗话说“小别胜新婚”，在身边，我们不乏见到一些周末夫妻，平时工作繁忙，单位离得远，只在周末的时候聚聚，过一把夫妻生活。想想几天不见心爱之人，这一见面还不你侬我侬，说不尽的甜蜜之话？咱们说，这意愿是好的，可真要“别”的时间长了，恐怕也未必能尽如人意。

吕梁是一名年轻的销售员，主要负责向山西等地的一些煤矿产业销售机械零件。经常出差。他与妻子的感情很好，不过俩人之间也有不太如意的事情。原来这吕梁长时间见不到妻子，每次回家同房时精神紧张，还未插入即泄。他跑遍了全国各地很多医院，病情未见好转，后来一次偶然的机会，经同事介绍得知一中医门诊处，就抱着试试看的心情来求诊。医生认为，吕梁经常出差在外，工作压力过大，烦心过度，经常出现体倦疲乏，力不从心的感觉，考虑属于中医理论中的心脾两虚的征兆，于是从健脾养心的角度进行治疗，同时辅助食疗。

杞子南枣煲鸡蛋

具体做法：枸杞30克，南枣10个，鸡蛋2个。将枸杞、南枣加水适量文火炖1小时后，将鸡蛋敲开放入，再煮片刻成荷包蛋。吃蛋喝汤。

枸杞是常见的药材和滋补品，中医很早就有“枸杞养生”的说法。《本草纲目》记载：“枸杞，补肾生精，养肝……明目安神，令人长寿。”

南枣，具有滋肾养肝、健脑安神、补脾养胃、活血强心、养颜乌发、改善微循环和抗癌保健、润心肺、止咳嗽、补五脉、治虚损之效。

所以，本方能够辅助治疗肝肾亏虚、头晕目眩、视力减退、腰膝酸软、遗精消渴、虚劳咳嗽等疾。

鸡蛋葵花盘汤，前列腺病的大药

前列腺疾病在男性中的发病率很高，病人在临床上常出现尿急、夜尿频繁、尿不净等症状。

当你感觉自己很难憋住尿，一旦有尿意，就需要急急忙忙地找厕所；而到了厕所之后，原以为会看到“喷薄而出”的场景，没想到却要自己使劲儿才能排出小便，中间有时还会出现“断流”现象。出现这些症状时，表明你的前列腺可能出现了问题。排尿困难、不畅只是早期的一些症状，如果膀胱中存尿过多，排尿时就会更加费劲了。

前列腺疾病的病因，往往要从肾和膀胱上寻找病因。本病多是因为湿热下注，影响到肾和膀胱的功能造成的。肾主水，膀胱司气化，如果它们的功能失调，身体的水液代谢就会出现失常。

鸡蛋葵花盘汤

具体做法：取1个无籽向日葵盘，洗净捣碎；取新鲜鸡蛋2个，蒸熟后剥壳洗净；将葵花盘和鸡蛋放入陶罐，加2碗冷开水文火煎熬1碗，取出药渣，调入适量红糖即可，空腹吃蛋喝汤。

古医书中记载，葵花盘水可用于辅助治疗淋症、小便不畅等。这样的食疗方是有科学依据的，因为葵花盘与葵花子一样，也含有丰富的“绿原酸”成分，绿原酸主要通过肾脏排出，所以服用葵花盘水，就能够给尿道带去具有抗菌抗病毒之效的“绿原酸”成分，因此对于尿道感染、前列腺炎等疾病能够起效。

向日葵

消除睾丸肿痛，就吃菊花茄子羹

急性睾丸炎会让睾丸出现肿胀、疼痛症状，同时伴有发热、发汗等症状。出现了这些症状时，大家应该尽快去医院做更为细致的检查。

睾丸炎的发病率非常高，大概在 12% ~ 18% 间。患上这种病以后，男人常会出现睾丸疼痛、肿大，有明显的下坠感觉，同时还伴有高热、恶寒等症状。

李雷，有好几个星期了，总是感觉睾丸处又痛又硬，痛得最后感觉大肠胀痛，后来吃了消炎药，没有那么痛，但还是很硬。后来无奈了去就医。后经确诊为睾丸炎，合并有前列腺炎。为了缓解肿痛现医生给了一些药物。同时还给了他一个食疗的方子——菊花茄子羹。

具体做法：取杭菊花 40 克，茄子、调味品各适量。将菊花加水煮沸 30 分钟左右，去渣取汁。茄子洗净，切成斜片，放入烧热的素油锅内翻炒至快熟时，调入葱、姜、淀粉和菊花汁，炖至软烂，滴些麻油即可，每日 1 剂。

菊花，主要分白菊、黄菊、野菊。黄、白两菊，都有疏散风热、平肝明目、清热解毒的功效；茄子具有清热活血、消肿止痛功效，每天服用蒸茄子，长期下来，可缓解内痔出血，对肾炎水肿、睾丸肿痛等疾病都有一定的缓解作用。所以，这款菊花茄子羹对缓解睾丸疼痛有很好的疗效。

除了食疗方，睾丸疼痛还可以采用刺激穴位的方法来辅助治疗——按压阳池穴。阳池穴是三焦经上的原穴。原穴是原气（元气）经过和留止的地方，原气是人体的根本之气，是人体生命活动的主要原动力，也是脏腑阴阳的根本。《黄帝内经》中就曾明确地指出“五脏有疾，当取十二原”，也就是说，脏腑疾病，都可以从原穴入手进行治疗。而三焦能通行原气，将原气运送到全身的脏腑经络中去，激发和推动脏腑的功能活动。三焦通，那么身体的内外左右上下皆通。此外，三焦还具有疏通水道、运行水液的作用，是水液升降出入的通路。如果三焦气化失职，水道不能通利，就会出现肿胀等病症。

肾虚吃芝麻，肾好身体壮

黑芝麻又称胡麻、油麻、巨胜、脂麻等，其味甘，性平，入肝、肾、大肠经，具有补肝肾、益精血、润肠燥的功效。古人称黑芝麻为仙药，久服人不老。

黑芝麻，胡麻科芝麻的黑色种子，呈扁卵圆形。中医药理论认为，黑芝麻味甘、性平，归肝、肾、大肠经，具有补肝肾、填脑髓、润五脏、益气力、长肌肉、抗衰老的作用，被古人称为久服不老的仙药。作为食疗保健佳品，被广泛用于缓解肝肾精血不足所致的脱发、须发早白、腰膝酸软、四肢乏力、眩晕、步履艰难、五脏虚损、皮燥发枯、肠燥便秘等病证，在乌发养颜方面的功效，更是有口皆碑。一般素食者应多吃黑芝麻，而脑力工作者更应多吃黑芝麻。

单就黑芝麻而言，可以采取洗净后晒干的方式，这样不仅可以帮助去除杂质，还能把那些不饱满的芝麻去掉（洗的时候，不饱满的芝麻自然就浮在了水面上）。用的时候，取晒好的黑芝麻清炒至有爆声，捣碎，每天用 9 ～ 15 克即可。

除此，芝麻还可以做成以下佳肴来滋补肾脏：

1. 黑芝麻黄面

具体做法：取白面 500 克，黑芝麻 100 克。将黑芝麻炒熟，白面炒至焦黄，每日晨起用滚开水冲调 30 克食用。亦可加盐或糖少许。可滋阴补肾、美发养颜。

2. 黑芝麻苓菊瘦肉汤

具体做法：取黑芝麻、茯苓各 60 克，鲜菊花 10 朵，猪瘦肉 250 克，食盐、味精各适量。将黑芝麻洗净，用清水略浸，捣烂；茯苓洗净；鲜菊花洗净，择花瓣用；猪瘦肉洗净，切片，用调料腌 10 分钟。把黑芝麻、茯苓放入锅内，加清水适量，文火煮沸 15 分钟，放入猪瘦肉、菊花瓣，炖至猪瘦肉熟烂，加入食盐、味精调味即可。可补养肝肾，滋润乌发。

肾功能失常，用豇豆来补

豇豆有解渴健脾、补肾止泻、益气生津的功效。豇豆提供了易于消化吸收的优质蛋白质，适量的碳水化合物及多种维生素、微量元素等，可补充机体的主要营养素。

在日常生活中，我们需要及时关注自己的肾脏功能，一旦肾功能失衡，会给人的身体健康造成极大的损害，尤其是在生殖功能方面，会受到无法预估的影响。我们要经常对肾脏进行滋补，不要等到肾功能出现失常现象才给予注意。在这里，给大家推荐一种适合在日常生活中选用的食疗办法——豇豆补肾法。

具体做法：取豇豆 500 克，肉丝、蒜、辣椒、盐、味精适量。将肉切细丝，加盐，酱油，淀粉腌制 10 分钟。做肉丝的话一般都腌制一下比较好，能去腥。把豇豆的头去掉一些，然后切段，用清水浸泡半个小时。锅中放底油，油热，倒入腌制好的肉丝煸炒 1 分钟就可装起来待用。锅中放底油，油热，加点干辣椒，姜丝爆 10 秒，然后倒入洗好的豇豆。煸炒 1 分钟加点盐和拍碎的蒜头，再煸炒 2 分钟。然后倒入待用的肉丝炒 30 秒，锅里倒点水。盖锅盖，水开后加点盐、味精就可以起锅了。

豇豆亦称中国豆或黑眼豆、豆角或长豆角。豇豆味甘、淡，性微温，归脾、胃经；化湿而不燥烈，健脾而不滞腻，为脾虚湿停常用之品；有调和脏腑、安养精神、益气健脾、消暑化湿和利水消肿的功效；豆角除了有健脾、和胃的作用外，最重要的是能够补肾。李时珍曾称赞它能够“理中益气，补肾健胃，和五脏，调营卫，生精髓”。所谓“营卫”，就是中医所说的营卫二气，调整好了，可充分保证人的睡眠质量。

 海马童子鸡，调补肾阳虚的妙招

海马是一味功效卓著的补肾强壮药，可以补肾壮阳、强腰、暖肾。此外，还具有活血的功效，对于保持任脉的通畅大有裨益。正如《本草新编》记载：“海马，亦虾属也。入肾经命门，专善关阳……”

随着年龄的增长，人们总是把“中年”和“肾虚”画上等号。再加上广告宣传中的“十男九虚”“疲劳就是肾虚”等，使得不少疲于生计的中年人总觉得自己虚。

由于男人们对“肾虚”缺乏必要的了解，往往片面地将“肾虚”理解为“性能力降低”，与西医所说的 ED（即勃起功能障碍）等同，给自己增加了不必要的心理负担。这种心理表现出来，就是男人们最忌讳别人说他“不行了”。因此，一提到肾虚就让男人感到“心虚”。

虽然衰老是不可抗拒的，但其进程是可调节的。有的人刚进入不惑之年，早衰征象已现端倪；有的人虽年近花甲，却壮气未减，其关键就在于肾气的盛衰。要使肾气旺盛，就应该在日常生活中注意劳逸适度、节制房事、积极锻炼、及时治疗慢性病，并有针对性地进行滋补。日常生活中肾阳虚者可以用海马童子鸡进行调理。其制作方法如下。

具体做法：取童子鸡 1 只，海马 10 个，料酒 20 克，精盐 6 克，姜片 15 克，汤 500 克，葱段、味精各适量。鸡如常法处理干净，放到开水中煮一会儿取出，待用。海马放到温水中洗净。将事先准备好的鸡肉放到蒸碗里，上面放海马和准备好的其他调料。上屉蒸约 1.5 小时左右。熟后拣去葱、姜，加入少许味精，调好味即成。

童子鸡对身体的补养功效和其他鸡相比，并没有什么特别之处，只不过童子鸡肉质嫩，容易消化、吸收，有助于减轻肠胃负担，促进营养的供给。肾阳虚患者食用童子鸡后，机体营养增强，气血充足，对于改善肾阳虚症状自然也是大有裨益的。

海马童子鸡的主要功效是温补肾阳，尤其适宜肾阳虚患者食用。如果在日常生活中，你出现了一系列肾阳虚的症状，而又不知道该如何进行调理，那么不要迟疑了，就用海马童子鸡这道药膳进行调理。但阴虚患者，或者感冒发热患者则不宜食用。此外，高血压、血脂偏高的人也应忌食，以防病情加重，进一步损害身体健康。

山药海蜇汤，解决遗精

山药海蜇可健脾，补肺，固肾，益精。治脾虚泄泻，久痢，虚劳咳嗽，消渴，遗精、带下，小便频数。补脾养胃，生津益肺，补肾涩精。

如果男性在没有正常性生活的前提下，每月有 1 ~ 2 次的遗精属于正常生理现象。不过，若是每周发生遗精的次数超过 2 次以上则属于病理性遗精。已婚男子在有正常性生活的前提下，每月有 2 次以上的遗精也属于病理性的遗精。遗精次数过多，会令人头晕耳鸣，腰膝酸软，精神不振，严重地将影响到男人的工作和学习。中医推荐可用食疗方进行调养，山药海蜇汤补肾固精，对调养遗精效果明显，可常食用。

山药海蜇汤

具体做法：取山药 50 克，海蜇皮 30 克。以上二味加水适量煎汤，熬好后加入少许盐即可食用。

中医还指出，山药是男性的忠实伙伴，可补肾固精、壮阳，治阳痿遗精等男性疾病。

海蜇，性寒、味咸，归肝、胃经有清热解毒、补骨添髓、养筋接骨、活血祛瘀、利湿退黄、利肢节、滋肝阴、充胃液之功效对于瘀血、黄疸、腰腿酸痛和风湿性关节炎等有一定的食疗效果。

二者搭配具有补肺、健脾、益肾填精之功效。

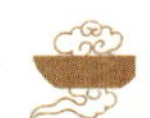

前列腺炎者，多吃土茯苓粥

《本草正义》:“土茯苓，利湿去热，能入络，搜剔湿热之蕴毒。其解水银、轻粉毒者，彼以升提收毒上行，而此以渗利下导为务，故专治杨梅毒疮，深入百络，关节疼痛，甚至腐烂，又毒火上行，咽喉痛溃，一切恶症。”

前列腺炎在中医学属于“白浊”“精浊”等范畴。由于前列腺扼守着尿道上口，一旦发炎，首先排尿便会受到影响，从而导致尿频、尿急、尿痛、尿线细、尿等待、尿分叉、小腹胀等症状，给男性带来难以言状的痛苦。此外，前列腺炎还会导致性功能障碍，甚至可能成为癌症的帮凶。

不过，我们也不能把前列腺炎想象得那么可怕，只要不是细菌感染的，稍微有点炎症并不严重，遵循有规律的性生活完全可以使其自然痊愈。其实，对于前列腺炎，我们也可以通过自己的调节治愈。这里给大家推荐一个食疗方——土茯苓粥。

具体做法：取土茯苓30克（鲜品100克），大米100克。制作时，先将土茯苓洗净，去外皮，切成片状（已晒干并切成片的，可免此工序），放进砂锅内，用中火煎煮30～40分钟左右，取汁。将大米加入土茯苓煎汁中，用中火煮粥。每天食1～2次。

土茯苓，可除湿，解毒，通利关节。用于湿热淋浊，带下，痈肿，瘰疬，疥癣，梅毒及汞中毒所致的肢体拘挛，筋骨疼痛。将土茯苓煮粥，较易下咽，利于口感。

对付前列腺增生，玫瑰膏是良方

老年男性的前列腺增生发病率很高，因为前列腺增大，在小便时时常会出现排尿困难的现象。前列腺增生属于中医“癃闭”的范畴。

男人在慢慢步入老年的时候，很多人都会遭受前列腺增生的困扰。据报道，老年男性前列腺增生症，50岁以上的国内发病率约50%，欧美国家则高达75%。大家先别被这个数据吓到，因为前列腺增生是随着男人年龄的增长自然发生的退化行为。当男人过了35岁后，多多少少前列腺都会出现增生的现象，只要没有尿频、尿急等症状，一般不需要治疗。不过，一旦发现前列腺增生，就应避免久坐、抽烟、喝酒、多食辛辣之物的恶习，以免使前列腺增生继续发展。在这里给大家推荐一个辅助治疗前列腺增生的食疗方——玫瑰膏方。

具体做法：先用300克初开的玫瑰花，去尽心蒂后，放入砂锅内煎取浓汁，滤去渣滓后，再用文火浓缩并加入500克红糖，炼成稠膏。可以早晚各用开水冲服10～20毫升。

玫瑰味微苦、甘，性温。归脾、肝经。可化湿和中，理气解郁，活血散瘀；中医认为，红糖性温、味甘、入脾，具有益气补血、健脾暖胃、缓中止痛、活血化瘀的作用。老人对各种微量元素和维生素的摄入逐渐减少，平时应注意在饮食中补充，以维持正常代谢功能，延缓衰老。所以，二者和合对防治前列腺增生有很好的疗效。

前列腺增生引起尿潴留，参芪冬瓜汤

男人患了前列腺疾病后，如果不注意调理身体，还可能引起尿潴留。中药外用能起到较好的调治效果。

男人在上了年纪之后，因为肾气衰弱或者前列腺增生等疾病，常会出现小便不利的症状。排尿困难、不畅可能只是早期的一些症状，如果膀胱中的存尿过多，甚至会出现尿潴留的危险。

尿潴留在中医上归为“癃闭”的范畴，它是以小便量少，点滴而出，甚至闭塞不通为主要表现的疾病。对此，大家用下面这个食疗的妙方——参芪冬瓜汤。

具体做法：取党参15克，黄芪20克，冬瓜（切片）50克，味精、香油、盐适量。将党参、黄芪放入砂锅内，加水煎15分钟，去渣滤清，趁热加入冬瓜片，继续煮至冬瓜能食，加调料（味精、盐、香油），佐餐用，可健脾益气，升阳利尿。

此外，针对这种病症，还可用外敷的方法配合食疗，必能起到事半功倍的疗效。

方法一：葱白药熨调治癃闭

具体做法：葱白250克，切碎，白酒喷炒，装入布袋。布袋可以稍微大一点，将布袋置于肚脐处，上面覆盖厚布。用熨斗或者水袋、水壶等器具开始反复熨烫肚脐周围及小腹部，直到药力渗入为止。温度以身体能忍受而又不灼伤皮肤为度。

《本草纲目》中说葱白有“发散通气之功”，它能治因膀胱气化失司引起的小便不利，以及寒凝腹痛等症。加热是为了让药物能更好地发挥作用，而且腹部周围热了，有利于气血流通。除了能缓解小便不利，药熨葱白的方法对于大便干燥也有一定的作用。

方法二：豆豉山栀贴敷调治癃闭

具体做法：豆豉15克，山栀9克，葱1握，盐斗匙，生姜2片。诸味捣烂，贴敷关元穴，对癃闭有一定疗效。

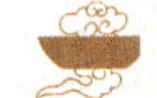 精液异常症，就来吃狗肉

我国中医认为，狗肉有壮阳益气、保肝护肾的功效，《本草纲目》中对此也有记载：“能滋补血气、暖胃祛寒、补肾壮阳，服之能使气血溢沛，百脉沸腾。”

男人在到达快乐巅峰时，如果喷射出红色的精液，这肯定会让人心生惶恐。正常男人的精液应该呈乳白色。如果呈粉红色、咖啡色或夹带血丝，则称为血精。血精症的出现是疾病象征，可能会引发不育，所以更容易让男人背上沉重心理负担。虽然古人认为“一滴精十滴血”毫无依据，却在男人那里根深蒂固。很多男士心生恐惧，甚至害怕“射血而亡”。老中医推荐精液异常者常食狗肉。在此为大家介绍一个食疗方——双冬炖狗肉。

具体做法：取狗肉400克，冬瓜100克，冬笋100克。将狗肉斩成块，焯水待用。冬笋切成块，冬瓜用球刀挖成球。砂锅中倒入高汤、原料，加其余调料调味，上炉煲约2小时。

“双冬炖狗肉”味鲜可口，沁香扑鼻，且营养均衡，补而不腻。冬瓜性寒味甘，有清热生津、润肺化痰、利尿消肿、解毒排脓等功效；冬笋味甘、性微寒，具有滋阴凉血、和中润肠、清热化痰、宽肠利膈之功。狗肉味道香郁，营养丰富，可补中益气，温肾助阳，凡脾肾气虚、胸腹胀满、水肿、腰膝酸软、寒性疟疾都特别适于服食。考虑到狗肉易“发热动火”，故而搭配了性味甘寒的冬瓜和冬笋来调和其热性。这几样食材同炖，冬天食用不但能温补肾阳，还不会上火。

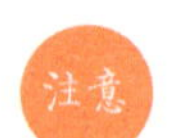

注意

一旦出现血精，男人千万别抱有侥幸心理，不去治它，很多的疾病是身体发出的警告，如果置之不理，等到回头再想去治疗时，可能为时已晚了。所以，发现血精后，应及时接受全面检查，以排除性腺囊肿、肿瘤或全身出血性疾病等因素。另外，还要立即停止性生活，等血精完全消失 1 ～ 2 周后才宜恢复，恢复时也不应过于频繁。这样既可让精囊和前列腺得到充分休息，又可避免带有细菌的精液引起女方生殖道感染。

弱精症，多吃蝗虫大蒜煎

一般情况下，弱精子症的临床表现并不明显，患者通常要通过精液化验结果来断定是否为弱精子症。中医认为本症与“精寒”“精冷”有关，可进行食疗。

精子的运动功能或运动能力的强弱直接关系到人类的生殖，只有正常作前向运动的精子才能确保精子抵达输卵管壶腹部与卵子结合形成受精卵。精子活力低下又称弱精症，是指精液参数中前向运动的精子小于 50% 或 A 级运动的精子小于 25% 的病症（国际分级法中Ⅲ级精子少于 25%），弱精子症是精子质量低下最主要的类型，常与其他的精液异常症同时出现。增强精子活力可常吃蝗虫大蒜煎，其制作方法如下。

具体做法：先把 30 只蝗虫用热水烫死，晒干后与少许大蒜一起放入锅内水煎，喝浓汁或将蝗虫全部食用。

蝗虫在人们眼中一直都是害虫的代名词，没想到它对于男人的精子大有助益。

蝗虫又名“蚱蜢”“蚂蚱”等，它的分类很多，只有东亚飞蝗和中华稻蝗蚂蚱可作药食之用，这两种蚂蚱营养丰富，肉质松软、鲜嫩，味如虾。根据一些专门研究蝗虫的书介绍，蝗虫富含蛋白质、碳水化合物、昆虫激素等活性物质，精子稀少之男子食用“蚱蜢”与大蒜，主要在于助阳生精。

精子太少，多吃阿胶鹌鹑蛋羹

少精症，顾名思义是指男性的精子数量过少。而判断男性精子过少的标准，一般是按照男性的精子密度。正常的情况下，男性的精子密度在每毫升不低于2千万的情况下，是正常的精子密度。而根据男性少精症的不同症状表现，可以将少精症分为不同的等级。

大多数人对于精子的数量没有一个确切的概念，甚至毫不关心。张贤亮先生写过一本《一亿六》的小说，乍看之下，书名有点儿费解。书中描述的其实是关于一个拥有一亿六千万精子的男人（每毫升精液），所展开的人种争夺战和保卫战。遗憾的是，除了小说里的，现实中身体里能够拥有如此庞大“军队”的男人寥寥无几。

目前的医学家，已经将正常男子的精子数量降到了每毫升精液中最低有2000万只精子。一个健康的成熟男性，每次的精液排出量大约有8毫升，如果数日未排精或精液量少于1.5毫升，就是精液过少症。

阿胶鹌鹑蛋羹

具体做法：阿胶粉8克，蛤蚧粉3克，黄酒5克，味精1克，精盐1克，鹌鹑蛋10个。制作时，将鹌鹑蛋去壳，蛋汁入碗，用竹筷搅散，加入阿胶粉、蛤蚧粉、黄酒、味精、精盐，再用竹筷搅匀，将蛋碗入蒸笼，放在中火沸水蒸15～20分钟，取出即成。可以佐餐食用。

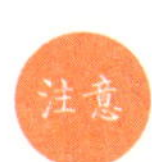

注意

即便用这个方法解决了精子过少的问题，男人也一定要注意在平时养成良好的个人卫生习惯。因为一些传染性疾病也有可能让少精症死灰复燃，如流行性腮腺炎、性传播疾病等；此外，还要戒烟戒酒，不要吃过于油腻的食物，内裤不宜过紧，从干洗店拿回来的衣服最好放几天再穿，因为干洗剂会影响男性的性功能。总之，生活中多留心一些，对与少精症的预防很有好处。

抑郁引起不射精，多吃白羊肾羹

当男人经常抑郁的时候，会导致肝的疏泄功能失常。而肝的疏泄又与肾的闭藏功能密切相关，所以，抑郁将会导致男子排精功能紊乱等病理变化。

所谓的抑郁症，说穿了不过是对财富、地位、能力的贪念，对梦想尚未完成，但身已老的不甘，对人生诸多遗憾的不满。很多男人步入中年后，明明有十分的能力，却偏要顶着巨大的压力做十二分的事，总感觉事业和梦想不够圆满，在忧愁恐惧中患上了抑郁症。说白了，男人的抑郁，大部分源于没有找对自己的位置，找对了，就能活得轻松快乐一些。古人就曾经告诫人们要“量力而行”，做事要顺应天意和自己的能力。

如果男性长时间地忧虑过多、妄想过多、消耗过多，最后会影响到性功能。国医专家认为，情志不畅会导致男人不射精、无精或少精的出现。那是因为当人压抑自己的情绪而得不到宣泄时，势必就会影响到肝的疏泄功能。肝经的循行路线有一段是围绕着男性生殖器的。因此，肝气郁结的男性会出现不射精的症状。因肝肾失调引起的不射精，在治疗上应该注意疏肝解郁，通络排精。可以多吃点白羊肾羹，能够缓解调治男人因肝郁造成的不射精症。

白羊肾羹

具体做法：取白羊肾2具切片，肉苁蓉30克酒浸切片；羊脂120克切片，胡椒6克，陈皮3克，荜茇6克，草果6克，葱、盐、姜适量。先将肉苁蓉、胡椒、陈皮、荜茇、草果等装入纱袋内，扎紧袋口，与羊肾、羊脂等同煮作汤，汤成后，取出药袋，搅入面粉糊制成白羊肾羹食用。早晚各服1大汤匙。

羊的肾脏，又称内肾。剖开洗净用，有一定药用价值和食疗价值。其味甘，性温。能补肾气，益精髓。用于肾虚劳损，腰脊酸痛，足膝软弱，耳聋，阳痿，尿频。《千金要方》《外台秘要》《深师方》等治肾虚劳损、消渴、脚气等方剂中，多用羊肾煮汤煎汤。肉苁蓉素有“沙漠人参”的美誉，具有极高的药用价值，是我国传统的名贵中药材，也是历代补肾壮阳类处方中使用频度最高的补益药物之一。肉苁蓉能补肾阳、益精血，能抑制“阳虚”症状的出现，防止体重减轻。可有效地预防男子肾虚阳痿、遗精早泄等疾病。《本草拾遗》中曾记载：“肉苁蓉三钱，三煎一制，热饮服之，阳物终身不衰”。此膳可补益肾阳，适用于命门火衰之阳痿、不射精症。

冬菇苋菜汤，阴囊湿疹的杀手

阴囊湿疹不是性传播疾病，是一种常见的皮肤病，属于过敏反应，因此不具传染性。但是要注意一点的是此病有反复发作的特点，不易根治，所以要注意防护。内裤宜宽松舒适，最好穿纯棉制品，不要过紧，要及时换洗尤其在运动后。

对于青少年而言，牛仔裤早已是他们生活中必不可少的衣物。据调查，一般青少年都会拥有2～4条牛仔裤，甚至更多。不过，备受青年青睐的牛仔裤，也是造成男性阴囊湿疹的重要原因。因为牛仔裤将阴囊紧紧地束缚了，使局部散热减少，所以阴囊处就容易长出丘疹，出现瘙痒等症。出现阴囊湿疹可常食用冬菇苋菜汤进行调养。

冬菇苋菜汤

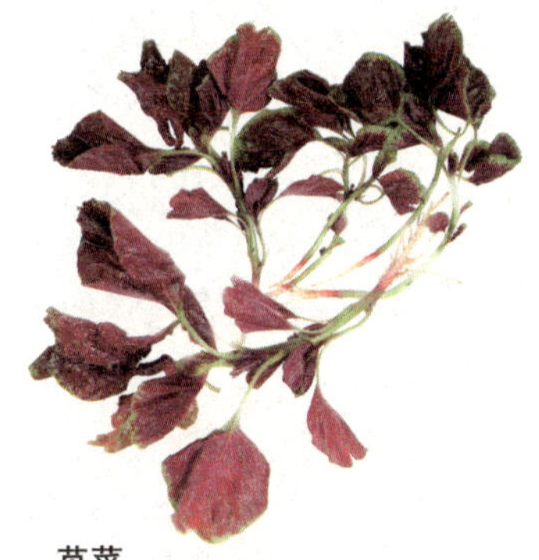
苋菜

具体做法：取冬菇200克，冬苋菜300克，冬笋25克。将冬菇洗净，入碗内上笼蒸15分钟。冬苋菜择好洗净。冬笋切薄片。炒锅置旺火上，入食用油烧热，下冬菇煸炒半分钟，再入冬笋、苋菜翻炒，加精盐，清汤烧沸，下味精，胡椒粉起锅即成。吃菜饮汤。

苋菜以红梗的为好，能清热解毒，抗炎消肿，苋梗善治阴囊肿痛，因而苋菜入汤以连梗为佳。冬菇，冬笋皆为冬令之品，食用能增强清热凉血解毒的功效。本方有清热利湿，凉血止痒的功效。可预防阴囊湿疹，症见阴囊皮肤潮红，红疹，湿润或有渗液，剧烈瘙痒等。

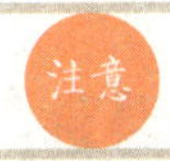
注意　脾虚便溏者不宜食用。

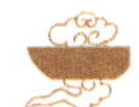

阴茎象皮肿，茴香鸭蛋饼来解忧

当阴茎出现了红肿时，千万当心不要擦破皮肤，一旦此处受到损伤，许多微生物就会乘虚而入造成严重感染。总之，对于这一问题，男人应该引起足够的重视。

阴茎肿大，医学上叫作“象皮肿”，也就是阴茎和阴囊的皮肤因为肿胀增厚，使肌肤失去了弹性和收缩力，坚硬得就如大象的皮肤一样。从外表看起来，这种病很恐怖，严重影响男人们的正常工作和生活。

小张在一次挨雨淋之后开始发烧咳嗽，于是就去了医院看了内科，吃了医生的几味药，咳嗽很快就好了，可是阴茎却肿了起来。没办法，他只好在第二天又返回医院，去看了泌尿科。泌尿外科的医生经过检查，认为肿大可能是因药物过敏引起的，停药后又经过了抗过敏治疗，阴茎的水肿也消除了。可事情并没有结束，在一次与妻子性生活后，他突然发现阴茎又肿了起来，迟迟未能消退。

无奈之下，小张又再次奔赴医院。这次给他看病的仍是上次的医生，医生给他开了一个在家辅助治疗的食疗方——吃茴香鸭蛋饼。

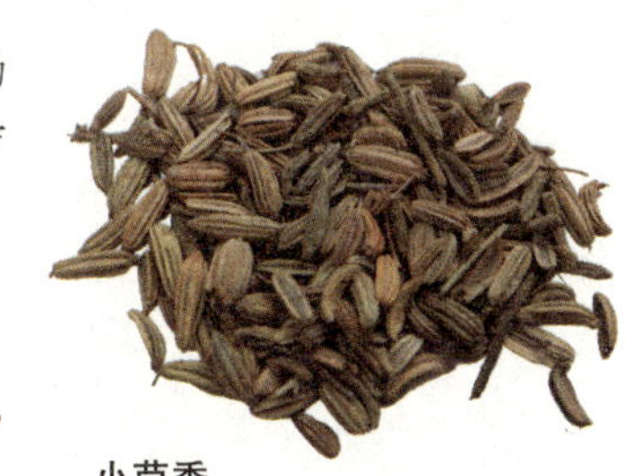
小茴香

具体做法：取小茴香15克，食盐4克，共炒焦为末，再加青壳鸭蛋1个，同煎成饼，睡前用酒煎服，4日为1疗程，间隔5日，再服下1疗程。可连服4个疗程。

中医学认为，小茴香性温，味辛，归肝、肾、脾、胃经。功能温肝肾，暖胃气、散塞结，散寒止痛，理气和胃。用于寒疝腹痛，睾丸偏坠，少腹冷痛，脘腹胀痛，食少吐泻等症。小茴香与青壳鸭蛋同煎，对阴茎象皮肿有很好的疗效。

有的男人阴茎处不是整个肿大，而是仅仅某处肿了起来，而且还能见到突起物，肿块的形状不尽一致，质地也不同。比如，有的摸起来较硬，有的则比较软，还有的可能伴随着出血情况。凡是遇到了这种肿块，都不是好现象，必须尽快去医院诊治，以防是肿瘤的信号。

另外，不光大人可能患有阴茎肿块，穿着开裆裤的男童也可能出现这种情况。一般而言，如果局部出现红肿了，多半是虫类叮咬引起的，可以仔细观察阴茎是否有红点，那往往是虫子咬后的痕迹。在涂抹止痒水的时候，家长也要尽量选择对皮肤刺激小的儿童专用药水，因为孩子的皮肤较为娇嫩。

得了阴疮疼痛难耐，赤小豆鲤鱼汤来缓解

阴疮是由热毒、寒邪凝结而出现阴户肿痛，或化脓溃破，或阴户侧肿块如蚕茧状为主要表现的疾病。相当于“前庭大腺囊肿”“前庭大腺脓肿”“外阴炎”等。

不管女性还是男性，很多人都有过口腔溃疡的烦恼，常常莫名其妙地在口腔中出现，疼起来往往让人龇牙咧嘴。如果同样的感觉出现在男性私密部位的话，那种痛苦，想想便可以知道是多么的难以忍受，不仅仅是疼，更会让人怀疑自己是否是得了性病，这还会给男人造成很大的心理负担。

赤小豆

这种阴茎龟头溃疡又被称为阴疮，开始的时候龟头部位会出现痒痛的症状，容易被认为是过敏性皮炎，但是使用消炎药进行治疗的话，不会收到什么明显的效果。这个时候如果得不到有效治疗的话，阴茎包皮与龟头之间便会出现溃疡，严重的话溃疡的地方还会向外流脓。在此给大家介绍一个辅助治疗阴疮的食疗方——赤小豆鲤鱼汤。

具体做法：取鲤鱼 1 尾，赤小豆 200 克，蒜头、陈皮、姜片、盐适量。将赤小豆洗净，用清水稍加浸泡；蒜头去衣；陈皮洗净泡软，刮去内瓤；洗净宰好的鲤鱼，沥干水分；热锅倒两汤匙油，放鲤鱼和姜片，中小火两面煎至微黄；煮沸清水，放入所有材料，大火煮 20 分钟，转小火煲一个半小时，下盐调味即可食用。

赤小豆性味甘、酸、平。入心、小肠经，能清热利水、散血消肿，主治水肿，腹部胀满，脚气水肿，小便不利，并为利下身水湿之良药。现代药理分析，含蛋白质、脂肪，碳水化合物、钙、磷、铁、烟酸等。

阴疮常常因为不洁性交，感染了白念珠菌、滴虫、衣原体、支原体、淋病双球菌或其他细菌引起，所以男人们在性生活的时候，一定要注意清洗身体，这不但是为了自己的生殖健康考虑，同时也可避免妻子感染。如果包皮过长，清洁不够，包皮和龟头之间就容易藏污纳垢，刺激局部的包皮和黏膜发生炎症，必要时，男人应该做包皮环切手术。一旦出现龟头糜烂，一定要及时救治，同时尽量避免不适的刺激。

双凤壮阳粥，击退性欲低下症

性欲减退是性功能障碍的一种表现形式，主要表现为对性生活方面提不起兴趣，从而使得夫妻感情受到严重的打击。

很多40岁以上的中年人突然间感到自己的性欲减弱或消失，为此，他们陷入了深深的苦恼之中。这种情况如处理不好，会造成恶性循环。过去很多年，人们不认为情绪与健康有直接的关系，更不认为男人的情绪还会影响到他的性能力。所以，当以“伟哥”为代表，能够直接对某个器官迅速起效的西方“壮阳药”，进入我国的时候，曾经掀起热潮。

性欲是人的一种本能，一般不会完全消失，但常会受到情绪的影响。而且不论男女在性生活后，都有一段正常的性欲减退期，如果性欲减退期过长可能就要考虑是否是性欲减退症了。对于男性来说一些泌尿生殖系统疾病、雄性激素分泌少、长期服用某些药物、饮酒、吸烟等均有可能引起性欲低下。在这里为大家介绍一个辅助治疗性欲低下的食疗方——双凤壮阳粥。

具体做法：取麻雀5只，子公鸡1只，补骨脂、巴戟天、淫羊藿各15克，粳米250克，盐、姜适量。将麻雀、公鸡宰杀，脱毛去内脏，取肉待用，诸药布包进砂锅加水，煎汤去渣，将肉、药汁、姜、盐、粳米同煮成粥。逐日1～2次，温热服。

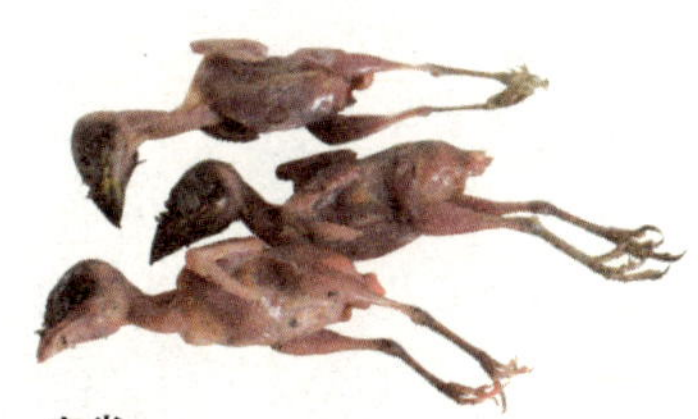

麻雀

本方补肾壮阳，强筋健骨。适用于肾阳虚亏、筋骨失健、性功能低下、阳痿早泄、腰膝冷痛、形冷畏冷、风湿痹痛等症。麻雀肉甘、温，无毒。《本草拾遗》说：“冬三月食之，起阳道，令人有子”；《食疗本草》言能“益精髓”，并说“宜常食之”。中医学认为，麻雀肉善补人之阴精阳气，凡肾气虚衰，精髓不足，阳痿不举，夜尿频多，性功能减退者，均可以其食疗。

阴茎异常勃起，来点生地黄枸杞猪肉丝

阴茎异常勃起是指与性欲无关的阴茎持续勃起状态，阴茎持续勃起超过 6 小时已属于异常勃起。传统上阴茎异常勃起分为原发性（特异性）和继发性。

阴茎异常勃起是一种在无性欲，或性刺激情况下长时间的阴茎海绵体勃起，久举不衰，伴有疼痛或在企图性交时产生疼痛，能持续数小时、数天乃至逾月，具有起病急，易留永久性阳痿后遗症等特点。阴茎持续勃起超过 6 小时已属于异常勃起。它是指一种强烈的、持续不懈的勃起。更奇怪的是，这种症状通常发生在以前完全无法勃起的人。

生地黄枸杞丝

具体做法：取枸杞子、青笋、猪油各 100 克、猪瘦肉 500 克，生地黄片 30 克，白糖、酱油、精盐、味精、麻油、黄酒各适量。将猪瘦肉洗净，切成长丝；青笋切成细丝；生地黄切成丝；枸杞子洗净待用。炒锅加猪油烧热，再将肉丝、笋丝同时下锅，烹入黄酒，加入白糖、酱油、精盐、味精搅匀，投入枸杞子，翻炒几下，淋入麻油，炒熟即成。佐餐食用。

这款药膳中枸杞子味甘，性微温，滋肝益肾，生精助阳，补虚劳，强筋骨；中医认为生地黄味甘、苦，性寒，入心、肝、肾经，具有滋阴、养血、凉血功效。两者和合，具有滋阴补肾，明目健身的功效。适用于肝阴亏损而致阴茎异常勃起。

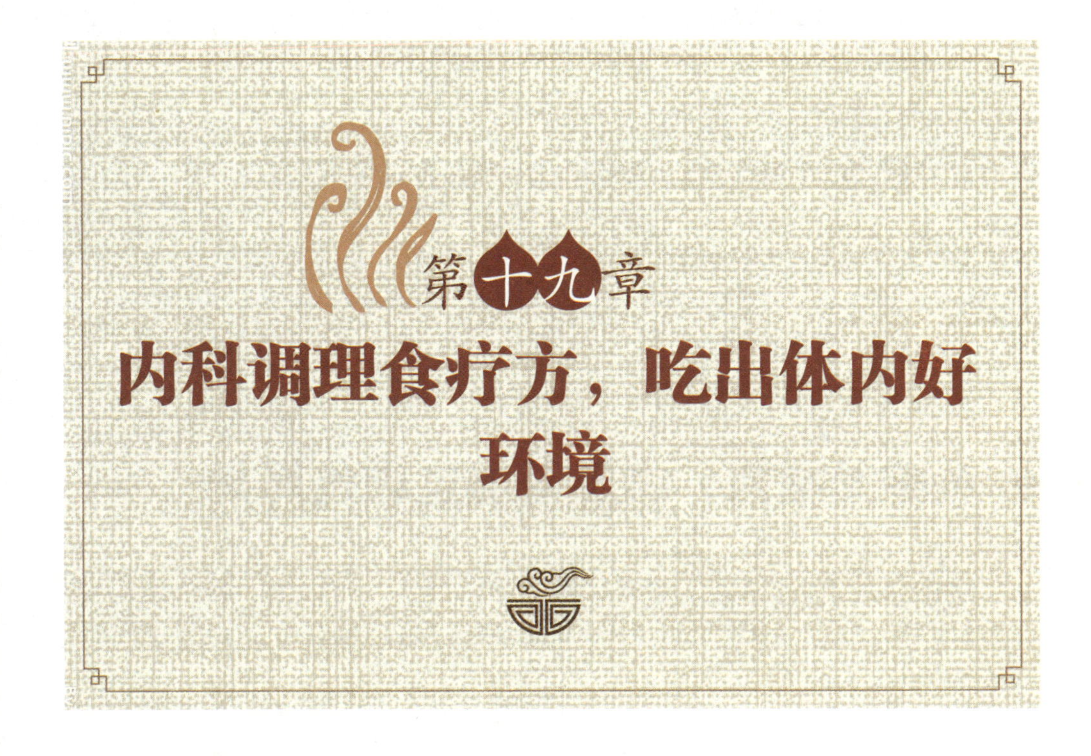

大蓟根鸡蛋，治好鼻窦炎

鼻窦炎是鼻窦黏膜的炎症性疾病，鼻窦炎也称作副鼻窦炎，据估计每年有14%的美国人和大约相同比例的中国人得过或轻或重的鼻窦炎，有1%～2%的人因为鼻窦炎丧失嗅觉，鼻窦炎已经成为严重影响人们身体健康的疾病。

鼻窦炎可分为急性和慢性两类，急性化脓性鼻窦炎多继发于急性鼻炎，以鼻塞、多脓涕、头痛为主要特征；慢性化脓性鼻窦炎常继发于急性化脓性鼻窦炎，以多脓涕为主要表现，可伴有轻重不一的鼻塞、头痛及嗅觉障碍。

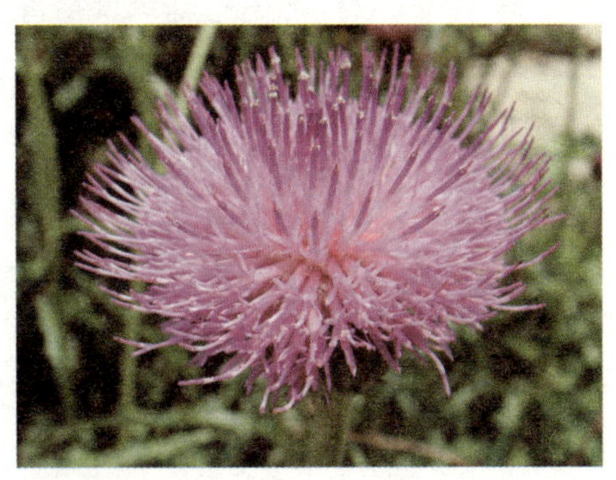
大蓟

目前认为呼吸道感染、呼吸道变态反应、鼻腔鼻窦解剖异常是导致鼻窦炎的三大病因，主要临床表现为鼻流脓涕、鼻塞、嗅觉下降、头面疼痛等。鼻窦炎在中医学称为“鼻渊”，《黄帝内经》

曰“鼻渊者，浊涕下不止也”，有虚实之分，实者多由湿热之邪所致，虚者多见肺、脾气虚。大蓟根鸡蛋可治疗鼻窦炎，具体方法如下。

具体做法：鲜大蓟根100克，鸡蛋2枚。加清水适量同煎，吃蛋饮汤。

大蓟根具有润肺解毒、育阴止血之功效，主治由肺经伏火引起的鼻窦炎、鼻出血等。鸡蛋含有大量的蛋白质及维生素，是最好的营养食品，它富含的高蛋白可以有效地增强人的抵抗力，平衡与补充人体所需的维生素，加上大蓟根是治病、保健的佳品，大蓟根与鸡蛋共同煮食食用，有利于炎症的消退及日常的保养，令你轻轻松松鼻舒畅。本方主要缓解脾经湿热型急性鼻窦症状；鼻塞，涕多黄稠，身重体倦脘胀闷，胃纳差，小便黄，舌质红，苔黄腻，脉濡滑而数。

黄鳝煲猪肾，缓解肾虚过敏性鼻炎

鼻炎在生活中非常普遍，一般鼻塞、流清水涕、鼻痒、喉部不适、咳嗽之类的症状，绝大多数都是鼻炎引起的。虽然鼻炎不是致命的病，但非常难缠，发作起来反反复复，很难得到根治。

过敏性鼻炎发病与变态反应体质、精神因素、内分泌失调等有关。有的人会对花粉过敏，有的人会对特殊药物的气味过敏，甚至有的人会对某些食物过敏。虽然过敏原有所不同，但大都会依次出现鼻腔发痒，胸闷、喷嚏频作，鼻塞等症状，个别病例还可能出现头痛、耳鸣、听力障碍。虽然也很难受，但是只要尽量少接触变应原，避免痛苦并非难事。

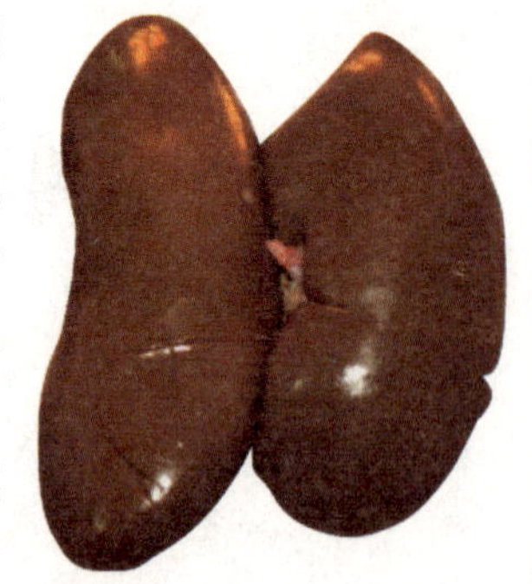

猪肾

与此相比，治疗肾虚型过敏性鼻炎就没那么简单。中医建议肾虚型过敏性鼻炎患者宜采用食疗法进行慢慢调养，在此给大家推荐一个食疗方——鳝鱼煲猪肾。

具体做法：先准备黄鳝250克，猪肾100克。然后将黄鳝洗净，切段，猪肾洗净去筋膜，同煲熟，调味即可。可以搭配其他主食食用。

传统医学认为，黄鳝为温补强壮剂，具有补中益气、养血固脱、温阳益脾、强精止血、滋补肝肾、祛风通络等功效。医学大家李时珍曾这样记载猪肾的价值：味甘、咸，性平。略能补肾气，利水，作用缓和，“方药所用，借其引导而已”。可见，黄鳝和猪肾此二味都可作为食疗辅助品。

百合煲香蕉，治愈你的慢性咽炎

咽炎为慢性感染所引起的弥漫性咽部病变，主要是咽部黏膜炎症。所以，对防治炎症的措施，从理论上讲是说得通的。但是，针对咽部炎症又有其自身的治疗特点，所以不宜通用。

很多人经常会有这样的感觉；没吃什么特别的东西，但总感觉嗓子像有东西卡着的一样，吐又吐不出来，咽又咽不下去。只感觉喉咙部位发痒、发干、灼热、微痛、想咳又咳不出来等。早晨起床刷牙都是一件头痛的事，因为一刷牙一闻到牙膏的味道就恶心。其实，这些都是慢性咽炎的典型症状，只是很多人不在意，以为这不是什么病，只是早晨口干造成的。

这种误解使很多慢性咽炎患者延误治疗，错过最好的治疗时机。慢性咽炎还有可能引发急性肾炎、风湿病、心肌炎等全身性并发症，不容轻视。治疗慢性咽炎，食疗方就能帮你解决，百合煲香蕉预防慢性咽炎有良效。

百合煲香蕉

具体做法：准备鲜百合 120 克、干银耳 15 克、枸杞子 5 克、香蕉 2 根、冰糖 100 克。将各物料分别洗净，银耳浸泡去蒂撕成小朵、百合掰成小瓣、香蕉去皮切片。银耳下炖盅，加水 1000 毫升（约 4 碗水量），加盖隔水炖半个小时，再放入百合、香蕉和冰糖，加盖隔水炖半个小时。

百合可以润肺止咳，清心除烦，宁心安神，补中益气，清热利尿，清热解毒，凉血止血，健脾和胃。而香蕉味甘性寒，可清热润肠，促进肠胃蠕动。两者结合，既能够有效地清肠，促进肠胃的消化及蠕动，也能够及时地润肺润嗓，起到很好的消炎止痛的效果，里面的冰糖也能起到滋补滋润的作用。香蕉性寒，对于燥热、出血等病症有着较好的疗效，但是胃寒、虚寒、体质偏寒的人不宜多食。而百合香蕉煲，其百合的温和功效能很好的缓解咽炎的不适感，且将香蕉进行煮熟加工，能够帮助去除它本身的寒气。所以两者的结合能有效地扬长避短，使得其药效发挥得更加淋漓尽致。

枸杞炖猪肉，扁桃体炎变轻松

患扁桃体炎患者要多饮水，并用淡盐水漱口，既可洗涤扁桃体上的分泌物，又有利于减轻咽喉部的水肿充血及疼痛感。饮食宜清淡，选用绿豆汁、藕汁、梨汁等偏凉、偏寒性食物，多食新鲜蔬菜及水果，以利清热解毒。远离烟酒及辛辣刺激、油腻食物。

扁桃体炎是常见喉部疾病，有急性和慢性两种。急性扁桃体炎发病较急，患者恶寒、发热、吞咽困难且疼痛。慢性扁桃体炎症状较轻，常感到咽喉部不适，有时还会影响吞咽和呼吸。明代神医王肯堂先生总结扁桃体炎主要是因为内有积热，复感风邪，风热相搏，气血壅滞，结于咽旁所致。扁桃体炎早期会有咽部不适的感觉，此时常吃枸杞炖猪肉可化解炎症。其制作方法如下。

具体做法：猪肉（瘦）250克、枸杞子15克、调味品各适量。将枸杞子去杂质，洗净；葱切段，姜切片，猪肉洗净，切丝；锅内放猪油烧热，放入肉丝、葱、姜、料酒、盐煸炒；注入清水，放入枸杞子煮至肉熟烂；用盐、胡椒粉调味即成。

枸杞子是常用的营养滋补佳品，在民间常用其煮粥、熬膏、泡酒或同其他药物、食物一起食用。中医学认为，枸杞有补肾益精、养肝明目、补血安神、生津止渴、润肺止咳的功效，能治肝肾阴亏、腰膝酸软、头晕目眩、目昏多泪、虚劳咳嗽、消渴。猪肉主要功效为补肾滋阴、养血润燥、益气、消肿。两者结合炖汤，可有效改善扁桃体炎。

另外，猪肉富含大量的蛋白质，能有效地补充人体所需，增强人体的免疫力。与枸杞的搭配煮食，既能有效地生津止咳，又能起到很好的补充保养的功效。

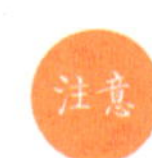

天气变换时，要及时给孩子增减衣物，以防止孩子因感冒引起上呼吸道感染。其次，孩子吃完东西后要提醒他漱口，这样可以保持口腔卫生，避免食物的残留物质刺激孩子的呼吸道。最后，要培养孩子养成多喝水多吃水果、蔬菜的饮食习惯，不要让孩子食用刺激性强的食物，这也是预防慢性扁桃体炎的重要一点。

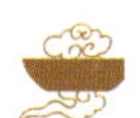

枸杞黑芝麻粥，脱发不烦恼

脱发是指头发脱落的现象，病理性脱发是指头发异常或过度的脱落，其原因很多。

脱发的主要症状是头发油腻，如同擦油一样，亦有焦枯发蓬，缺乏光泽，有淡黄色鳞屑固着难脱，或灰白色鳞屑飞扬，自觉瘙痒若是男性脱发，主要是前头与头顶部，前额的发际与鬓角往上移，前头与顶部的头发稀疏、变黄、变软，终使额顶部一片光秃或有些茸毛。

中医学认为脱发的病因主要在肾，若肝肾两虚气血不足，全身的血液循环就疲软，无力将营养物质输送到头顶，头上毛囊得不到滋养，渐渐萎缩，就会引起脱发。“肾藏精，主生殖，其华在发”“发为血之余”，认为肾为先天之本，头发为血液的产物。肾藏精，肝藏血，精血同源相互转化，两者缺一不可。同时，中医治疗脱发的也是从补肾固发着手。

肾藏五脏六腑之精华，肾虚使精血不足，精血不足导致头发缺少营养供应，引起头发脱落。肾藏精，其华在发，肾气衰，发脱落。枸杞黑芝麻粥可辅助治疗因肾虚所致的脱发。

枸杞黑芝麻粥

具体做法：黑芝麻30克、大米80克、糯米20克、枸杞10克、糖桂花1勺，冰糖1勺。将所有材料洗净，枸杞泡软，糯米要提前浸泡2小时；水煮开后，放入大米和糯米、黑芝麻；用小火将粥煮得黏糯后，放入冰糖和枸杞再煮约15分钟即可；吃时浇上一勺糖桂花。

枸杞有提高机体免疫力的作用，可以补气强精、滋补肝肾、抗衰老、止消渴、暖身体、抗肿瘤。此方对缓解肾虚型脱发有良效。

青椒炒甘蓝，止痛牙周炎

牙周病症主要发生在牙周韧带、牙龈和牙床部位。因为进程缓慢而容易被人忽略。很多都是在发现自己牙龈出血严重的时候才开始关心牙周问题。

一般说来，牙龈萎缩或者牙龈出血的主要原因就是牙周炎症。牙周炎症也是口腔内科的常见病、多发病。发病的原因多是因为菌斑、牙结石、食物嵌塞、不良修复体、咬创伤等原因。之所以会出现菌斑和牙结石都是由于清洁不彻底，食物的残渣日积月累形成的。严重时会出现牙龈发炎肿胀，微痛，并由龈上向龈下扩延。这里我们为大家推荐一款应对牙周炎的食疗偏方——青椒炒甘蓝。

具体做法：准备甘蓝300克、青椒100克，火腿肠50克。把准备好的甘蓝、青椒洗净切好，火腿肠切好先将火腿肠炒一下，锅内倒入油，将葱、姜、蒜炒香，把甘蓝和青椒下锅翻炒；最后把炒过的火腿肠同甘蓝、青椒一同炒2分钟，炒的过程中加盐，味精调味即可。

甘蓝，性甘，平，无毒。含有丰富的维生素、糖等成分，其中以维生素A最多，并含有少量氯、碘等成分，具有益脾和胃，缓急止痛的作用，因此常食用甘蓝对轻微溃疡有缓解作用，适合任何体质长期食用。甘蓝的种类多种多样，其中最为常见的即为卷心菜等，属于蔬菜类，与青椒的搭配或许在有些家庭早已成了固定的菜谱，但相信很多人都不知道青椒炒甘蓝还有缓解牙周炎的效果，以后可以多多尝试。

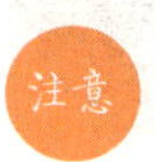

预防牙周炎，要养成健康的饮食习惯。注意饮食结构要营养均衡，多吃富含纤维的耐嚼食物，有效增加唾液分泌，这样做利于牙面及口腔清洁，能将牙周炎症扼杀在摇篮中。

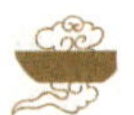

口臭不用愁，请食生姜咸鱼头

正常人口腔中几乎都有一定的气味，但在进食大蒜、葱、韭菜、羊肉、豆腐乳等食物后，口腔中的异常气味就会更加严重，这些异常气味可经过刷牙漱口后消除或减轻，因而不能视作病态口臭。

口臭是指口内出气臭秽的一种症状。贪食辛辣食物或暴饮暴食，疲劳过度，感邪热，虚火郁结，或某些口腔疾病，如口腔溃疡、龋齿以及消化系统疾病都可以引起口气不清爽。口臭指呼出的气体和口腔吐出的气体都具有令人厌恶的臭味，并被他人嗅到；常给患者造成精神负担，影响社交活动。

生姜咸鱼头

具体做法：准备咸鱼头 1 个，豆腐数块，生姜 1 块。将所有材料清洗干净，鱼头斩块，豆腐切成 1 厘米厚的小块，生姜切片；咸鱼头稍煎后与生姜同放入煲内，加入适量清水用猛火烧滚半小时；将豆腐放入砂锅内，煮 20 分钟即可。正餐时，吃鱼头、豆腐，喝汤即可祛除口臭。

咸鱼头和豆腐都不是什么名贵食材，煮出的汤水却鲜美无比。咸鱼头味甘，兼具清热作用，豆腐性凉，有清热解毒之效，对于口腔溃烂、便秘、口臭和牙龈肿痛等都有很好的辅助治疗作用。

木瓜酒治耳鸣，古方今用效果好

有人说，老年人耳朵背没什么大不了的。老年人耳鸣也是时有发生的，休息休息就好了。事实上是这样吗？耳鸣、耳聋是否应该被重视都是要依据程度的轻重缓急而定的。

轻度的耳鸣，偶发，而且每次都不会连续很长时间，音量也不大，这时可能是由于疲累或受到其他声源的刺激造成了暂时性的耳鸣。一般不会给身体健康带来多少损害。但是，如果耳鸣声夜以继日嗡嗡作响，弄得老人家心神不宁，影响睡眠与生活，最后导致失聪，实是令人苦恼的病症。

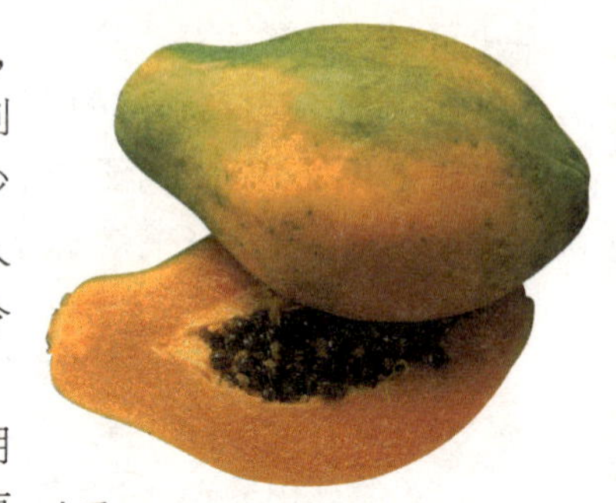

木瓜

对于耳鸣的治疗，在不确诊的情况下不要随意服用药物，在确诊后应当本着尽量不使用有副作用的药物原则来选择合适的食疗方。这里给大家介绍一个辅助治疗耳鸣的食疗方——木瓜酒。

具体做法：鲜石菖蒲18克，鲜木瓜18克，桑寄生30克，小茴香6克，九月菊根18克，川牛膝6克，白酒1500毫升。将上述各药捣粗末，加入白酒浸没药物，7天后即可饮用。每次10～20毫升，晨起时饮用即可。

此药酒主治老年人肾虚脾弱，表现为腿痛脚软、步履无力、眩晕、耳鸣、消化功能低下等症。

该药酒方系光绪三十二年九月初十日清宫御医张仲元等为晚年慈禧所拟。据慈禧当时的脉案，其“肾元素弱，脾不化水，阳气不足”，以致有“眩晕、阳虚恶风、谷食消化不快、步履无力、耳鸣”等症状。

藕节，去肺火、止鼻血的能手

藕节就是藕之间的连接部分，我们平时做菜时往往会随手丢弃，白白浪费掉。其实，藕节的药用价值很高，其性味、功用和藕大致相似，但止血作用更强。《本草拾遗》记载藕节“消食止泄，除烦，解酒毒，压食及病后热混”。

很多人都喜欢吃藕，特别是立秋之后，正是鲜藕上市的时候，许多家庭都把藕作为家宴的必备食材。像是糯米藕，凉拌藕片，鲜藕炖排骨等，都被人们所喜爱。

在平时食用藕时，人们往往除去藕节不用，其实藕节是一味著名的止血良药，其味甘、涩，性平，含丰富的鞣质、天门冬素，专治各种出血，如吐血、咯血、尿血、流鼻血等症。民间常用藕节六七个，捣碎加适量红糖煎服，用于止血，疗效甚佳。流鼻血是很多人都曾经遇到过的问题，当上火之后，肺气较热，气血上逆，就容易流鼻血。所以在秋季气候干燥时，流鼻血的人很多。此时莲藕节就派上了大用场。藕节汁对缓解流鼻血有奇效。

藕节汁

具体做法：将藕节切下来剁碎，然后用纱布包着挤出一些汁来喝，就起到去肺热，止鼻血的作用。

对于鼻血这样的热证，可以用鲜品取汁使用，而对于虚寒性出血则可炒炭使用。所以在使用藕节止血时，先要分清寒热，以便对症下药。因肺热流鼻血不止者，可与生地黄、大蓟相合，以凉血止血；而虚寒性崩漏者，可与艾叶、炮姜等相配伍佐，以温经止血。

藕节药性平和，临床应用很少出现毒副作用，因此可放心使用。家常最实用的地方就是，如果不小心有了受伤流血的情况，可取适量藕节粉洒在伤口的位置，能够立即止血。藕节在储存时需要注意，要放在干燥封闭的容器内，置于通风干燥处，防潮防蛀。

所以说，平时我们做菜的时候，可要注意了，千万不要把宝贝当作废品给丢弃了，真要是到用着的时候再想起来，那可要费些气力了。

鲢鱼汤，营养不良者宜食

营养不良是由于能量和（或）蛋白质摄入不足，导致营养状况不佳或不能维持正常的生长发育，主要见于婴幼儿。

天有不测风云，陆冰川夫妇家住安徽合肥，本来有一个活泼可爱的男孩小宝，一家人靠着陆冰川跑运输挣钱维持日常开销，一家人尽享天伦之乐。但是，在小宝3岁时，父母发现小宝走路和别的小孩有些不一样，走路时脚尖着地，而且很容易摔倒，跑步的时候也跑不动，后来还出现了躺下后坐起困难，下蹲后站起困难的症状。起初父母以为是孩子缺钙，便从商场买了些补钙的保健品给小宝吃，但吃了一段时间后情况却总也不见好转。夫妻俩这才意识到儿子的病可能没那么简单，于是带着孩子到医院就诊。诊断结果是孩子营养不良造成的病症。医生叮嘱他们可以在饮食上加以调理，同时给他们推荐了一款食疗方——鲢鱼汤。

鲢鱼

具体做法：准备活鲢鱼1条，植物油、葱、姜、料酒少许，精盐、花椒适量。将鲢鱼去鳞，除去内脏，清洗干净，沥干水分，切成2～3段。炒锅置于旺火上，将花椒投入，并倒入植物油炸一下，用漏勺捞出，扔掉。放入鱼段炸成两面金黄，然后放葱，姜、料酒调味。再放入适量热水，加盖旺火煮沸30分钟，至汤白为度；放入精盐调配，即可食用。

鲢又称白鲢、鲢子。俗话说：“青鱼尾巴鲢鱼头。”鲢鱼味美，以头为贵，尤其在小雪后，脑满肉肥，称为“雪鲢”，是一种营养很丰富的水产品。鲢鱼温中益气，可辅助治疗久病体虚、食欲缺乏、头晕、乏力等症状。对于年老体弱、病后气血衰虚、皮肤粗糙等症状，常食鲢鱼可起到滋润补虚的功效。

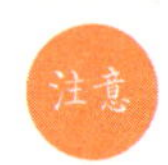

鲢鱼虽然营养丰富，但是肾炎、肝炎、水肿、小便不利患者宜食；脾胃气虚、营养不良者宜食。患有皮肤瘙痒、肿痛者忌食；红斑狼疮患者忌食。

葡萄莲藕汤，炎热天气的消暑品

专家认为，葡萄性平味甘，能滋肝肾、生津液、强筋骨，有补益气血、通利小便的作用，可用于脾虚气弱、气短乏力、水肿、小便不利等病症的辅助治疗。

今年夏天，丽丽家宝宝发热了1周，每天体温都在38℃左右，好在他精神不错，也没有其他症状。已经给他服了多次退热片，也服过抗生素，效果不太好，急的丽丽不知道该怎么办。后来邻居给她推荐了葡萄莲藕汤。她给孩子服用后果真见效。

葡萄别名蒲桃，是水果中的珍品，既可鲜食，又可加工成各种产品，如葡萄酒、葡萄汁、葡萄干等。葡萄营养丰富，享有“生命之水”“水果明星”之誉。

葡萄中含有类黄酮、酒石酸、铁等，营养十分丰富。现代医学发现，葡萄皮和葡萄籽中含有一种抗氧化物质白藜芦醇，对心脑血管病有积极的预防和辅助治疗作用。因此多吃葡萄、喝葡萄汁和适量饮用葡萄酒，对人体健康很有好处。

葡萄莲藕汤

具体做法：准备葡萄干38克，莲藕450克，莲子75克，百合38克，芡实38克，盐适量。将莲藕洗干净切片；莲子、百合、芡实洗干净；煲滚适量水，放入葡萄干、莲藕、莲子、百合、芡实，煲至滚，改慢火煲2小时，下盐调味即成。

此汤味道清甜，能清热，去肥腻，适合在炎热天气饮用。

这款汤适合贫血、高血压、水肿、神经衰弱、疲劳的人宜食；葡萄干含糖、铁较多，特别适宜儿童、妇女、体弱贫血者作为补品食用。

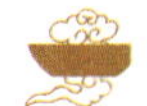

白茅雪梨汤，利尿通便

白茅雪梨汤，治阳虚不能化阳，小便不利，或有湿热壅滞，以致小便不利，积成水肿。

梨为蔷薇科植物，又称快果、玉乳等，有白梨、沙梨、秋子梨等，以皮薄者为佳。古人称梨为“果宗”，即“百果之宗”。因其鲜嫩多汁，酸甜适口，所以又有“天然矿泉水”之称。

梨具有降低血压、养阴清热、促进食欲、帮助消化的功效，并有利尿通便和解热作用，可用于发热时补充水分和营养。

曾先生，男，31岁。最近上厕所时经常出现尿急、尿痛、尿道不适的症状，后来经过专家检查发现是尿道炎，尿道炎常因尿道口或尿道内梗阻所引起，或因邻近器官的炎症蔓延到尿道等；有时可因机械或化学性刺激引起尿道炎等。男性朋友患有尿道炎可并发睾丸炎、附睾炎、前列腺炎、精囊腺炎、附睾结节、输精管梗阻，精子数量质量都降低，阳痿、早泄、男性不育等，应该积极的治疗。医生给他开了一些药，同时还给了他一个食疗的方子。曾先生在遵医嘱下，病情很快得到了缓解。

白茅雪梨汤

具体做法：准备鲜白茅根200克，雪梨2个，猪肺1副，陈皮5克。先洗净猪肺，然后切成小块，放入开水中煮约 5 分钟，捞起冲洗干净；雪梨切成小块，去除心和核；把白茅根切短，除去表皮，用水浸软。把猪肺、雪梨、白茅根一齐煲，用小火煲 2 小时即可。

本款佳肴可清热润肺、化痰止咳、消炎利尿，润肠通便。用于尿路感染，尿道发炎。又适宜秋季身体燥热、流鼻血、咳嗽，或干咳无痰，或痰中带血、痰稠黄浓、喉痛、声音嘶哑、唇舌干燥、便秘。

此外，将梨同鲜白茅根同煮汤，可清热润肺、化痰凉血、助消化。对于祛除秋燥、秋季流鼻血、干咳无痰、痰中带血、咳有黄痰、唇舌溃疡、便秘有很好的疗效。又适宜肝炎、肝硬化、气管炎及肺炎患者饮用。

注意　脾胃虚弱的人不宜吃生梨，可把梨切块煮食；梨含糖量较高，过量食用会引起血糖升高，加重胰腺负担，故糖尿病人应少食；忌与鹅肉、蟹同食。

瘦肉松子仁汤，治疗大肠黑变病

松子，又名海松子、新罗松子，为松科植物红松的种子；其种仁称为松子仁，是人们茶余饭后爱吃的炒货之一。被清代名医王孟英推崇为“果中仙品”。

包女士，扬州人，便秘 30 年，长期腹胀，食欲减退，焦虑失眠。求医于多家医院，无明显改善，后长期口服泻药，失去治疗信心。因儿子得了痔疮到某一医院治疗后，效果满意，决定带着老母亲来中心找专家看看。经肠镜检查，专家诊断包女士患的是“大肠黑变病”。专家解释说，这主要是因为包女士长期服用泻药所致，泻药中的脂褐素被肠黏膜固有层巨噬细胞吞噬，使肠黏膜变深褐色，造成肠内神经节细胞变性，从而引起肠运动失调。医生建议包女士在治疗同时常食用瘦肉松子仁汤。经过 20 多天的调理，包女士的病情基本好转，每天正常排便，腹胀也随之消除，食欲基本恢复正常。

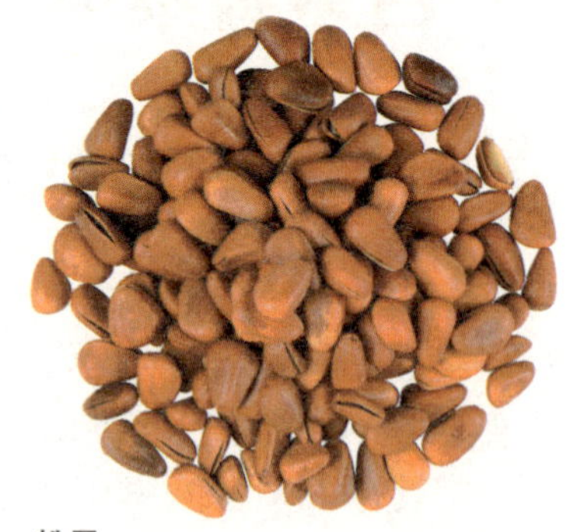
松子

具体做法：准备猪瘦肉 250 克，松子仁 40 克，核桃肉 20 克，花生 30 克，姜、盐、味精少许。将猪瘦肉洗净，切块；松子仁、花生（去壳）、核桃肉洗净；把全部用料放入锅内，加清水适量，武火煮沸后，文火煲 2 ～ 3 小时，调味供用。

将松子同瘦肉炖汤，有健脾益气，润肠通便，养阴增液，补虚益血。适用于妊娠肠燥便秘症和顽固便秘。本款汤对心神失养、惊悸忧伤、心慌、失眠、遗精、盗汗者、老年性慢性便秘也有一定帮助。大便平时稀薄者忌用。

菊花苡仁粥，能消除痰湿性大肚腩

中医认为，菊花性凉，有祛湿止痛疏风清热的功效，而苡仁是常用的中药，又是普遍、常吃的食物，性味甘淡微寒，有利水消肿、健脾去湿、舒筋除痹、清热排脓等功效，为常用的利水渗湿药。

陆智，身体肥胖，特别是腹部肥满而松软，总是很容易出汗，且多黏腻，平时经常感到肢体酸困沉重、不轻松，脸上总有一层油，嘴里常有黏黏或甜腻的感觉，嗓子痒，总觉得有痰，痰量较多也比较容易咳嗽喘息、头晕呕吐、胸闷心悸、肠鸣泄泻，观察其舌头，舌体多胖大，舌苔白腻较厚，面色黄而暗，眼微水肿，容易困倦。其性格偏温和，对梅雨季节及湿环境适应能力差。医生断定其是痰湿体质而造成的大肚腩，要想去掉大肚腩必须化解痰湿体质。

菊花苡仁粥

具体做法：准备枇杷叶 9 克，菊花 6 克，薏苡仁 30 克，大米 50 克。将前 2 味药加水 3 碗煎至 2 碗，去渣取汁，加入薏苡仁、大米和适量水，煮粥服用。

痰湿体质是生活方式、饮食习惯不良造成的结果。所以，对痰湿体质的人来说，改变生活方式首当其冲。痰湿体质的人宜食味淡、性温平之食物，如薏苡仁、茼蒿、洋葱、白萝卜、薤白、香菜、生姜等，不要吃豌豆、南瓜等食物。

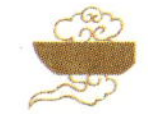

酸辣海参汤，润肠通便

海参在《本草纲目》中是一种常见药材，而从食物本身的药性上来说，海参性温、味甘咸，又是黑色食物，补肾效果最佳。

海参具有补肾益精、除湿壮阳、养血润燥、通便利尿、美颜乌发的作用。海参含有硫酸软骨素，有助于人体生长发育，能够延缓肌肉衰老，增强机体的免疫力。

将海参做成的酸辣汤有润肠通便、去火清热的功效。丸子，16 岁学生，患顽固性便秘 3 年，病情轻时 3 ~ 4 天大便一次，病情严重时要靠开塞露，长期便秘引起月经不调，痛经、腹胀，脸上出现色斑、记忆减退，严重影响生长发育，学习成绩也下降了，后经人推荐食用海参酸辣汤治好了便秘，脸上色斑也消退了，每天一次大便，生活规律以后，学习成绩也提高到了前三名。

酸辣海参汤

具体做法：准备水发海参 50 克，水发黄花 50 克，盐 3 克，味精 2 克，胡椒粉 1 克，料酒5克，米醋10克，葱丝5克，姜末5克。将海参冲洗干净，切成薄片；将黄花去尽根蒂，洗净；锅中加水烧开，下海参、黄花焯一下，捞出，沥干水分备用；锅中注入清水750克烧开，下海参、黄花，再加盐、味精、料酒略煮，撇去浮沫，盛入装有葱丝、姜末、米醋、胡椒粉的汤盆中即成。

本款汤适宜精力不足、气血不足及肝硬化、腹水和神经衰弱者食用；对于产后、病后及中老年人，宜将海参与火腿、猪羊肉同食。脾胃虚弱、痰多、便稀者忌食海参。

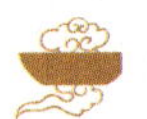

桑葚青梅杨桃汁，防治风火牙痛

风火牙痛表现在牙龈红肿，淋巴肿痛，牙根钻心地疼，牙齿碰不得，远远超过蛀牙和牙周炎引起的牙疼，一般伴有舌苔黄厚、口苦、发烧、便秘或大便不畅等全身症状。

中医认为桑葚味甘酸，性微寒，入心、肝、肾经，为滋补强壮、养心益智佳果。具有补血滋阴，生津止渴，润肠燥等功效，主治阴血不足而致的头晕目眩，耳鸣心悸，烦躁失眠，腰膝酸软，须发早白，消渴口干，大便干结等症。

杨桃含有大量的挥发性成分、胡萝卜素类化合物、糖类、有机酸及B族维生素、维生素C等，食用后可消除咽喉炎症及口腔溃疡，防治风火牙痛。

马女士今年30岁，怀孕31周，预产期在2月底。让她烦恼的是，一周多前，她的一颗智齿突然疼起来。忍了几天后，马女士来到医院，医生考虑到她是孕妇，为她做了冲洗患处的简单治疗。但一周下来，她的牙痛没有缓解，耳心又痛起来。马女士只好来到口腔科检查，经过初步检查，医生确定她为风火性牙痛。医生给马女士采用了针灸疗法，并配以食疗。让马女士多喝桑葚青梅杨桃汁。

具体做法：准备桑葚80克，青梅40克，杨桃5克，冷开水200毫升。先将桑葚洗净；青梅洗净，去皮；杨桃洗净后切块。将材料放入果汁机中搅打成汁即可。

桑葚与杨桃、青梅榨成的果汁具有清热止渴、利尿解毒等功效。

茼蒿炒猪心，润肺消痰避浊秽

茼蒿内含丰富的维生素、胡萝卜素及多种氨基酸，性味甘平，可以养心安神，润肺补肝，稳定情绪，防止记忆力减退；此外，茼蒿气味芬芳，可以消痰开郁，避秽化浊。

湖北有一道“杜甫菜”，用茼蒿、菠菜、腊肉、糯米粉等制成。为什么要叫作杜甫菜呢？这其中还有这样一个传说：杜甫一生颠沛流离，疾病相袭，他在四川夔州时，肺病严重，生活无着。年迈的杜甫抱病离开夔州，到湖北公安，当地人做了一种菜给心力交瘁的杜甫食用。杜甫食后赞不绝口，肺病也减轻了很多。后人便称此菜为“杜甫菜”，以此纪念这位伟大的诗人。

杜甫菜能有这种食疗效果，是因为它其中含有茼蒿。据《本草纲目》记载，茼蒿性温，味甘、涩，入肝、肾经，能够平补肝肾，宽中理气。主治痰多咳嗽、心悸、失眠多梦、心烦不安、腹泻、脘胀、夜尿频繁、腹痛寒疝等病症。

茼蒿的吃法有很多种，可搭配的食材也很多。最好的是与猪心一起烹制，就有很好的补益效果。茼蒿炒猪心可润肺消痰，其制作方法如下。

具体做法：准备茼蒿350克，猪心250克，葱花适量。将茼蒿去梗洗净切段，猪心洗净切片备用；锅中放油烧热，放葱花煸香，投入猪心片煸炒至水干，加入精盐、料酒、白糖，煸炒至熟。加入茼蒿继续煸炒至猪心片熟，茼蒿入味，加入味精即可。

本款菜肴具有开胃健脾，降压补脑。适用于心悸、烦躁不安、头昏失眠、神经衰弱等病症。

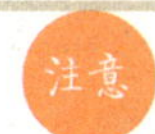

茼蒿辛香滑利，胃虚泄泻者不宜多食。

冰糖炖葵花，防治慢性支气管炎

慢性支气管炎是由多种病因所致的气管、支气管黏膜及其周围组织的慢性非特异性炎症。受凉、吸烟及感冒常使本病诱发或加重。临床上主要表现为慢性咳嗽、咳痰、反复感染，或伴有喘息。

王全今年68岁，家住武汉，40多岁时就患上了慢性支气管炎。因为病程长久，所以尝试过不少方剂，但大多中途放弃。一个是因为性格使然，总是很难坚持一件事，另一个也是病情反复。后来，女儿结婚后，女婿从外地出差带来了冰糖炖葵花的偏方，说效果不错值得一试。其实，此时的王全已经开始对自己的病抱着放任的态度了，只是孩子一片孝心也不好置之不理。于是就从深秋开始到初春，尝试了两季，结果病情大有缓解，后来又坚持了两季，病患彻底根除，至今未复发。

这里就为大家介绍一下辅助治疗慢性支气管炎的冰糖炖葵花。

具体做法：先准备向日葵花2朵，冰糖适量。然后将向日葵去子，再加冰糖炖服。最好是趁热服用不要凉置和隔夜。

向日葵性甘、平，无毒。有平肝祛风，清湿热，消滞气的功效。向日葵一身是药，其种子、花盘、茎叶、茎髓、根、花等均可入药。葵花子性味甘平，入大肠经，有驱虫止痢之功。《采药书》言其“通气透脓”，《福建民间草药》言其“治血痢”。花盘有清热化痰，凉血止血之功，对头痛、头晕等有效。茎叶可疏风清热，清肝明目；鲜向日葵茎叶适量，水煎服，可治疗眼红目赤，泪多；茎髓可健脾利湿止带；根可清热利湿，行气止痛；花盘有清热解毒，凉血止血之功，可治疗百日咳，慢性支气管炎，咳嗽气喘等。

注意

不要在服用此方时吃辛辣、油腻的食物，以免影响疗效。慢性支气管炎患者相比其他患者，更应注意饮食宜忌。宜多食新鲜蔬菜，如萝卜、刀豆、马兰头、蘑菇、冬瓜、菠菜、油菜、胡萝卜、西红柿、黄豆及豆制品；宜多食水果及干果，如梨、枇杷、莲子、百合、核桃、栗子、松子、金橘、橘子，蜂蜜等。少食过于甜、咸或辛辣刺激的食物。这类食物可刺激咽部使咳嗽加重，且甜食过多加重通气负担；少食易致过敏反应的食物，如虾、蟹、牛奶、蛋黄等食品。

玄参牡丹皮瘦肉汤，调理心经郁热

玄参牡丹皮瘦肉汤有养心清热、滋阴润燥、活血通经、养颜美容的功效，能缓解心气郁结、烦热血燥、经络不畅的症状，同时滋养皮肤，所以对辅助治疗红血丝有很好的效果。

郑兰长得很漂亮，25岁，正是好年华。但是一到冬天快要到来之际，郑兰就开始坐立不安了。原来，每年冬天郑兰脸上就会有红血丝，以前抹些外用的药膏就会好些，后来抹药膏没多大效果，一向注重容貌的郑兰恨不得出门就戴上口罩。

后来，决定去看看中医。经过诊治，医生发现患者舌质红，脉象弦滑，便问她天气突然变化过冷或者过热时有没有红血丝，她说有。医生又问情绪激动时有没有红血丝，她说经常是这样。最后，医生告诉她，她是特殊体质，有血热血燥的现象，她脸上的红血丝是一种过敏反应。

医生根据郑兰的体质，采取了养心清热、活血润燥的治疗方法，同时让她服食玄参牡丹皮瘦肉汤。具体制作方法如下。

具体做法：准备猪瘦肉60克，玄参15克，牡丹皮10克，红枣10枚去核，葱段、姜片、酱油、精盐、白糖、味精、水淀粉、花生油各适量。先将猪瘦肉洗净后用沸水烫一下，控去水分，抹上酱油和白糖。再将油锅烧热后，下葱段、姜片煸香，放入白糖炒化，倒入酱油，加入适量清水，放入玄参、牡丹皮、红枣、盐用大火烧沸。最后放入猪肉，再转小火煲1小时就可以出锅了。

这款汤的主要食材是猪肉，猪肉味甘、咸，性平，入脾、胃、肾经，有补肾养血、滋阴润燥的功效。《本草备要》中说："猪肉，其味隽永，食之润肠胃，生津液，丰肌体，泽皮肤，固其所也。"《随息居饮食谱》中也指出："（猪肉）补肾液，充胃汁，滋肝阴，润肌肤，利二便，止消渴。"牡丹皮味苦、辛，性微寒，归心、肝、肾经。《本草纲目》中说："（牡丹皮）和血，生血，凉血。治血中伏火，除烦热。"也就是说，牡丹皮有养心活血、凉血清热的功效。玄参味甘、苦、咸，性微寒，归肺、胃、肾经。《本草正义》中说："玄参，此物味苦而甘，苦能清火，甘能滋阴，以其味甘，故降性亦缓。"指出玄参有清热凉血、泻火滋阴的功效。

红枣味甘，性温，具有养血安神、补脾益气、生津液、悦颜色、缓和药性的功效，能增强体质、延缓衰老。

因为玄参牡丹皮瘦肉汤有养心清热、滋阴润燥、活血通经、养颜美容的功效，能辅助治疗心气郁结、烦热血燥、经络不畅的症状，同时滋养皮肤，所以对缓解红血丝有很好的效果。

注意

特殊体质者脸上出现红血丝时，不要轻易使用药物性护肤品或含有激素类成分的药膏，或者服用消炎之类的药物，而应该及时就诊，这样才能彻底地根除面部红血丝。此外，可准备一片生姜和凉一些水（最好是冰水）。先用生姜在有红血丝的地方擦一遍，然后用把毛巾在凉水中浸透，在脸上敷3分钟，这样则可以暂时使红血丝慢慢退下。另外，建议患者多吃一些水果、蔬菜、避免食用辛辣刺激的食物，如鱼虾蟹海鲜及牛羊肉等食品也要尽量或避免食用。

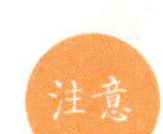

参苓莲子粥，调养过敏性结肠炎

参苓莲子粥有健脾和胃、益气止泻、补虚渗湿、祛寒温中、补心养神的功效。因此可用于出现的腹泻、腹痛、胸闷、四肢乏力的症状患者进行肠胃调养。

过敏性结肠炎也是特殊体质者易患的疾病之一。有一位年轻的患者因腹痛、腹泻去中医院就诊。经过医生询问，患者说自己总是怕冷，食欲也不太好，还常常四肢乏力，而且肚子还总是咕噜噜地响。医生问她有没有闷胀的感觉，她说有。经过一番诊疗，医生发现她面色萎黄，舌质淡红，舌苔白，脉象细弱。于是，医生建议先让她去做X线和内窥镜检查，结果并未发现任何器质性病变。医生又问她以前有没有类似的症状，她说一般吃过油或者过辣的食物时，会出现这样的现象。医生最后诊断患者是特殊体质，因脾胃虚弱引起了过敏性结肠炎。

中医认为，过敏性结肠炎多由脾胃功能失调所致。脾为阴土，胃为阳土，土太过，湿气盛，所以出现腹满、肠鸣、大便溏泻的现象。脾主肌肉，脾失健运，所以出现四肢无力的现象。胃腑虚弱，消化功能不能发挥正常，胃有积滞，所以不思饮食、饮食减少。

医生根据患者的体质情况，采取了健脾和胃、益气止泻的治疗方法，让患者喝参苓莲子粥。具体做法如下。

具体做法：取人参 3 克，茯苓 10 克，去芯莲子 15 克，砂仁 9 克，炙甘草 5 克，粳米 100 克。将所有药材放入砂锅中，用清水煎煮两次。先用大火煮沸，再用小火煎煮半小时，弃渣取汁，并将两次所取的药汁合并起来，装好备用。然后将粳米洗净，放入药汁中，用大火煮沸，然后用小火煮 20 分钟，就可以食用了。

此款粥患者可以分两次食用，一早一晚。每天一剂，以五剂为一个疗程，连服三个疗程，就可以治愈。

由上文可知，过敏性结肠炎多由脾胃功能失调所致，而这款粥所用的药材都有健脾和胃的功效。像人参有健脾益气、止痛补中的功效；茯苓有渗湿利水、健脾和胃的功效；莲子有健脾养胃、益气补虚、除湿祛寒的功效，能治疗脾虚引起的大便溏泻、久痢的症状；砂仁有醒脾调胃、快气调中、消积滞、治泄泻的功效；甘草味甘，性平，归心、肺、脾、胃经，有化湿开胃、温脾止泻的功效，常用于辅助治疗湿浊中阻、脾胃虚弱、倦怠乏力、泄泻等症。

综合这几种药材的功效，参苓莲子粥有健脾和胃、益气止泻、补虚渗湿、祛寒温中、补心养神的功效。因此可用于辅助治疗患者出现的腹泻、腹痛、胸闷、四肢乏力的症状。

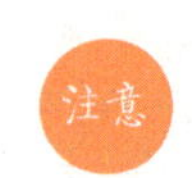

由于这是一种功能性疾病，所以以前一直没有特效的治疗方法，医生主要用饮食疗法、体育锻炼、心理治疗或用一些对症治疗的药物。饮食疗法强调饮食要规律，避免吃辛辣及刺激性食物，少饮酒、咖啡、冷饮等，不吃可引起腹泻的食物，如牛奶、豆类及生冷食物，长期患病的人应该消除精神紧张。因为这毕竟不是一种恶性疾病，不要盲目追求药物治疗，对长期服药而疗效不好的病人，一定要消除对药物产生的依赖心理。

核桃杏仁蜜，治哮喘的甜美方

有人说：四季百病能百治。虽然有些夸张，但同一种病症在不同的季节发作，其治疗方式确实可能存在差异。就拿哮喘为例，对于这种慢性非特异炎症性疾病，当发病时，患者会感到发作性胸闷、喘息、气促或咳嗽，常于春节的夜间和清晨发作。

春季是哮喘的高发季节，要有效预防哮喘的滋生，就要注重春初的饮食养生。中医建议，哮喘患者春天常食用核桃杏仁蜜可预防哮喘发作。

核桃杏仁蜜

具体做法：先准备好核桃仁 250 克，苦杏仁 250 克，蜂蜜 500 克。然后将杏仁放入锅中煮1小时，再将核桃仁放入收汁，将开时，加蜂蜜500克，搅匀至沸即可。每天取适量食用即可。

明代李时珍著的《本草纲目》中有这样的记述，核桃仁有“补气养血，润燥化痰，益命门，处三焦，温肺润肠，治虚寒喘咳，腰脚重疼，心腹疝痛，血痢肠风”等功效。核桃仁的镇咳平喘作用也十分明显，冬季，对慢性气管炎和哮喘病患者疗效极佳。而苦杏仁中的苦杏仁苷在体内能慢慢分解，逐渐产生微量氢氰酸。服用小量杏仁，能起到轻度抑制呼吸中枢，而达镇咳、平喘作用。

这款偏方一般人都可食用，尤其适合有呼吸系统疾病的人。但是，产妇、幼儿、糖尿病患者不宜使用。

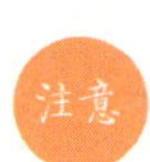

哮喘病人禁食冷饮，雪糕、冰棒及含气饮料、咖喱粉、咖啡、浓茶、芋头、土豆、韭菜、黄豆、面食等食物。此外，除了在饮食上调理哮喘病，日常生活中还要注意防寒保暖。

芋头大米粥，有效防治大便干燥

便秘患者在饮食起居上都应该有所侧重，了解其中的宜忌，趋利避害，这样才能对病症起到辅助的治疗作用，以利于患者尽快康复。

董雷是一名监狱的狱警，平日里脾气比较急躁，又很爱吃辣椒和油炸食品，一到秋冬季节，就很容易便秘。有时候太用力，还会便血。其岳母得知之后，不知从哪里要来一个偏方，制作简单效果好，只是用芋头和大米来煲粥。

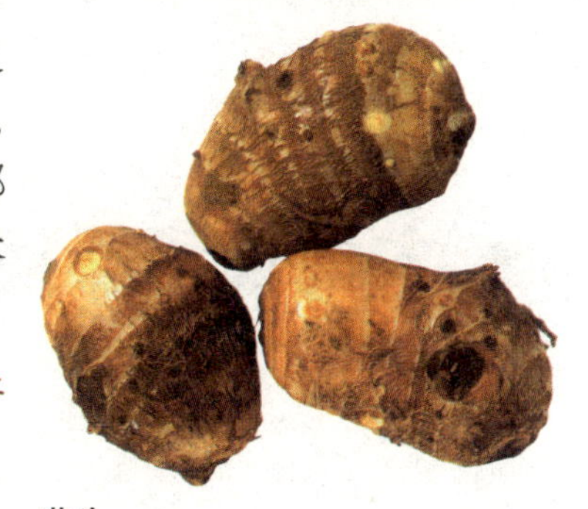

芋头

具体做法： 准备芋头250克，大米50克，盐适量。将芋头去皮切块，与大米加水煮粥，用油、盐调味服食即可。

便秘虽然不是什么大疾病，却很痛苦，而且便秘对身体的伤害也很大，因此，生活中一定要注意便秘的预防。便秘的发生与人的生活习惯、饮食习惯都有一定关系，因此，在生活中应多加注意来预防便秘的发生。

便秘的人要多喝水，每日至少喝8杯水，尤其在食用高纤维食品时，更应注意保证饮水；早饭前或起床后喝一杯水有轻度通便作用，足量饮水使肠道得到充足的水分，有利于肠内容物的通过。

玉米须粥，赶跑胆囊炎

玉米须粥能够理气止痛，适用于右胁下隐痛、嗳气的气滞胆囊炎。此外，它也有清热降压，降脂减肥的作用，对兼有高血压病、高脂血症、尿路感染者尤为适宜。

胆囊炎是细菌性感染或化学性刺激（胆汁成分改变）引起的胆囊炎性病变，为胆囊的常见病。

其发病原因主要有以下四点：肠道感染；胆道感染可引起胆囊发炎；情绪失调；可导致胆汁的排泄受阻引发胆囊炎；饮食不注意，暴饮暴食；肠道寄生虫病，比如蛔虫钻入胆道可引起胆道发炎。其残体和卵可成为结石的“核心”。

庞倩倩今年 24 岁，有数年慢性胆囊炎病史，曾作胆囊结石手术，术后仍脘腹胸胁胀痛，时轻时重，中西药治疗后症状改善仍不明显。常有：胃痛腹胀，心下痞满，气逆胸胁，而胸胁胀痛，手足厥冷，不欲冷食，口干不欲多饮，口苦，舌质暗淡，苔黄厚腻，脉沉弱。辨为寒热错杂夹虚证，治当清上温下，兼以补虚，给予玉米须粥，一剂比一剂效果好。

玉米须粥

具体做法：准备鲜玉米须 30 克，粳米 50 克。将玉米须洗净后切断，沸水冲泡 2 次，加盖焖 10 分钟后过滤，合并两次滤汁；粳米淘洗干净后，加适量水，大火煮沸后，加入过滤的玉米须汁，改用小火熬煮成粥。早晚各服用一次，每日一剂。

玉米须味甘、性平能促进胆汁排泄，所以可作为利胆药用于没有并发症的慢性胆囊炎或胆汁排出障碍的胆管炎。

大金钱草蒸猪肝，有效控制胆囊炎

预防胆囊炎、胆石症，首先要注意饮食调节，少吃高胆固醇食品，多吃含维生素 A 的水果与蔬菜，如胡萝卜、菠菜、苹果等，有利于胆固醇代谢，可减少结石的形成。

胆石症发病年龄的高峰为 40 ~ 50 岁，40 岁左右的妇女更多。我国胆囊炎的发病率呈逐年上升趋势，但大多数胆囊炎都与胆囊结石密切相关，它们犹如一对孪生兄弟，常常并存。胆囊炎可分为急性和慢性。

慢性胆囊炎：临床症状为上腹闷胀或隐痛，多与吃油腻食物有关，平时常有上腹部不适、嗳气等消化不良症，易误认为“胃病”或肝炎。

急性胆囊炎：常见症状为上腹部剧痛，往往发生在饱餐或吃油腻食物后。由于较小的结石常可移动而嵌顿于胆囊颈部或胆囊管，可引起剧烈的上腹部疼痛，伴恶心、呕吐。

发病早期无感染、无发热。由于平卧后胆囊结石容易滑入胆囊管而造成梗阻，所以，不少病人常在夜间发作。如果因结石嵌顿引起的梗阻持续存在，胆囊就可能发生化脓、坏疽，甚至穿孔等严重并发症。较小的胆囊结石有时可经胆囊管落入胆总管，形成继发性胆总管结石，引起黄疸或胆管炎，甚至急性胰腺炎。

温女士患胆结石长达 5 年，在长时间的治疗过程一直未能痊愈，这使她就失去了治疗的信心，吃药药物不能彻底治愈，做手术手术复发，这使温女士实在不晓得胆结石该怎么治疗了，也就只有靠一些药物来缓解症状发作时候的疼痛。这样的日子坚持了一年多的时间。2009 年在朋友的介绍下，温女士知道了食疗可以控制胆结石。经过几个疗程的控制，温女士做了 B 超检测，胆结石果真得到了很好的控制。温女士，食用的偏方就是大金钱草蒸猪肝。其制作方法如下。

具体做法：将金钱草、狗宝洗净，捣碎研成细末，猪肝洗净，入沸水中氽透，用凉水冲洗干净，沥去水分，切成片，放在碗内，撒上药末，拌匀，加葱节、姜片、清汤，入笼中蒸 30 分钟左右，取出，滗出汤汁，加食盐、味精调味，用以佐餐。

金钱草性味甘、咸，微寒。归肝、胆、肾、膀胱经。有清利湿热，通淋，消肿。用于热淋，沙淋，尿涩作痛，黄疸尿赤，痈肿疔疮，毒蛇咬伤；肝胆结石，尿路结石。狗宝能降逆气，开郁结，解毒。治噎膈反胃、痈疽、疔疮。大金钱草蒸猪肝是中药方剂的一种，有疏肝利胆的功效。除了食疗，预防胆囊炎还要加强运动和锻炼，可增强胆囊舒缩功能。尽早发现胆囊炎，积极治疗胆道感染，对预防胆结石也很必要。肥胖与高脂血症病人，适当应用降血脂药，也是预防胆结石症的一种方法。

菠菜胡萝卜汁，预防动脉硬化

将菠菜同胡萝卜、西芹、高丽菜一起榨成的蔬果汁对预防动脉硬化效果好，还可防止肌肤粗糙，预防贫血。

中医认为菠菜性甘凉，具有养血、止血、敛阴、润燥的功效。菠菜中含有丰富的铁，维生素 C 能够提高铁的吸收率，并促进铁与造血的叶酸共同作用，能有效地预防贫血症。菠菜中含有一种类胰岛素样物质，其作用与胰岛素非常相似，能使血糖保持稳定。菠菜含有丰富的胡萝卜素、维生素 A、维生素 B_2 等，能够保护视力，防止口角炎、夜盲等维生素缺乏症的。菠菜中含有大量的抗氧化剂，具有抗衰老、促进细胞增殖、激活大脑功能、增强青春活力的作用。

胡萝卜性平，味甘。具有健脾消食，养肝明目，下气止咳的功效。现代医学研究证明；胡萝卜可清除致人衰老的自由基。所含的 B 族维生素和维生素 C 等营养成分有润皮肤、抗衰老的作用。胡萝卜能提供丰富的维生素 A，具有促进机体正常生长与繁殖、维持上皮组织、防止呼吸道感染及保持视力正常、预防夜盲症和眼干燥症等功能。胡萝卜素能增强人体免疫力，有抗癌作用，并可减轻癌症病人的化疗反应，对多种脏器有保护作用。妇女食用胡萝卜可以降低卵巢癌的发病率。胡萝卜内含琥珀酸钾，有助于防止血管硬化，降低胆固醇，对防治高血压有一定效果。胡萝卜的芳香气味是挥发油造成的，能促进消化，并有杀菌作用。

菠菜胡萝卜汁

具体做法：准备菠菜100克，胡萝卜50克，西芹60克，高丽菜15克。将菠菜洗净，去根，切成小段，胡萝卜洗净，去皮，切小块，高丽菜洗净，撕成小块；西芹洗净，切成小段，然后把准备好的材料放入榨汁机榨出汁即可。

胃部压痛，韭菜籽冲剂来帮忙

胃部压痛是发生在餐后或餐前，食用某些食物后，或在过饥过饱暴饮暴食等状况下发生的。由于胃不适大多与进食有很密切的关系，因此，从饮食的时间、习惯、内容、种类等作为辨别的准则，也较有准确性。

胃病相对于心脏病、心脑血管病等疾病来说，应该算是比较容易治愈的了。但是，尽管这样，在胃病出现的时候，我们仍不可忽视，胃同样是我们身体主要器官之一，一旦它出现了问题，仍然会损害我们的身体健康，严重的时候，也同样会危及生命。所以说，一旦出现胃痛现象就要引起足够的重视，这样才能早发现早治疗早康复。其实，引发胃病的诱因很多，不合理的饮食、不规律的生活习惯、服用药物的不当以及各种细菌的感染等因素都容易导致胃病。

韭菜籽冲剂

具体做法：准备适量韭菜籽煎服，3～9克为宜。

韭菜籽具有益肝健胃、行气理血的功效：首先，韭菜籽含有挥发性精油及硫化物等特殊成分，散发出一种独特的辛香气味，有助于疏调肝气，增进食欲，增强消化功能；其次，韭菜籽的辛辣气味有散瘀活血，行气导滞作用，适用于跌打损伤、反胃、肠炎、吐血、胸痛等症。胃部压痛可能是胃炎或者消化道溃疡，要少食多餐，定时进餐，不要吃过于坚硬和不消化的食物。本方对胃部压痛有很好的功效。

胃病是个慢性病，如果不是过于严重，一般是不会恶化的。因此，对于患有胃病的朋友来说，即使自己的胃病根除起来很困难，慢慢调养，注意保护，也同样不会复发，不会给自己带来身心痛苦。

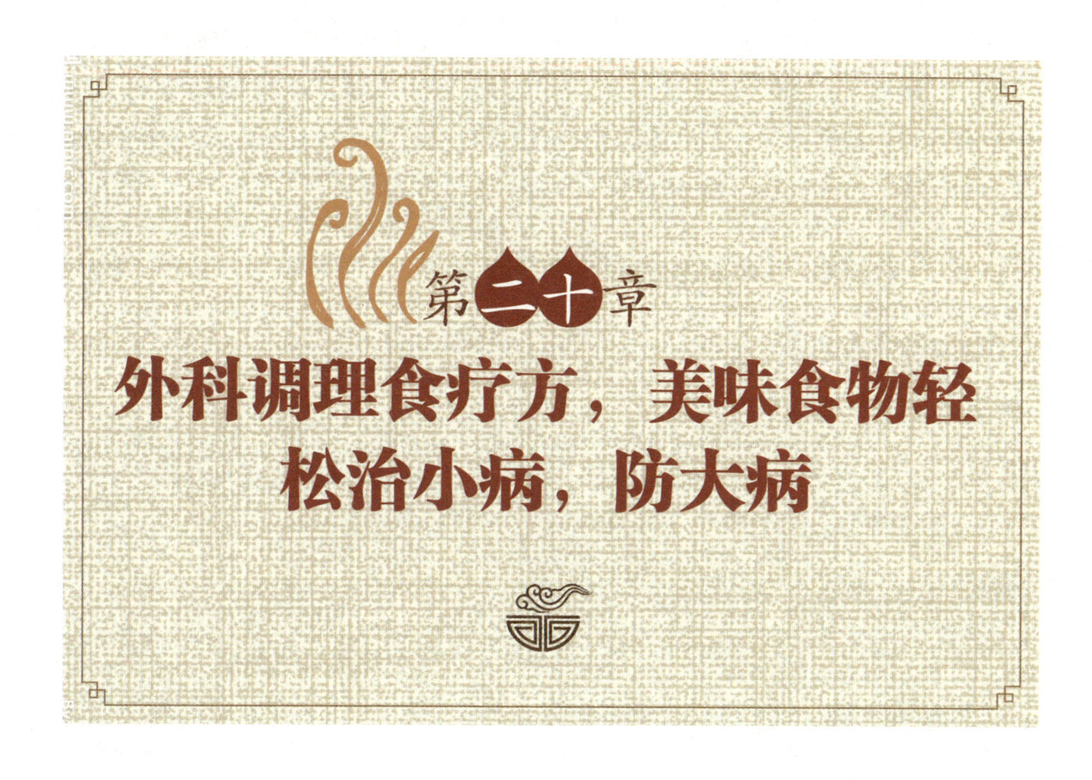
第二十章
外科调理食疗方，美味食物轻松治小病，防大病

内耳眩晕症，就吃鸽子膳

梅尼埃病是中老年人较为常见的一种疾病。此病是以突发的剧烈眩晕，并伴有耳鸣、耳聋及恶心呕吐之主证，故又称“内耳眩晕症”。

内耳眩晕症主要表现在突发性眩晕、耳鸣、耳聋或眼球震颤为主要临床表现。眩晕有明显的发作期和间歇期。病人多数为中年人，患者性别无明显差异，首次发作在50岁以前的病人约占65%，大多数病人单耳患病。中医推荐给内耳眩晕患者一个食疗方——鸽子膳。常以此膳调养身体可明显减轻内耳眩晕的症状。其制作方法如下。

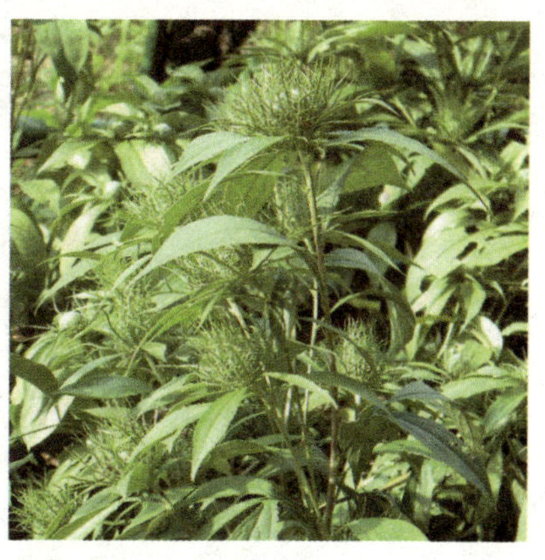
白术

具体做法：取鸽子1只，胡萝卜300克，姜、葱、食盐适量，天麻10克，龙眼肉10克，枸杞子10克，当归10克；五味子8克，白术10克，酸枣仁

10克。然后，鸽子洗净，将五味子，白术，酸枣仁用布包好，放入砂锅里加水烧开，除去浮沫。再放入天麻，龙眼肉，当归、胡萝卜，姜，烧开改为文火炖熟为度。

鸽子，既是高级滋补佳品，又是名贵的美味佳肴。中医认为，鸽肉易于消化，具有滋补益气、祛风解毒的功能，对病后体弱、记忆衰退、头晕神疲有很好的补益作用。枸杞子含有丰富的胡萝卜素、维生素 A_1、维生素 B_1、维生素 B_2、维生素 C 等钙、铁等营养。味甘、性平，具有养肝、滋肾、润肺的功能。可辅助治疗腰膝酸软、肝肾亏虚、虚劳咳嗽、目视不清、头晕目眩。枸杞子还是生精补髓、扶正固本、滋阴补肾、益气安神、强身健体、延缓衰老的良药。

还有两款食疗方效果也不错，在此，一起推荐给大家。

鸡蛋红糖

具体做法：豆油适量放锅内烧热，将2个鸡蛋、30克红糖（放一点水搅拌）倒入锅内煎熟，空腹服用，连服10天。为巩固疗效，也可多服几天。

鸭蛋赤豆

具体做法：鸭蛋一个、赤豆20粒，搅匀蒸熟，早晨空腹服，每日1次，连用7天。

内耳眩晕症是一种慢性病，天冷的时候，免疫力低下的时候（比如感冒的时候）容易发作，是平衡系统的问题，轻者头晕目眩，重者伴有呕吐，一般来说食物辅助治疗，不会有什么副作用。

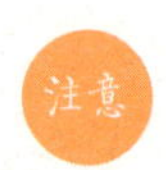

注意 发病时候，应静卧休息，解除思想疑虑，不要急躁。防止起立时突然眩晕跌倒，卧室应保持安静，减少噪音，光线尽量暗些，室内应保持空气流通，不宜过度温暖。日常生活中应按时作息，早睡早起，注意精神愉快，情志开朗，并应该注意淡盐饮食，不宜多饮茶水。

坐骨神经痛，就吃蜜汁木瓜

坐骨神经痛是指坐骨神经通路及其分布的疼痛，即在臀部大腿后侧、小腿后外侧和足外侧的疼痛。

现在很多白领的工作都是不需要东奔西跑的，端坐终日者越来越多。坐骨神经痛在这一人群中也成了一种常见病。坐骨神经痛在体内各种神经痛中居于首位，往往表现在右腿疼痛，从大腿外侧到脚部，疼得厉害的时候一秒钟都坐不下去。

传统中医认为，坐骨神经痛是由经络不通造成的。大腿外侧只有胆经一条经络，胆经络不通是造成坐骨神经痛的直接原因。在此给大家推荐一个辅助治疗坐骨神经痛的食疗方——蜜汁木瓜。

具体做法：准备木瓜1个，蜂蜜100毫升，生姜2克。先将木瓜洗净，去外表皮，剖开，去籽后切成片，放入砂锅，加水适量，大火煮沸，调入生姜末，拌匀，改用小火煮10分钟，趁热调入蜂蜜，混合均匀即成。早晚各服用一次。

木瓜历来就有“百益果王”的美誉。味酸，性温，无毒，平肝舒筋，和胃化湿。主治肌肤麻木，关节肿痛，脚气，霍乱大吐，转筋悄止。《本草正》：木瓜，用此者用其酸敛，酸能走筋，敛能固脱，得木味之正，故尤专入肝益筋走血。疗腰膝无力，脚气，引经所不可缺，气滞能和，气脱能固……对于湿痹拘挛，腰膝关节酸重疼痛有很好的疗效。

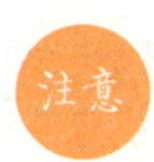

坐骨神经痛患者工作时宜坐硬板凳，休息时宜睡硬板床。要劳逸结合，生活有规律，适当参加各种体育活动。

生姜鸡，有效对付类风湿性关节炎

目前公认类风湿关节炎是一种自身免疫性疾病。可能与内分泌、营养、地理、职业、心理和社会环境的差异、细菌和病毒感染及遗传因素等方面有关系，以慢性、对称性、多滑膜关节炎和关节外病变为主要临床表现，属于自身免疫炎性疾病。

随着生活节奏的加快，风湿性关节炎已经成了我们生活中的常见病，严重影响了我们的身体健康。有很多朋友都不清楚，如果风湿性关节炎严重的话，可以侵犯心脏，继而引发风湿性心脏病。所以，对待风湿性关节炎，我们千万不能掉以轻心。

家住江苏某市的徐熙，因为风湿性关节炎，四肢酸痛，尤其是右膝关节肿痛的利害，夜里经常失眠或被痛醒。曾多方医治，针灸、中西药都没有取得明显效果，风湿性关节炎还是时不时地发作，严重的时候，行走都需要别人扶持，甚至到了生活不能自理的程度，起居、大小便都需要别人协助。

后来，徐熙听一个老中医说常吃生姜鸡可以根治风湿性关节炎，于是便抱着试试看的心态，经常食用生姜鸡。半年后，她感觉四肢不痛了，活动也灵活了，一般的家务活也都能干了。

生姜鸡

具体做法：用刚刚开叫的公鸡1只，生姜100～250克，切成小块，在锅中爆炒焖熟，不放油盐。会饮酒者可放少量酒，1天内吃完，可隔1周或半月吃1次。适用于关节冷痛，喜暖怕寒者。

生姜鸡为什么对根治风湿性关节炎有这么明显的疗效呢？公鸡肉性属阳，善补虚弱，性味甘、温热、无毒，入肝、脾、胃经，具有补虚温中、止血治崩、补虚损、益虚羸等功效；生姜特有的“姜辣素”能刺激胃肠黏膜，使胃肠道充血，消化能力增强，能有效地缓解吃寒凉食物过多而引起的腹胀、腹痛、腹泻、呕吐等。吃过生姜后，人会有身体发热的感觉，这是因为它能使血管扩张，血液循环加快，促使身上的毛孔张开，这样不但能把多余的热带走，同时还能把体内的病菌、寒气一同带出。因此，常吃生姜鸡对根治风湿性关节炎有意想不到的奇效。

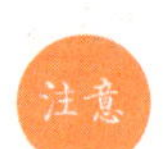

防治风湿性关节炎，日常的康复锻炼也是非常关键的。首先要加强锻炼，强身健体。再者，要尤其注意避开潮湿的环境。关节处要注意保暖，不穿湿衣、湿鞋、湿袜等。夏季暑热，不要贪凉受露，暴饮冷饮等。秋季气候干燥，但秋风送爽，天气转凉，要防止受风寒侵袭。冬季寒风刺骨，注意保暖是最重要的。

韭菜加陈醋，腰肌劳损放轻松

慢性腰肌劳损，为临床常见病，多发病，发病因素较多，主要症状是腰部酸痛，日间劳累加重，休息后可减轻，日积月累，可使肌纤维变性，甚而少量撕裂，形成疤痕或纤维索条或粘连，遗留长期慢性腰背痛。

很多人认为，腰肌劳损是衰老造成的，其实若究其原因，错全在自己。长期弯腰劳动，用肩扛抬重物，腰部闪挫撞击未全恢复，或积累旧伤，经筋脉受损，气滞血瘀，阻塞不通，筋脉失于滋养，自然就会疼痛劳损。此病大多与天气变化有关，如阴雨或感受风寒潮湿等则症状加重，所以那些不懂得加衣保暖的人，受病痛之苦也顺理成章。

慢性腰肌劳损防治的要点是，要多注意休息，平时多做一些轻松的运动，加强体育锻炼。在日常生活中，还可以经常喝一些“韭菜醋汤”，在中医里，韭菜有一个很响亮的名字叫“壮阳草”，还有人把韭菜称为“洗肠草”，有健胃、提神、止汗固涩、补肾助阳、固精等功效。韭菜的辛辣气味有散瘀活血，行气导滞的作用；醋可以促进新陈代谢，帮助机体休息，消除疲劳，促进睡眠，此外，醋还可以散瘀，止血，解毒，杀虫。因此说，“韭菜醋汤”对防治慢性腰肌劳损相当有效。

韭菜陈醋

具体做法：取韭菜250克洗干净，加入适量的水熬开，小火煮几分钟，倒出汁液，等到可以入口的时候，加入适量的陈醋，每天喝一小碗就可以了。记得不要加食盐。

辅助治疗肩周炎，常喝桑枝鸡汤

肩周炎是以肩关节疼痛和活动不便为主要症状的常见病症。本病的好发年龄在50岁左右，女性发病率略高于男性，多见于体力劳动者。如得不到有效的治疗，有可能严重影响肩关节的功能活动。

周耀华是江苏宜兴市的农民，同时也是一个肩周炎患者。右肩周疼痛2个月。无明显诱因发生右肩疼痛并逐渐加重活动极度受限，右手不能梳头，不能上举、后旋、外展，如一不小心碰一下则剧痛难忍，尤其是夜间剧痛影响睡眠。在当地医院治疗无效而病情加剧。

一连三四年，每到秋凉以后，她都得在右肩上套个棉套袖，以防风寒侵入加剧疼痛，这样夜里稍感好受一点，而第二天起来照常疼痛。

后来听说多喝桑枝鸡汤能够缓解病情。于是隔三岔五炖来补益身体。食用一段时间，加上不间断地治疗，疼痛明显减轻，右手能抬高了。这个桑枝鸡汤的做法也很简单。

具体做法：准备冬桑枝40克，鸡1只，生姜3片，盐、生油各适量。将桑枝洗净稍浸泡；鸡洗净去内脏及尾部；将桑枝、鸡一同与生姜放进瓦煲内，加清水3000毫升，大火煲沸撇去浮沫后改小火煲3个小时，调入适量食盐和生油便可。

桑枝性平，味苦、微辛，有清热祛湿通络的功效，主要用于辅助治疗风湿痹症，而尤宜于上肢痹痛。

鸡肉中蛋白质的含量不仅比例高、种类多，而且容易被人体吸收利用，对于营养不良、畏寒怕冷、疲劳乏力、月经不调、贫血及虚弱等病患有很好的食疗作用。此外，鸡肉中还含有对人体发育有重要作用的磷脂，是日常膳食结构中脂肪和磷脂的重要来源之一。

桑枝鸡汤有益精髓、祛风湿、利关节的功效。

栗子炖牛肉，骨质疏松也认输

骨质疏松，是多种原因引起的一组骨病，骨组织有正常的钙化，钙盐与基质呈正常比例，以单位体积内骨组织量减少为特点的代谢性骨病变。

家住北京西城区的王文老太太，63岁，是街道社区里有名的热心人。在加入了社区联保之后，经常会和其他热心公益的老人们一起为社区巡逻。但是，随着年龄的增长，为社区巡逻慢慢变得有心无力了。骨质疏松的问题开始困扰她。后经人推荐采用食疗方——栗子炖牛肉。王老太的骨质疏松症得到了很好的控制。栗子炖牛肉的制作方法如下。

具体做法：牛肉500克，熟栗子仁250克，食盐2克，植物油40克，姜片、葱段各10克，酱油10毫升，料酒10毫升，白糖10克。将牛肉切成块，在沸水中汆一下；油热倒入栗子，炸片刻，捞出，放入葱、姜、牛肉和适量清水煮沸，放入栗子和调料，炖熟即可。

本方可健脾养胃、强筋健骨，对腰膝酸软、双腿无力、尿频以及脾胃虚弱引起的食欲缺乏等症状有辅助治疗作用。牛肉含有维生素B_6，每100克的含量约为380微克。其营养丰富，肉质鲜嫩。栗子香甜、绵软，做法多样，风味各异，深受人们喜爱。此菜肴味道浓厚，鲜美可口。

黑木耳煮柿饼，痔疮去无踪

黑木耳含有较多胶质，有较强的吸附力，可以清胃涤肠，排出胆固醇与有害物质。黑木耳炖柿饼，适用于痔疮出血、便秘者。

痔疮是发生在人体排泄口——肛门的一种疾病，痔疮是人类特有的常见病、多发病，它的生长、发展与人们的生活习惯、工作学习环境、行走劳累、饮食睡眠有很大关系。俗话说“十人九痔”，实际上严格来说，当为“十人十痔”。人的一生中，只要您正常生活，不可能在肛门部不产生一丝一毫静脉淤积以及曲张，除非排泄物不经过肛门。因此，可以说，人人都会有或轻或重的肛门疾病。所谓无痔疮，只不过是无症状而已。在此给大家推荐一个预防痔疮的食疗方。

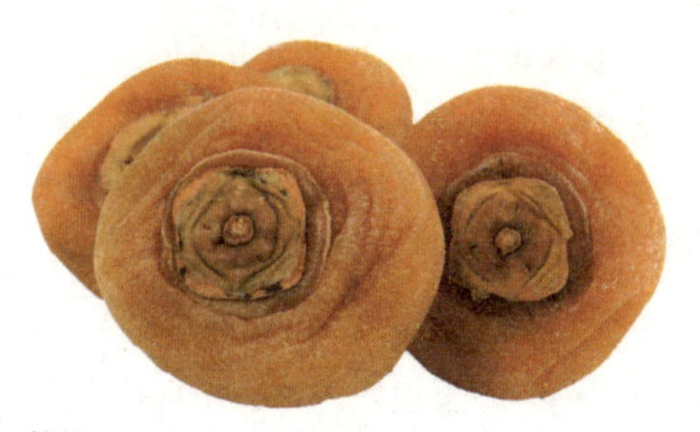

柿饼

黑木耳煮柿饼

具体做法：准备水发黑木耳30克，柿饼50克，红糖20克。先将柿饼拣杂，洗净，切成小块。将水发黑木耳洗净，撕成小朵状，与柿饼小块同放入砂锅，加水适量，中火煮40分钟，调入红糖，溶化后拌匀。早晚2次分服。

本款佳肴可滋阴凉血、润肠通便；对习惯性便秘、痔疮出血有帮助。

中医认为，柿子性寒，味甘、涩，具有补虚健胃、润肺化痰、生津止渴、清热解酒的功效。而且，柿子全身都是宝。柿饼、柿霜、柿叶都可入药，所以柿子是名副其实的“天然药库”。柿饼味甘，性平。具有润肺化痰、补脾润肠、止血等功效，适用于燥痰咳嗽、脾虚食减、腹泻、便血、痔疮出血等症。

内、外痔疮患者，经常食用柿子，可以减轻痔疮疼痛、出血等症。小小柿子，在你疼痛难忍又羞于启口时能发挥大作用，帮你解决这“难言之隐”。

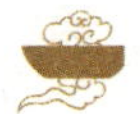

黑米粥，预防牙龈炎

黑米含有蛋白质、脂肪、碳水化合物、钙、磷、钾等丰富的营养物质，具有清除自由基、改善缺铁性贫血、抗应激反应以及免疫调节等作用，是很好的补养之品。

刘忻，21岁，女。近半年来刘忻发现在咬苹果和馒头时常牙龈出血。后去医院检查，发现：下前牙舌侧牙石（++），其他牙石（+）牙龈缘色红，龈缘及龈乳头圆钝。探诊出血较明显，探诊深度3毫米，未见牙龈退缩，未探查到附着丧失。根据患者的主诉及临床症状，医生的诊断是边缘性龈炎，其中边缘性的龈炎的主要表现是局部刺激因素较明显，局限于边缘龈。医生建议其用食疗来进行调养。给她开了食疗方是黑米粥。黑米粥的制作方法如下。

具体做法：准备黑米150克，红糖15克。将黑米淘洗干净，冷水浸泡2小时，捞起，沥干水分；将黑米放入锅中，加1500毫升冷水，大火烧沸后，再改用小火熬煮1小时；当粥浓稠时，加适量红糖调味，稍煮片刻后停火。待粥放至温热后即可食用。

黑米粥富含蛋白质和氨基酸，还含有多种维生素和锌、铁、钼、硒等人体必需的微量元素，常食有利于保护牙龈。

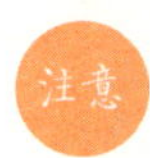

黑米营养价值高，适合所有人食用。黑米不易煮烂，应浸泡后再煮，有利于营养物质的溶出。

鸡内金山药饼，治愈斑秃的新希望

脱发的症状很多，从中医角度来讲，有三种原因；一是实脱，二是虚脱，三是燥脱。斑秃属于燥脱，是脱发现象中病情较为严重的一种情形。

赵尚和，男，30岁。一表人才，从事安全软件的设计工作，和不少同行一样，他刚到30就开始为自己的毛发烦恼。虽说“聪明的脑袋不长毛”，但毕竟影响美观。明明刚到30岁，看起来却像是近40的人，这让他在社交上也遭遇不少尴尬事。为了早日治好斑秃，他可谓是尽心竭力。他私下里到处寻医问药，终于，在一次与中医朋友闲聊时得到了一个令他欣喜若狂的治斑秃的妙方。

这位中医朋友告诉他：“想要让头发不再脱落，正常生长，有个非常简单而有效的方法，那就是平时多吃一些鸡内金山药饼。

鸡内金山药饼

具体做法：鸡内金 30 克，干山药 100 克。一起研磨成细粉，加入面粉 500 克，用水和成面团，再加入黑芝麻、白糖，烙成 10 张薄饼，每天吃 1 张，10 天为 1 个疗程。一般 3 ~ 4 个疗程就有明显的效果。

斑秃的原因主要有以下三点：一是由于气血双虚而导致的斑秃，发为血之余，气虚则血难生，毛根不得濡养，故发落成片。二是由于肝肾不足，肝藏血，肾藏精，精血不足则发无生长之源。三是血瘀毛窍，阻塞血路，新血不能养发，故发脱落。清代医学家李修园说山药能补肾填精，精足则阴强、目明、耳聪。《药性本草》则以为，山药能补五劳七伤、去凉风、镇心神、安灵魂、补心气缺少、开达心孔、多记事。山药与鸡内金合用，能保肝护肾，对辅助治疗斑秃有一定的疗效。

赵尚和按照朋友介绍的方法与要求，坚持食用，不到两个月时间，原本光秃秃的头上，就生出了新发。

喝点木瓜茶，不让小腿再转筋

小腿突然转筋，这几乎是每个人都可能遇到的情况。但很少有人能够说出原因，更不用说提出解决办法了。

小腿转筋，就是小腿肌肉痉挛。出现这种情况有很多种原因，例如过度疲劳，寒冷刺激等。然而最为常见的原因就是气血不足，造成的气血循环不通畅。人体内的气血保障全身生理和运动的正常进行，如果气血不足，或气血循环不畅，就会导致人无法维持正常的生理活动。所以就会出现小腿转筋、四肢乏力、盗汗等现象。

张芳是一名公司白领，平时的工作就是在办公室处理文件，下班后又直接回家，身体缺乏锻炼。这天，刚刚下班，张芳出了办公楼，突然小腿一阵疼痛，出现了痉挛现象。后来几天，这种情况时有发生。张芳上网咨询了一下相关专家，专家建议她多喝木瓜茶。

木瓜茶

具体做法：准备木瓜 300 克，蜂蜜 200 克，水 120 克。将木瓜洗净去皮子，切块后放入搅拌机搅成泥状。取不锈钢锅，放入木瓜泥、水，大火烧开后转中火将其烧至黏稠。离火放晾后，加入蜂蜜充分拌匀。取干净的无水无油的密封罐，将成品倒入，封口，放入冰箱冷藏保存，随用随取！吃时依杯子大小取出合适的量，加入矿泉水调匀即可。

木瓜茶具有良好的药理作用，可以助气血循环通畅。中医指出，木瓜性温味酸，平肝和胃，舒筋络，活筋骨，降血压。木瓜的果实富含 17 种以上氨基酸及钙、铁等，还含有木瓜蛋白酶、番木瓜碱等，木瓜中维生素 C 的含量非常高，是苹果的 48 倍。这些营养成分能够令人体筋脉舒活，补充气血，强身健体。

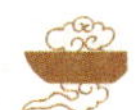

桂圆猪骨汤，颈椎综合征者的首选

颈椎病皆因肝肾不足，可长服枸杞、菊花平肝明目，或服芝麻、桂圆滋阴补肾。视力模糊，流泪者，宜多食含钙、硒、锌等矿物质的食物，如豆制品、动物肝、蛋、鱼、蘑菇、芦笋、胡萝卜；伴有高血压者可多吃新鲜蔬菜和水果，如豆芽、海带、木耳、大蒜、芹菜、红薯、冬瓜、绿豆等。

颈椎病是一种综合征，又称颈椎综合征，常见于中老年。颈椎病是由于人体颈椎间盘逐渐地发生退行性变、颈椎骨质增生，或颈椎正常生理曲线改变后刺激或引起的一组综合症状。这类患者轻则常常感到头、颈、肩及臂麻木，重则可导致肢体酸软无力，甚至出现大小便失禁及瘫痪等。

桂圆猪骨汤是防治颈椎病的一道做法简便，而功效卓越的食疗好偏方。其制作方法如下。

具体做法：准备猪骨（最好是猪尾骨）200 ~ 300 克，杜仲、枸杞子各 12 克，桂圆 15 克，牛膝 10 克，山药块 30 克，香油、盐、葱段、姜片各适量。将猪骨洗净，斩碎，与杜仲、枸杞子、桂圆、牛膝、洗净的山药块一起放入锅中，加清水，以大火煮沸，改小火煮约 50 分钟至熟，加香油、盐、葱段、姜片稍煮片刻即成，取汤服用。

桂圆猪骨汤之所以对防治颈椎综合征有那么显著的效果，主要得益于猪骨、桂圆、杜仲、枸杞等食材与中药材全面而强大的功效。猪骨性温，味甘、咸，入脾、胃经，有补脾气、润肠胃、生津液、丰机体、泽皮肤、补中益气、养血健骨的功效；桂圆含有大量丰富的维生素 A、B 族维生素及葡萄糖、蔗糖等，富含能抑制人体内使人衰老的一种酶的活性，加上所含的丰富的蛋白质维生素及矿物质，久食可“使人轻身不老”。桂圆猪骨汤还有补肝肾，强筋骨的作用。

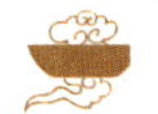

冰糖花生，白癜风患者可多吃

黑木耳、海带、海参、芹菜、茄子、香椿芽、韭菜、发菜、黑米饭、榆树叶均有预防白癜风的作用，可经常食用。平时多吃一些含有赖氨酸及矿物质的食物，如肉、动物肝脏、蛋类、豆类、花生、黑芝麻、核桃、葡萄干及贝壳类食物。

白癜风是最常见的发生于皮肤或黏膜的一种原发性、局限性或泛发性的色素脱失症，每 100 人中至少有 1 ～ 2 个人发病。

白癜风，也被称为白蚀病。白癜风发病多见于青少年，约 50% 患者在 20 岁以前发病，是一种常见的色素脱失型皮肤黏膜疾病，表现为局限性和泛发型色素完全脱失。本病的发病率为 0.5% ～ 1%，每 100 人中至少有 1 ～ 2 个人发病。有色人种的发病率高于白色人种，男女发病没有明显差异，任何年龄皆可发病，身体任何部位的皮肤均可发生白癜风。不良饮食习惯的营养不良容易导致白癜风滋生，故而人们要注意饮食调养，不给白癜风创造滋生的机会。这里给大家介绍一个辅助治疗白癜风的食疗方——冰糖花生。

具体做法：花生仁 15 克，红花 15 克，女贞子 15 克，冰糖 30 克。将女贞子打碎，加花生仁、红花、冰糖及水煎汤代替茶水，每天饮用一次，在饮用冰糖花生水的同时吃花生仁。

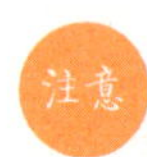

白癜风患者尽量避免服用维生素 C，少吃或不吃富含维生素 C 的蔬菜和水果，如青椒、番茄、柑橘、柚子等。忌食草莓、杨梅、酸辣食物及鸡、羊、虾等发物。

竹叶绿豆粥，太阳晒伤后要多吃

晒伤后，可多吃偏凉性食物，比如绿豆粥、鲜竹叶熬汁做汤等；可吃些凉性水果，如苹果、梨等。注意对皮肤的营养保护，高蛋白饮食能使受到伤害的皮肤组织得到恢复，大量饮水能预防阳光灼伤引起的脱水。

太阳晒伤是指身体长时间在强烈的日光下照射，皮肤或皮下组织受到紫外线的严重侵害，出现红肿、灼热、压痛等的现象。

轻度的晒伤一般于 1 ～ 2 日内逐渐消退，并出现脱皮、色素沉着。有水疱、糜烂的严重患者，恢复需要一周左右。食疗方能缓解晒伤，在此，给大家介绍一个辅助治疗晒伤的食疗方——竹叶绿豆粥。

具体做法：准备粳米、白糖适量，竹叶一把，绿豆适量。以竹叶、绿豆下锅加水熬，烧开片刻后把竹叶捞出，放入适量粳米，煮熟即可食用，粥味美可口，依个人口味，可加入适量白糖。

长时间日晒后要多吃偏凉性的绿豆粥或鲜竹叶熬汁做汤。竹叶具有清热除烦、生津利尿的功效。治热病烦渴、小儿惊痫、咳逆吐衄、面赤、小便短亦、口糜舌疮等病。研究表明，竹叶提取物有效成分包括黄酮、酚酮、蒽醌、内酯、多糖、氨基酸、微量元素等，具有优良的抗自由基、抗氧化、抗衰老、抗疲劳、降血脂、预防心脑血管疾病、保护肝脏、扩张毛细血管、疏通微循环、活化大脑、促进记忆、改善睡眠、抗癌症、美化肌肤等功效。本款佳肴能消火清肺，有助于缓解晒伤。

腌三瓜皮，酒糟鼻不再困扰你

酒渣鼻可能会影响你工作、生活甚至爱情，及时的发现并且积极配合治疗，改变不良生活习惯，注意日常饮食，调整内分泌，避免情绪紧张。便有助于消除“红鼻头”。

糟鼻又称酒渣鼻、玫瑰痤疮和赤鼻，是发于鼻部的一种慢性炎症皮肤病，多发生于中年人。通常表现为外鼻皮肤发红，但以鼻尖最为显著，这是血管明显扩张的结果，有时透过皮肤可看到扩张的小血管呈树枝状。由于局部皮脂腺分泌旺盛，鼻子显得又红又亮；病情进一步发展，皮肤可增厚，甚至长出皮疹或小脓疮，外观粗糙不平，很像酒糟样，故名酒糟鼻。有的人，鼻尖皮肤增厚特别显著，粗糙的鼻尖明显增大，犹如长了肿瘤。

腌三瓜皮

具体做法：准备黄瓜皮400克，冬瓜皮300克，西瓜皮200克，盐、味精等调味料各适量。将黄瓜洗净，除去瓜瓤；西瓜皮刮去蜡质外皮后，洗净；冬瓜皮刮去绒毛外皮，将以上三皮混合煮熟；待冷却后，切成条块，放置于容器中，用适量盐、味精等调味，腌渍1小时即可食用。佐餐食用，每日100克，可连续食用。

腌三瓜皮具有清热利肺的作用，适用于酒糟鼻。做好后可放置于冰箱中，食用前1小时从冰箱取出，放至常温即可食用。

据《开宝本草》记载，冬瓜皮，又名白东瓜皮，味甘、性微寒。有清热利水、消肿的功效；黄瓜皮又叫金衣，味甘、淡、性凉，有清热、利水、通淋的作用；西瓜皮别名西瓜翠，西瓜皮中所含的瓜氨酸能增进大鼠肝中的尿素形成，从而具有利尿作用，此外还有解热、促进伤口愈合以及促进人体皮肤新陈代谢的功效。因此，腌三瓜皮对防治酒糟鼻有神奇的功效。

中医认为酒糟鼻的发生主要与毛囊型螨感染有关，此外，还与精神紧张和情绪激动、胃肠功能紊乱（胃酸减少，便秘）、病灶感染、酗酒、嗜食辛辣食物、冷风及高温刺激有关。本病多见于中年人，女性多于男性，但男性患者病情较重，皮损好发于面部中央，对称分布。常见于鼻部、两颊、眉间、颏部。

在日常饮食中酒糟鼻患者还需要注意以下几点：

（1）饮食清淡，多吃水果蔬菜，禁食刺激性食物及饮料。

（2）应该尽量减少日晒，夏日要注意防晒。

（3）应该避免接触刺激性的物质，还要使用无皂清洁剂，避免使用收敛剂和磨蚀剂。

（4）应该连续做2周的酒糟鼻诱发物日记，记下可能促使病情发作或加重的原因，以便以后确定和避免这些发物。

湖蟹泡烧酒，愈合骨折

我国人民吃螃蟹有久远的历史，可以上溯到周天子时代。直到今天，金秋时节，持蟹斗酒，赏菊吟诗还是人们一大享受。可见蟹是公认的食中珍味，有“一盘蟹，顶桌菜”的民谚。它不但味奇美，而且营养丰富，是一种高蛋白的补品，对滋补身体很有益处。

老年人一旦骨折，愈合速度会相对较慢，并会造成很大痛苦，约有 20% 左右的老年人骨折以后，由于原本就有心衰、脑梗死等严重疾病，无法手术。

骨折是指骨与骨小梁的连续性发生中断，骨骼的完整性遭到破坏的一种体征。骨折分为开放性骨折和闭合性骨折两种。

骨折临床表现为局部肿胀、畸形、压痛、假关节形成以至功能丧失。发病病因主要有外力的作用，如直接暴力、间接暴力、肌肉牵拉力和累积性力，另外还有病理因素，如脆骨病、佝偻病、甲亢、骨髓炎、骨囊肿、骨肿瘤及转移性骨肿瘤等。

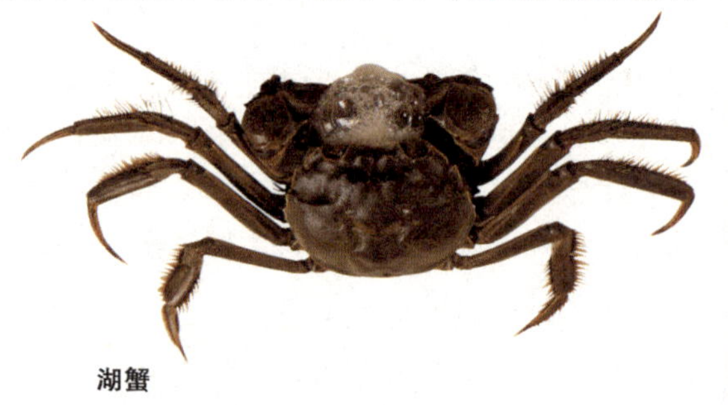
湖蟹

湖蟹泡烧酒

具体做法：鲜湖蟹 2 只，取肉（带黄），待粳米粥熟时，入蟹肉，再加以适量生姜、醋和酱油服食，常服。

螃蟹含有丰富的蛋白质、微量元素等营养，对身体有很好的滋补作用。近年来研究发现，螃蟹还有抗结核作用，吃蟹对结核病的康复大有补益。一般认为，药用以淡水蟹为好，海水蟹只可供食用。中医认为螃蟹有清热解毒、补骨添髓、养筋活血、通经络、利肢节、续绝伤、滋肝阴、充胃液之功效。对于瘀血、损伤、黄疸、腰腿酸痛和风湿性关节炎等疾病有一定的食疗效果。

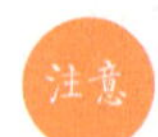

注意　螃蟹性咸寒，又是食腐动物，所以吃时必蘸姜末醋汁来祛寒杀菌，不宜单食。螃蟹的鳃、沙包、内脏含有大量细菌和毒素，吃时一定要去掉。不能食用死淡水蟹。

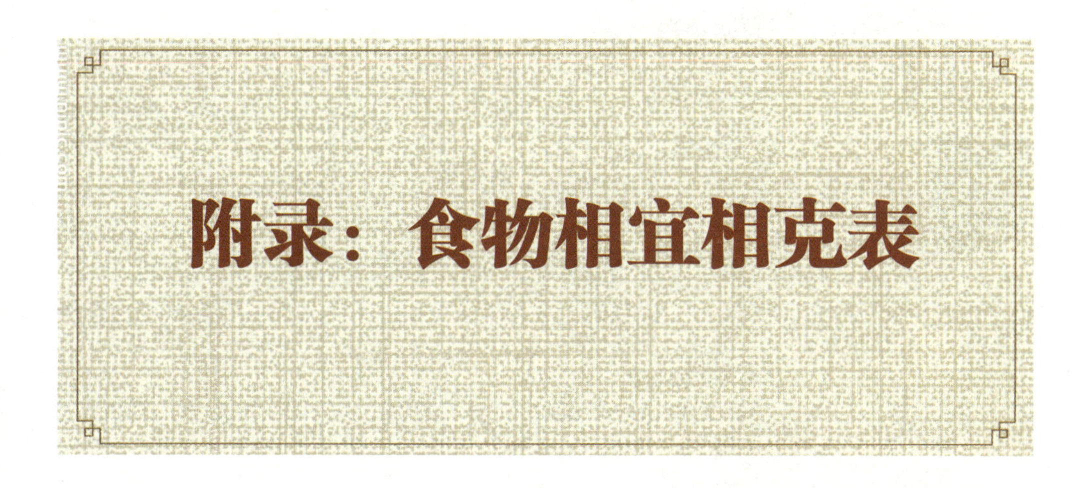

附录：食物相宜相克表

杂粮类相宜相克

大米

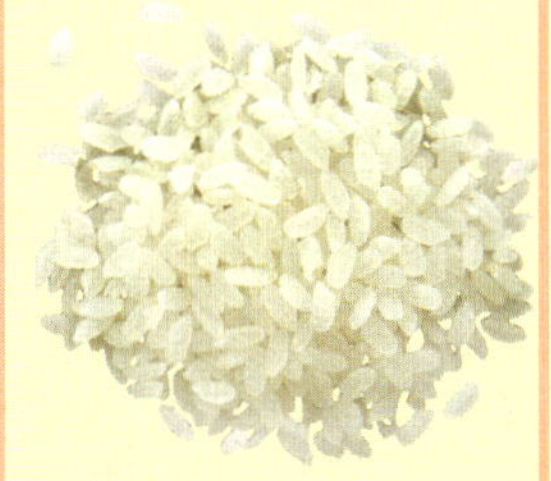

黄金搭档

大米的黄金搭档是绿豆。绿豆清热解毒、润喉止渴，与大米同煮而食，有利于口感不佳的患者或老年人食用。

聚头冤家

1. 碱。大米用来作粥更易于消化吸收，但制作大米粥时，千万不要放碱。因为大米是人体维生素 B_1 的重要来源，碱能破坏维生素 B_1，从而导致维生素 B_1 缺乏，出现脚气病。

2. 马肉、苍耳。要记住大米与马肉、苍耳同食会心痛。

3. 蜂蜜。大米与蜂蜜同食会引起胃痛。

小米

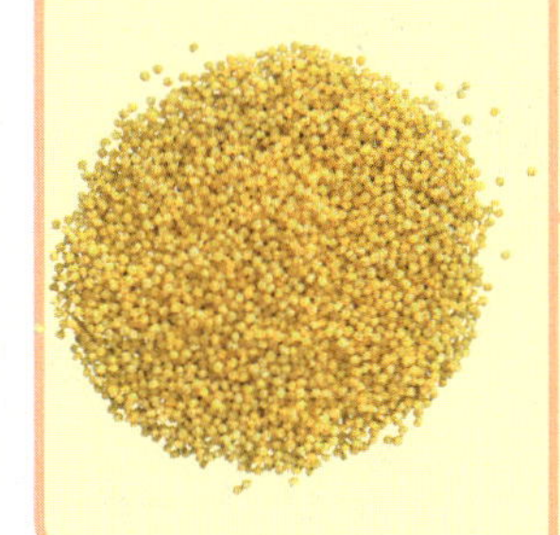

黄金搭档

小米有很好的融合性，与紫米、玉米碴、红豆、绿豆、花生豆、红枣一起煮成粥，营养较全面，含丰富的碳水化合物、蛋白质、脂肪、微量元素和维生素，特别适合食欲欠佳、肠胃不好以及贫血的人食用。

聚头冤家

杏仁是小米的聚头冤家，同食易使人呕吐、泄泻。

玉米

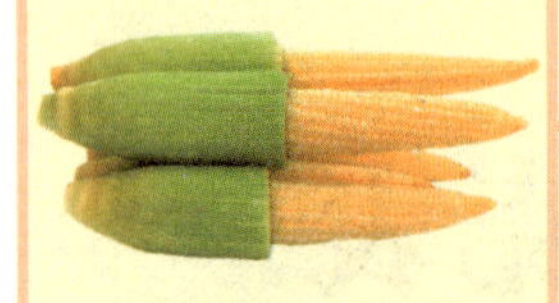

黄金搭档

苦瓜和大蒜是玉米的黄金搭档。与和苦瓜一同食用，有清热解暑的功效。大蒜玉米粥，经常服用，对养心健胃，食疗养生很有益。

聚头冤家

玉米与田螺不可同食，同食会导致中毒。

大麦

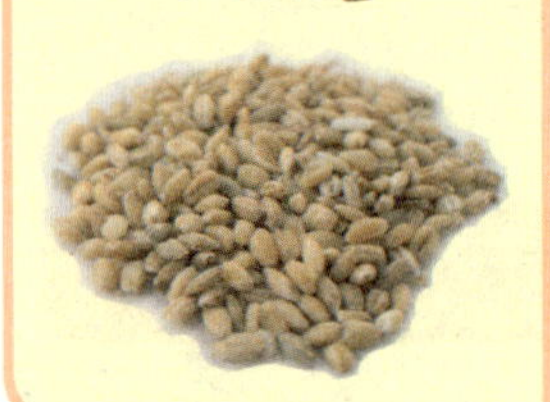

黄金搭档

大麦与粳米同食，有补中益气、实五脏、厚肠胃之功，不亚于粳米；与糯米、花生仁和冰糖放在一起煮糯米麦粥，适用于一般老年人，对脾胃虚弱、神疲乏力者有食疗作用。

聚头冤家

无

燕麦

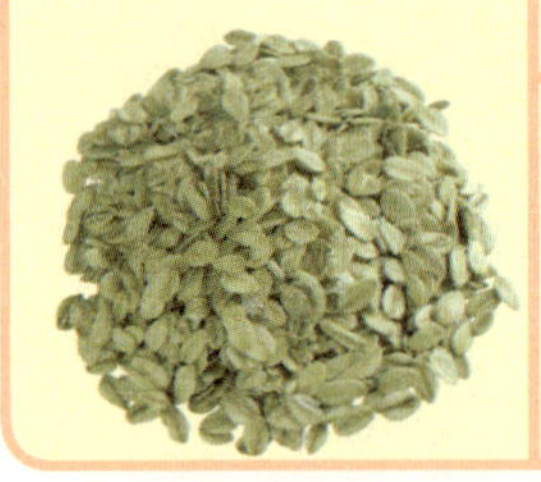

黄金搭档

1. 冬菇。燕麦和冬菇一同食用，有助于防癌，抗衰老。
2. 黄豆。燕麦与黄豆一起食用有预防贫血的功效。

聚头冤家

菠菜。燕麦含有钙质，而菠菜中含有丰富的草酸。两者同食用，易形成不易为人体吸收的草酸钙，长期食用，会影响人体对钙的吸收。

荞麦

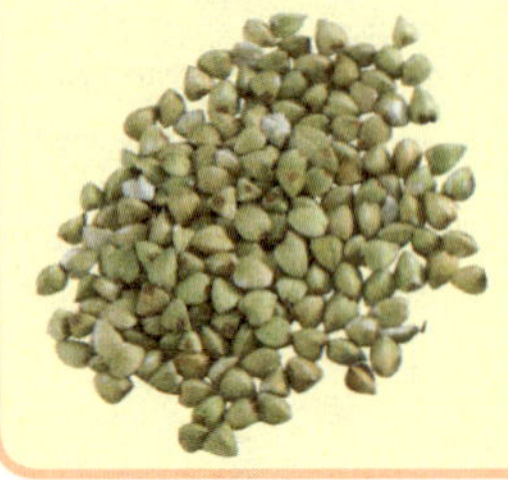

黄金搭档

羊肉。羊肉性寒凉，羊肉性温热，寒热互补，吃起来香又不易引起胃肠不适。

聚头冤家

1. 猪肝。荞麦与猪肝相克，同食会影响消化，易引发痼疾。
2. 黄鱼。荞麦与黄鱼相克，同食会影响消化。
3. 猪肉。荞麦与猪肉一同食用，易使人脱发。

薏米

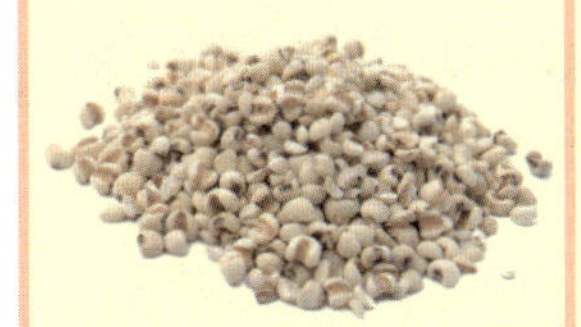

黄金搭档

1. 栗子、鸡肉。薏米与栗子、鸡肉搭配同食，具有补肾虚、益脾胃、利湿止泻的功效，还具有抗癌的功效。

2. 香菇。香菇有益气、治风破血、化痰理气等功效。二者同食，具有健脾利湿、理气化痰的功效。

3. 白果。薏米与白果煮粥，有健脾除湿、清热排脓的作用。适用于脾虚泄泻、痰喘咳嗽、小便涩痛、糖尿病、水肿、青年扁平疣等症。

聚头冤家

菠菜。薏米含有丰富的钙、铁、膳食纤维等物质，一旦与含维生素 C 较高的菠菜结合，金属离子很容易使维生素 C 氧化而失去其营养价值。

粳米

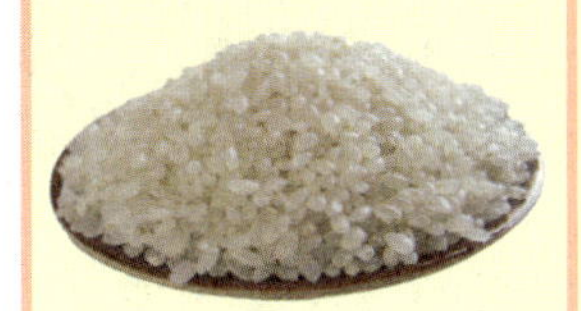

黄金搭档

1. 鲤鱼。粳米和鲤鱼搭配同食，有开胃健脾、消除寒气、催生乳汁的功效。

2. 核桃。核桃仁 50 克，捣碎，粳米 100 克，煮粥食用，能温补精髓、养血健脑、强壮筋骨，可用于年老体衰，病后虚弱的食疗。

3. 萝卜。二者搭配煮成的粥含有较多钙、磷、维生素 C 等营养成分，对于人体胸膈满闷、食积饱胀、支气管炎有食疗作用。

聚头冤家

碱。粳米体内含有较多的维生素。维生素 B_1、维生素 B_2、烟酸和维生素 C 在酸性中很稳定，而在碱性环境中很容易被分解。

绿豆

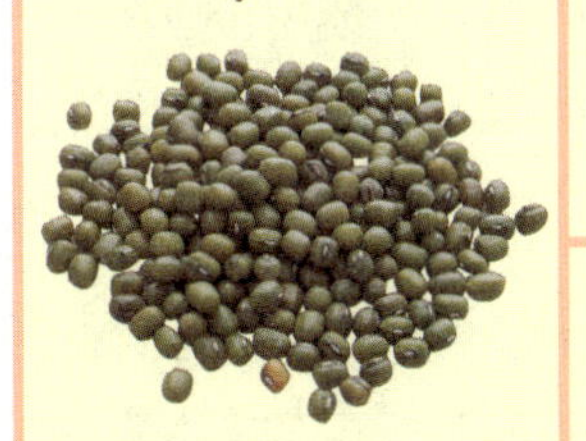

黄金搭档

1. 黑木耳。两者搭配，可清热凉血、润肺生津、益气除烦，适宜暑热症、高血压。

2. 南瓜。南瓜可补中益气，化痰排脓；绿豆可清热解毒，生津止渴，两者相配，营养丰富，有很好的保健作用。

聚头冤家

1. 榧子。绿豆不能与榧子同食，多食能致死。

2. 狗肉。绿豆与狗肉同食会伤元气。

3. 番茄。绿豆与番茄同食也会伤元气。

蔬菜类相宜相克

白菜

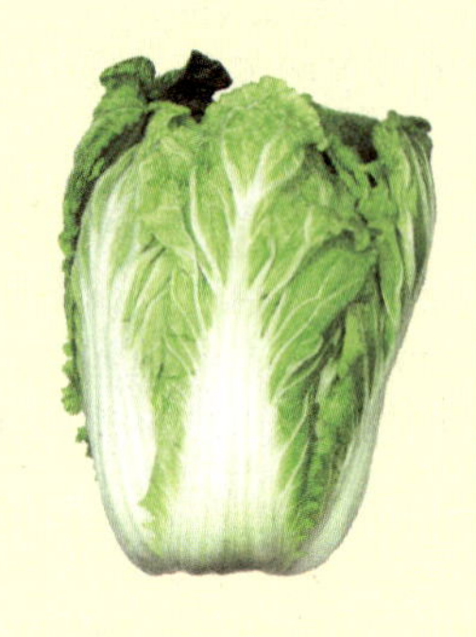

黄金搭档

1. 虾仁。虾仁富含蛋白质，脂肪含量低，钙、磷含量高，而白菜含丰富的维生素 C，如果与虾仁相配食用，可有效地防止牙龈出血及坏血症，还有解热除燥的功效。

2. 猪肉。白菜和猪肉可以组成 1+1 ＞ 2 的营养搭配，两者在一起非常适宜于营养不良、贫血、头晕、大便干燥等人食用。

3. 豆腐。两者搭配适宜于大小便不利、咽喉肿痛、支气管炎等患者食用。

4. 牛肉。两者搭配特别适宜虚弱病人经常食用，对于体弱乏力、肺热咳嗽也有辅助疗效。

5. 黄豆。与黄豆组合能有效地防治乳腺癌。

聚头冤家

1. 黄瓜。白菜和黄瓜同食会降低营养价值。

2. 猪肝、羊肝。白菜和猪肝、羊肝一起食用会使其所含的维生素 C 被破坏。

黄瓜

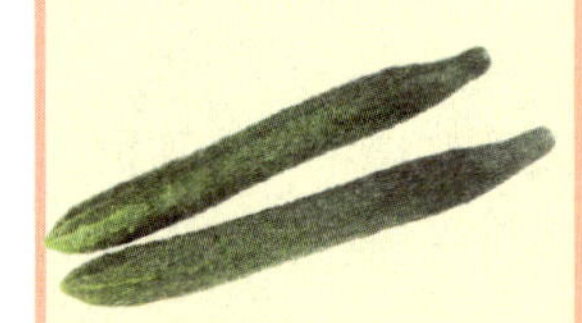

黄金搭档

1. 马铃薯。如果将黄瓜与马铃薯搭配食用，其营养会更加丰富合理，对人身体很有益。

2. 木耳。将黄瓜和木耳搭配食用，既可以平衡人体内的营养，又能对减肥起到一定的作用。

3. 豆腐。将黄瓜与豆腐一起食用，对高血压、肥胖症、癌症、水肿、清热烦渴、咽喉肿痛等症有疗效。

4. 莲子。将黄瓜同莲子一起食用。适宜于糖尿病、冠心病、高血压、高血脂等患者食用，也适宜肥胖、便秘者食用。

5. 猪肉。将黄瓜同猪肉一起食用对治疗消渴、烦热、阴虚干咳、体虚、乏力、营养不足、便秘等病症有帮助。

6. 虾米。将黄瓜同虾米一起食用对治疗消渴、烦热、咽喉肿痛、目赤、水肿、腰膝酸疼等病症有帮助。

聚头冤家

1. 含维生素 C 较丰富的蔬果。将黄瓜同含维生素 C 多的食物同食，黄瓜就会破坏掉它们体内的维生素 C，大大降低其营养价值。

2. 花生。黄瓜和花生同食用极易导致腹泻。

西红柿

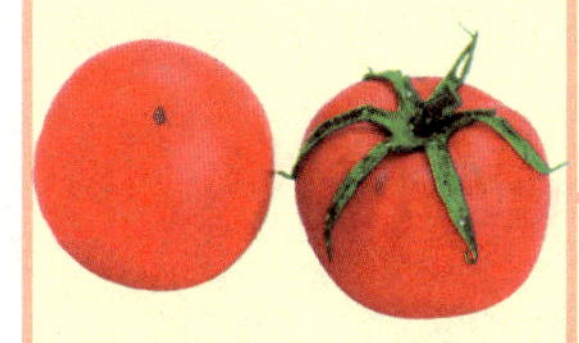

黄金搭档

1. 芹菜。西红柿和芹菜搭配同食，可以降压、健胃、消食，非常适宜高血压、高血脂患者食用。

2. 菜花。菜花含有丰富的维生素，同西红柿搭配同食，可以有效清理血液中的杂物，对预防心血管疾病有很好的疗效。

聚头冤家

1. 鱼肉。鱼肉中含有铜离子，二者同食，维生素C会与铜离子发生化合作用，抑制维生素C的吸收。

2. 蟹。西红柿含有丰富的维生素C，蟹中含有破坏维生素C的酸性物质，二者同食，会产生不良的生化反应，引起腹痛、腹泻。

南瓜

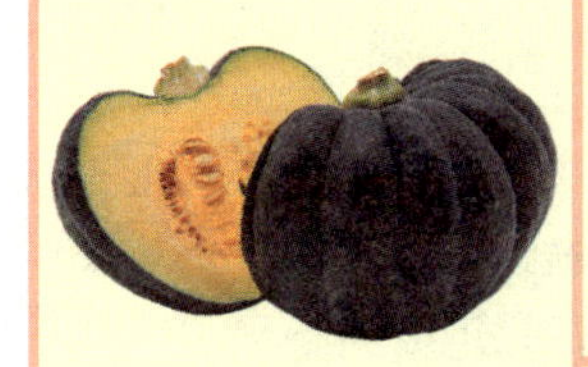

黄金搭档

1. 红枣和牛肉。将红枣和牛肉同南瓜搭配食用可用于防治糖尿病、动脉硬化、胃及十二指肠溃疡等病症。

2. 绿豆和赤小豆。将这两种谷类同南瓜一起食用会有健身、润肤、减肥的作用。

3. 鸡蛋。将南瓜同鸡蛋搭配最适于辅助治疗虚劳吐血、阴虚咳嗽、咽痛目赤的病症。

聚头冤家

1. 羊肉。将南瓜同羊肉同食，会令人肠胃气胀，消化不良，甚至引起胸闷、腹痛。

2. 菠菜、油菜、西红柿、辣椒、小白菜、花菜等富含维生素C的蔬果。南瓜同这些蔬果同吃会破坏这些蔬菜中的维生素C，降低它的营养价值。

茄子

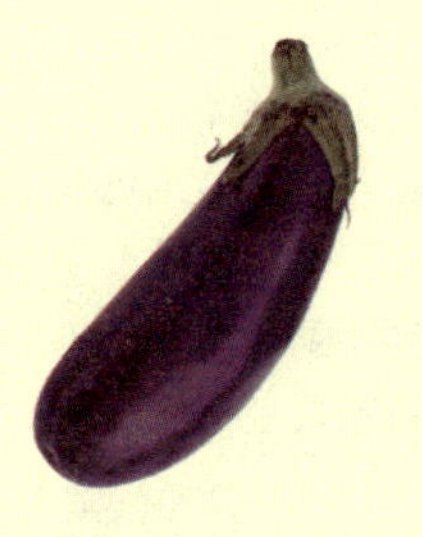

黄金搭档

1. 茄子与黄酒、蛇肉搭配共食，能起到凉血祛风、消肿止痛的良好效果。

2. 茄子和猪肉、鸡蛋、鳗鱼同食，可以有效地减少人体对胆固醇的吸收，而且会使彼此的营养成分更好地被人体吸收。

聚头冤家

1. 螃蟹。由于茄子性味甘凉，而螃蟹性味咸苦，二者同为寒性，同食就会损害肠胃，引起腹泻。

2. 黑鱼。茄子和黑鱼搭配同食，会导致人体腹泻、伤损脾胃。

丝瓜

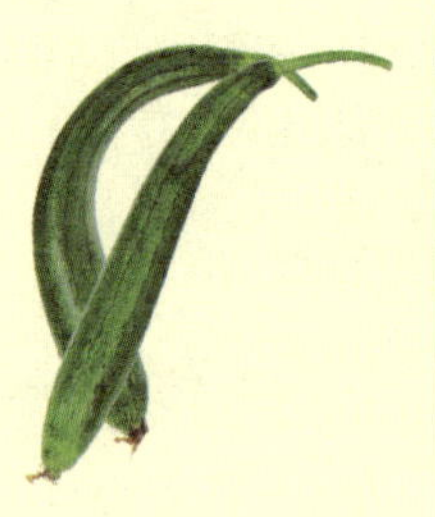

黄金搭档

1. 毛豆。将丝瓜同毛豆同食具有降低胆固醇的作用，还能增强身体的抵抗力，维持血管和肌肉的正常功用。

2. 鸡蛋。将丝瓜与鸡蛋搭配同食，具有清热解毒、滋阴润燥、养血通乳的功效。

3. 虾米。丝瓜同虾米同食具有滋肺阴、补肾阳的功效，可以辅助治疗肺虚咳嗽、体倦、腰膝酸软。

4. 菊花。丝瓜和菊花搭配同食，有祛风化痰、清热解毒，凉血止血的功效。还能抗病毒和预防病毒感染，常食可清热养颜、洁肤除雀斑。

5. 猪蹄、香菇。丝瓜与猪蹄、香菇搭配食用，有养血通乳、滋润皮肤的作用，适用于产后贫血、乳汁不下，免疫功能降低。

6. 猪肉。丝瓜与猪肉携手可治夏天暑热烦渴、初期内痔大便出血等症，有清热利肠、解暑除烦的功效。

聚头冤家

无

韭菜

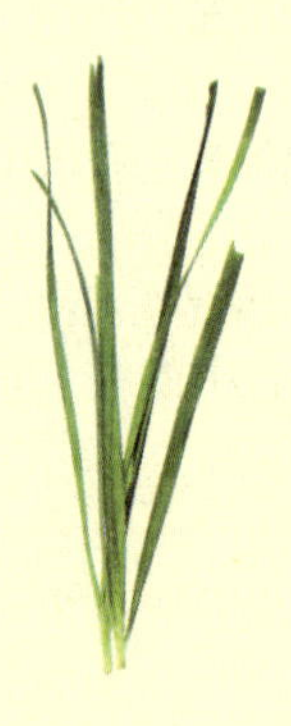

黄金搭档

1. 绿豆芽。韭菜和绿豆芽搭配食用可解除人体内的热毒并具有补虚作用，有利于肥胖者对脂肪的消耗。还可通肠利便，有助于减肥。

2. 虾仁。韭菜与虾仁搭配食用，可以治夜盲症、眼干燥症，还可杀菌驱虫，治便秘。

3. 平菇。韭菜和平菇搭配食用，能为人体提供更丰富均衡的营养成分。

4. 豆腐。韭菜和豆腐搭配营养更加丰富，适宜于阳痿、阳衰、早泄、遗精、遗尿、妇女阳气不足、大便干燥、癌症患者食用。

聚头冤家

1. 白酒。古时曾有“饮白酒，食生韭令人增病”的说法，而在《饮膳正要》中也有“韭不可与酒同食”之类的记载，其道理大致也与食物药性有关。

2. 蜂蜜。韭菜和蜂蜜同食易导致腹泻，韭菜中含有丰富的维生素 C，与蜂蜜同食，所含维生素 C 被蜂蜜中的铜、铁离子氧化而失去营养作用。

3. 牛肉。韭菜和牛肉性相克，同食易引起牙龈炎。

4. 菠菜。菠菜和韭菜同食，增强了滑肠功效，易导致腹泻。

土豆

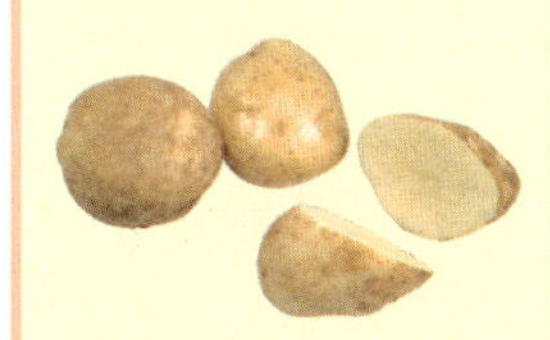

黄金搭档

1. 牛肉。土豆和牛肉搭配同食，能够使酸碱中和，促进彼此营养的吸收。

2. 豆角。土豆和豆角搭配同食，能有效地防呕吐、腹泻和急性肠胃炎。

聚头冤家

1. 土豆和西红柿同食会导致食欲不佳，消化不良。

2. 土豆和香蕉同食，容易使人面部生斑。

莴苣

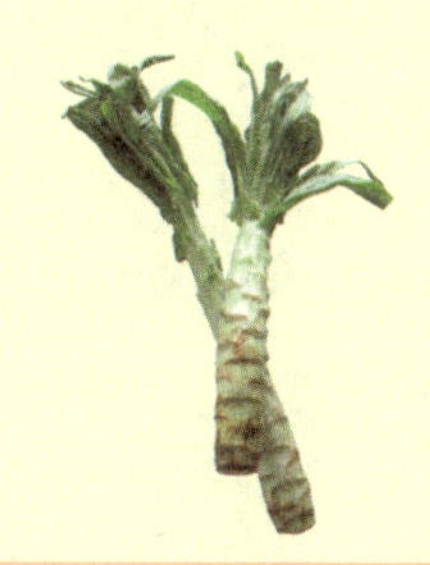

黄金搭档

1. 大蒜苗。莴苣与大蒜苗相配可防治高血压。

2. 香菇。莴苣和香菇在一起能起到利尿通便、降脂降压的功效，适用于慢性肾炎、习惯性便秘、高血压病、高脂血症。

聚头冤家

1. 乳酪。莴苣和乳酪俩功效不同，一起食用易引起消化不良和腹痛。

2. 蜂蜜。莴苣和蜂蜜同食会导致胃寒，引起消化不良、腹泻。

芹菜

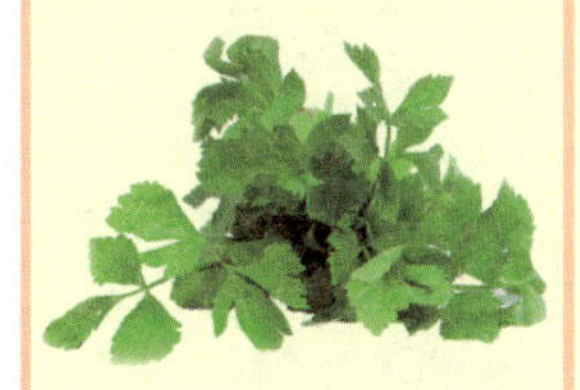

黄金搭档

1. 西红柿。芹菜和西红柿搭配能为身体提供更有用、更合理的营养成分。

2. 红枣。芹菜性凉甘苦，红枣性味甘温，而两者又都含有丰富的铁，正好可以取长补短，两者搭配煮汤食用，有滋润皮肤、抗衰老、养血养精的妙效。

3. 虾米。芹菜和虾米同食能产生饱腹感，因而有助于减少食量，起到减肥健身的作用，而且还能做到减肥与营养并重呢！

4. 花生。花生和芹菜搭配起来常食可改善脑血管循环、延缓衰老，特别适合高血压、高血脂、血管硬化等患者食用。

聚头冤家

1. 黄瓜。黄瓜中含维生素C分解酶，会分解破坏掉芹菜体内的维生素C，所以不宜一起食用。

2. 蚬、蛤、毛蚶、蟹。同样的道理，芹菜会破坏蚬、蛤、毛蚶、蟹这些水产品中的B族维生素。

胡萝卜

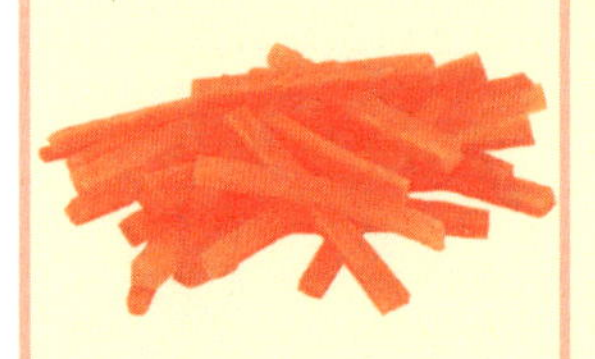

黄金搭档

1. 菠菜。胡萝卜如果与菠菜一起食用，可以明显降低中风的危险。因为胡萝卜素转化为维生素A后可防止胆固醇在血管壁上沉积，保持脑血管畅通，从而防止中风。

2. 红枣、冰糖。胡萝卜所含的木质素可提高机体免疫功能，如果配以营养丰富的红枣，再加以冰糖食用，则有健脾、生津、解毒、润肺、止咳作用，还可治小儿百日咳呢！

3. 黄芪、猪肚、山药。胡萝卜所含营养丰富，而黄芪是中药，有补脾益气的作用，再配以健胃的山药、猪肚等，可增加营养、补虚弱、有丰满肌肉的作用，特别适合脾胃虚弱消化不良、肌肉消瘦的女性食用。

4. 狗肉。胡萝卜含有丰富的营养成分，而狗肉味甘、咸、酸，性湿，具有重要的医疗作用，不但宜脾，而且壮阳，滋补力较强。

5. 猪肝。胡萝卜与猪肝搭配食用，有补血、明目、养肝的功效，对于维生素A缺乏所致的夜盲症有一定疗效。

6. 菊花。菊花味苦、性凉，入肺、肝、肾经，有清热解毒、凉血作用，而胡萝卜营养丰富，可滋肝、养血、明目。其中胡萝卜素是强力抗氧化剂，可防止细胞遭受破坏引起的癌病变，并能帮助预防早衰及白内障。

聚头冤家

1. 白萝卜。白萝卜中维生素C的含量较高，对人体健康非常有益，但是和胡萝卜混合烧煮，就会使维生素C丧失殆尽。

2. 辣椒。胡萝卜除含大量胡萝卜素外，还含有维生素C分解酶，而辣椒含有丰富的维生素C，所以不宜与辣椒同食。

菠菜

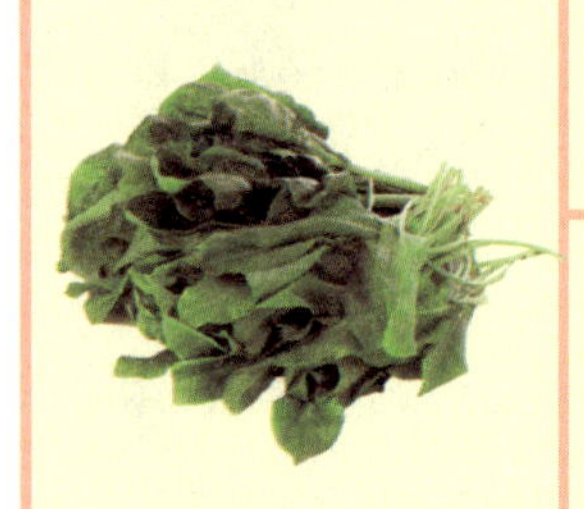

黄金搭档

1. 鸡蛋。鸡蛋和菠菜搭配做成的食物，含有丰富的优质蛋白质、矿物质、维生素等多种营养素，可有效地预防贫血。

2. 猪肝。猪肝中富含叶酸、B族维生素以及铁等造血原料，菠菜也含有较多的叶酸和铁，二者同食，是贫血的食疗良方。

聚头冤家

1. 豆腐。豆腐中含硫酸钙、氯化镁等无机盐类，若与菠菜中的草酸相遇，则化合为草酸钙与草酸镁，这两种化合物产生白色沉淀物，人体不能吸收。

2. 鳝鱼。鳝鱼味甘大温，能补中益气、除腹中冷气、菠菜性冷而滑，味甘，下气润燥，性味功能皆不相调谐。而且鳝鱼油煎多脂，菠菜冷滑，二者同食，容易导致腹泻。

萝卜

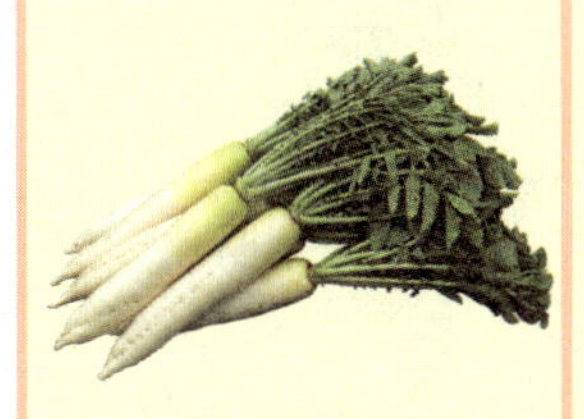

黄金搭档

1. 豆腐。豆腐属于植物蛋白，多吃会引起消化不良，但若是将萝卜与豆腐伴食，就有助于人体吸收豆腐的营养。

2. 羊肉。萝卜和羊肉搭配在一起，可以益智健脑，助阳补精、消食顺气，尤其适合于身体虚弱的人食用。

3. 酸梅。萝卜与有消食利膈、生津润肺功效的酸梅搭配，营养会更加丰富，适用于饮食积滞或进食过饱引起的胸闷、胃灼热、腹痛、烦躁、气逆等症。

4. 牛肉。萝卜和牛肉共食，可以利五脏、益气血。

5. 粳米。萝卜和粳米在一起可以辅助治疗老年人或体弱者的慢性气管炎、糖尿病。

聚头冤家

1. 人参。萝卜和人参同食不容易消化，同会导致您腹里胀气，还会消减人参的补气功效。

2. 橘子。萝卜和橘子长时间在一起食用，有诱发或导致甲状腺肿大的危险。

蚕豆

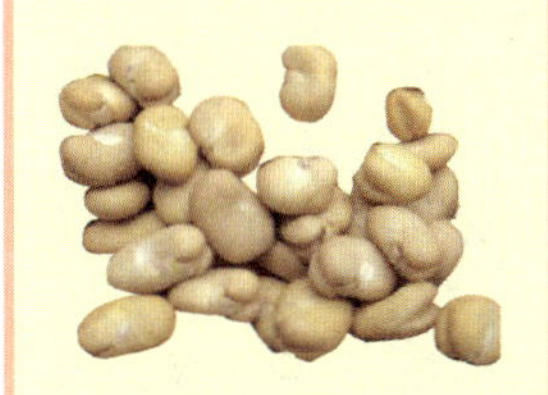

黄金搭档

1. 枸杞。蚕豆和枸杞搭配食用，对腰酸背痛、糖尿病、头昏耳鸣、两目模糊有一定的帮助。

2. 月季花。月季花和蚕豆相配食具有健脾利湿、活血调经、消肿解毒的功效。最适合于辅助治疗月经不调、跌打损伤、水肿、慢性肾炎等病症。

3. 海参。海参和蚕豆煮羹食用，具有健脾益气、止血的功效，适用于子宫功能性出血量多者食之。

聚头冤家

田螺。蚕豆与田螺同食会导致人体肠胃不适。

豌豆

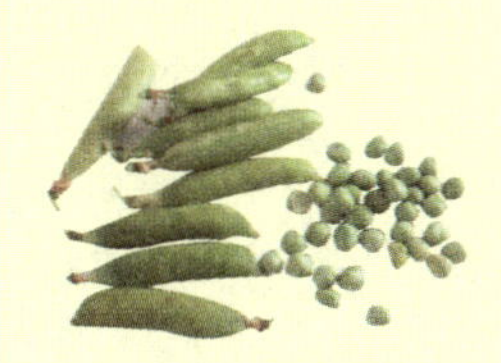

黄金搭档

豌豆同牛肉、鱼、蛋、大豆这些富含氨基酸的食物一起烹调，可以取长补短，营养会更加丰富。

聚头冤家

蕨菜。豌豆含有维生素 B_1，几乎是所有豆类中最高的；而蕨菜中含维生素 B_1 分解酶。两者要是同食，蕨菜中的维生素 B_1 分解酶便会把豌豆体内的维生素 B_1 成分破坏殆尽。

豆腐

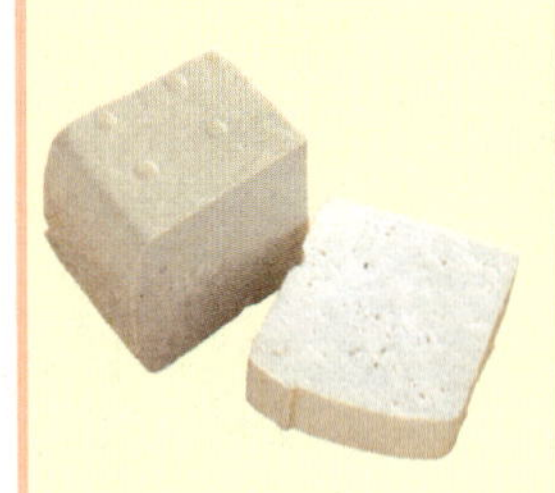

黄金搭档

1. 油菜。豆腐含丰富的植物蛋白，能生津润燥、清热解毒。油菜有清肺止咳的功效，同食有利健康。

2. 白萝卜。白萝卜和豆腐同食有健脾养胃、消食除胀的功效。

3. 木耳。豆腐和木耳所含卵磷脂和不饱和脂肪酸等物质，能分散、沉淀血液中的胆固醇，转化为对人体有益的物质。

4. 海带。海带中含有大量的碘，而豆腐能促进碘的排泄，与海带同食可平衡人体内碘元素的含量。

5. 鱼。单吃豆腐，机体对钙的吸收率会降低。若与含维生素D、氨基酸的鱼肉同食，就增加了人体对钙的吸收与利用，可预防骨质疏松、小儿佝偻病。

6. 香菇。香菇对高血压、心脏病患者有益，是一种较好的减肥美容食品，且有提高人体免疫力的功效。而豆腐富含植物蛋白，营养丰富，两者同食有利健康。

聚头冤家

1. 菠菜。菠菜中所含的草酸，能与豆腐中的钙产生草酸钙凝结物，还会阻碍人体对菠菜中的铁质，以及豆腐中的蛋白的吸收。

2. 茭白和葱。豆腐和茭白、葱同食会形成结石，这是因为它们都含有草酸，豆腐中的钙会与草酸结合成草酸钙，减少人体对钙的吸收，又形成危害人体的结石。

茭白

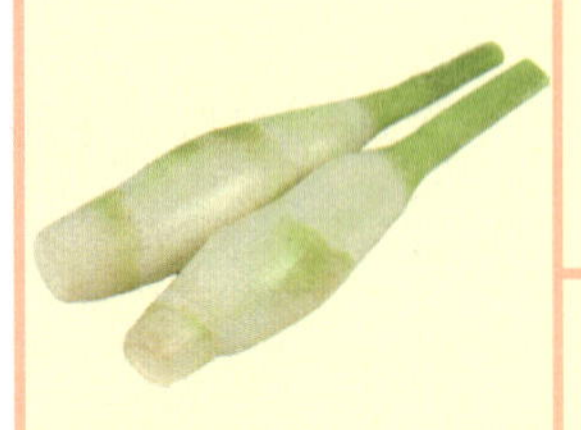

黄金搭档

1. 芹菜。茭白和芹菜搭配共食，对降血压能起到很明显的效果。

2. 鸡蛋。鸡蛋和茭白一起食用，有滋阴补虚、养颜美容、通利二便，开胃解酒的功效，适宜于食欲不佳、贫血、糖尿病、习惯性便秘及酒醉者食用。

聚头冤家

1. 蜂蜜。茭白和蜂蜜一同食用，很容易引发旧病。

2. 豆腐。茭白和豆腐一起食用，久而久之，在人体中会产生一样“新东西”，它就是——结石。

蒜苗

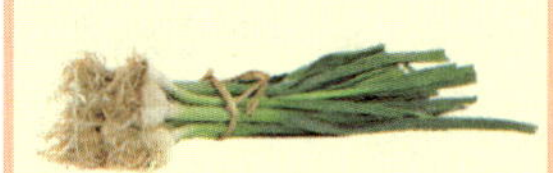

黄金搭档

1. 豆腐干。豆腐干具有益气、利脾胃的作用，而蒜苗含有蛋白质、氨基酸、辣蒜素，两者搭配同时有杀菌、消炎、生发和抑制癌细胞的特殊功效。

2. 木耳。蒜苗和木耳搭配同食，能起到益气养胃润肺、凉血止血、降脂减肥的作用，而且对于脾胃虚弱、泻肚、毒疮、水肿等病症有很好的辅助疗效。

聚头冤家

无

苦瓜

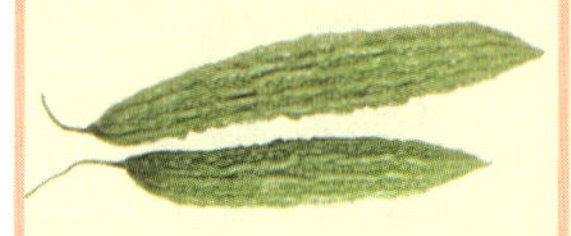

黄金搭档

1. 瘦肉。苦瓜和瘦肉同炒，有利于人体对铁的吸收。

2. 洋葱。苦瓜和洋葱搭配同食，能提高人体的免疫力。

3. 猪肝。苦瓜和猪肝搭配同食，能补肝明目，解毒防癌。

4. 茄子。苦瓜和茄子搭配同食，能解除疲劳，益气壮阳，清心明目，延缓衰老。

聚头冤家

排骨。排骨共食，一定会影响排骨中钙的吸收。

莲藕

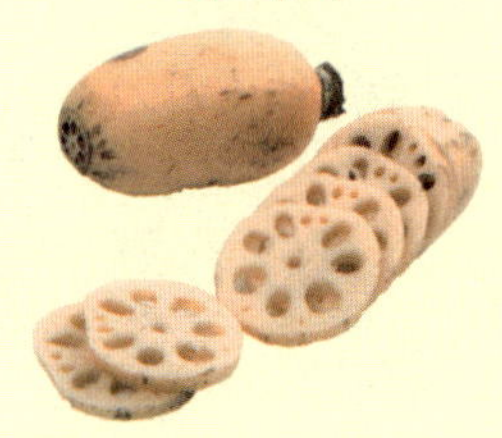

黄金搭档

1. 红枣。红枣与莲藕同食，可补血养血。

2. 草鱼。莲藕与草鱼同食，可清热除烦，镇咳祛痰，降压补肾。

3. 鳝鱼。鳝鱼和莲藕同吃，保持酸碱平衡，对滋养身体有较高的功效。

4. 粳米。莲藕与粳米熬粥食用，具有健胃脾开胃、止泄泻之功。适用于各种脾虚腹泻之病症，老年体弱者常食之，有增强体质的作用。

聚头冤家

1. 大豆。大豆中含有丰富的铁质，不能与含纤维素多的我同食，因为纤维素会影响人体对铁的吸收。

2. 猪肝。莲藕含有纤维素，纤维中的醛糖酸可与猪肝中的铁、铜、锌等微量元素形成混合物降低人体对这些元素的吸收。

芋头

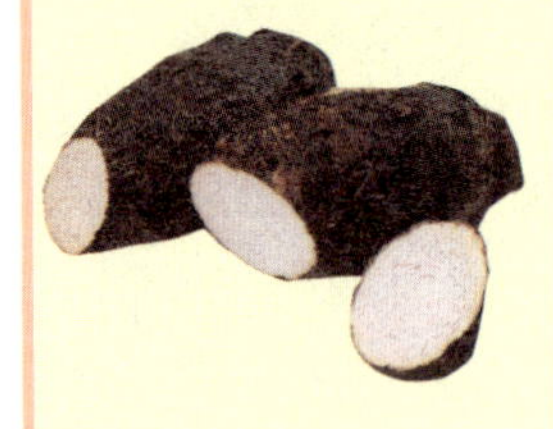

黄金搭档

1. 芋头＋鱼＋生姜＝“食补黄金搭档”，功效是调中补虚，多食可对虚劳无力等症有帮助。

2. 大枣。大枣具有健脾、益气、补血的功效，能够使血脉通畅，增加皮肤的营养。这两种食物搭配在一起，相得益彰。

3. 粳米。芋头与粳米煮粥同食，有散结宽肠、健脾强肾，下气作用。凡属脾肾两亏之身体羸弱者，皆可作补品常食并可养颜，适用于大便干燥、便结等症。

4. 芹菜。芋头可治中气不足，补肝肾，治胃痛、痢疾和慢性肾炎等；而芹菜含有蛋白质、各种维生素和矿物质及人体不可缺少的膳食纤维，有降压利尿，增进食欲和健胃等药理作用，二者合用可补气虚，增食欲，对身体大有裨益。

聚头冤家

香蕉。芋头含淀粉较多，香蕉中含有丰富的纤维，因此，二者若同量食用，可能会导致腹胀。

木耳

黄金搭档

1. 木耳和红枣搭配共食，能调理气血，是一切出血性疾病的食疗之品，炖汤食用还可以淡化面部黑斑。

2. 木耳和山楂搭配共食，可以辅助治疗口腔溃疡和妇女痛经。

3. 木耳和青笋搭配共食，能促进铁元素的吸收，起到补血的作用。

聚头冤家

田螺。木耳和田螺共食损害人体的肠胃，导致人体中毒为止。

金针菇

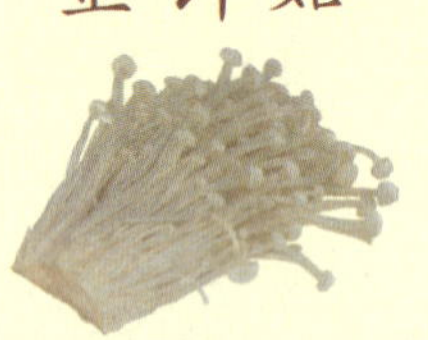

黄金搭档

豆干。金针菇和豆干同食，可以有效地增强机体的生物活性，促进新陈代谢，加速营养素的吸收和利用。

聚头冤家

驴肉。金针菇和驴肉同食，极容易引起心痛。

豇豆

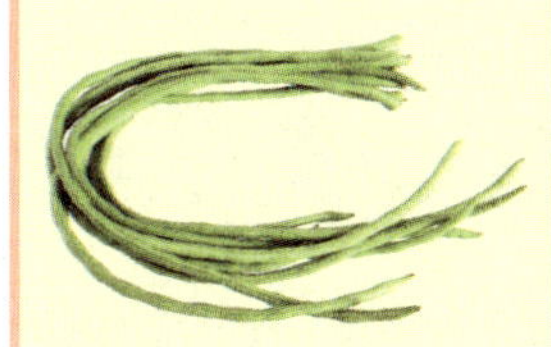

黄金搭档

1. 玉米。豇豆和玉米熬成的粥，对于脾胃虚弱、尿频遗精、动脉硬化、冠心病、高血脂、高血压病人有着很好的食疗效果，适合这些病患者长期食用。

2. 冬瓜。豇豆和冬瓜共食，有补肾消肿作用，对于肾炎腰痛水肿患者，食之有效。

3. 绿豆。豇豆和绿豆煮汤饮服，有清热解毒的功效，适用于小儿夏季易生痱子、小疖肿等病症。

聚头冤家

胡萝卜。豇豆体内富含胡萝卜素，而胡萝卜素与醋相克，因为醋酸会破坏胡萝卜素，因此，豇豆和醋不能搭配同食。

扁豆

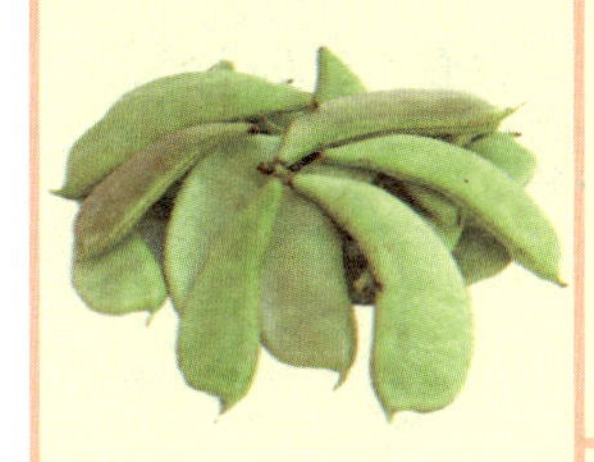

黄金搭档

1. 红枣。扁豆和红枣煮汤饮服，有润肺止咳的功效，可用治小儿百日咳。

2. 粳米。扁豆和粳米煮粥食用，具有解暑化湿之功，对于暑热呕吐之症有良效。

3. 豆腐。豆腐可益气、清热解毒、生津润燥、清热利目。而豆腐含有多种维生素，具有润肤、明目的作用。两者同食，有清热明目的功效。

聚头冤家

空心菜。扁豆含有的钙、磷、铁、镁等物质会与空心菜中的草酸发生反应，变成有机状态而难以被人体吸收，因此空心菜不宜与扁豆同食。

魔芋

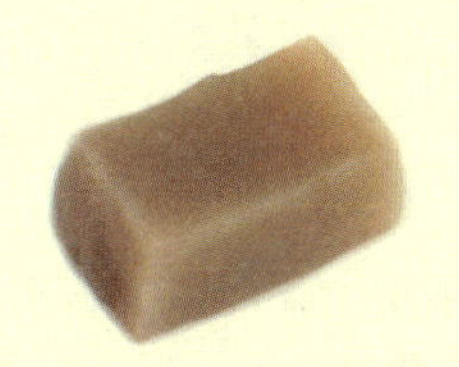

黄金搭档

鲫鱼。魔芋和鲫鱼一起煮至乳白色后，加入豆腐，至豆腐入味后即可起锅。这道汤具有补益正气、清热润燥、解毒宽肠的功效适用于咽喉肿痛、牙龈肿痛、胃热赤眼等病症。

聚头冤家

猪肝。魔芋含有大量纤维素，纤维中的醛糖酸可与猪肝中的铁、铜、锌等微量元素形成混合物而降低魔竽的营养价值。

草菇

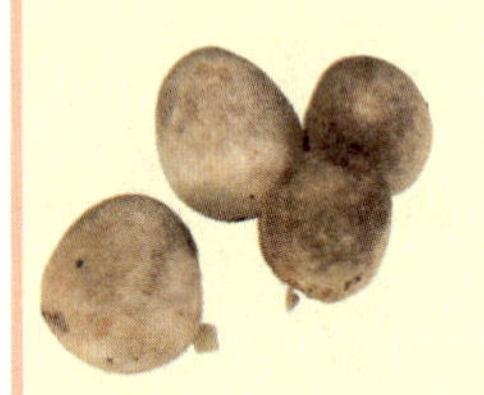

黄金搭档

1. 豆腐。草菇和豆腐搭配共食，有利于脾胃虚弱、食欲缺乏者营养吸收。可作为高血压、高血脂患者的辅助食疗菜肴。

2. 鸽蛋。草菇具有清暑热、降血压、抗癌之功能，与具有补肝肾、益气血、添精髓功能的鸽蛋相配成菜，可作为气短、乏力、记忆力减退及一切虚弱患者的食疗药膳。健康人食之，能滋补强身，提高抗病防病能力。

3. 虾肉。虾肉有补肾壮阳，缩尿固精功效，与草菇相配制作菜肴，适用于气血不足、精血虚亏、肾阳虚损所致的阳痿、遗精、早泄、不孕症或小便频数、失禁等患者食用，有一定的食疗作用。

聚头冤家

1. 猪肝。草菇含维生素C丰富，猪肝含有较多的铜、铁、锌等金属微量元素。维生素C遇到金属离子则加速氧化，会使维生素C遭到破坏。

2. 鱼肉。草菇含有的维生素C会对铜离子产生抑制作用。而鱼肉中富含铜离子，所以草菇和鱼肉不宜搭配共食。

3. 黄豆。黄豆中含有丰富的铁质，而草菇含有丰富的纤维素。纤维素和铁质容易发生中和反应。影响人体对铁元素的吸收。

芦笋

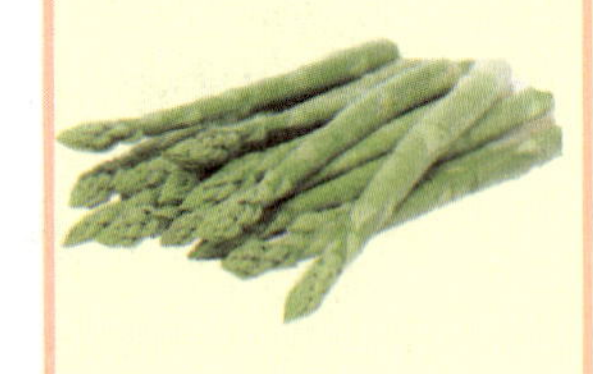

黄金搭档

1. 糯米。芦笋和糯米同煮粥，有补中益气、健脾养胃、清心安神之功能，适用于胃疼、心烦失眠等症。

2. 鲍鱼。鲍鱼为海产软体动物，性温味咸，有滋阴润燥等功效，芦笋对高血脂、心脏病、高血压、动脉硬化及癌症均有一定疗效。芦荟和鲍鱼相配食用，可作为癌症患者的保健食谱，或预防癌症、高血压、高血脂等病。

3. 鸡肉。鸡肉最能吸收芦笋体内的甘甜滋味，芦笋炖鸡汤具有醒脑、健肠胃的功效。

4. 瘦肉。芦荟和猪瘦肉同食，可和胃行气，适用于脾胃气滞、食欲缺乏、大便秘结等。

聚头冤家

1. 油菜。油菜中含有丰富的钙、铁和维生素C，而芦笋含有大量的草酸，这些草酸与钙离子结合会形成难溶性钙盐，形成结石。

2. 豆腐。芦笋中含草酸，豆腐里含有氯化镁、硫酸钙，两者要是同时进入人体，会生成不溶性的草酸钙，不但会造成钙质流失，还可能沉积结石。

金针菜

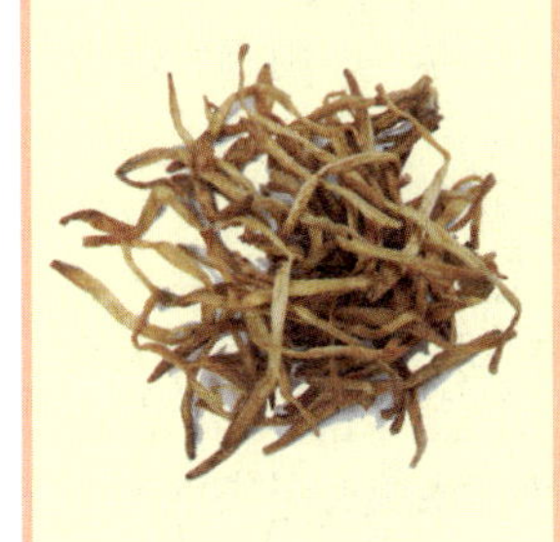

黄金搭档

1. 鸡肉。金针菜和鸡肉搭配同食，具有健脾益胃、益气利尿、补肾填精的功效。适用于食欲缺乏、消化不良、水肿、腰膝酸痛、便血、虚劳羸瘦等病症。

2. 黑木耳。金针菜和黑木耳一起食用，有安脏、补心志、明目之功效，尤其对火爆眼、红眼病，以及推迟老年人出现老花眼有帮助。

聚头冤家

驴肉。金针菜和驴肉相克，所以不能同时食。

圆白菜

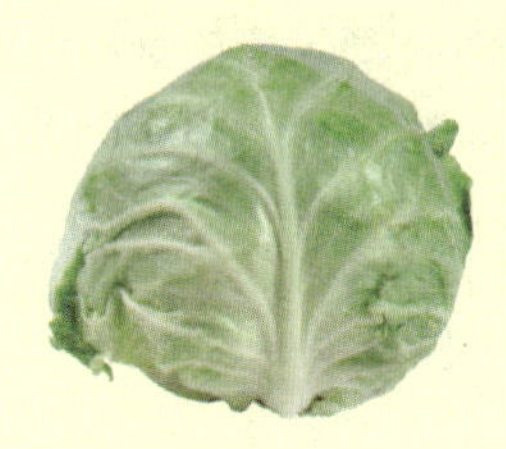

黄金搭档

1. 西红柿。圆白菜和西红柿同食，具有益气生津的功效。适用于身体疲乏、心烦口渴。不欲饮食等病症。

2. 木耳。圆白菜与木耳同食，可以起到补肾壮骨，填精健脑、脾胃通络、强壮身体、防病抗病的功效。与海米同食，可以起到同样的效果。

聚头冤家

黄瓜。圆白菜与黄瓜同食。黄瓜含分解酶，会破坏圆白菜中的维生素 C，影响人体对维生素 C 的吸收，使圆白菜的营养大大降低。

竹笋

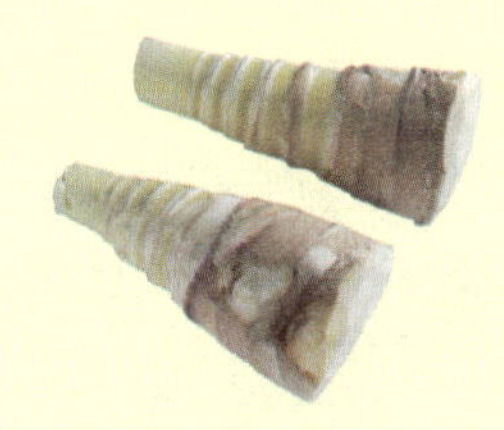

黄金搭档

鲫鱼。竹笋和鲫鱼煮汤食用，有诱发早愈之功。小儿麻疹、水痘病初发热口渴，小便不利者，用鲜竹笋 50 克，鲫鱼 1 条约 250 克，煮汤食用，可促使透疹、疾病早愈。

聚头冤家

1. 豆腐。竹笋不宜与豆腐同食，同食易生结石。

2. 羊肝。竹笋存在一些生物活性物质，在与羊肝同炒时，会产生某些有害于人体的物质并破坏彼此的营养成分。

3. 羊肉。竹笋含有多种营养成分，与羊肉同时食用会发生复杂的生物化学反应，导致腹痛。

4. 红糖。红糖甘温，红糖甘寒，食物药性稍有抵触。

苋菜

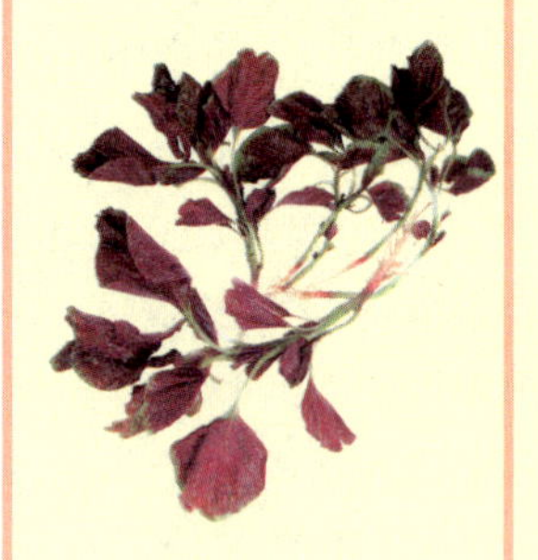

黄金搭档

1. 豆腐。苋菜和豆腐做汤同食，具有清热解毒、生津润燥的功效，对于肝胆火旺、目赤咽肿者有辅助治疗作用。

2. 田螺。苋菜和炒田螺共食，能够清热解毒，适用于急性黄疸型肝炎患者。

3. 花生、红豆。苋菜有清热解毒、抗菌消炎的作用，与花生、红豆一起煮粥，可以润脾肺、去湿，有抗病毒的功效。

4. 金针菜。苋菜能够清热解毒，止痢消炎，解毒疗疮和预防麻疹等。金针菜利湿热，宽胸膈，利尿，止血，下乳。二者共食，有清热、利湿、解毒之功效。适用于热郁生湿、湿热毒火上攻而引起的暴发火眼、两目红赤肿痛等症，亦常用来预防菌痢。

聚头冤家

1. 鳖肉。苋菜性凉，而鳖肉亦性冷。二者同食难以消化，会引发脾肠胃积滞。

2. 动物肝类。动物肝脏中含有丰富的铁质，而苋菜含有大量的草酸，两者同食，会在人体中产生一些难以被吸收的沉淀物质。

3. 海米、发菜。因为草酸与钙相克，因此含草酸较多的苋菜不能同含钙丰富的海米、发菜等同食，否则，会使钙的吸收率大幅度下降。

百合

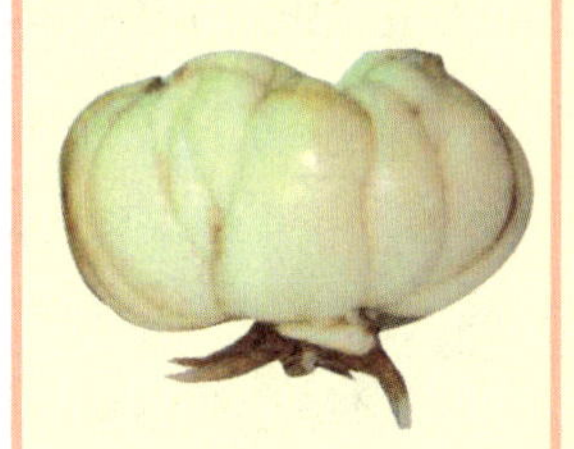

黄金搭档

1. 莲子。百合和莲子搭配同食，对于神经衰弱引致的心烦失眠、精神不安等症很有帮助，具有补血宁神之效。

2. 薏米。薏米和百合一起放入锅内，煮沸后再微火煮1小时，早晚空腹食用。有清热润燥之功效，适用于面部扁平疣、痤疮、雀斑、皮肤干燥等人士食用。

3. 绿豆。百合具有滋阴润肺、养心安神、滋养脾胃的功效。而绿豆味甘、性凉，可清热解毒、利小便、止消渴。百合与绿豆搭配同食，有清热润肺的之功效。适合于缓解咽喉干燥、高热难消等病症。正常人常食，也有助于养心、养脾养胃。

聚头冤家

猪肉。百合和猪肉要是搭配同食，会在人体产生不良的反应。

空心菜

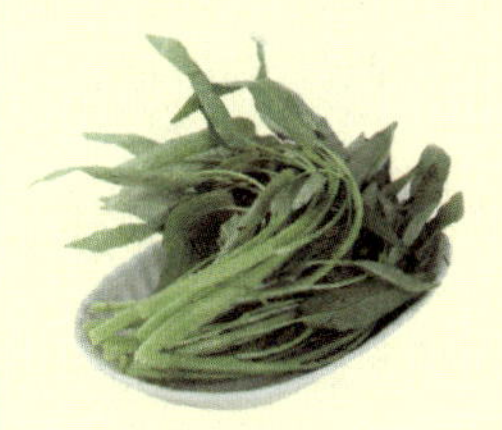

黄金搭档

1. 白萝卜。空心菜和白萝卜一同榨汁服用，能治肺热咳嗽。

2. 鸡蛋。空心菜和鸡蛋煮汤食用，具有滋阴养心、润肠通便的功效，适用于咳嗽、心烦失眠、便秘、便血、痔疮、痈肿等病症。

3. 红辣椒。空心菜与红辣椒同食，可以降血压、止头疼、解毒消肿，另外还可辅助治疗糖尿病和龋齿疼。

聚头冤家

牛奶。牛奶中的钙、锌、铁等物质会与空心菜中的草酸发生反应变成有机状态而难以被吸收。因此二者不适宜同食。

银耳

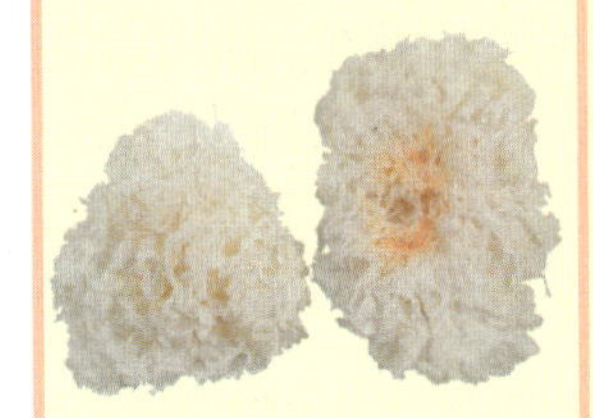

黄金搭档

1. 莲子。莲子和银耳煲汤共饮，有滋阴润肺、健脾安神的功效。适用于心烦失眠、干咳少痰、口干咽痛、食少乏力等病症。健康人食用可消除疲劳，增进食欲，增强体质。

2. 冰糖。冰糖银耳羹有滋阴润肺、养血的功效。可辅助治疗肺结核、肺癌患者之肺阴亏虚、呛咳无痰、咯血以及高血压症，动脉硬化者之阴虚阳亢头晕耳鸣面红口干、大便秘结等病症。

3. 鸽蛋。鸽蛋与银耳煲汤共食，有滋阴润肺、补肾益气的功效。适于吐泻后津液亏耗或病后虚弱、疲乏无力等病症。健康之人食用能增强记忆力，防病延年，还能预防癌症，亦可作为癌症患者的食疗品。

4. 茉莉花。茉莉花与银耳共食，有助于人体防病健身，对于贫血、疲倦乏力虚火者尤其适用。

5. 青鱼。青鱼与银耳共食能够保证食者正常营养，保健身体，又不会增重，同时可对虚胖者及时调养。

6. 黑木耳。银耳有补肾、润肺、生津、提神及润肌肤的功效；对辅助治疗慢性支气管炎和肺心病有一定帮助，黑木耳有益气润肺、养血养颜的作用。对久病体弱、肾虚腰酸背痛有很好的辅助治疗作用。黑木耳与银耳做汤共饮，能够滋肾补脑，对用脑过度、头昏、记忆力减退等都有一定的疗效。

聚头冤家

菠菜。银耳含有丰富的钙、铁等金属元素物质，一旦与含维生素 C 较高的菠菜同食，金属离子很容易使维生素 C 氧化而失去本身的营养价值。

香菜

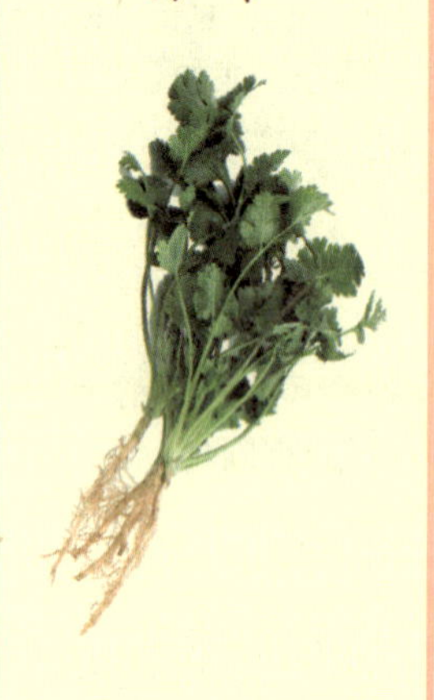

黄金搭档

1. 猪肝。香菜与猪肝煲汤，可补肝和胃，促进食欲，适用于脾胃不和所致的嗳气泛酸、不欲饮食、眩晕等病症。

2. 黄豆。香菜与黄豆煲汤，可辛温解表，健脾益胃，预防和辅助治疗流行性感冒。

3. 猪大肠。香菜与猪大肠同食，具有增强免疫力、防病抗病、强身壮体、补虚、止肠血的功效。

4. 豆腐皮。豆腐皮与香菜同食，可促进麻疹透发，亦可健胃，祛风寒，除尿臭、阴臭。

5. 羊肉与同香菜同食，适宜于身体虚弱、阳气不足，性冷淡、阳痿等症患者食用。

聚头冤家

1. 黄瓜。香菜与黄瓜同食，会破坏维生素 C，降低营养的吸收。

2. 猪肉。香菜辛温，香窜，其性散发，耗气伤神，猪肉滋腻，助湿热而生痰。二者配食，对身体有损害而无益。

猴头菇

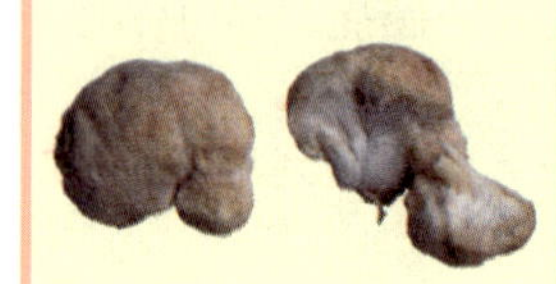

黄金搭档

1. 鸡肉。猴头菇与鸡肉共食，有补益心脾、益气养血的功效，适用于神经衰弱、身体虚弱之人。

2. 猪肝。猴头菇和猪肝煲汤共饮，有利五脏、抗癌肿的功效，适用于消化道癌症患者食之。

3. 玉米。猴头菇和玉米煲粥共食，有健脾合中、生津止渴的功效，适用于糖尿病患者。

4. 韭菜。猴头菇和韭菜搭配共食，对于增进食欲，防治消化不良有疗效，此外还具有解毒作用，是心血管病、肥胖病患者的理想食品。

5. 海带。猴头菇和海带做汤共食，有健胃消食、软坚散结功能，适用腹胀、食欲缺乏的肝癌病人。

6. 猪瘦肉。猴头菇和猪瘦肉煮汤食用，有健脾胃、抗癌防癌之功。适用于胃癌，是胃癌患者良好食疗方。

聚头冤家

山楂。山楂中维生素 C 丰富，而猴头菇含有钾、钠、钙、镁、铁、锌、铜等诸多金属离子。维生素 C 遇到金属离子，会互相影响人体对它们的吸收利用，从而大大降低这两种食物的营养价值。

水果类相宜相克

西瓜

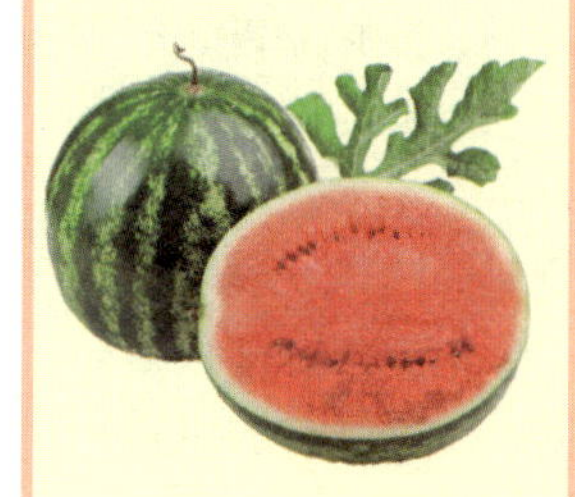

黄金搭档

1. 绿茶。西瓜与绿茶搭配具有生津止渴功效。

2. 大蒜。西瓜有助于治疗肾炎和降低血压，西瓜与大蒜搭配食用，营养会更加丰富，而且对慢性肾炎水肿和肝硬化腹水会有较好的疗效。

3. 冰糖。西瓜和冰糖搭配食用，对吐血和大便下血有一定疗效。

聚头冤家

1. 油果子。西瓜和油果子在一起食用容易使人呕吐。

2. 羊肉。西瓜和羊肉同食会伤元气，一旦两者一起食用了，可以用甘草煎水服化解。

橘子

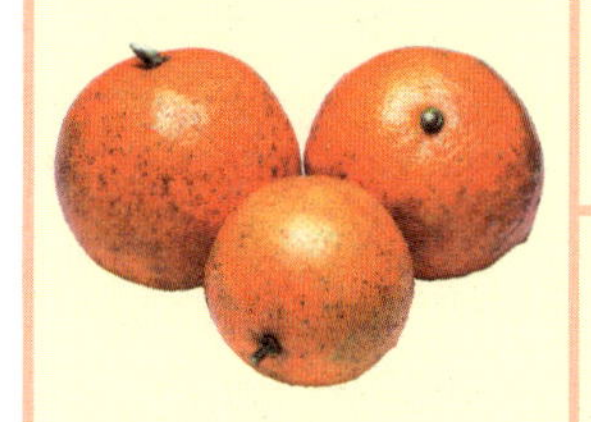

黄金搭档

1. 蒜和白糖。橘子和蒜、白糖搭配食用，能为人体提供较丰富的营养成分，可以治疝气。

2. 黑木耳。橘子与具有清热解毒的黑木耳搭配食用，对缓解痛经有一定的作用。

聚头冤家

钙剂。橘子与钙剂同食，会形成难溶性钙盐，如果您在补钙期间长期大量食用橘子，会形成结石。

草莓

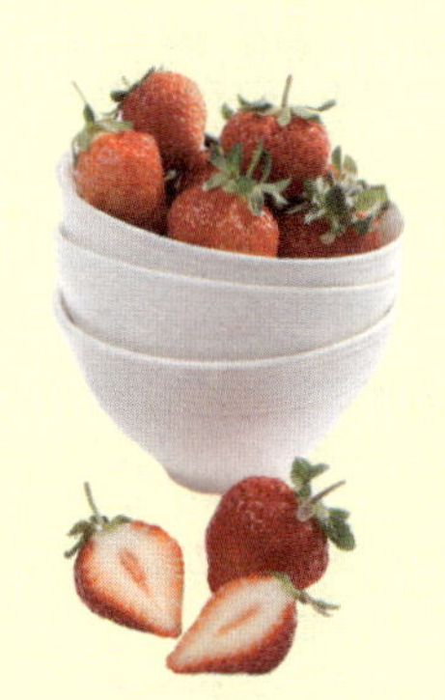

黄金搭档

1. 牛奶。草莓与牛奶能起到清凉解渴、增加营养、养心安神等功效。

2. 冰糖。草莓有清热解毒、生津止渴的功效，如果和同样有解毒功效的冰糖搭配食用，则对夏季暑热、口渴烦躁有一定疗效。

3. 山楂。草莓能润肺健脾，营养同山楂相似，若两种食物搭配食用，则有消食减肥的功效，对消化不良也有一定疗效。

4. 麻油。大便秘结者可以选择草莓和麻油的搭配，两者同食有通肠润肺、清热解毒的功用。

聚头冤家

钙剂。草莓不宜与钙剂同食。

苹果

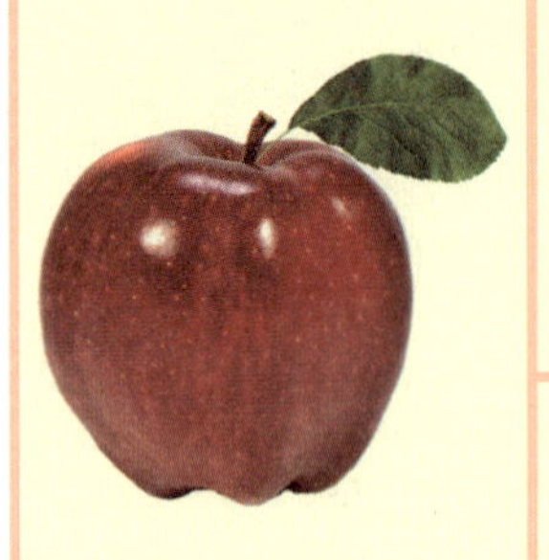

黄金搭档

1. 洋葱、茶叶。苹果、洋葱、茶叶具有保护心脏的功效，同吃后可减少心脏病的发病率。

2. 枸杞。苹果与枸杞搭配食用，能为人体提供更丰富的营养成分，还可以用来辅助治疗小儿下痢。

3. 芦荟。苹果和它搭配食用，有生津止渴、健脾益胃、消食顺气等功效。

聚头冤家

1. 海味。苹果和海味食物不能共处，大多海味都富含蛋白质、钙元素，而苹果含有果酸，二者同食，会有复杂的生化反应，产生对人体不利的物质，引起腹痛、呕吐。

2. 萝卜。苹果与萝卜同食，经过胃肠道消化分解，会产生抑制甲状腺作用的物质，导致甲状腺肿痛。所以，两者不宜同食。

葡萄

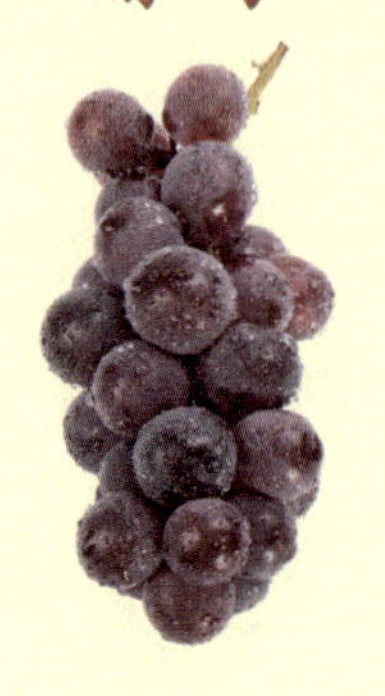

黄金搭档

枸杞。葡萄含有天然糖分、维生素 B_1、维生素 B_2、维生素 E 和胡萝卜素，葡萄所含的维生素 C 与枸杞搭配食用是补血良品。

聚头冤家

1. 萝卜。葡萄与萝卜同食，经胃肠道的消化分解，会产生抑制甲状腺作用的化合物，导致甲状腺肿痛。

2. 海味食品。葡萄含有大量果酸，海味食物如鱼、虾等含有丰富的蛋白质和营养物质，两者一起进食的话，果酸不仅会使蛋白质凝固，而且会与海味食物中的钙元素结合，生成沉泻物，从而刺激肠胃，引起腹痛、呕吐。

芒果

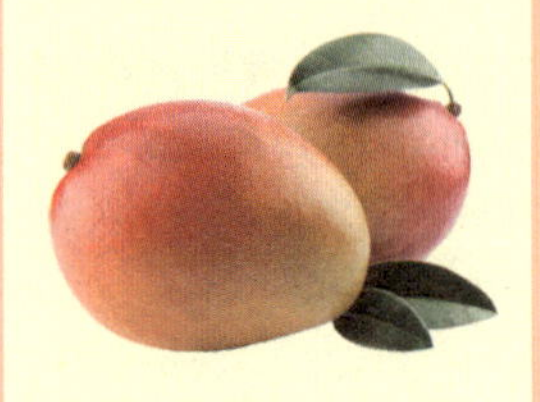

黄金搭档

1. 蜂蜜。芒果煎汤后加少许的蜂蜜适量饮用，可用于防治晕车、晕船、呕吐。

2. 白糖。芒果 2 枚，白糖适量。将芒果洗净去皮、核，切片放入锅内。加入适量水，煮沸 15 分钟，加入白糖搅匀，代茶频饮，具有生津止渴，开音的功效，是慢性咽喉炎、声音嘶哑患者的食疗佳品。

聚头冤家

大蒜。芒果不宜与大蒜等辛辣食物同食，否则易致黄疸。

梨

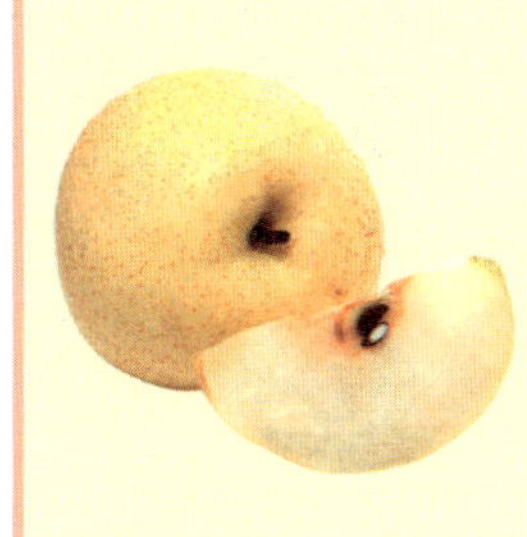

黄金搭档

1. 冰糖。冰糖能促进食欲，帮助消化，并有利尿通便和解热的作用，具有润肺清热、止咳化痰、生津止渴等功效。梨与冰糖搭配食用，营养会更加丰富，有润肺解毒功效，主治感冒咳嗽，急性气管炎。

2. 丁香。梨若与丁香搭配食用，能给人体提供丰富的营养成分，主治呕吐、噎嗝反胃。

3. 姜汁、蜂蜜。梨能促进食欲，帮助消化，可用于高热时补充水分和营养，若与姜汁、蜂蜜搭配食用，则对咳嗽痰多有一定疗效。

聚头冤家

开水。梨性味甘寒冷利，开水温度较高，吃梨喝开水，一冷一热必然会刺激肠道，引起腹泻。

猕猴桃

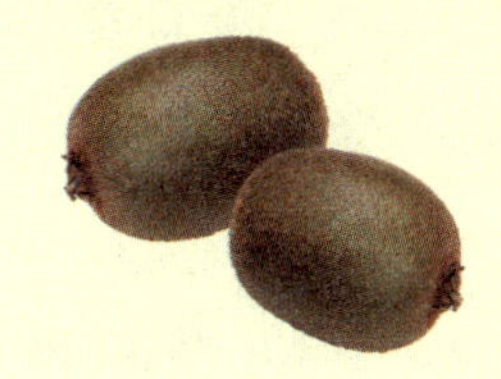

黄金搭档

酸牛奶。两者同食能为人体提供丰富的营养成分，可促进肠道健康，帮助肠内益生菌的生长，从而有利于便秘的排解。

聚头冤家

肝脏。猕猴桃和动物肝脏一起食用会破坏营养成分，猕猴桃含有丰富的维生素 C，而动物肝脏中含有能氧化维生素 C 的元素，两者在一起就会破坏维生素 C 降低营养成分。

香蕉

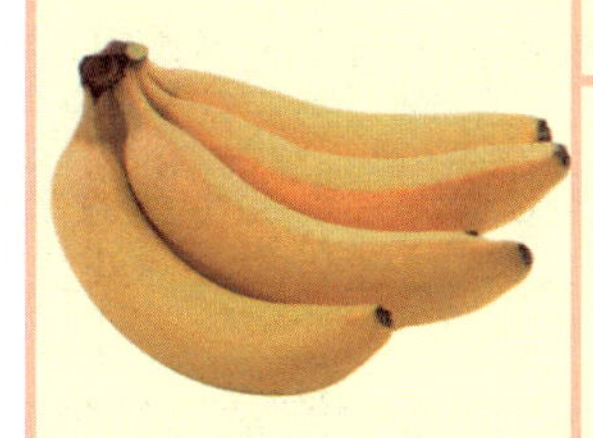

黄金搭档

乳酪。香蕉含有丰富的可溶性纤维，可帮助消化。乳酪中含有大量的蛋白质和维生素，如维生素 A、维生素 D 与 B 族维生素等。

聚头冤家

1. 土豆。土豆有通便和降低体内胆固醇的功效，是糖尿病和心血管病患者的优质保健佳蔬，但如果和香蕉同食却会导致面部生斑。

2. 红薯。红薯含有黏性蛋白，具有防癌作用，两者同食却会引起身体不适。

3. 芋头。芋头有补脾胃，除烦止渴，益气增食的功效。香蕉可提供较多的能降低血压的钾离子，对高血压者有利，两者同吃却会腹胀。

柚子

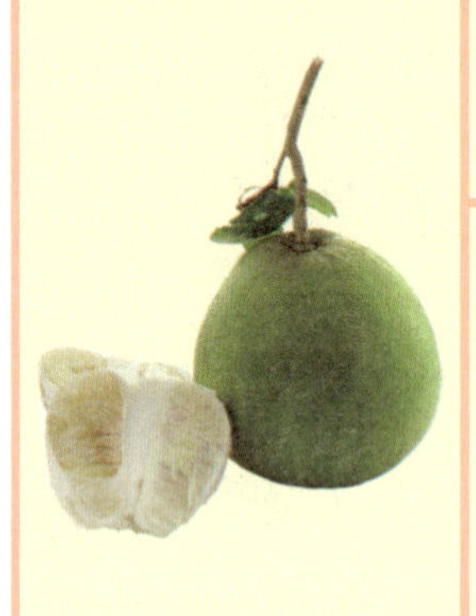

黄金搭档

1. 鸡肉。柚子和鸡肉同食，具有温中益气补肺、下气、消痰止咳的功效，适用于肺虚咳嗽及发作性哮喘等症。

2. 猪肚。柚子和猪肚煮汤食用，有健脾、行气、暖胃作用，适用于虚寒性胃痛、口炎、多稀涎、脾虚食欲缺乏、瘦弱等症。

聚头冤家

1. 螃蟹。螃蟹不宜与柚子同食，否则可能会刺激胃肠，出现腹痛、恶心、呕吐等症状。

2. 胡萝卜、黄瓜。胡萝卜、黄瓜含有大量的维生素 C 分解酶，而柚子含有丰富的维生素 C，如果柚子与以上食物同时食用，会破坏维生素 C 的营养价值。

3. 猪肝。柚子富含维生素 C，猪肝中富含铜、铁、锌等成分。这些金属离子一旦与维生素 C 相遇，就会加速金属离子的氧化而破坏原本的营养价值。

枇杷

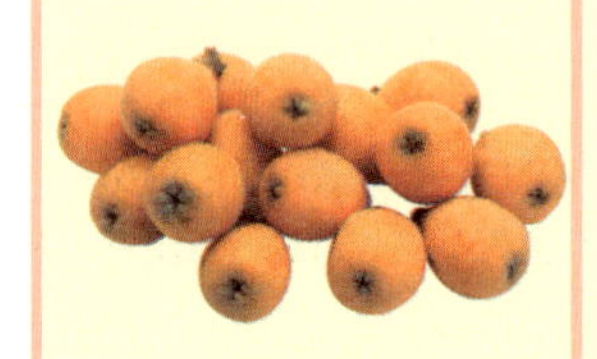

黄金搭档

1. 丁香、人参和姜片。《本草纲目》中记载："枇杷叶，治肺胃之病，大都取其下气之功耳。气下则火降痰顺，而逆者不逆，呕者不呕，渴者不渴，咳者不咳矣。"如果与丁香、人参、姜片等搭配食用，可治反胃呕逆。

2. 蜂蜜。枇杷的果实及叶均有抑制流感病毒的作用，常吃可以预防感冒。而枇杷若配以有化痰止咳、疏肝理气等功能的蜂蜜食用，营养会更加丰富，可润喉止咳，主治伤风感冒。

聚头冤家

1. 黄瓜。像很多水果一样，枇杷和黄瓜在一起就会影响营养成分的吸收。这是因为枇杷含有丰富的维生素 C，而黄瓜中含有维生素 C 分解酶，两者在一起，维生素 C 分解酶就会分解维生素 C，降低营养价值。

2. 海味。枇杷和海味在一起也会降低营养价值，枇杷富含果酸，海味中含有丰富的蛋白质，二者同食，果酸就会使蛋白质凝固，影响营养成分的吸收。

3. 萝卜。枇杷含有丰富的维生素 C，萝卜中含有维生素 C 酵酶，二者同食，维生素 C 就会被维生素 C 酵酶破坏，降低营养价值。

菠萝

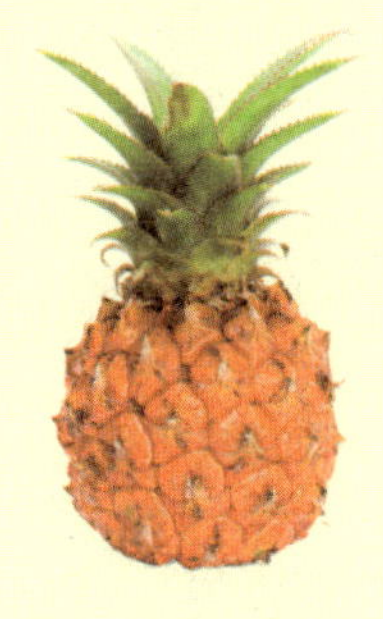

黄金搭档

茅根。菠萝所含的糖、盐类和酶有利尿作用，适当食用对肾炎、高血压病患者有益，当菠萝与茅根搭配食用时就会对肾炎有一定的疗效。

聚头冤家

1. 牛奶。菠萝与牛奶同食影响蛋白质消化吸收。这是由于菠萝含有大量果酸，而牛奶中含有丰富的蛋白质，两者同食果酸与蛋白质就会结合，导致蛋白质凝固，进而影响蛋白质的消化吸收。

2. 鸡蛋。鸡蛋也不能和菠萝在一块，道理同上。

3. 萝卜。菠萝含有丰富的维生素 C，萝卜中含有维生素 C 酵酶，二者同食，维生素 C 酵酶就会破坏维生素 C，降低营养价值，同时，还有产生抑制甲状腺作用的物质，导致甲状腺肿痛。

橙子

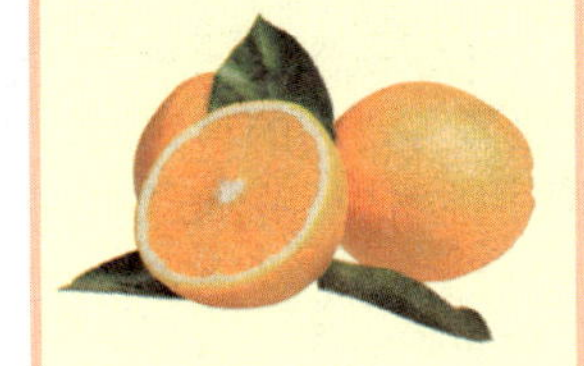

黄金搭档

1. 黄酒。橙子 1 个，去皮、核，用干净纱布绞汁，加入黄酒 1 汤匙及温开水适量服用，每日 2 次，可治乳腺炎、红肿硬结、疼痛等症。本方亦可通乳。

2. 蜂蜜。将橙子切细，加盐、蜂蜜煎服。亦可将橙子连皮加糖制成橙饼泡服。可用于治胃气不和、呕逆少食。

聚头冤家

虾。由于橙子富含维生素 C，而虾肉中的无毒砷化合物会被维生素 C 还原为剧毒“砒霜”，吃多了便会危及生命。

荔枝

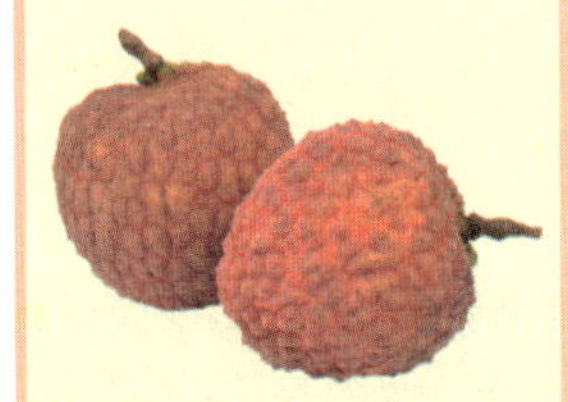

黄金搭档

1. 红枣。荔枝具有散滞气、消腹胀、养肝、解毒、止泻等功效，荔枝与红枣搭配食用，主治脾虚腹泻。但如果内有实热或内火太甚者，不宜食用。

2. 白酒。荔枝有补脑健身，开胃益脾的功效，若与白酒搭配食用，对辅助治疗胃痛有一定疗效。

聚头冤家

1. 动物肝脏。荔枝和动物肝脏同食会破坏维生素 C，荔枝含有丰富的维生素 C，动物肝脏中含有铜、铁等元素。二者同食，铜、铁元素会使维生素氧化，降低营养价值。

2. 胡萝卜。荔枝含有维生素 C 酵酶，荔枝和胡萝卜在一块维生素 C 酵酶会破坏大量维生素 C，而降低食物的营养价值。

杨梅

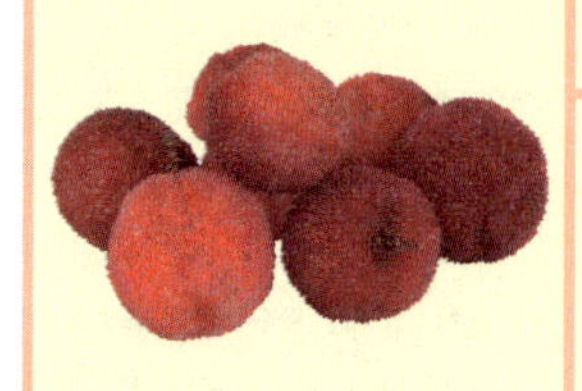

黄金搭档

1. 白酒。杨梅与白酒搭配，对夏季病症、腹痛、吐泻有一定疗效。

2. 荸荠。杨梅和荸荠同食对于误食铜片者有一定作用。

聚头冤家

1. 萝卜。杨梅与萝卜同食，经胃肠道消化分解，会产生抑制甲状腺作用的物质，从而诱发甲状腺肿。

2. 牛奶。杨梅富含果酸，牛奶含有丰富的蛋白质，二者同食，果酸会使蛋白质凝固变性，影响消化吸收，破坏营养成分。

3. 黄瓜。黄瓜会破坏杨梅的维生素C，这是由于黄瓜中含有维生素C分解酶，黄瓜与杨梅在一起，维生素C分解酶会破坏维生素C，从而降低营养价值。

木瓜

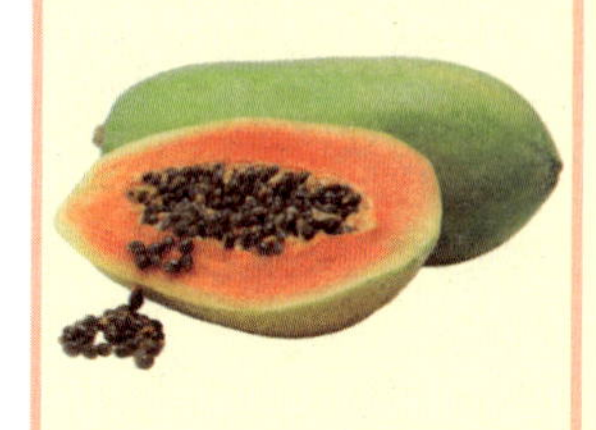

黄金搭档

1. 带鱼。木瓜与带鱼搭配食用，很有营养，具有补虚、通乳的功效。

2. 玉米笋。木瓜能帮助消化及清理肠胃，可以抗癌、防衰老和降血压；而玉米笋含有多量的脂肪、维生素等，它的食物纤维更有助于胃肠蠕动。两者搭配，对防治慢性肾炎和冠心病、糖尿病有一定疗效。

3. 凤尾菇。凤尾菇和木瓜俩搭配食用，能起到减脂、降压以及提高免疫力的作用。

4. 雪蛤。木瓜和雪蛤可是女性首选的补品，木瓜可以丰胸，而雪蛤可以滋阴养颜，有助睡眠。

聚头冤家

油炸食物。木瓜与油炸食物同食，会使肠胃不适，并可能导致腹泻呕吐。

柠檬

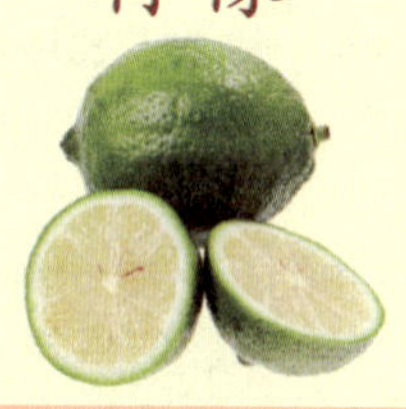

黄金搭档

1. 荸荠。柠檬和荸荠搭配同食，能够生津解渴，缓解咽喉痛。

2. 芍药。芍药具有镇静安神的功效，可以缓解肌肉紧张，而柠檬具有清心、安神的功效。二者搭配同食，可以有效缓解压力。

聚头冤家

山楂和牛奶。柠檬与山楂、牛奶同食会造成肠胃不适。

李子

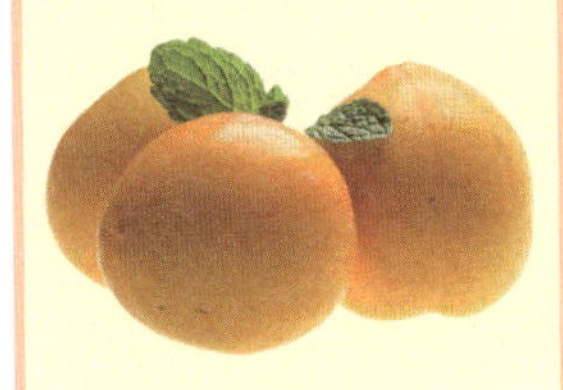

黄金搭档

糖。李子有促进血红蛋白再生的作用，配以糖，可治妇女赤白带下。

聚头冤家

1. 青鱼。李子味酸多汁，有助湿生热功效，而青鱼性味甘平，有化湿益气的功效，二者功效相反，同食会引起消化不良。

2. 鸡蛋。鸡蛋含有丰富的蛋白质，李子中的酸会使蛋白质凝固，影响蛋白质的吸收。

3. 雀肉。李子和雀肉同食，会给内脏造成极大的损伤。

石榴

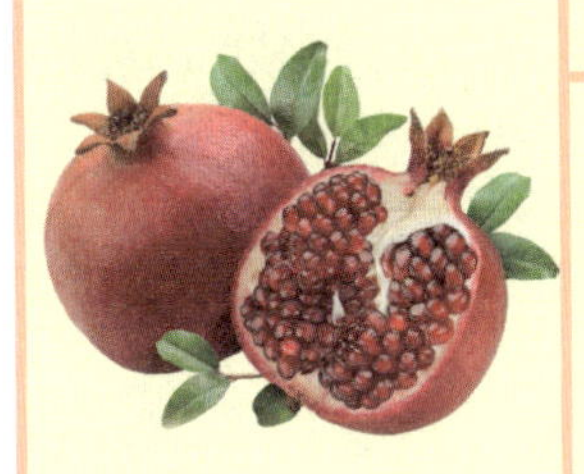

黄金搭档

1. 小茴香。将酸石榴皮、小茴香水煎服，可辅助治疗久痢。

2. 白莲蓬。将白石榴皮、白莲蓬水煎服，能缓解月经过多。

聚头冤家

1. 土豆。石榴和土豆同食后果就是造成中毒。万一误食了这两种，可以用韭菜水来解毒。

2. 螃蟹。螃蟹如与含鞣酸较多的石榴同时食用，不仅会降低蛋白质的营养价值，还会使螃蟹中的钙质与鞣酸结合成一种新的不易消化的物质，刺激肠胃，出现腹痛、恶心、呕吐等症状。

桑葚

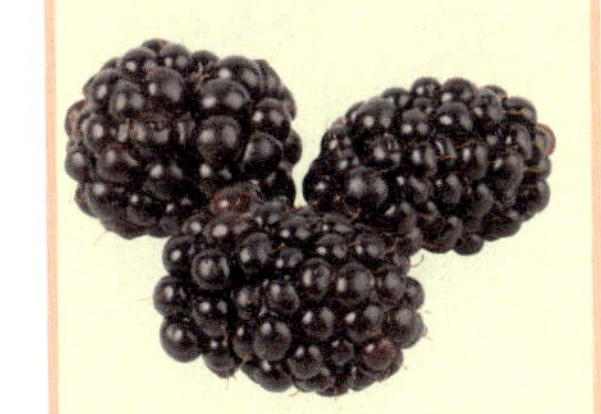

黄金搭档

1. 糯米。桑葚、糯米煮粥食用，可滋养肝肾，养血明目，适用于肝肾亏虚引起的头晕目眩、视力下降，耳鸣、腰膝酸软、须发早白及肠燥便秘等。

2. 蜂蜜。桑葚、蜂蜜各适量，将桑葚水煎取汁，文火熬膏，加入蜂蜜拌匀饮服，每次 10 ~ 15 克，每日 2 ~ 3 次。可滋阴补血，适用于阴血亏虚所致的须发早白，头目晕眩，女子月经不调、闭经等症。

3. 黄酒。桑葚 100 克，黄酒 500 克，将桑葚置黄酒中密封浸泡 1 周后按量服用。可养阴利水，适用于阴虚水肿、小便不利、关节作痛、口渴、发白等。

聚头冤家

桑葚与鸭蛋同食，会对人体的肠胃不利。

香瓜

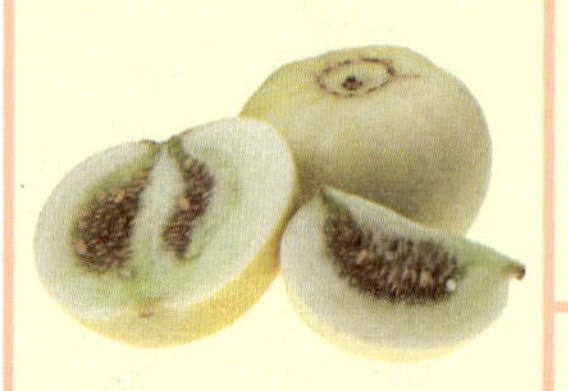

黄金搭档

1. 糯米。香瓜和糯米煮粥食用，有清暑止渴，除烦利水之功效，适用于夏季炎热感，受暑邪所致烦渴、气短、小便不利、头晕、恶心、四肢乏力等症。

2. 白糖。香瓜和白糖同食具有清热排脓、杀虫的功效，适用于肺痈、发脾气痈、蛔虫、丝虫等病症。

聚头冤家

1. 田螺。香瓜和田螺搭配同食会引起腹痛。

2. 毛蟹。香瓜与毛蟹同食会引起中毒。

桂圆

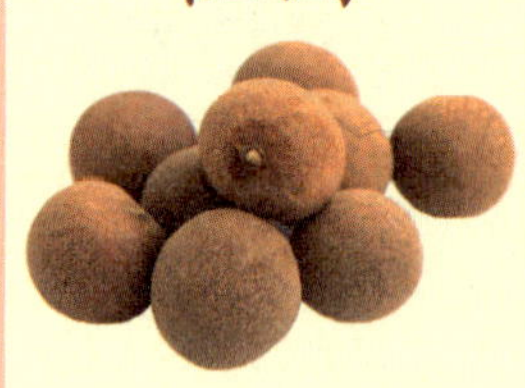

黄金搭档

1. 人参。桂圆和人参搭配起来，具有滋养、强壮人体的功效。

2. 莲子。莲子中含有许多生物碱，这些生物碱具有一定的生物活性，能养心安神、补中益气、补肾固精。而桂圆也是传统的滋补佳品，具有养血安神、补脾益胃的功效。二者同时食用，能使补中益气、养心安神的功效增强，可以作为心血不足、心脾两虚等虚症患者的食疗品，也可作为病后、年老、产后体虚者的滋补食品。

聚头冤家

无

椰子

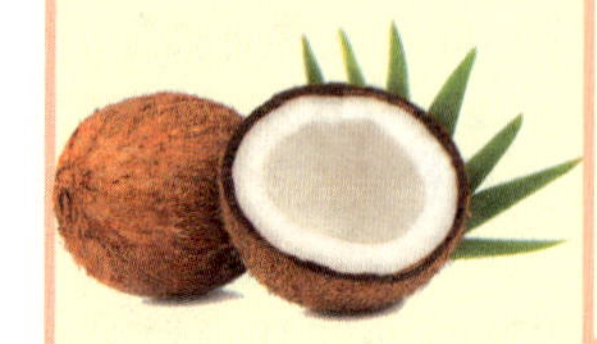

黄金搭档

1. 鸡肉。椰子与鸡肉一起蒸熟食用，具有补益脾胃、驱虫消疳的功效。适用于脾胃虚弱、食欲缺乏、体倦乏力、虚弱羸瘦、小儿虫积等病症。无病者食之可强身健体，增进食欲。

2. 糯米。椰子和糯米做成粥，待温食用，每日 2 次，具有健脾和胃、增进饮食之功效，适宜于病后体弱、食欲缺乏等患者食之。

聚头冤家

动物肝脏。椰子含有大量纤维素，纤维中的醛糖酸残基可与动物肝脏中的铁、镁、锌等微量元素形成混合物而降低人体对这些元素的吸收。

肉禽类相宜相克

猪肉

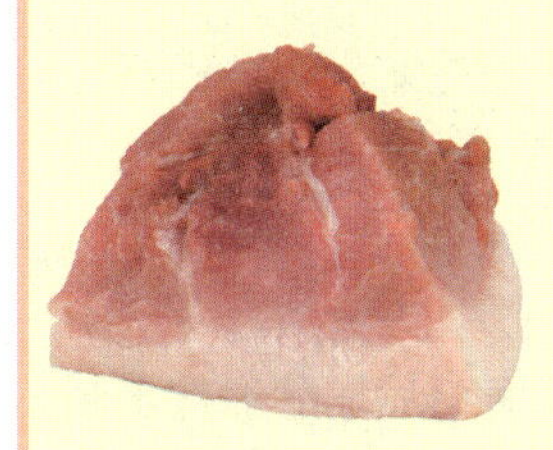

黄金搭档

1. 南瓜。南瓜有降血糖的作用，而猪肉含有丰富的营养具有滋补作用，二者搭配对保健和预防糖尿病有较好的作用。

2. 大蒜。瘦肉中含有维生素 B_1，如果吃肉时伴有大蒜，可延长维生素 B_1 在人体内的停留时间，这对促进血液循环以及尽快消除身体疲劳、增强体质，都有重要的营养作用。

3. 豆苗。猪肉和豆苗同食有利尿、止泻、消肿、止痛和助消化等作用，而且还能美白晒黑的肌肤，使肌肤清爽不油腻。

4. 萝卜。猪肉和萝卜一起适宜于胃满肚胀、食积不消、饮酒过量、便秘、癌症等人食用。

聚头冤家

1. 香菜。猪肉滋阴润燥，易生痰湿；而香菜辛温，耗气伤神。两者同食若碰上了耗气又无补，对身体没有一点好处。

2. 黄豆。猪肉和黄豆同食，易生成不被人体吸收的化合物，同时产生大量气体，引起消化不良和腹胀。

3. 杏仁。猪肉和杏仁同食，会进行生化作用，产生有毒物质，导致胃痛、腹痛。

4. 虾。猪肉和虾同食就会相抵触，消耗精气。

牛肉

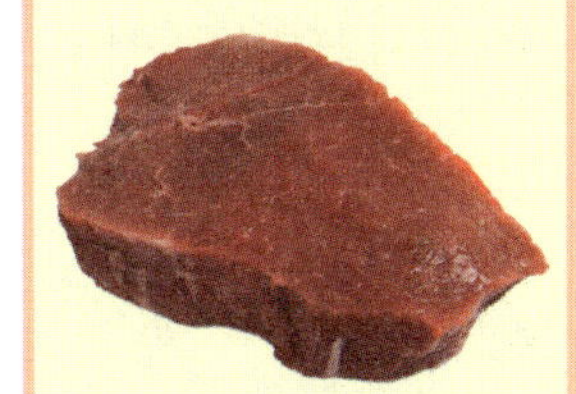

黄金搭档

1. 土豆。牛肉属于酸性食物，土豆属于碱性食物，两者同食，可以达到体内酸碱平衡的目的。

2. 鸡蛋。牛肉与鸡蛋搭配同食，不但滋补营养，而且能够促进血液的新陈代谢，延缓衰老。

聚头冤家

1. 韭菜。牛肉甘温，补气助火，韭菜有大辛大温的功效，二者同食，如同火上加油，易导致牙龈炎。

2. 生姜。牛肉补气助火，生姜有温热的功效，二者同食，如同火上加油，易导致牙龈炎。

3. 红糖。牛肉和红糖同食容易引起腹胀。

羊肉

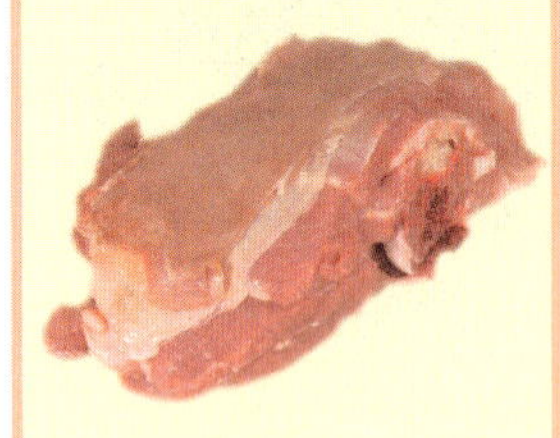

黄金搭档

1. 鸡蛋。鸡蛋加上羊肉不但滋补营养，而且能够促进血液的新陈代谢，减缓衰老。

2. 龟肉。羊肉与龟肉搭配食用，有滋阴补血，补肾壮阳之功。适用于腰膝酸软、面色无光、须发早白、畏寒以及心烦口渴等阴阳俱虚者。

3. 生姜。羊肉和生姜能补阳生暖，而生姜祛寒保暖，相互搭配，暖上加暖，同时还可驱外邪，并可治寒腹痛。

聚头冤家

1. 豆酱。羊肉与豆酱相克，豆酱系豆类煮熟后发酵加盐水制成，含蛋白质、脂肪、碳水化合物、维生素 B_1、维生素 B_2、氨基酸和钙、磷、铁等元素，性味咸寒，能解除热毒。

2. 茶水。羊肉和茶水同食会导致腹泻，羊肉含丰富的蛋白质，茶水中含有鞣酸，二者同食，蛋白质与鞣酸会起化学反应，生成一种鞣酸蛋白质，对肠道有收敛作用，易导致便秘。

3. 荞麦面。据《木草纲目》记载，荞麦气味甘平，性寒，能降压止血，清热敛汗，而羊肉则容易生热动火，功能与此相反，所以不宜食。

4. 西瓜。羊肉性味甘温，西瓜性甘、寒。二者同食，因功效相反，会在胃肠中引起不良反应，导致腹痛。

5. 南瓜。羊肉为大补之物，南瓜性温、味甘，也是大补之物，两者同食，就会引起消化不良，腹胀胸闷。

鸡肉

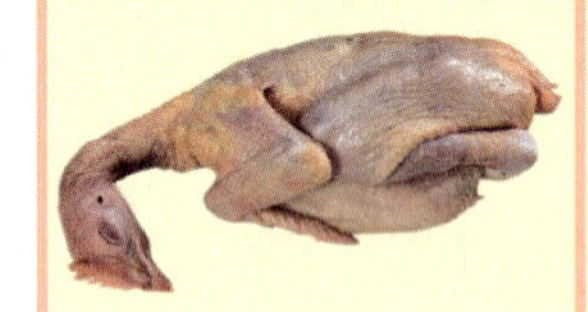

黄金搭档

1. 人参。鸡肉和人参同食有填精补髓、活血调经的功效。

2. 金针菇。鸡肉和金针菇搭配食用，可防治肝脏肠胃疾病，开发儿童智力，增强记忆力及促进生长。

3. 枸杞、胡萝卜。鸡肉含有丰富的蛋白质，其脂肪富含不饱和脂肪酸，是老年人、心血管疾病者良好的高蛋白食品。再配以有补五脏、益气血的枸杞、胡萝卜，效果尤佳。

聚头冤家

1. 蜂蜜。鸡肉和蜂蜜同食会伤害肠胃，这是由于鸡肉是温补的，蜂蜜性味甘平，两者同食，会有不良反应，伤及肠胃。

2. 糯米。鸡肉和糯米在一块会适得其反，产生对人体不利的生化反应，导致身体不适。

3. 李子。鸡肉属温补食品，李子属热性水果，两者同食会发生生化反应，产生有毒物质，伤害身体。

鸭肉

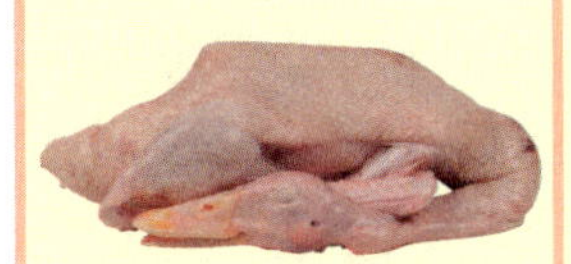

黄金搭档

1. 地黄。地黄和鸭肉二者搭配同食，其营养及药用价值更高。

2. 金银花。金银花和鸭子肉组成的鸳鸯配具有滋润肌肤，消除面部暗疮及多种皮肤病的功能。

3. 山药。山药和鸭肉伴食，可消除油腻，还可起到滋阴补肺的效果。

4. 酸菜。酸菜含维生素 A、B 族维生素、维生素 C、维生素 D，具有开胃利膈，杀菌治寒腹痛等功效。两者同食可以加强双方的药用功效。

聚头冤家

1. 甲鱼。《饮膳正要》中说："鸭肉不可与鳖肉同食。"李时珍在《本草纲目》中解释说，鳖肉甘平无毒，鳖甲咸平。"鳖性冷，发水病"，而鸭肉也属凉性，所以两者不宜同食。久食会令人阴盛阳虚，水肿泄泻。

2. 木耳。木耳和鸭肉二者作用不同，同食会引起胃肠不适，导致腹痛、腹泻。

3. 胡桃。鸭肉和胡桃同食，一凉一温，且胡桃多油脂，不易消化，会引发水肿、腹泻。

猪肝

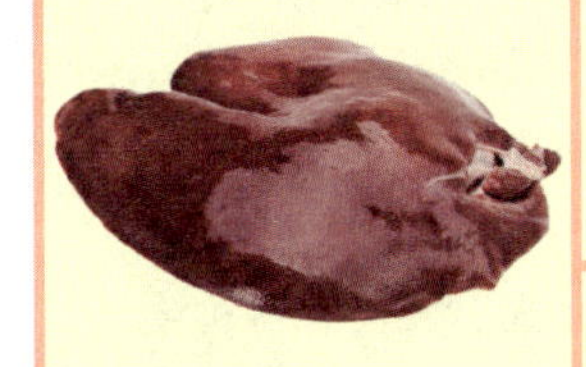

黄金搭档

1. 菠菜。菠菜中含有多种维生素和人体必需的微量元素。猪肝和菠菜同食，有预防缺铁性贫血的作用。

2. 菊花。菊花具有清肝明目的功效，而猪肝对视力模糊、两眼干涩、夜盲等症状也有很好的疗效，两者同搭配共食，对人的眼睛有养护作用。

聚头冤家

1. 富含维生素 C 的食物。因为猪肝体内含有大量的铜、铁元素，能使维生素 C 氧化为脱氢维生素 C 而失去原来的功效。两者同食会影响食物的营养价值。

2. 菜花。猪肝与菜花相克，菜花中含有大量的纤维素，纤维中的醛糖酸残基可与猪肝中的铁、铜、锌等微量元素形成螯合物，而降低人体对这些元素的吸收。

3. 荞麦。猪肝与荞麦相克，同食会影响消化。

4. 雀肉。猪肝与雀肉相克，同食会导致消化不良。

5. 鹌鹑。猪肝与鹌鹑肉同食脸上易生黑斑。

6. 鲫鱼。猪肝与鲫鱼同食容易损害肠胃。

水产类相宜相克

鲤鱼

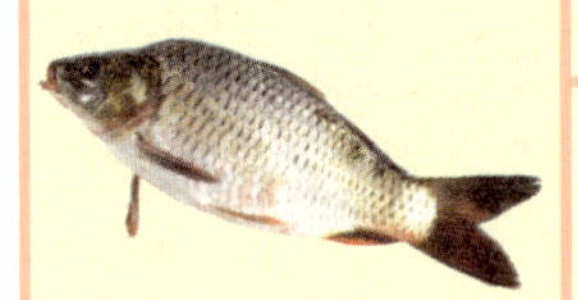

黄金搭档

1. 白菜。鲤鱼和白菜组合含丰富的蛋白质、碳水化合物、维生素C等多种营养元素，还对妊娠水肿有辅助疗效。

2. 醋。鲤鱼和醋有很强的利湿功效。

聚头冤家

1. 红豆。红豆甘酸咸冷，有下水肿、利小便、解热毒、散恶血的功效，而鲤鱼也有利水消肿，两者同煮，利水作用更强。食疗中虽然有鲤鱼红豆汤能治肾炎水肿，那是针对病人而言，而正常人不宜服用。

2. 狗肉。鲤鱼和狗肉也不能搭配在一起，这是因为鲤鱼与性温的狗肉在一块很容易使人上火。

3. 咸菜。鲤鱼与咸菜同食时，咸菜中的亚硝酸盐与鲤鱼所含的蛋白质化合为亚硝胺，是一种致癌物质，经常食用会引起消化道癌。

虾

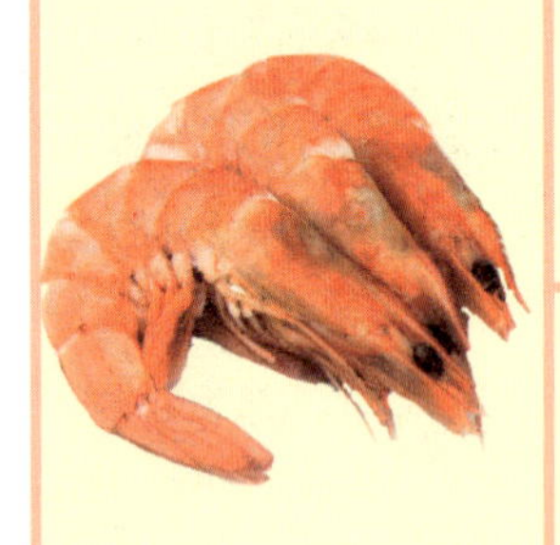

黄金搭档

1. 枸杞。虾与枸杞搭配同食，有补肾助阳的功效，而且对阳痿、遗精、滑泄、尿频等症有一定疗效。

2. 豆腐。豆腐宽中益气，生津润燥，清热解毒，消水肿。豆腐和虾仁搭配容易消化，高血压、高脂血症、动脉粥样硬化的肥胖者吃了更有好处，更适合老年肥胖者食用。

聚头冤家

1. 鸡肉。虾含有丰富的蛋白质、微量元素、酶类和各种生物活性物质，而鸡肉的成分也很复杂，两者一起食用，会破坏彼此的营养成分。

2. 维生素C的食物。虾和含维生素C的食物同食易中毒的。

3. 西红柿。虾中含有酸性物质，而西红柿含有丰富的维生素，两者同食，维生素就会被酸性物质氧化，使大量维生素遭到破坏。

4. 含鞣酸的水果。有些含鞣酸的水果也不能和虾同食。如果把虾与含有鞣酸的水果，如葡萄、石榴、山楂、柿子等同食，不仅会降低蛋白质的营养价值，而且鞣酸和钙酸结合形成鞣酸钙后会刺激肠胃，引起人体不适，出现呕吐、头晕、恶心和腹痛腹泻等症状。

螃蟹

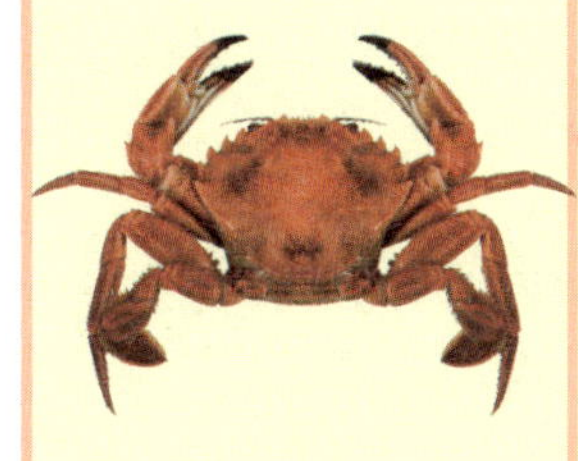

黄金搭档

1. 香芹。螃蟹与香芹都具有清热解毒的功效，螃蟹和香芹若搭配食用，对胸中邪气热结痛有一定疗效。

2. 荷叶。螃蟹和荷叶搭配有中和的功效，还可帮助排毒。

聚头冤家

1. 梨。在《饮膳正要》中有“柿梨不可与蟹同食”的说法。梨味甘、微酸、性寒，《名医别录》记载“梨性冷利，多食损人，故俗谓之快果”。由于梨性寒凉，两者同属冷利型的，所以不能同食，易伤人肠胃。

2. 茄子。茄子甘寒，《本草纲目》记载：“茄性寒利，多食必腹痛下利。”螃蟹和茄子同食，易伤人肠胃。

3. 花生仁。从食物药性上看，花生仁性味甘平，且脂肪含量高达 45%，油腻之物遇冷利之物极易导致腹泻，所以螃蟹与花生仁不应同时进食，对于肠胃虚弱的人来说，更应加倍注意。

4. 泥鳅。《本草纲目》中记载：“泥鳅甘平无毒，能暖中益气，治消渴饮水，阳事不起。”由此可见泥鳅药性温补。而螃蟹性冷利，功能正好相反，所以两者不宜同吃。

田螺

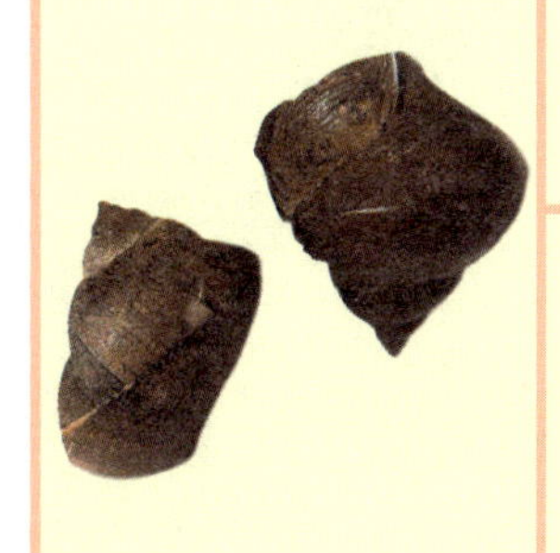

黄金搭档

1. 枸杞、白菜。田螺与枸杞、白菜搭配，有补肝肾、清热解毒的功效。可用于急性黄疸型肝炎同时患有肾病的患者。

2. 葡萄酒。田螺与葡萄酒搭配，有除湿解毒、清热利水的功效，对痔疮、脱肛、子宫脱垂、胃酸过多等症也有一定疗效。

聚头冤家

1. 香瓜。田螺大寒，香瓜冷利，并有轻度导泻作用，两者皆属凉性，同食有损肠胃。

2. 木耳。木耳性味甘平，除含有蛋白质、脂肪、维生素、矿物元素（钙、铁、磷）之外，还含有磷脂、植物胶质等营养成分。两者同食不利于消化。

带鱼

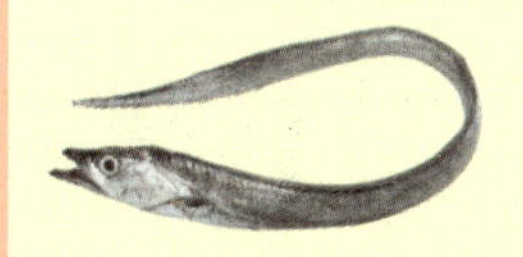

黄金搭档

木瓜。两者组合可是非常有营养的，有补虚、通乳的绝妙功效。

聚头冤家

南瓜。带鱼和南瓜同食就会使人中毒，如果一旦发生这种情况，可以用黑豆、甘草解毒。

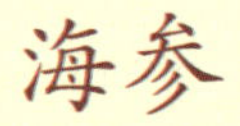

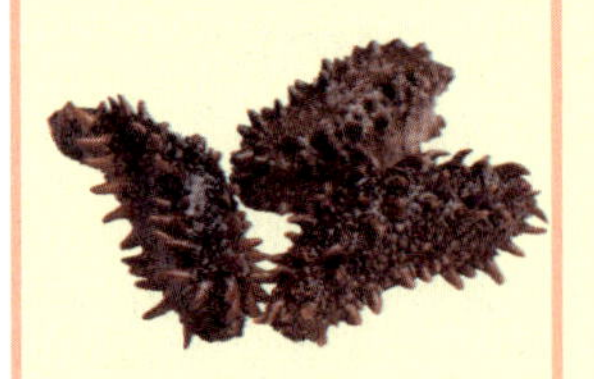

黄金搭档

1. 枸杞。海参与枸杞搭配食用，有补肾益精、养血润燥的功效。主治肾虚腰痛、梦遗滑精、目眩耳鸣、小便频数等症。

2. 葱。海参与葱搭配食用，营养丰富，有滋肺补肾、益精壮阳的功效。对于肺阴虚的干咳、咯血，肾阴虚的阳痿、遗精，血虚的再生障碍性贫血以及糖尿病等病症有一定疗效。

3. 鸭肉。海参和鸭肉配菜同食，具有益肝肾、补虚损，养血明目的功效，对人的身体健康极为有利。

聚头冤家

葡萄。海参与葡萄同食会引起呕吐、腹痛。

紫菜

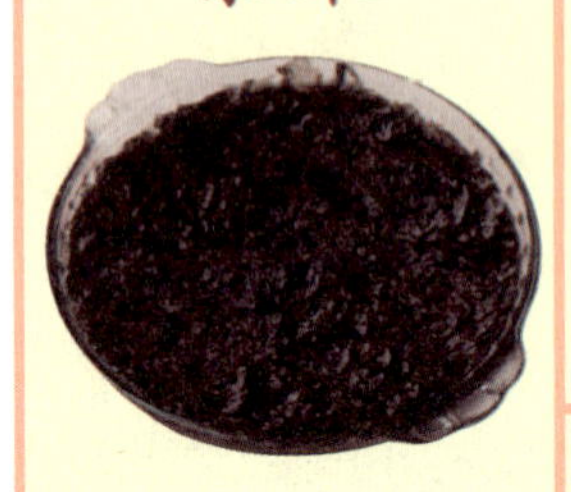

黄金搭档

1. 榨菜。紫菜和榨菜做汤食用，具有清心开胃的功效，适用于烦渴纳差、脘腹痞满、嗳气等病症。

2. 白萝卜。白萝卜加紫菜煮汤食用，具有清心开胃的功效，适用于辅助治疗甲状腺肿大及淋巴结核等病症。

3. 猪肉。紫菜和猪瘦肉煮汤食用，具有化痰软坚、滋阴润燥的功效，可辅助治疗甲状腺肿大、颈淋巴结核、大便秘结等病症。

聚头冤家

柿子，橘子。柿子和橘子是紫菜的冤家。两者一起食用，会将体内的钙离子与鞣酸结合，生成不溶性的化合物，影响消化吸收，导致胃肠不适，消化不良。

海带

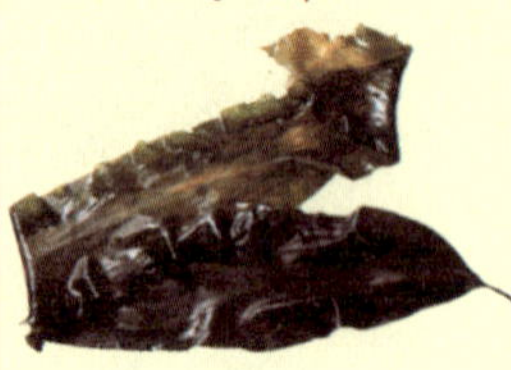

黄金搭档

1. 豆腐。海带和豆腐搭配同食，让豆腐中的皂角苷多排泄一点，可使人体内的碘元素处于平衡状态。

2. 芝麻。芝麻和海带搭配共食，不仅能美容，还有延缓衰老的作用。

聚头冤家

1. 葡萄。葡萄中含有较多的果酸，二者同食，矿物质的金属离子与果酸发生反应，会生成不易消化的物质，刺激胃肠，引起腹痛、恶心、呕吐和腹泻等症状。

2. 山楂。山楂中含有较多的酸性成分，二者同食，容易在胃肠中生成沉淀物，刺激肠胃，引起肠胃不适、腹痛、便秘。